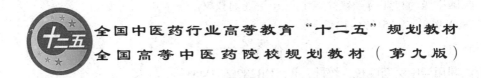

全国中医药行业高等教育"十二五"规划教材
全国高等中医药院校规划教材（第九版）

中药资源综合利用与产品开发

（供中药资源与开发、中药学类、药学类等专业用）

主　审　段金廒（南京中医药大学）

主　编　丁安伟（南京中医药大学）
　　　　王振月（黑龙江中医药大学）

副主编　李超英（长春中医药大学）
　　　　黄　真（浙江中医药大学）
　　　　桂双英（安徽中医药大学）
　　　　曾建国（湖南农业大学）
　　　　卢金清（湖北中医药大学）
　　　　李西林（上海中医药大学）

U0307981

中国中医药出版社
·北京·

图书在版编目（CIP）数据

中药资源综合利用与产品开发/ 丁安伟，王振月主编 . —北京：
中国中医药出版社，2013.4（2019.5重印）

全国中医药行业高等教育"十二五"规划教材

ISBN 978 –7 –5132 –1313 –4

Ⅰ . ①中… Ⅱ . ①丁… ②王 Ⅲ . ①中药资源 –
资源利用 –中医药院校 –教材 Ⅳ . ①R282②TQ461

中国服本图书馆 CIP 数据核字（2013）第 015907 号

中 国 中 医 药 出 版 社 出 版

北京市朝阳区北三环东路28 号易享大厦16 层

邮政编码 100013

传真 010 64405750

廊坊市祥丰印刷有限公司印刷

各地新华书店经销

*

开本 787 ×1092 1/16 印张 20.5 字数 461 千字

2013 年 4 月第 1 版 2019 年 5 月第 4 次印刷

书 号 ISBN 978 –7 –5132 –1313 –4

*

定价 58. 00 元

网址 www.cptem.com

全国中医药行业高等教育"十二五"规划教材
全国高等中医药院校规划教材（第九版）
专家指导委员会

全国中医药行业高等教育"十二五"规划教材
全国高等中医药院校规划教材（第九版）

《中药资源综合利用与产品开发》编委会

主　审　段金廒（南京中医药大学）
主　编　丁安伟（南京中医药大学）
　　　　王振月（黑龙江中医药大学）
副主编　李超英（长春中医药大学）
　　　　黄　真（浙江中医药大学）
　　　　桂双英（安徽中医药大学）
　　　　曾建国（湖南农业大学）
　　　　卢金清（湖北中医药大学）
　　　　李西林（上海中医药大学）
编　委　（按姓氏笔画排序）
　　　　马宏跃（南京中医药大学）
　　　　王　兵（山西中医学院）
　　　　方　坤（哈尔滨医科大学）
　　　　左月明（江西中医药大学）
　　　　折改梅（北京中医药大学）
　　　　张　坚（天津中医药大学）
　　　　张　慧（辽宁中医药大学）
　　　　南丽红（福建中医药大学）
　　　　祝丽香（山东农业大学）
　　　　高德民（山东中医药大学）
　　　　郭盛磊（黑龙江中医药大学）
　　　　崔红花（广东药学院）
　　　　龚慕辛（首都医科大学）
　　　　梁　洁（广西中医药大学）
　　　　麻兵继（河南农业大学）
　　　　彭光天（广州中医药大学）
　　　　童巧珍（湖南中医药大学）
　　　　蒋桂华（成都中医药大学）

前　言

全国中医药行业高等教育"十二五"规划教材是为贯彻落实《国家中长期教育改革和发展规划纲要（2010－2020 年）》、《教育部关于"十二五"普通高等教育本科教材建设的若干意见》和《中医药事业发展"十二五"规划》，依据行业人才需求和全国各高等中医药院校教育教学改革新发展，在国家中医药管理局人事教育司的主持下，由国家中医药管理局教材办公室、全国中医药高等教育学会教材建设研究会在总结历版中医药行业教材特别是新世纪全国高等中医药院校规划教材建设经验的基础上，进行统一规划建设的。鉴于由中医药行业主管部门主持编写的全国高等中医药院校规划教材目前已出版八版，为便于了解其历史沿革，同时体现其系统性和传承性，故本套教材又可称"全国高等中医药院校规划教材（第九版）"。

本套教材坚持以育人为本，重视发挥教材在人才培养中的基础性作用，充分展现我国中医药教育、医疗、保健、科研、产业、文化等方面取得的新成就，以期成为符合教育规律和人才成长规律，并具有科学性、先进性、适用性的优秀教材。

本套教材具有以下主要特色：

1. 继续采用"政府指导，学会主办，院校联办，出版社协办"的运作机制

在规划、出版全国中医药行业高等教育"十五"、"十一五"规划教材时（原称"新世纪全国高等中医药院校规划教材"新一版、新二版，亦称第七版、第八版，均由中国中医药出版社出版），国家中医药管理局制定了"政府指导，学会主办，院校联办，出版社协办"的运作机制，经过两版教材的实践，证明该运作机制符合新时期教育部关于高等教育教材建设的精神，同时也是适应新形势下中医药人才培养需求的更高效的教材建设机制，符合中医药事业培养人才的需要。因此，本套教材仍然坚持这个运作机制并有所创新。

2. 整体规划，优化结构，强化特色

此次"十二五"教材建设工作对高等中医药教育 3 个层次多个专业的必修课程进行了全面规划。本套教材在"十五"、"十一五"优秀教材基础上，进一步优化教材结构，强化特色，重点建设主干基础课程、专业核心课程，加强实验实践类教材建设，推进数字化教材建设。本套教材数量上较第七版、第八版明显增加，专业门类上更加齐全，能完全满足教学需求。

3. 充分发挥高等中医药院校在教材建设中的主体作用

全国高等中医药院校既是教材使用单位，又是教材编写工作的承担单位。我们发出关于启动编写"全国中医药行业高等教育'十二五'规划教材"的通知后，各院校积极响应，教学名师、优秀学科带头人、一线优秀教师积极参加申报，凡被选中参编的教师都以积极热情、严肃认真、高度负责的态度完成了本套教材的编写任务。

4. 公开招标，专家评议，健全主编遴选制度

本套教材坚持公开招标、公平竞争、公正遴选主编原则。国家中医药管理局教材办公室和全国中医药高等教育学会教材建设研究会制订了主编遴选评分标准，经过专家评审委员会严格评议，遴选出一批教学名师、高水平专家承担本套教材的主编，同时实行主编负责制，为教材质量提供了可靠保证。

5. 继续发挥执业医师和职称考试的标杆作用

自我国实行中医、中西医结合执业医师准入制度以及全国中医药行业职称考试制度以来，第七版、第八版中医药行业规划教材一直作为考试的蓝本教材，在各种考试中发挥了权威标杆作用。作为国家中医药管理局统一规划实施的第九版行业规划教材，将继续在行业的各种考试中发挥其标杆性作用。

6. 分批进行，注重质量

为保证教材质量，本套教材采取分批启动方式。第一批于2011年4月启动中医学、中药学、针灸推拿学、中西医临床医学、护理学、针刀医学、中药资源与开发7个本科专业124种规划教材。2012年下半年启动其他专业的教材建设工作。

7. 锤炼精品，改革创新

本套教材着力提高教材质量，努力锤炼精品，在继承与发扬、传统与现代、理论与实践的结合上体现了中医药教材的特色；学科定位准确，理论阐述系统，概念表述规范，结构设计更为合理；教材的科学性、继承性、先进性、启发性及教学适应性较前八版有不同程度提高。同时紧密结合学科专业发展和教育教学改革，更新内容，丰富形式，不断完善，将学科、行业的新知识、新技术、新成果写入教材，形成"十二五"期间反映时代特点、与时俱进的教材体系，确保优质教育资源进课堂，为提高中医药高等教育本科教学质量和人才培养质量提供有力保障。同时，注重教材内容在传授知识的同时，传授获取知识和创造知识的方法。

综上所述，本套教材由国家中医药管理局宏观指导，全国中医药高等教育学会教材建设研究会倾力主办，全国各高等中医药院校高水平专家联合编写，中国中医药出版社积极协办，整个运作机制协调有序，环环紧扣，为整套教材质量的提高提供了保障机制，必将成为"十二五"期间全国高等中医药教育的主流教材，成为提高中医药高等教育教学质量和人才培养质量最权威的教材体系。

本套教材在继承的基础上进行了改革与创新，但在探索的过程中，难免有不足之处，敬请各教学单位、教学人员以及广大学生在使用中发现问题及时提出，以便在重印或再版时予以修正，使教材质量不断提升。

国家中医药管理局教材办公室

全国中医药高等教育学会教材建设研究会

中国中医药出版社

2012年6月

编写说明

1987年8月，由国家教育委员会决定在高等医药院校设置中药资源学专业。2002年，经教育部批准设置中药资源与开发专业，2008年7月，由中国自然资源学会天然药物资源专业委员会提出编写一套中药资源与开发专业系列教材。经过多方反复调研，最终确定本套教材的编写计划，并纳入全国中医药行业高等教育"十二五"规划教材之中。本套教材在国家中医药管理局的统一规划和指导下，由全国高等教育研究会全国高等中医药教材建设研究会具体负责，由南京中医药大学段金廒教授担任总主编，为我国中药与天然药物资源以及相关学科本科生提供了第一套包含12门课程的系列规划教材。

本系列教材的主要编写单位有：南京中医药大学、中国药科大学、中国中医科学院中药研究所、中国医学科学院药用植物研究所、山东中医药大学、长春中医药大学、北京中医药大学、黑龙江中医药大学、中国科学院昆明植物研究所、南京农业大学、沈阳药科大学、复旦大学、天津中医药大学、广东药学院、河南中医学院、湖北中医药大学、上海中医药大学、江西中医药大学、安徽中医药大学、甘肃中医学院、湖南农业大学等。

中药资源综合利用与开发是中药学科中的一门新兴分支学科，该学科是以中药资源为全部或部分原料，运用中医药理论和现代多学科知识、技术，进行资源综合利用与产品研究开发的一门学科。该学科是随着现代科学的发展和现代科学技术在中药研究中的广泛应用，尤其是近年来中药新产品的深入研发而形成的。

《中药资源综合利用与开发》是中药资源与开发专业的一门专业必修课程。本教材共九章：第一章绪论，介绍了中药资源综合利用与开发的概念、内涵、现状与发展方向；第二至四章介绍中药资源综合利用的思路、方法、效益评价及实例；第五至九章介绍中药提取物、中药新药、含中药食品、化妆品及其他产品的开发；书后附有与产品研发有关的法律法规文件目录。

本书的编写分工如下：第一章由丁安伟、王振月编写；第二章由黄真、彭光天、童巧珍、王兵、蒋桂华编写；第三章由郭盛磊、方坤、曾建国编写；第四章由曾建国、郭盛磊、方坤、左月明、麻兵继编写；第五章由曾建国、梁洁编写；第六章由李超英、折改梅、龚慕辛、高德民、张慧、马宏跃编写；第七章由李西林、张坚、南丽红编写；第八章由桂双英、崔红花编写；第九章由卢金清、祝丽香编写；附录由丁安伟整理。

在本书的编写过程中，始终得到各级领导和有关专家的大力支持。但因该新兴学科发展迅速，涉及领域广泛，虽经全体编写人员审慎努力，其疏漏之处仍在所难免，敬请各院校在使用本教材的过程中，提出宝贵意见，以便在重印或再版时予以修正，不断提升教材质量。

《中药资源综合利用与开发》编委会

2013年4月

目　录

第一章 绪 论

第一节 中药资源综合利用

中药资源是国家战略资源，是中医药产业发展的物质基础，是中药资源产业链的源头。围绕中药资源性产品的生产，资源利用效率的提升和以循环经济、资源节约理念为指导的多途径、多层次的系统开发和综合利用，是实现其经济效益－社会效益－生态效益协调与可持续发展的根本保障。

一、中药资源综合利用的概念

由于受传统和现代认识的局限，中药资源开发水平与利用程度尚不够深入、系统，导致中药资源原料生产、产品制造等产业化过程中资源浪费严重、利用效率低下。因此，充分挖掘和发现其利用价值或潜在利用价值，对中药资源产业链各环节产生的废弃组织、药渣、废水、废气等进行可用性和多宜性开发利用，以实现物尽其用、节约资源、环境友好的目的。

（一）中药资源的开发与利用

我国中药资源开发利用历史悠久。从神农尝百草到东汉《神农本草经》问世，从明代《本草纲目》到现代《中华本草》的编纂，浩瀚的本草文献充分反映了我国医药发展和劳动人民开发利用中药资源的丰富经验。它是人们从盲目地、自发地对自然资源进行利用到与自然和疾病斗争的过程中，发现药物、认识药物的真实而生动的写照。古代具有划时代意义的杰作是东汉成书的《神农本草经》。后又经《本草经集注》增补、完善，初步形成了一套独特的理论体系。至此，我国中药理论体系雏形已定，中药资源的开发利用也得到进一步扩大和提高。唐代，药物已增加到 1000 余种，药物知识也已基本可以满足一般临床应用的需要。国家曾组织力量开展药源调查，在此基础上，于显庆年间（656～660 年）编修了《新修本草》，又名《唐本草》，这是世界上第一部由政府编修并颁布实施的具药典性质的药学专著，开发利用的中药资源已达 1500 多种。明代，举世闻名的《本草纲目》收载药物 1892 种，把古代中药资源开发利用推向了顶峰，并总结了明以前中药资源开发利用的经验，图文并茂，提高了本草学著作的编纂技能和水平，开拓了后世中药发展的新局面。到清代，中药商品经济进一步发展，在全国形成了药材集散市场、中药行和中药店，中药材产量和运销量随之大增，中药资源开发利用的范围得到扩展和提高。当时著录和存世的本草著作近400部，其中，学术价值较高的著作有《本草纲目拾遗》、《植物名实图考》。前者收载《本草纲目》未收载的药物716种；后者收载植物1714种，虽名为《植物名实图考》，实际也是一部宝贵的药物学专著。与此同时，我国民族药开发利用也得到了很大发展，如藏族著名药学家帝玛尔·丹增彭措编著了《晶珠本草》，共收载药物2294种，具有浓厚的藏药特色，是我国藏医药学史上的一部经典之作。

中华人民共和国的成立，为中医药事业的发展创造了良好的社会环境，使中药资源的开发利用、中药的经营管理、中药市场的供求出现了蒸蒸日上的大好局面，中成药生产持续、稳定、协调地发展。40多年来，中药资源的开发利用由单纯的经营、收购转向多学科、多部门协同配合，多层次、多方位的深层次开发和综合利用，取得了明显的经济效益和社会效益，为增进人民健康和丰富人民生活发挥了广泛的作用。同时，民族药、民间药和海洋药的研究有了新的发展，拓宽了开发领域。使之更有利于防病、治病和康复、保健，保障人民身体健康，同时，加强在畜牧业、农业、食品及化工等各方面的综合利用，以进一步造福人类。

中药资源的开发与利用是中药资源工作中心任务之一。资源开发利用是指人类通过一系列的技术措施，把资源转变为人类社会和自然环境所需生产资料和生活资料的全过程。《资源科学总论》中，资源开发和利用在理论上有区别，资源的开发是指人们对资源进行劳动，以发现资源的利用价值或潜在应用价值；资源的利用是指人们对已开发出来的资源进行一定目的的使用。但两者实际中又紧密联系，中药资源的开发是使中药资源达到可供人类利用的目的，即实现其社会效益、生态效益及循环经济效益而采取的措施和过程。中药资源的利用是对已开发出来的具有药用价值的资源进行一定目的的使用。中药资源的开发利用，主要是以中药药物为主，并进行其他如保健品、饮料、化妆品、香料、色素、矫味剂、农药等多方面、多层次的开发和合理利用。

（二）中药资源综合利用

中药资源综合利用是中药资源可持续利用的重要任务之一。从中药资源的自然属性和经济属性上看，中药资源是自然资源的一部分，自然资源综合利用（integrated use of natural resources）是指以先进的科学技术与方法，对自然资源各组成要素进行的多层次、多用途的开发利用。按自然属性，中药资源可分为植物类中药、动物类中药、矿物类中药。据统计，现有中药资源达12807种，其中植物药11146种，占其总数的87%。中药资源的综合利用是指人们根据中药资源的物质成分、特性、功能、赋存形式和条件，通过对资源进行综合开发、合理采收、深度加工、循环使用和再生利用等方式，变资源物质成分中的无用为有用，小用为大用，一用为多用，并寻求其代用物资，变废为宝，化害为利，合理地发挥其物质和能量的综合功能和综合效益，最终生产出更多更好的物资产品的生产经营活动。我国古代人民很早就开始了对中草药资源的"综合利用"。如《山海经》就记载了用毒鱼，《神农本草经》、《本草经集注》、《大明本草》等还记载了用乌头 Aconitum carmichaeli Debx 和附子作箭毒射猎禽兽。唐代《千金翼方》中记载了 76 种植物可以用来美容，并收载了 25 个美容药方。中国古代农书《齐民要术》、《种树书》中还有利用艾、苍耳等中草药粉末或碎块拌粮防治储粮害虫的记载。前苏联科学院 H. B. 麦尼里科夫院士将"综合利用"理解为"最全面的利用所有有价值的原料组分"。有学者认为，"中草药资源综合利用"是指突破传统的中医处方用药于防治人类疾病的"框框"和只利用"入药部位"的界限，而将未利用或未充分利用的中草药资源尽可能充分地开发利用起来，应用于广泛的生产和生活领域，以产生较好的经济效益和社会效益。"中药的综合利用与开发"是指将中药的单一用途变为多用途，变无用为有用，变低附加值为高附加值的产品，通过多途径实现中药资源的可持续开发与利用的系统工程。中药资源综合利用的核心问题是"综合"，是中药相关产业化的延伸和发展。综上所述，中药资源综合利用即以先进的科学技术和方法，对中药资源各个组成要素进行多方面、多层次、多用途、多方向和多样性的合理开发利用的过程。具体含义可从以下几方面理解。

1. 循环经济角度 中药资源的综合利用与可持续发展相互促进，循环经济与可持续发展一脉相承。循环经济是一种遵循生态规律和经济规律，以提高资源能源利用效率和改善生态环境为核心，以"减量化、再利用、资源化"为原则，以资源的高效利用和循环利用为手段，使生态环境、经济和社会协调、可持续发展的经济增长模式。它把清洁生产、资源综合利用、生态设计和可持续消费等融为一体，在提高资源利用效率的同时，重视经济发展和环境保护的有机统一，兼顾发展效率与公平的有机统一，是一种经济、环境、社会等多赢的发展模式。循环经济的原则：①减量化原则：指在生产和服务过程中，尽可能地减少资源消耗和废弃物的产生，核心是提高资源利用效率。②再利用原则：指产品多次使用或修复、翻新或再制造后继续使用，尽可能地延长产品的生命周期，防止产品过早地成为垃圾。③资源化原则：指使废弃物最大限度地变成资源，变废为宝，化害为利。

2. 环境保护角度 中药资源综合利用促进中药资源的最优使用和协调发展，资源与环境是中药材产业可持续发展的瓶颈问题，中药资源的利用与环境生态保护之间存在着相互依赖，又彼此制约的复杂关系。因此，我们必须寻找中药资源的综合利用与环境保护的契合点，以循环经济的发展模式，走中药资源综合利用的道路，才能有效地提高资源利用的效率。

3. 技术范式角度 中药资源综合利用技术范式具有一定的先进性和实用性。一是在资源采收与初加工过程中伴生植物与非药用部位进行综合开发与合理利用的技术；二是对生产过程中产生的废渣、废水（废液）、废气等进行回收和合理利用的技术；三是对社会生产和消费过程中产生的各种废弃物进行回收和再生利用的技术；四是在废物产生环节资源化利用，最终实现"最佳生产、最适消费、最少废弃"的技术体系，完成合理综合利用中药资源的目标。

中药资源综合利用指对药用资源多目标的开发利用，是充分、合理地利用资源的重要方式。通过综合利用不仅可提高资源的利用程度，扩大原材料来源，还可降低产品生产成本，保护环境（如"三废"资源的综合利用），并有利于促进中药工业部门内部和部门间生产联系的发展，最终取得经济、社会和生态效益的统一。按其综合开发利用的特点和形式分为两类：①中药资源直接开发过程中的综合利用，如药用植物、药用真菌等，海洋中药资源综合利用包括海洋捕捞、海水养殖等。②中药资源加工过程中的综合利用，如饮片加工和中药制药综合利用后，可产出废弃物、药渣等。中药资源综合开发利用程度同生产力发展水平和生产技术条件密切相关。通常，经济发达、生产技术水平较高的地区，中药资源综合开发利用程度也较高。随着新技术、新设备和新工艺的大量采用，中药资源综合利用程度也将不断提高。

中药资源综合利用，也可以说是围绕资源高效利用所进行的社会生产和再生产活动。通过废物再利用，减少资源浪费，防止有用物的废弃。突破传统的药用途径，广泛应用于工业、农业等各个领域，以增加经济效益和环境友好为目标，以综合利用等社会生产和再生产活动来发展经济。

二、中药资源综合利用的现状

中药资源综合利用是中药产业及相关行业发展中的长远战略方针，也是一项重大的技术经济政策。使中药产业成为国民经济的增长点，这对提高中药资源综合利用率，发展循环经济，促进中药资源综合利用事业健康发展具有重大意义。

中药资源综合利用的现状，主要体现在中药材料效能的多方面利用，或制成多种产品，以及利用中药工业三废（废渣、废气、废液）等资源，制造和提取多种产品服务于社会。据国内外相关文献资料研究显示，目前多数研究集中在药用部位的综合利用、化学成分的综合利用、药渣的综合利用等方面。有关文献多为中药资源综合利用的综述性文献，尚缺少完整系统的理论体系和方法研究的报道。对综合利用中药资源的生产成本、环境成本、资源成本，以及实施有效管理和技术，减少废弃物的产生，提高利用效率的报道更为少见。

（一）中药资源综合利用的主要途径

中药资源综合利用的途径广泛，涉及中药种植采收、加工、炮制及工业生产的各个环节。

1. 中药材采收加工过程中的综合利用

（1）采收过程中部位的综合利用 药用植物的采收过程是中药材生产的重要环节，也是实施中药资源综合利用的途径之一。部分地区仍采用传统的采收方式，用其某一部位或器官入药，就摘取某一部位，用根取根，而将地上部位废弃。这种采收方式不能充分利用中药材的生物量，从而造成中药资源的浪费。现今，大部分地区对中药资源综合利用意识逐渐增强，对非传统药用部位也进行了研究和开发利用。

非药用部位的药用价值综合开发利用 通过药用植物次生代谢产物在器官、组织部位分布的特性来研究开发扩大药用部位。依据药用植物次生代谢产物器官、组织部位分布的差异性、广泛性、相似性和狭窄性的思路，通过大量实验研究数据证明，不同种类植物中的有效成分的积累不同，同一种有效成分在不同植物中的积累动态不同。同一种植物不同器官、组织部位中有效成分分布有相似性和差异性。结合药效学和临床研究结果的相似性或相同性和差异性，人们发现许多药材的非传统药用部位同样具有药用价值。如龙胆属植物的主要药用成分为龙胆碱和龙胆苦苷，药理活性比较广泛，主要包括保肝、健胃、利胆、抗炎、抗菌等活性，对糖尿病和癌症的治疗也有一定作用。有人对龙胆地上和地下部分的药理作用做了比较分析，结果表明，龙胆地上部分在抗炎方面明显优于地下部分，在抗菌方面也与地下部分相差不大。此外，如钩藤藤条、厚朴叶等一些非传统药用部位也可以采收利用，对药用植物非传统药用部位进行药用采收，增加了药材来源，从而减缓中药材紧缺的状况。

非药用部位多产业化综合利用 杜仲子油是提取杜仲胶过程中的副产品，其中 α-亚麻酸含量高达 42%~62%，α-亚麻酸抗氧化性比 EPA、DHA 好，具有抗衰老、减肥、消炎等作用，杜仲子油可深加工分离 α-亚麻酸用于药品和保健食品工业。芦根地下部分入药有清热泻火、清胃止呕的作用；地上部分也可用于生产纸浆，且出浆率高于一般的木材、芦苇，是一种高产优质的造纸原料。近几年，人们又从芦竹中提取出纯纤维、普通纤维、戊聚糖以及一些半成品来加工成为汽车轮胎帘子线、人造丝、纺织黏胶丝、纤维板和硬压板；在化学加工过程中，还可以提取饲料蛋白酵母、糠醛和酒精。这种综合利用方法，不仅对植物进行了充分的利用，而且减少了对其他资源的消耗。

（2）洁净处理过程中废弃物的综合利用 中药材采收后，一般趁鲜用水清洗，再进行加工处理。现今，大部分人用水清洗，清洗掉大量的泥沙杂质后，就将清洗废水直接排放，而一些溶解在废水中的水溶性有效成分也随着废水被废弃。有人对溶有有效成分的废水进行研究并进行了综合利用。如人参和黄芪鲜药材在清洗过程中就会在水中溶解部分皂苷，现在有人将这部分清洁废水收集用来生产护手霜、洗发水等轻工业化妆品。根、地下茎、种子、果实以及一些皮类药材常需去除表皮（或种皮、果皮），使药材光洁，内部水易向外渗透，便于干燥。在这步处理过程中会产生大量的废料，这些废料随便丢弃会对环境造成污染，若将这些废料进行收集处理则可以作为其他产业的原料。

（3）修整过程中劣质品的利用 为了使药材整齐，便于捆扎、包装、划分商品药材的等级，多选择用刀、剪等工具去除药材的残根、芽苞等不平滑部位，而被修剪废弃的部位仍含有部分有效成分。将这部分修剪药材收集进行利用，也可以产生大量的经济效益。如在人参修整过程中会剪除芦头、须根、侧根，而现阶段研究证明，人参的须根中某些有效成分的百分含量高于主根。若将人参处理过程中修剪下来的部位收集，进行提取单体或其他利用，不但增加了经济产值，而且缓解了药用植物资源紧张的局面。

2. 饮片加工与炮制过程中产生废料的综合利用

（1）饮片加工过程中产生中药碎渣的应用 在中药饮片加工过程中，会产生大量的中药碎渣，在传统加工过程中多将碎渣废弃。现今，有人针对此问题进行研究，发现中药碎渣有多种应用途径。如芳香类残渣可作为香熏剂；部分中药药末燃烧还可以作为消毒剂使用，如苍术、艾叶的碎渣可燃烧消毒空气；在中药贮藏过程中，一些中药材加工时产生的碎渣可作为其他药材的防虫剂，如碎丹皮与泽泻同贮，碎细辛或碎花椒与地鳖虫、蛤蚧、蕲蛇等同贮，可防止这些药材生虫；中药药末也可以直接制成中药酊剂、中药散剂、药酒、药茶等中药产品；具有杀虫、增强免疫力等功效的中药材，其加工时产生的药材粉末可作为兽药和饲料添加剂；对某些中药碎渣如黄芩、黄柏、丹皮等碎药可炮制成炭，甘草、桂枝、黄芪等可炮制成蜜炙品，既减少炮制时间，又能提高炮制质量，碎甘草和干姜可煎汁用做炮制其他中药的辅料。

（2）炮制过程中废弃物的综合利用　现今，中药的炮制方法大多仍沿用古代的炮制方法，但古时对于药物的研究偏重于药物作用的发挥，而忽视了对于药物资源的节约使用，因此，造成很多中药在炮制过程中流失大量有效成分。对中药炮制过程中产生的废液进行应用，尤其对于有毒的药物，古人为了得到毒性较小适宜使用的药物饮片，即将药物反复用水进行浸泡，如在附子、川乌、草乌的炮制过程中，反复水泡导致大量生物碱的流失，据测定，水浸泡方法处理掉 80% 的乌头碱，而除掉的乌头碱正是药物中具有生物活性的物质。将其浸泡液收集，通过一定处理后制成膏剂，用于治疗关节炎疼痛，临床反映效果良好。

3. 药用植物在田间生产管理过程中的综合利用　多年生药用植物在生长过程中需要进行间苗、疏叶、疏花和疏果等田间管理措施。在田间管理过程中会产生大量的废弃枝叶，大多数人将这些废枝直接堆放在田间或露天焚烧，这种做法在对环境造成污染的同时也浪费了废枝中所含的有效成分。将非病虫害枝叶花果收集，可作为中药化妆品或中药饲料等中药产品的加工原料。如药用植物五味子在每年的春季和秋季修剪过程中都会产生大量的废弃藤茎，有人在五味子的研究过程中发现，五味子藤茎中含有大量与五味子果实相似的联苯环辛烯类木脂素，对于肝脏细胞具有保护作用，而且由于五味子藤茎中有机酸含量较少，在研究开发治疗肝炎类药物时，效果优于五味子果实入药。实验证明，4 年生以上的五味子藤茎所含五味子甲素、乙素的量均高于果实，五味子藤茎也可以代替五味子果实进行单体成分提取。五味子藤茎中含有较丰富的多糖和挥发油，在抗肿瘤、保肝利胆以及祛痰止咳、增强免疫力、延缓衰老、扩张血管等方面具有良好的药用开发潜能。对于五味子藤茎的应用，不但解决了北五味子果实资源紧缺的状况，充分改善中药资源综合利用现状，而且增加了经济效益。

4. 中药工业生产过程中的综合利用

（1）改良提取工艺对中药材进行综合利用　中药多来自天然植物或动物，其所含成分多，发挥功效面广。但在以往提取时，由于提取技术落后的限制，只提取单一成分，而其他的化学成分多浪费。现今一些综合应用的技术，将单味药中的不同化学成分提取，如在以小檗属植物为主要原料生产小檗碱时，这些植物中尚含有小檗胺、药根碱等生物碱，而以往在生产过程中，只提取小檗碱，其余全作为废料弃去。现今利用小檗碱与小檗胺、药根碱在不同溶剂中溶解度的不同，可同时制备得到小檗胺和药根碱。通过这些工艺的改变，也节省了一些中药资源并增加了经济产值。在传统中药制剂的生产过程中，也有因加工技术、方法的落后和工艺不完善，使有效成分丢失或提取不完全、收得率低，导致中药材资源不能得以充分利用，造成资源的浪费和制剂质量的低劣。现今的一些综合利用加工工艺采用新的技术方法，不但减少生产过程中有效成分的流失和破坏，还可以提高药品的质量和中药材资源的利用率。

（2）中药化学成分的综合利用 中药中的有效成分可以开发多类型的产品，以医药产品为主，并应用于食品以及精细化工等领域，很多还可作为重要的医药中间体使用，使产品呈现多元化趋势。现代药理学研究和临床应用表明，每味中药材常有多种药效作用和功效，各种药效作用和临床应用都有不同类型的成分起作用，中药生产时常根据其作用提取某类成分，而浪费了其他资源成分，实际上也浪费了中药材资源。如甘草主要含皂苷黄酮类成分，目前除了药用外，主要作为提取甘草酸的原料。提取甘草酸后的废料中含有大量的黄酮类成分，研究表明，甘草所含的黄酮类成分具有明显的抗溃疡、解痉、抗炎、降血脂、抑制血小板聚集等作用，可以进行废物利用。大黄主要含有蒽醌类和二蒽酮类成分，有抗菌、降血脂等作用，二蒽酮类成分具有泻下作用，如果用于泻下，常以水提取，将蒽醌类和二蒽酮类成分提取出来，浪费了游离蒽醌类成分。如五味子醇提物及五味子甲素、乙素、丙素、醇甲、醇乙、酯甲、酯乙等对化学毒物引起的动物肝细胞损伤有明显保护作用，可抑制转氨酶的释放，使 ALT 活性降低。五味子的酸性成分能使小鼠气管腺中中性黏多糖和酸性黏多糖减少，具有祛痰和镇咳作用。五味子多糖具有调节免疫、抗肿瘤、抗病毒、降血糖等作用。又如黄酮类化合物中起镇静、促进微循环作用的成分芦丁，现已有药品芦丁片和曲克芦丁片上市，芦丁作为曲克芦丁的主要中间体，需求量较大，用于抑制红细胞和血小板凝聚，具有抗血栓的作用，已经有曲克芦丁注射液等制剂出品。中药中所含的化学成分往往具有多种药理活性。如白藜芦醇具有抗炎作用，其对多种呼吸道病菌具有抑制作用；对癌症起化学预防的作用，如对黑色素瘤细胞的生长具有抑制作用，并可增强顺铂对肝癌细胞生长的抑制作用；对心血管具有保护作用，如具有抗心肌纤维化的作用，且对心肌缺血具有一定的保护作用；并具有抗动脉粥样硬化，抑制由 Ang II 诱导的心肌细胞肥大等作用；具有保健功能，如抗氧化、抗衰老、抗运动性疲劳等功能；还具有促移植神经元存活、保护酒精肝细胞、保护中波紫外线照射损伤的人角质形成细胞等多种药理作用。随着活性成分的阐明，对各类成分进行分别提取、综合利用，可有效提高中药材的经济价值。目前，需要进行对有效部位已阐明的大黄等贵重中药材各有效部位提取工艺的研究，争取有效部位申报原料药，使各有效部位能合法地得以利用，促进二类新药的研制开发及综合利用中药材的有效成分。

（3）副产品和废弃物的综合利用 在中药工业生产过程中，伴随药品生产同时产生大量的废弃物。在循环经济理念的指导下，可将产生的废弃物进行再利用和资源化，具体指将废弃物直接作为原料进行利用或者对废弃物进行再生利用。中药提取后的药渣就是一种较常见而且占据比例较大的生产废弃物，如其在中成药的生产过程中所留的药渣，约占总药量的70%。而中药提取后药渣的处理是中药提取的棘手问题，现在仍有部分人将中药提取后的药渣直接坑埋、露天堆放甚至焚烧，这样的处理方法对环境会造成不同程度的污染。部分中药工业较发达地区对于中药提取后产生的药渣进行了深层次（再）利用。

中药提取后的药渣再提取 目前中药的提取往往只针对某一成分进行提取，这导致中药中其他成分的浪费。现今，有人在提取后的药渣中发现仍存在大量其他有效化合物。如人参精的生产中只用了总有效部位的 4%～5%，而经实验证明，提取人参精后的药渣再经其他方法提取处理后可得到总糖类成分的 43% 之多；在鹿茸精提取后可利用鹿茸药材残渣提取鹿茸蛋白，鹿茸蛋白水解后可获得多种对人体有益的氨基酸。

用于食用菌栽培 传统食用菌的培养多用棉子壳一类的物质，而棉子壳培料逐渐缺乏。在中药生产过程中产生的中药渣却可以代替棉子壳作为培料。如益母草、夏枯草等一些草本植物的药材，其药渣主要成分是纤维素，纤维素经加工后，其组织结构疏松，能被食用菌的酶分解利用，可以替代食用菌栽培过程中棉子壳类物料。不但解决了传统棉子壳培料逐渐缺乏的状况，且中药渣中的营养物质也提升了食用菌品质。

加工成保健饲料 在药渣综合利用过程中，将药渣转化为动物饲料或兽药。实验证明，添加中药渣的饲料更有助于动物的生长发育。这不仅增加了经济产值，也对目前的中药生产工艺无法提取完全的有效成分进行了充分应用。如药厂一般采用水提取法提取黄酮类物质，但黄酮类物质大多数微溶于水，因此，经水提取后的黄酮类物质在药渣中仍有近 40% 的残留量。残留在药渣中的黄酮类物质可进行再提取，将提取物制成兽药使用，或将废药渣直接按照比例添加到饲料中，可增大经济产值和资源利用率。

其他应用 除以上介绍的药渣应用外，还有多种药渣综合利用的途径。如制酒工艺，天津出产的百花酒，就是将多种药渣进行发酵而制成的；还可制作丸剂包衣，如广州某医院利用生地、熟地、甘草、山楂等的药渣自制碳粉，可用于丸剂的包衣，不仅不影响丸剂的崩解时限，而且能使丸剂表面乌黑发亮；还有人收集药渣中的挥发油做香料。随着科技的进步，药渣的应用也随之多样化，相信不久的将来，对于药渣会研究出更合理的处理方案，使药渣发挥更大的功用。

5. 区域性中药资源的综合利用 中药资源是以一定的质和量分布在一定的区域的，中药资源科学研究离不开具体的时间与空间尺度。探讨区域资源的种类构成、质量特征与经济发展的关系，将区域资源优势转变为经济优势，寻求资源互补，解决区域性资源短缺问题，都是区域资源研究开发的内容。

从总体上看，区域中药资源综合利用经济发展不平衡问题仍然存在；中药资源富集区发展滞后，人民群众贫困的问题仍然存在；经济发展中长期形成的结构性矛盾和粗放型增长方式没有从根本上改变。中药资源综合开发利用与资源节约、环境保护、中药资源地居民增收致富的矛盾更加突出，主要表现为中药资源地与加工地的分割、资源开发与环境保护的分割、贫困的中药资源富集区与富裕的资源贫困区并存、资源地的环境破坏与加工地的环境污染并存等问题。如何从根本上协调这些矛盾，解决这些问题，不仅是理论问题，更是实践问题，具有十分紧迫的现实意义。

我国中药资源划分为 9 个一级区和 28 个二级区，根据各个地区中药生产条件和特点，可对各地区中药资源进行区域化综合利用。这种在一定区域范围内对中药资源进行综合利用，不仅避免随便引种导致的中药材品质下降，充分利用该地区资源，同时增加了该地区的经济效益。例如，动物药熊制药产业（熊资源）在适合熊成长环境的区域除了可以设置熊场、制药厂、医药研究所，还可以建立与其相关的产业，如包装研究所、销售公司、熊产品大药房、熊乐园旅游公司、熊土特产品销售公司等产业。又如，在华北暖温带地区，中成药工业基础雄厚、技术水平较高、设备先进，此区以中药资源为依托，发展中成药工业，对资源进行深度开发，不断扩大企业规模，生产市场急需的高质量、高效益的中成药产品，以推进中药向国际市场发展。又如，东北地区由于种植多年生药材容易导致土壤肥力下降，将中药产业与林业、农业结合，不仅保护地力、增加了经济收入，而且缓解了林药矛盾。

民族药作为中药发展史中的一朵奇葩，一直保持其独特的功效与魅力。在中药资源区域化综合利用方面，其更显示出优势。由于民族药是在不同地域、文化背景、信仰等综合因素下产生的，其地域性和民族性较强。在民族药产区将中药产业与旅游产业相结合，不但促进民族药的发展，提高当地经济产值，更使民族药这独特的文化结晶广泛传承。在民族药发展较快地区，还可在当地实行产业群的发展方式，实行统一的管理与规划。如在贵州省和地方政府的支持下，苗药目前形成了以贵阳为中心的扎佐、清镇、龙里、乌当东风、花溪和红花岗等7个医药工业园区，入住中药企业达68户。这使苗药产业成了贵州省经济的一大推动力，也为贵州山区农民脱贫致富、社会经济发展作出了突出贡献。所以，大力发展中药资源区域化综合利用，可将中药资源与其他产业结合发展，明确各地区中药产业发展方向，组织合理的生产结构以增强发展药材生产的主动性。

6. 大中药产业发展的综合利用 大中药产业是以中药工业为主体、中药农业生产为基础、中药市场与商业为枢纽、中药循环经济产业为动力的新型产业。中药除了治疗药品，还可以开发保健品、食品、饮料、中药化妆品、日用品、食品添加剂、中药农药、中药饲料添加剂等，逐渐形成大中药产业，带动更大经济和社会效益。提升中药产业发展综合利用规模和水平，促进中药资源可持续利用。

7. 动物药的综合利用 动物药作为一种中药资源，与植物药资源相比，不但数量少且生长发育时间较长，其药效在某一方面又有着不可替代的效果，所以，药用动物资源与植物资源相比更为珍贵。由于近年人们的捕杀和滥用，一些珍贵的动物资源已濒临灭绝。随着对动物保护重视的加深，动物药的使用和研究受到了更多的限制。如何在保护野生动物资源的前提下合理应用动物药已成为亟待解决的问题。对于动物药综合利用的研究成为继驯化野生动物为家养的又一重要研究思路。在传统动物药使用过程中，对于药用部位的应用单一，造成了中药材其他部位所含有效成分的浪费。现代对于药用动物的研究，证明一些"下脚料"和其他非传统药用部位含有相同的有效成分，故可以扩大药用部位，对药用动物进行综合利用。如斑蝥在传统药用中，均要求去除头、足、翅使用，但研究证明，头、足、翅中均含有斑蝥素，仍然可以入药；龟甲传统用药只用腹甲，但研究证明，背甲也可入药；羚羊角在传统用药中只用其角质，而研究证明，角塞中也具有与角质类似的有效成分和相同的功效。所以，对于动物药进行综合利用，不但可以节约中药资源，更大的意义在于对野生动物的保护。在减少使用的情况下减少捕杀，从而避免一些稀有野生动物的灭绝。

（二）中药资源综合利用中存在的问题

中药资源综合利用对合理利用资源、增加社会财富、提高经济效益、保护自然生态平衡都有着重要的意义，资源综合利用问题已被我国作为一项重大技术经济政策。为此，我国拟定了《全国生物资源保护与利用纲要》，同时也出台了相关政策。但在中药资源的综合利用过程中还存在一些问题。

1. 综合利用的技术不够完善 在中药资源综合利用过程中，由于对植物的药用价值研究未深、对于综合利用加工的方法不够高效等科学技术上的不足，部分中药资源价值无法被有效地利用。例如，马缨丹有多种药用价值，对其药用有效成分也进行了一些分析，但到目前为止，也仅作为传统的中药使用为多，未做深入研究和开发利用。所以，在已知药用功能的情况下，采用高新技术对其化学成分和药用功能进行全面深入的分析研究，从中提取特殊的药用成分，研制出对人体疾病治疗有效的新型药物，更能提高经济效益，更加充分地对药用植物的有效成分进行综合利用。

2. 部分中药资源综合利用设备较复杂昂贵 中药综合利用过程中，对一些无效部位进行有效部位成分修改或者提纯的步骤需要一些较复杂和大型的机器。但设备复杂和投资昂贵导致部分中小型企业无法实行中药资源综合利用。因此，基于中药资源综合利用的现状，在研究出的综合利用方案中，对于设备的研究应也给予考虑。只有研制出既经济又合理可行的中药资源综合利用方法，才可能全面推行中药资源综合利用理念。

3. 人们对于综合利用中药资源的意识不强 在人们的意识之中，对于中药资源综合利用的问题仍然存在一定的误区，大部分人认为，中药资源综合利用与自己关系并不是十分密切。其实，对于中药资源综合利用，每个社会角色都可以作出贡献。例如，在"三夏"期间，由于农忙为了赶时间，或者认为秸秆粉碎还田培肥改土效果不明显，不能明显增产增效，还要提高成本，有些农民便就地将秸秆焚烧，这便造成了秸秆这种可以进行很大程度综合利用的药用植物资源的浪费。现今，很多人购买中药饮片自行炮制，在制汤剂之后的药渣中还残留大量有效成分，尤其是矿石类药物，由于其质地坚硬，自行煎煮炮制并不能将药用成分完全有效地利用，而这部分可再回收资源多因量少、数多、分散，被人们浪费。

（三）中药资源综合利用的对策

中药资源综合利用是一项涉及面大、技术要求高的系统工程，正确的实施理念和对策是推进该项工作的基本保证。

1. 借鉴国内外相关领域的先进技术，提升资源利用效率 科学技术对于中药资源的影响力是巨大而又深远的，在中药资源综合利用过程中应加强研究，找出更适合人工种植和野外采摘的方式，吸收国外先进的生产设备、系统和观念，研究出更完善的加工方法和更高效的提取、分离等工艺。例如，蛇毒是一种重要的动物药，其抗凝组分、止血成分、神经营养（生长）因子等药用成分都较珍贵。但在传统的研究中利用蛇毒的一种有效成分时，其他组分则作为副产品而废弃，这是一种对于中药材资源的浪费。近年来，我国研究出一种蛇毒提取工艺，该工艺主要用于提取降纤酶，而在此工艺中，纤溶酶也同时得到了分离，且回收率达到 20% 以上。这种工艺为药物综合利用提供了较高的科学技术保障。所以，对于中药资源综合利用而言，提高科学技术是一条避免浪费、节约资源最直接、有效的途径。

2. 集成多元技术，优化工艺过程，提升利用效率　由于某些综合利用加工技术的程序复杂，对于加工成本比暂时性获得经济效益低的综合利用技术，多数的小工厂都不会采取，这就会导致综合利用技术无法普及，致使部分地区无法完成中药资源的综合利用。例如，在华南地区，蚕户多且分散、规模小，收集蚕沙困难，又无法自行完成蚕沙的综合利用。在以往的生产过程中，蚕沙就被丢弃在蚕室周围，这样既浪费资源，又成为蚕病原微生物传播的主要途径，因此，将综合利用加工技术简洁化，可以使更多的小型产业进行资源综合利用，从而促进中药资源综合利用的普及。

3. 加强科学普及，提高全民意识，实现可持续利用　加强与中药资源综合利用相关的宣传教育，提高人们对于中药资源短缺的危机感，增强资源保护意识。大力宣传循环经济理念，加强人们对于中药资源综合利用的观念。中药资源的综合利用不仅要靠医药工作人员的努力，更需要整个民族的参与，唯此才能实现中药资源的可持续利用。

目前，我国中药资源储备量不容乐观，随着人口的增加，中药资源消耗也在增多。在这强大的环境压力下，合理实行中药资源的综合利用成为缓解资源问题的一条有效途径。我国现阶段中药资源综合利用已取得一定成果与进步，但仍存在部分问题。这也从另一方面说明，我国中药资源综合利用前景广阔，相信随着科学技术和人们对于中药资源综合利用意识的提高，我国中药资源综合利用率必会有很大的提升。

第二节　中药资源产品开发

一、中药资源产品的概念与分类

（一）中药资源产品的概念

1. 中药资源产品　指在中医药理论指导下，用以防病治病，具有保健功能或使用价值的各类含中药产品，其来源包括植物药、动物药和矿物药产品。从资源经济方面理解，中药资源产品是指我国各类中药资源经人们劳动和生产加工后，开发出来用于满足人类医疗卫生保健及日用需要的中药类产品。其中包括中药药品、中药保健品、中药食品、中药兽药或农药、中药日用品、中药提取物等。

经济学认为，商品是专门用来交换的产品，具有价值和使用价值两个基本要素。在社会化大生产时代，几乎所有工业产品和绝大部分农产品都属于商品。中药资源产品与其他资源产品一样，具有使用价值和市场属性。中药资源产品事关生命健康，具有特殊性。中药资源产品的开发、生产、流通、经营和使用等各个环节均需加强管理并受到国家相应法律、法规的严格约束。

2. 中药药品　指用于预防、治疗、诊断疾病，有目的地调节人的生理机能并规定适应证或功能主治、用法和用量的物质，包括中药材、中药饮片、中药配方颗粒和中成药。

3. 含中药食品　包括含中药保健食品和含中药普通食品两类。指各种供人食用或者饮用的成品和原料，以及传统上既是食品又是药品的物品，但不包括以治疗为目的的物品。广义的食品概念还包括所生产食品的原料，食品原料种植，养殖过程接触的物质和环境，食品的添加物质，所有直接或间接接触食品的包装材料、设施以及影响食品原有品质的环境。

（1）含中药保健食品　保健食品是指声称具有特定保健功能或者以补充维生素、矿物质为目的的食品。即适宜于特定人群食用，具有调节机体功能，不以治疗疾病为目的，对人体不产生急性、亚急性或者慢性危害的食品。含中药保健食品，即其组成原料中含有某些中药的保健食品，保健食品中所加入中药的品种和计量均具有严格的规范控制。保健食品不能脱离食品，是食品的一个种类。与药品的主要区别是保健食品不以治疗为目的，但可以声称具有保健功能，不能有任何毒性，可以长期使用；而药品应当有明确的治疗目的，并有确定的适应证和功能主治，可以有不良反应，有规定的使用期限。保健食品是介于食品和药品之间的一种特殊食品。

（2）含中药普通食品　其原料中所含中药必须是中国传统上有食用习惯、民间广泛食用，但又在中医临床中使用的物品。含中药普通食品不可以声称具有特定保健功能。

4. 含中药日用品　日用品是指日常生活中需要用的物品，按照用途划分，有洗漱用品、化妆用品、家居用品、炊事用品、装饰用品等。含中药日用品中所用中药原料应符合相关日化用品的物料要求。

5. 含中药其他产品　包括中药农牧产品，如兽药、农药、饲料添加剂等，以及作为多种产品中间体的中药提取物。

（二）中药资源产品的特点

中药资源产品与其他资源产品一样，具有使用价值和固有的市场属性。但由于中药产品与生命健康密切相关，属于一类特殊的产品，具有专业技术性强、质量标准严格并受到法律法规约束等特点。

1. 与生命健康密切相关　中药资源产品在保持相关产品基本属性的基础上，充分利用了我国特有的中药资源，为产品注入了与生命健康密切相关的元素。尤其中药药品和含中药保健品，正确使用可达到预防和治疗疾病、提高人类健康水平的目的。

2. 专业性强　中药资源产品的优劣、真伪，一般消费者有时难以识别，必须有专业的技术人员和专门机构，依据法定的标准，运用科学的方法和合乎要求的仪器设备，才能做出鉴定。在使用上，中药资源产品通常有规定的适应证，不规范使用或误用不仅不能"治病"，还可能"致病"，甚至危及生命安全。一些中药产品甚至需要在专业医师或药师的指导下使用，而不由患者选择决定。在合理使用方面，中药资源产品具有专业性强的特点。

3. 质量标准严格 中药资源产品大多直接关系到人体健康，质量标准严格，对其物理、化学和生物学等方面要求高，产品应安全、有效，质量应均一、稳定、可控，各项指标必须符合相应各类产品的国家标准或地方标准。

4. 受法律法规约束 中药资源产品的开发、生产、流通、价格、广告、适用等各个环节的管理需符合法律法规。中药资源药品需符合我国药品管理制度。主要包括：统一实行国家药品标准，药品生产实行批准文号管理；药品生产、经营企业和医疗机构生产（包括配制）、经营药品实行许可证制度；处方药与非处方药实行分类管理制度；药品研发、生产和销售实行《药品非临床研究质量管理规范》（GLP）、《药品临床实验管理规范》（GCP）、《药品生产质量管理规范》（GMP）和《药品经营质量管理规范》（GSP）规范化管理制度；对放射性药品、精神药品、麻醉药品、医疗用毒性药品实行特殊管理制度等。中药资源食品需符合国家食品卫生管理制度，食品应当无毒、无害，符合应当有的营养、卫生或保健要求。食品生产经营必须符合法定卫生标准；食品添加剂、食品容器、包装材料、生产设备等必须按照国家卫生标准、检验规程进行监督管理等。中药资源其他产品也均应符合国家或地方相应行业和产品管理规范和标准。

（三）中药资源产品的分类

近年来，随着中药资源的综合利用和深度开发，中药资源产品的数量和种类不断增加，产品的用途和形式也在不断扩大和延伸。中药资源产品的适用范围从传统的医疗向养生保健、日常生活及农林、畜牧等领域拓展，特别是中药资源食品及日化用品的开发方兴未艾。现已形成了包括中药材、中药饮片、中药配方颗粒、中成药、中药提取物、中药保健食品、中药化妆品、中药日用品、中药兽药、中药农药及中药饲料添加剂等范围广泛的中药资源系列产品。

随着中药资源使用领域的扩大和产品种类的多样化，为便于深入进行中药资源产品的研究和规范管理，同时合理地组织产品流通和使用，可从不同的学科角度对中药资源产品进行分类。

1. 按中药资源的来源分类 可分为：①植物性中药资源产品：由植物中药原料制成的产品，如从中药中提取的单体成分、提取物以及植物性中药等。②动物性中药资源产品：由动物的部分脏器或分泌物制成的产品，如鹿茸片、含麝香药物和日用品等。③矿物性中药资源产品：利用矿物中药或经过加工而制成的产品，如硫黄酒、硼砂等。其中，天然植物资源类产品占多数。

2. 按中药资源产品的用途分类 可分为中成药、中药保健食品、中药化妆品、中药日用品、中药兽药及中药农药等。

对于药品而言，根据疾病治疗的目的，可分为多种药物类别。包括抗感染用药，如板蓝根颗粒；呼吸系统用药，如含甘草合剂；消化系统用药，如香砂六君子丸；泌尿系统用药，如含金钱草提取物的三金片；心血管系统用药，如丹参滴丸、生脉注射液；血液系统用药，如阿胶口服液；神经系统用药，如安宫牛黄丸；妇科用药，如乌鸡白凤丸、桂枝茯苓胶囊等。

保健品大体可以分为保健食品、保健化妆品、保健日用品等。保健食品具有食品性质，同时兼有提高健康水平、加快机体康复功能。保健化妆品具有化妆品的性质，不仅有局部修饰作用，且有透皮吸收、外用内效作用，如保健香水、霜膏等。保健日用品具有日常生活用品的性质，如中药牙膏、中药香袋等。

3. 按中药资源的加工程度和产品剂型分类　对中药资源进行加工和制剂深入开发，有利于提高产品的质量，去除或降低产品中的杂质和不良作用，增加产品的医疗、保健效果和产品附加值。根据中药资源加工程度的不同，中药资源产品分为中药材、中药饮片、中药提取物、中药成分、含中药制剂等。

中药材　未经精制的中药，习惯上称为"中药材"。主要包括植物药、动物药和矿物药3大类。

中药饮片　指在中医药理论的指导下根据调剂和制剂的需要，对中药材进行特殊加工炮制后的制成品。根据药材的性质和医疗的需要，把中药材切成薄片、厚片、斜片、丝状、段状、块状等一定的饮片规格，便于炮制、贮藏和调剂，增加药物有效成分溶出和更好地发挥临床疗效。中药饮片可直接进行处方调配煎汤服用，是中医临床辨证施治的药物载体。为提高中药饮片质量，在继承传统工艺基础上，需应用成熟的科技成果与装备，优化炮制工艺，量化工艺参数，保证饮片质量稳定和可控。

2010年版《中国药典》大幅增加了中药饮片标准的收载数量，为解决长期困扰中药饮片产业发展的国家标准较少、地方炮制规范不统一等问题迈出了重要一步。这对于提高中药饮片质量，保证中医临床用药的安全有效，推动中药饮片产业健康发展，将起到积极的作用。

含中药制剂　根据药典、制剂规范和其他规定的处方，将中药的原料药物加工制成具有一定规格，可以直接用于医疗保健或日用的产品。含中药制剂已经有3个发展阶段：第一阶段是传统的丸、散、膏、丹；第二阶段是以水醇法或醇水法为主的提取、粗处置技术与现代工业制剂技术相联合而制成中药产品；第三阶段，是应用现代分离纯化技术和检测技术，制造精制化和定量化的现代含中药产品。

目前，含中药制剂产品种类众多，根据产品的形态分为多种剂型产品，如液体制剂（口服剂、注射剂）、半固体制剂（膏剂、乳剂、凝胶剂）、固体制剂（片剂、胶囊剂、颗粒剂、散剂、丸剂）、气体制剂（气雾剂、喷雾剂）等。合理的剂型改革能使传统中药的使用更加方便，提高中药的作用速度和疗效，降低不良反应和毒副作用。将现代药物制剂技术有效嫁接于物质复杂的传统中药，并使其相互交融，创造出更安全、更有效、更方便、更实用的现代中药、含中药保健食品及保健日化用品的新制剂，是中药资源产品开发的一个重要研究方向。

4. 按我国管理要求分类　按照国家及有关部门的管理要求，可分为药品、食品、化妆品、日化及保健用品、农牧用品等。其中，药品又分为以下4类进行严格管理。

（1）处方药与非处方药

处方药　必须凭执业医师或执业助理医师处方才可调配、购买和使用的药品。其主要特征为：①大多为刚上市的新药，对其活性或副作用还有待进一步观察。②可产生依赖性的某些药品，如麻醉药品及精神药品。③本身毒性较大的药物，如医疗用毒性药品和抗癌药物等。④某些疾病必须由医生和实验室进行确诊，使用药物需在医生指导下使用，如治疗心脑血管疾病的药物、抗感染药物或使用方法有规定的药物（如注射剂）等。处方药必须由生产企业把"凭医师处方销售、购买和使用"的警示语醒目地印制在药品包装和说明书上。

非处方药（over the counter，OTC）　指由国务院药品监督管理部门公布的，不需要凭执业医师或执业助理医师处方，消费者可自行判断、购买和使用的药品。非处方药的主要类别：饮食补充剂（包括维生素、矿物质）、皮肤用药（包括皮肤保健品）、感冒咳嗽药、止痛药、胃肠病药。非处方药分为甲、乙两类（安全性更高的非处方药为乙类，为绿标；甲类为红标）。乙类非处方药除在药店出售外，还可在超市、宾馆、百货商店等处销售，甲类一般只能在药店买到。

处方药与非处方药的关系不是绝对的，在一定条件下经过国家食品药品监督管理局的审批两者可以转换。除以下规定情况外，申请单位均可对其生产或代理的品种提出处方药转换评价为非处方药的申请：监测期内的药品；用于急救和其他患者不宜自我治疗的疾病的药品，如用于肿瘤、心脑血管疾病治疗的药品；消费者不便自我使用的药物剂型，如注射剂、埋植剂等；用药期间需要专业人员进行医学监护和指导的药品；需要在特殊条件下保存的药品；作用于全身的抗生素、激素（避孕药除外）；含毒性中药材，且不能证明其安全性的药品；原料药、药用辅料、中药材、饮片；国家规定的医疗用毒性药品、麻醉药品、精神药品和放射性药品，以及其他特殊管理的药品；其他不符合非处方药要求的药品。

（2）国家基本药物与非基本药物　国家基本药物是指从我国目前临床应用的各类药品中经过科学评价而遴选出的在各类药品中具有代表性的药品。其遴选的原则是"临床必需、安全有效、质量稳定、价格合理、使用方便、中西药并重"。建立国家基本药物制度，是当前医药卫生体制改革的一项重要举措。

国家基本药物制度，最早来自世界卫生组织（WHO）的基本药物政策，针对药品市场更新换代加快和药品巨大浪费的情况，WHO于1975年开始推荐一些国家制定基本药物的做法，并将此做法作为该组织药品政策的战略任务。希望通过确定基本药物，使其成员国，尤其是发展中国家的大部分人口得到基本药物供应，降低医疗费用，促进合理用药。自1994年起，我国政府从目前临床应用的各类药品中选择国家基本药物，1996年付诸实施。

非国家基本药物系指未列入"国家基本药物"的品种，但国家仍允许其继续发展、继续生产使用。如盐酸土霉素、依托红霉素等。

（3）城镇职工基本医疗保险药品　2000年，《国家基本医疗保险药品目录》（简称《医保目录》）诞生，标志着我国医疗保险制度改革启动。2004年9月，国家劳动和社会保障部公布了《国家基本医疗保险和工伤保险药品目录（2004年）》。目前，我国《医保目录》中的药品数目已经超过《国家基本药物目录》，有2000余种。

《基本医疗保险药品目录》分为甲、乙两类。甲类目录药品，指临床必需、使用广泛、疗效好，同类药品中价格低的药品，其目录由国家制定，各地不得调整。乙类目录药品，指可供临床治疗选择使用、疗效好，比甲类目录中的同类药品价格略高的药品，其目录由国家制定，各省可调整，不得超过15%。

（4）**医疗用毒性药品**　医疗用毒性药品（简称"毒性药品"），系指毒性剧烈、治疗量与中毒剂量相近，使用不当会致人中毒或死亡的药品。根据原卫生部的规定，目前我国毒性药品的管理品种中有毒性中药27种（指原药材及其饮片）。包括：砒石（红砒、白砒）、砒霜、生川乌、生马钱子、生甘遂、雄黄、生草乌、红娘虫、生白附子、生附子、水银、生巴豆、白降丹、生千金子、生半夏、斑蝥、青娘虫、洋金花、生天仙子、生南星、红粉、生藤黄、蟾酥、雪上一枝蒿、生狼毒、轻粉、闹羊花。

二、中药资源产品开发的概念与意义

中药资源产品开发是中药学科中的一门新兴分支学科，是随着现代科学的发展和现代科学技术在中药研究中的广泛应用，尤其是近年来中药新产品的大量研究和开发而形成的。该学科是以中药资源为全部或部分原料，运用中医药理论和现代多学科的知识、技术，进行产品研究开发的一门学科。该学科包括了中医学、中药学、药学、化学、营养学、美容学以及相关学科多方面的内容，是一门实用性很强的学科。在新产品的研究开发过程中，研究人员从选题开始，需要组方设计、确定制备工艺、制定质量标准、中试投产或进行相关有效性和安全性研究，以及产品的临床研究、产品的申报、研究技术转让、寻求保护等一系列工作。中药资源产品开发不仅研究内容需达到一定的技术水平，还必须符合相关产品管理的法律法规要求。

（一）中药资源产品开发的概念

新产品　企业向市场提供的过去没有生产过或经营过的，能满足顾客某种需求的产品。新产品有以下几种形式：全新产品、换代新产品、改进新产品、仿制新产品。

新药　未曾在中国境内上市销售的药品。已上市药品改变剂型、改变给药途径的，按照新药管理。

中药资源产品　以中药资源为全部或部分原料，运用多学科的知识、技术研制而成，可用于医疗卫生、营养保健、农林畜牧、日用化工等领域，可进入市场销售的产品。

中药资源产品开发　即中药资源产品研究与开发的全过程。中药资源产品开发的整个过程需要严格进行项目管理，研究需把握政策动向、法律法规、技术难度、市场容量、竞争环境等多方面的情况。简言之，中药资源产品开发涉及"技术"、"政策法规"和"市场"3大因素，并直接决定了新产品开发的成本、周期和风险，影响产品开发的成败。

（二）中药资源产品开发的意义

以中药资源为原料，进行各种深加工和分类产品的开发生产，在我国具有悠久的历史和广泛的应用基础，涉及医药、保健、农林畜牧等日常生活的多个领域，是现代生活不可缺少的部分。

1. 中药资源产品与现代生活的关系 中药应用具有数千年的历史，为我国人民健康事业作出了巨大贡献。随着现代科技文明的进步，中药应用已经不仅仅局限于医药领域，中药资源产品也不仅仅是药物，而是延伸向不同行业和日常生活的各个方面。中药保健食品、化妆品、矫味剂、食用色素、杀虫剂等产品丰富多彩，因其具有良好效果，又是天然植物、动物或矿物产品，在人们崇尚回归自然的今天，以其独特的魅力在市场站稳脚跟，为中药资源产品开发开辟了广阔天地。中药资源除用于传统中药及现代中药新药的产品生产外，还可应用于以下领域。

（1）应用于绿色保健食品 人们生活水平的提高以及快速紧张的生活节奏，使相当一部分人处于亚健康状态，人们对具有抗疲劳、抗衰老、健脑益智作用的保健食品的需求与日俱增。如将药性寒凉和能消解内热的中草药煎水做饮料喝，俗称凉茶，具有清热解毒、消暑生津、清火明目、散结消肿等功效。其悠久的文化历史、广泛的民间性、公认的有效性、严格的传承性及巨大的市场效应均令人瞩目。

长期大量饮酒会造成身体不适甚至酒精性肝损伤或酒精性脂肪肝。而中药可以用于解酒，常见的解酒中药有葛花、葛根、肉豆蔻、菊花、草果、桑椹、高良姜、白扁豆、橘皮、苦参等。葛花具有醒脾和胃、除烦止渴之功，善解酒毒。《滇南本草》载："葛花解酒醒脾，治胸膈饱胀发呃、呕吐酸痰、酒精伤胃、吐血呕血，消热，解酒毒。"以葛花为主药的葛花醒酒汤，现代药理学研究显示其具有良好的解酒作用，并对酒精性的肝纤维化具有抑制效果。

（2）应用于美容化妆品 添加中药提取物的化妆品能增加美容、美白等有益效果，而且较化学性化妆品副作用小。用中药作为新一代化妆品原料的研制工作方兴未艾，越来越引起国内外化妆品制造商的重视。目前，应用于化妆品制造的植物性中药材主要有红花、当归、人参、桔梗、白芷、芦荟、何首乌、枸杞、三七、银杏、天门冬、白芍、灵芝、益母草、荆芥、紫草、厚朴、菊花、川芎、防风、薄荷、绞股蓝等；动物性中药材主要有胎盘、貂油、地龙等；矿物类中药材主要有麦饭石等。

（3）应用于香料、矫味剂和甜味剂 我国芳香性中药资源十分丰富，据调查有400余种。肉桂、八角茴香、花椒、白芷、丁香、栀子、薄荷、陈皮、砂仁、干姜等早已应用于食品调味剂或矫味剂。具有浓烈香气的广藿香，是优良的祛秽熏香定香剂，可作为香精的调和原料；西红花芳香淡雅、色彩诱人，可作为提高食欲的食物佐料；绞股蓝皂苷与维生素 C 混合可制得除臭效果良好的除臭剂。当前，国内外对这些中药资源调味品需求巨大，尚有不少品种未被很好地开发利用。

传统的天然甜味剂为蔗糖、果糖、葡萄糖等，但人体摄取过多糖会增加患肥胖、高血压、糖尿病等疾病的风险，从植物中寻找安全性高、热量低、甜味足、风味佳的优良天然甜味剂是一种有效策略。现已研究开发出 10 余种，从罗汉果中提取罗汉果苷、从掌叶垂盆子叶中开发悬钩子苷、从甘草中提取甘草酸等，具有甜度高、甜性柔和、持续时间长、化学性能稳定的特点，并具有抗菌、抗炎、免疫调节等多种健康保健作用。它们都是低热能且具有一定健康保健作用的甜味剂。

（4）应用于食用色素和工业染料　许多中药材是天然食用色素和工业用染料的原料来源，它们色调自然、安全性高，还兼具营养和保健作用。紫胶虫分泌的紫胶色素（蒽醌色素），可用于汽水、糖果着色；西红花中提取的西红花苷可用于食品及羊毛、丝绸等的染色；栀子果实中提出的栀子黄用于食品的着色，其着色能力强、稳定性好、色泽鲜艳、色纯、无异味、无沉淀，性能大大优于其他同类产品，从而广泛用于日常生活中多种食品的着色。

（5）应用于日化用品　在全球消费市场上盛行天然、绿色、环保的背景下，中药与洁齿产品正进行着创新式的结合。当前多种含有中药的牙膏已陆续上市，并占据相当的市场份额。较早开发的有添加芸香科中药两面针提取物的两面针牙膏，添加三七皂苷的田七牙膏，添加云南白药的云南白药牙膏，添加金银花和菊花提取物的中华草本牙膏等。这些含中药牙膏都具有抗菌、消炎、止痛及抑制牙龈出血等功效，具有化学物质添加不可比拟的独特优势。

中药洗发水也是近年来快速发展的日化产品。与西医相比，中医药对脱发和白发治疗有更好的效果。含有中药成分的功效型洗发水目前已被消费者逐渐认可，并成为洗发水开发的一个重要方向。

（6）应用于其他相关领域　中药可以用于杀虫剂、杀菌剂的开发应用。除虫菊 *Pyrethrum cinerariifolium* Trev. 是一种既有较高经济价值又有观赏价值的菊科植物，他的根、茎、叶、花等都含有毒虫素物质，可用来提取除虫菊酯，用以配制各种杀虫剂和蚊香，杀灭蚜虫、蚊蝇、菜青虫、棉铃虫等害虫。对环境无污染，不破坏生态平衡，无抗药性，具有对人、畜、家禽无毒害等优点。

在工业生产中，中药芦荟提取物可防止盐酸或硫酸对铝、锌、铜的腐蚀。采矿业中，为防止复杂地层钻井地段破碎崩塌，科研人员利用中药魔芋与硼砂制成一种胶黏液，其黏性强，护壁性能好，极大地减少了钻井工作的危险性。中药杜仲可开发出橡胶，具有可塑性强、高度绝缘、耐水、耐腐蚀的优点，可用于制作海底电缆、航空电器等高级橡胶材料。红花油除可食用外，还可制作油漆，保色性强。在油漆中加入芦荟，可使油漆长期不脱落，并保持光泽。

中药在其他领域的应用，除上述外，还可作为防腐剂、农用饲料、苦味剂、工艺品、兽药等。我国是中药资源大国，应充分利用现代技术，开发出优势产品用于人们的日常生活和经济建设。

2. 中药资源产品开发与社会发展的关系　《国家中长期科学和技术发展规划纲要（2006~2020）》指出，为了满足国家经济社会发展和人民健康的需求，建设小康社会，实现中华民族的伟大复兴，进一步加快中医药现代化和国际化进程，推动"中医药传承与创新发展"的重点任务，特制定"中医药创新发展规划纲要"，加强以中药为基础的相关产品的研发。重点开展疗效确切的传统中药的"二次开发"和物质基础与作用机理相对明确的现代中药研发，包括用于生育调节和生殖保健产品的开发研究；以中药为基础的保健品、日用品、化妆品、食品添加剂和以中医诊疗技术为基础的医疗保健器械，以及中药农药、兽药、饲料添加剂等绿色产品的开发研究。

（1）**新药开发与经济效益** 医药产业是充满生机、前景广阔的朝阳产业，也是当今世界发展最为迅速的高新技术支柱产业之一。随着经济发展和社会进步，人类改善生活和生存质量的要求不断提高，药品作为一种特殊商品，对于保证人类健康、控制人口增长、提高民族素质、改善生活质量、维护社会稳定、促进国民经济发展等具有十分重要的意义。开展创新药物研究，源源不断地研究开发出优质高效的医药新产品，是我国新世纪经济和社会发展的重要目标。

新药研发具有高投入、高风险、高收益的特点，具有较高的社会效益和经济效益。新药中"重磅炸弹"产品更是国际制药界关注的重点，这类产品体现了当前市场需求的热点，是新药开发成功的商业典范。2008 年，全球"重磅炸弹"级产品的数量为 126 个，销售额合计 3023.95 亿美元，占全球药品市场总销售额的 39.1%。"重磅炸弹"级单个产品平均销售额达 24.0 亿美元，如立普妥（lipitor/atorvastatin）的 2008 年销售额近 137 亿美元，居全球畅销药物榜首。尽管 2011 年后，这个最畅销药物的专利到期，仿制药入侵导致其销量下滑，但立普妥所创造的巨大临床处方量和巨额商业利润，仍是制药史上最成功的药物之一。其他诸如 Effexor（venlafaxine HCL）、Enbrel（etanercept）、Nexium（esomeprazole）、Plavix（clopidogrel hydrogen sulfate）、Seretide/Advair diskus、Seroquel（quetiapine）、Singulair（montelukast sodium tablets）以及 Takepron/Prevacid（lansoprazole）等药物亦为成功的范例。

当前，化学药物新药研发难度加大，研发成本和风险日益增高，获取全新化学实体已经遇到瓶颈。相比之下，从具有临床疗效基础的传统天然药物或中药中获取高效新药的风险和成本都较小，在当前国内新药研发创新能力不足和投入少的特定条件下，是新药开发的一项重要策略。在众多中药产品中，心血管病制剂是近年来新药开发成功的典范。心血管类中药制剂具有消除动脉粥样硬化斑块、疏通血管和加速血液循环等"多靶点、多效应"治疗效果，与作用单一的西药制剂相比，作用安全且适合长期服用。包括复方丹参滴丸、地奥心血康、复方丹参片、步长脑心通、通心络胶囊、脉络宁注射液、天保宁片（银杏叶制剂）、复方血栓通胶囊、银可络片（银杏叶制剂）、生脉注射液、血塞通片（三七皂苷）等。

（2）**中药其他产品开发与经济效益** 美国著名的经济学家保罗·皮尔泽在他的畅销书《财富第五波》中预见性地指出：21 世纪，人类面临严重饮食失衡，从而开启保健产业的兆亿商机。这是继第 4 波网络革命后的明日之星。当前，我国保健品已拥有近千亿元的市场份额，并以年复合增长率为 30% 的速度增长，未来市场潜力巨大。添加中药或天然植物提取物是当前功能性保健产品的重要开发策略。

在外资品牌长期垄断的化妆品和日化领域，近年来也出现了有特色和优势的民族品牌，一些中药化妆品和中药洗发用品在细分领域牢牢占据了市场，并能够与国际公司相抗衡。我国健康保健和日化行业的市场成熟度远不及发达国家，中药产品开发存在较大的潜力。

三、中药资源产品开发的现状与发展

中药资源产品开发是国民经济的一个重要组成部分，其浓厚的中国特色和绿色环保属性越来越受到人们的重视和欢迎。近年来，由于社会发展和国民生活质量的提高，对中药资源产品的需求已呈快速发展的趋势。

（一）中药资源产品开发的政策与管理

中药资源产品的开发因涉及医药卫生、食品安全等民生领域，其政策性强、管理严格。了解并熟悉有关政策法规，且严格按照管理规定进行中药资源产品的开发尤显重要。

1. 中药药品的政策与管理　国家药物政策（national drug policy，NDP）是国家卫生政策的组成部分，是由政府制定的在一定时期内指导药品研制、生产、流通、使用和监督管理的总体纲领。其目标是保证药品的安全性、有效性、经济性、合理性等。国家药物政策由一系列政策目标和政策措施构成，包括国家基本药物政策、药品研制政策、分类管理政策、生产供应政策、使用政策和经济政策等内容。

药品管理制度则是为实现某一特定政策目标而建立的一组药品管理规则或规则体系，包括药品研制管理制度、生产供应管理制度、使用管理制度以及经济管理制度等。主要包括以下内容：①对药品统一实行国家药品标准，对药品生产实行批准文号管理制度；②对药品生产、经营企业和医疗机构生产（包括配制）、经营药品实行许可证制度；③对处方药与非处方药实行分类管理制度；④对药品生产企业、经营企业，严格按照《药品生产质量管理规范》（GMP）和《药品经营质量管理规范》（GSP）实行规范化管理制度；⑤对放射性药品、精神药品、麻醉药品、医疗用毒性药品实行特殊管理制度；⑥建立血液制品管理制度，对单采血浆站和血液制品生产单位实行严格的质量管理，预防和控制经血液途径传播的疾病，保证血液制品的质量。

从国家药物政策、药品管理制度、药事管理法律法规三者的关系来看，国家药物政策是一种宏观性的纲领，对各项药品管理制度的制定和实施以及药事管理立法具有普遍的导向作用。国家药物政策可以通过这种导向机制发挥作用，但更主要的作用机制是通过具体化为相关药品管理制度和药事管理法律法规，来保证实现其政策目标。尤其是国家药物政策上升为法律以后，其内容得到具体化和定型化，法律的国家强制性、严格的程序性、切实的可诉性，使国家药物政策目标的实现得到可靠保障。

《中华人民共和国药品管理法》规定，研制新药，必须按照国务院药品监督管理部门的规定如实报送研制方法、质量指标、药理及毒理实验结果等有关资料和样品，经国务院药品监督管理部门批准后，方可进行临床试验。药物临床试验机构资格的认定办法，由国务院药品监督管理部门、国务院卫生行政部门共同制定。完成临床试验并通过审批的新药，由国务院药品监督管理部门批准，发给新药证书。药物的非临床安全性评

价研究机构和临床试验机构必须分别执行药物非临床研究质量管理规范、药物临床试验质量管理规范。生产新药或者已有国家标准的药品，须经国务院药品监督管理部门批准，并发给药品批准文号；实施批准文号管理的中药材、中药饮片品种目录由国务院药品监督管理部门会同国务院中医药管理部门制定。药品生产企业在取得药品批准文号后，方可生产该药品。

国家食品药品监督管理局主管全国药品注册工作，负责对药物临床试验、药品生产和进口进行审批。《药品注册管理办法（2007）》鼓励研究创制新药，对创制的新药、治疗疑难危重疾病的新药实行特殊审批。该管理办法对国内申请药物临床试验、药品生产和药品进口，以及进行药品审批、注册检验和监督管理进行了明确规定，包括药品注册申请的基本要求、药物的临床试验、新药申请的申报与审批（新药临床试验、新药生产、新药监测期、仿制药的申报与审批）、进口药品的申报与审批、非处方药的申报、补充申请的申报与审批、药品再注册、药品注册检验、药品注册标准和说明书、药品注册时限、复审和法律责任。

《中药品种保护条例》对开发的疗效确切、质量稳定的中药品种实行行政保护，自1993年实施以来，一直是中药生产企业市场"维权手段"的重要组成部分。中药保护品种的保护期限：一级保护品种分别为30年、20年、10年；二级保护品种为7年。生产企业可申请延长保护期限，但每次延长的保护期限不得超过第一次批准时的保护期限。被批准保护的中药品种，在保护期内限于由获得《中药保护品种证书》的企业生产；擅自仿制中药保护品种的，由卫生行政部门以生产假药依法论处。国家食品药品监督管理局依据国务院颁布的《中药品种保护条例》进一步制定了《中药品种保护指导原则（2009）》。该原则强调中药保护品种的可保护性，突出保护先进的理念，提高延长保护期技术门槛，有利于促进中药保护品种质量和水平的不断提高，带动中药产业的发展。

2. 中药保健品和食品开发的政策与管理 2009年6月1日颁布实行的《中华人民共和国食品安全法》及2009年7月20日颁布实行的《中华人民共和国食品安全法实施条例》明确规定，保健食品（即声称具有特定保健功能的食品）是指适宜于特定人群食用，具有调节机体功能，不以治疗疾病为目的，对人体不产生急性、亚急性或者慢性危害的食品。以补充维生素、矿物质为目的的营养素补充剂按照保健食品进行管理。国家对声称具有特定保健功能的食品实行严格监管。有关监督管理部门应当依法履职，承担责任。具体管理办法由国务院规定。

保健食品的审批要求保健食品必须符合下列要求：①经必要的动物和（或）人群功能试验，证明其具有明确、稳定的保健作用；②各种原料及其产品必须符合食品卫生要求，对人体不产生任何急性、亚急性或慢性危害；③配方的组成及用量必须具有科学依据，具有明确的功效成分；④标签、说明书及广告不得宣传其疗效。凡声称具有保健功能的食品必须经原卫生部审查确认。

研制者应向所在地的省级食品药品监管部门提出申请。经初审同意后，报国家食品药品监督管理局审批。国家食品药品监督管理局对审查合格的保健食品发给《保健食品批准证书》。申请《保健食品批准证书》时必须提交保健食品申请表、保健食品的配方、生产工艺及质量标准、安全性评价报告、保健功能评价报告、保健食品的功效成分名单、功效成分的定性和（或）定量检验方法、稳定性试验报告、产品的样品及其卫生学检验报告、标签及说明书（送审样）、国内外有关资料，以及根据有关规定或产品特性应提交的其他材料。

2009 年，受国务院法制办委托，国家食品药品监督管理局对《保健食品监督管理条例》中保健食品注册管理办法进行修订，修订后的管理办法在以下方面有所改进和提高。

（1）进一步严格注册管理。比如，取消了个人申报保健食品及进口保健食品技术转让；多个部门联合研制的，共同确定一个为申请人；对保健食品研制和技术审评工作作出明确规定，增加了变更和技术转让产品注册申请的现场核查；在产品注册证有效期内只允许转让 1 次。

（2）提高准入标准。比如，明确要求同一保健食品配方声称的功能不超过 2 个；样品试制只能在取得保健食品生产许可证的车间进行；提高了国产保健食品再注册的要求，由原来的省局审查决定改为国家局审查决定。

（3）规范了注册行为。比如，增加了监管部门对申请人的技术资料保密等要求，涉及知识产权的，应当提交有关部门按有关规定处理。

（4）优化了工作程序。将原办法中的功效成分或者标志性成分检测方法的验证提前至保健食品的研制部分，提高对申请人的要求，同时可以减少注册检验的时间，提高工作效率。

（5）优化了工作程序。比如将原办法中的功效成分或者标志性成分检测方法的验证提前至保健食品的研制部分，提高对申请人的要求，同时可以减少注册检验的时间，提高工作效率。

（6）下放了职能，明确了事权划分。比如将变更申请人名称、地址事项交由省局开展，由省局发放保健食品变更凭证，方便了申请人。

（7）加强了指导。明确由国家局制定保健食品研制指导原则、保健食品技术审评工作要点等。

（8）研究对营养素补充剂实施分类管理，只对其安全性进行审查，并采取审批或备案制。

（9）鼓励创新，根据科学技术的进展，鼓励创新保健食品功能、生产工艺等。

3. 中药化妆品的政策与管理　化妆品管理制度，主要包括以下内容：①对化妆品生产企业实行卫生许可制度；②对直接从事化妆品生产的人员，实行健康检查制度；③对生产化妆品所需的原料、辅料以及直接接触化妆品的容器和包装材料，实行卫生标准管理制度；④对进口化妆品、特殊用途的化妆品和化妆品新原料进行安全性评审制度。

（二）中药资源产品开发的现状与问题

当前，我国中药新产品研发能力已基本形成，规范建设已逐步完善，中药产业已初具规模，拥有中成药6000余种，中药新品研发工作取得了很大的成果。但是，在品种繁荣景象背后，依然存在着很多问题，在众多的中药产品中，真正具有竞争力、确有疗效的中药产品仍是凤毛麟角。在国际草药市场中，我国中药出口额仅占当年世界草药贸易额的3%左右，而且主要以中药材和饮片的出口为主，中成药出口仅占我国中药出口的15.4%。目前，我国中药产业还存在创新体系不完善、基础研究薄弱、机制不灵活、主体不明、目标不确切、科研成果转化率低、人才培养不受重视、竞争力缺乏等诸多问题。

1. 中药新产品数量众多，低水平重复严重 2006年，美国FDA批准新药仅29种，而我国食品药品监督管理局批准的新药达近万种。大部分中药产品存在科技含量低、低水平重复的现象。在保健品领域同样存在类似问题，已批准的数千个国产保健品，产品市场寿命极短。原卫生部已公布可受理的保健功能有27项，而批准的产品中仅调节免疫、抗疲劳、调节血脂3项功能的产品就达6成以上，而真正进入市场的则不足1/3。企业重复开发现象严重，使市场销售步履艰难，难以取得良好的经济效益。与创新产品相比，仿制品、改剂型研究投入少、周期短、风险小，产品上市后可快速获取利润，导致国内企业对此类仿制研发趋之若鹜，而真正具有自主知识产权的"重磅炸弹"级的创新产品较少。这已是当前我国中药资源产品开发的共性问题。

2. 新产品研发主体错位，企业投入不足 从国际制药企业研发情况看，新产品研发大多以企业为主体，而我国大多数制药企业规模不大，难以承担新药研究的高投入、高风险，尚不能成为医药研发的主体。在新产品研发投入方面，国际制药企业一般将销售额的10%~20%用于研发，而我国研发平均投入仅占销售额的0.7%，广告费用却达到5%~10%，这种资金分配的不合理直接导致新技术、新产品研究开发能力不足，产品科技含量不高，难以维持长期的销售业绩。

3. 高校基础科研与产品产业化脱节 主要表现在科研院所、高校资源与企业之间联系不紧密或缺乏衔接。科研院所、大学拥有大量的科研资源，但其应用性研究工作大多尚不能有效地直接面对市场，其研究成果的转化率较低。如何进行产学研的有效联合，促进高校创新成果的产业转化是当前我国中药新产品研发的一个重要问题。

（三）中药资源产品开发的方向与发展

随着全球天然药物潮流的兴起，各国政府纷纷将植物药、传统药纳入政府管理，给予合法的地位。植物药与传统医药取得了前所未有的发展机遇。中药新产品的开发应适应世界潮流，满足人们个性化和多样性消费的需求，顺应人类医疗服务模式转向自助预防保健的大趋势，解决人类疾病谱改变所产生的新课题。对产品技术、政策法规和市场前景进行综合分析研究，开发出有中药特色的新药品。

1. 利用中药资源优势，开发具有市场需求的新产品 我国中药资源的优势为中医药理论的优势、资源优势、生物具有多样性、中国特有种属、民间使用基础，特别是中医理论为指导的几千年来行之有效的中药应用经验、数量众多的临床有效的中药复方，以及对中医药的认可和使用传统。研究应充分发挥中药资源优势，借鉴国际开发天然药物的思路及步骤，对有一定基础的中药进行科学研究，摸索出一条自己的、科学的中药产品研发道路。

针对危害健康的重大疾病开发新产品。现代医学在诊断和治疗上已取得显著的成绩，但到目前为止，仍有相当多的疾病缺乏有效的治疗方法。因此，中医药科研应瞄准现代医学的难点选题攻关，加强对病毒性疾病、自身免疫性疾病、过敏性疾病、肿瘤、痴呆、肥胖等的研究。特别是针对中药具有优势而市场又缺少的产品进行开发，如中医的外用药、皮肤科用药、儿科和妇科用药，有很多疗效独特的品种亟待挖掘、开发。

2. 中药新产品开发应具有战略意识和整体项目规划　新产品开发具有高投入、高风险、高回报的特点。一个新产品的开发是否有战略意识和整体规划，决定着今后上市能否成功。新产品开发包括：概念定义和决策阶段（信息收集和分析、新产品项目筛选、可行性分析、项目量化评估、立项决策）、计划阶段（综合实施计划和各个单项计划的制订，如成本、进度、风险、质量）、计划实施与控制阶段（新药开发涉及临床前实验研究、临床新药申请、Ⅰ～Ⅲ期临床试验、新药申请与审批）、开发完成阶段（开发过程总结、验收）。如果缺少对整个研究流程、技术、政策和市场的全面了解，会导致开发工作的脱节、研究效率降低及申报设计、专利申请上的缺陷。因此，新产品研究需对整个项目进行全面协调、管理及经营运作，以保证开发的效率、效益与质量。

战略规划务实，设计上有可持续研究意识。新产品开发的规划要量力而行，应从自身的实际需要、发展方向及经济和技术实力出发，选取最适合的新品项目，并根据有关政策的变化，及时有远见地调整研究方向。选题还应兼顾与其他项目的协调共进，采取以旧养新、以小养大的策略，使整体研究有梯度地向前滚动，做到利用有限的资源进行可持续研究。

新产品的开发立项，应充分利用信息和情报以决定项目风险的大小。研究应充分参考共享文献数据库及专利数据库公开的技术方法进行设计，融合多个学科的先进技术，加快转化中药的基础研究成果，站在前人的肩膀上进行研究，避免低水平重复，提高开发效率。

中药新产品开发要考虑资源保障问题。尽管我国中药资源品种丰富，但一些药材产量稀少，无法满足工业化生产的需求。另外，由于药材产地的不同，各地药材的质量存在较大的差异，使得中药的质量难以控制，影响药物的疗效。因而，在中药开发前，处方的选择需保障药源质量和供应。

中药新产品开发要事先考虑知识产权。随着新法规的出台，行政保护的取消及中药品种保护条例的即将修改，中药产品的知识产权保护重心将逐渐向专利保护转移。因此，在新品开发时须考虑专利设计。当前中药发明的下列主题可以在中国申请专利保护：中药配方、组分的剂量配比、中药炮制技术、中药有效部位、中药制剂、中药的制备方法和新的医疗用途。

3. 中药资源产品研制应突出"功效"的中心位置　中药新产品的开发必须首先考虑其是否能通过严格的临床试验。目前公认阻碍中药走向世界的最大问题是药品质量控制问题，而对产品开发的临床设计没能引起足够重视。但是我们应当看到，随着质量工程的实施，中药走向世界的瓶颈将不再是质量标准问题，而是临床方案的设计及临床评价结果能不能经得起严格的临床验证和国际公认的问题。对于药品来说，临床试验的重要性要远大于临床前的实验研究，因为药品的最基本属性——有效性及安全性最终都是靠它检验的。国际上化学新药从基础研究开始直到获批，一般需要 8～10 年或更长，平均开发费用超过 10 亿美元，而其中 70% 以上的费用和时间用于临床研究。相比之下，以往国内中药新药研制和评审中重基础（药学、药理学、毒理学）轻临床的现象比较普遍，新药临床试验的地位未得到应有的重视。随着国家食品药品监督管理局将中药审评的重点逐渐向临床试验研究倾斜，中药的开发从研究立项起就应很好地对临床研究进行规划，确认所立项目能否通过严格的临床验证。

4. 中药新产品基础科研和研发标准有待提高　中药含有复杂的活性物质、复杂的药理效应和作用机理，新产品开发需要有阐释中药科学内涵的基础研究作为前提。而长期以来，中药基础研究的薄弱极大地限制了中药创新产品的开发。从标准规范角度看，当前国内符合国际 GLP 的研究中心和 GCP 的临床试验基地还较少，提高新药研发的技术规范也迫在眉睫。

研发技术上重视新理论、新技术的应用，重视国际合作和知识产权保护。在当前应特别重视依托高校和科研院所的"一库四平台"（药物信息数据库、化学提取分离与分析平台、制剂技术平台、药效筛选与评价平台、安全性评价平台），与企业形成相互联系、相互配套、优化集成的整体性布局，以提升新药自主创新和研究开发能力。

5. 制药企业应成为中药开发的主体　当前，国家正积极制定政策引导企业作为新药开发的主体。这不仅有助于中药产业发展，更将会给企业带来巨大效益。企业作为中药开发主体，有利于开发出最适合自身销售的产品，以获得最大利润；有利于获得自主知识产权，以保证自主定价权和市场销售独占性，在国内外激烈的市场竞争中胜出；有助于提高自身科技水平，树立起企业高科技形象，增长产品品牌效应，为中药产品的技术销售打下良好的基础。另外，应建立成果转化平台，使丰富的高校科研成果能转化为市场需要的产品。

建立多渠道研发融资方式。在当前国内研发资金不足的情况下，企业必须建立多渠道、多层次的融资方式。充分利用自有资金、政府资金、风险资本、股票市场、债券市场以及战略合作、期权融资等手段筹措资金。除了利用国内的资本市场外，还应积极开拓国际融资渠道。

在当前医疗保健需求日益增长的大背景下，我国政府制定了《中药现代化发展纲要》，将中药产业作为重大战略产业加以发展，并强化对中药产业的政策扶持。伴随着中药现代化基础研究、应用开发及支撑条件平台的建设，企业研发投入增长，新品研发人才的培养、知识产权保护、研发行业分工和配套逐渐完善，我国的中药资源新产品研发工作必将取得突破性的进展。

第二章　中药资源综合利用的思路与方法

中药资源的利用是指人们对已开发出来的资源进行一定目的的使用，如进行加工和制成新产品等。我们提倡综合利用的思想，即在利用这些资源实现经济效益的同时要讲究生态平衡和社会效益，实现资源利用的合理性，也就是实现经济、生态、社会三者协调统一与和谐发展，追求一条可持续的科学发展道路。对中药资源的利用，目前存在着以下主要问题。

第一是供需矛盾。包括两个方面，一方面是资源紧张。除了不可再生资源外，一些可再生资源也由于掠夺式过度采收或捕猎而濒危，环境污染的加剧又减弱了这些资源的再生能力，加上有些药材（如天然牛黄、麝香等）本身产量就极少，致使某些资源供应严重不足。另一方面是"资源过剩"。一些中药材的种植面积（养殖数量）盲目扩大，品质又下降，结果导致持续的供大于求，加上市场经营秩序混乱和价格恶性竞争，出现药贱伤农的现象。

第二是资源保护与利用矛盾。目前，许多野生药物资源都由于过度的开发，破坏了生物多样性及生态系统的平衡而亟需保护，但随着经济社会的发展，医药等行业对这些资源的需求剧增，造成和加剧了资源保护与利用的矛盾。

第三是资源利用率低。目前，大部分药物资源还处于粗放的简单加工成中药饮片利用的阶段，也未考虑其他用途，资源浪费大。

第四是中药质量不稳定。虽然我国已在推行 GAP 基地及道地药材的认证制度，但大部分药材的质量仍然不稳定而影响临床药效。所以，人们有必要拓宽思路，想出更多好办法来解决上述问题，以使中药资源更好地服务于人类。

第一节　药用植物资源综合利用思路与方法

一、研究思路与策略

药用植物资源只有综合利用起来，即研究新用途和拓宽应用领域，才能使其在卫生保健事业和人民生活中发挥更大的作用，获得更高的经济效益、社会效益和生态效益。药用植物资源具有可再生性，是可更新资源，但是其再生过程需要一定的周期，在开发利用时必须注意保持一定的资源储量并保护原生环境，维持其再生能力，才能达到利用与更新的平衡。要坚决杜绝"竭泽而渔"、"乱采滥伐"等掠夺式利用方式。

（一）扩大利用部位以提高效益

药用植物资源的利用一直以来都是属于粗放型的，使用的中药材往往取自某一部位，如仅用根、根茎、叶、花或果实等，非药用部位常被作为废料而丢弃。通过对这些植物的不同部位进行化学分析、药理实验和临床观察等对比研究，也许可以扩大它们的应用或药用部位。因为同一种药用植物的不同部位常含有相同或相似的药用成分和生理活性，一般只是含量多少和药效强弱的差异。比如两面针 *Zanthoxylum nitidum*，药典规定以根入药，但其果实、茎、叶均可做药用，具有镇痛、麻醉、抑菌、杀虫、抗癌等多种功效。仅用根的话，则资源浪费很大，对环境的破坏也很大，因为市面上所售两面针药材基本上还是来自野生资源，挖根会破化植被并导致水土流失，而根（指生物量）在整个植株中所占比例较小。野生两面针资源目前在急剧减少，从价格的因素考虑，只有整体植株综合利用起来，种植两面针才会有利润，企业或农民才有意愿去栽培，该物种可持续利用的问题才能最终解决。此外，中成药生产中会产生大量的药渣，这种生产过程中形成的产物，根据不同处方、药物来源及提取工艺还可综合利用，使其变成有机肥、饲料、无烟炭、纤维板等。这种利用不仅可节约和合理利用资源，还可产生相应的附加值，同时对潜在的环境污染也可起到保护作用。但这方面的利用尚属刚刚起步，有待进一步加强。

（二）多成分的利用以提高效益

同一药用植物中往往含有不止一种可供药用的有效成分，未被利用的成分也常具有生理活性，因此，药材中含有的各种生理活性物质应综合考虑，充分利用。比如两面针含有氯化两面针碱、两面针碱、氧化两面针碱、异崖椒定碱、双氢两面针碱、白屈菜红碱、氧化白屈菜红碱等多种生物碱，这些生物碱很多具有抗癌和（或）强心作用。而花椒酰胺具有镇痛作用，香叶木苷有明显的抗炎作用。山莨菪 *Anisodus tanguticus* 含有多种托品类生物碱，各有不同的生理活性和治疗功能：阿托品和后马托品用于胃肠解痉、眼科散瞳；东莨菪碱用于各种中毒性休克、眩晕病；樟柳碱用于治疗偏头痛型血管性头痛、视网膜血管痉挛、神经系统炎症和有机磷中毒等。

（三）药用植物应用的多样性

药用植物既是传统中医药及民族药的药材来源，也是现代医药学药物、天然药物的重要来源。此外，药用植物中许多品种还具有药食两用的功能。因此，该类中药资源的应用是多样性的。

1. 药用植物资源在药品中的应用

（1）传统利用　中药资源作为传统医药的重要组成部分，至今仍作为传统药材加以利用，遍布全国各地的中药房大量利用的仍然是中药饮片。比如，甘草在《伤寒论》中运用极其广泛，书中所载 113 方，其中 70 方有甘草。113 方中共用中药 92 味，其中与甘草同方应用者达 51 种。

（2）新药利用　据报道，我国自新中国成立以来，已有 200 多种新药直接或间接来自药用植物。①成分直接入药治疗耐奎宁疟疾的高效药青蒿素来源于菊科的黄花蒿 *Artemisia annua*，高效治疗冠心病的药物"地奥心血康"，其所利用的就是黄山药 *Dioscorea panthaica* 和穿龙薯蓣 *Dioscorea nipponica* 根茎中的活性成分甾体总皂苷。从药用植物中直接提取天然成分并制成新药用于临床的还有石杉碱甲、丁公藤碱、樟柳碱、毛冬青甲素、川楝素、3-乙酸乌头碱、芫花酯甲及天花粉蛋白等。②作为制药原料的消炎药物小檗碱来源于小檗属 *Berberis* 植物，催眠、镇痛药物罗通定来源于千金藤属 *Stephania* 植物，治疗气管炎的药物岩白菜素来源于岩白菜属 *Bergenia* 或紫金牛属 *Ardisia* 植物，此外，还有山莨菪碱、齐墩果酸、香荚兰素、天麻素、高乌甲素、靛玉红、川芎嗪、大蒜新素等，这些原料都已投入了工业化生产。③半合成原料以某些药用植物含有的某种成分作为新药的半合成原料，通过化学合成或改造化学成分的结构，制成高效、低毒的新药物。例如，云南产的草药三分三 *Anisodus acutangulus* 含莨菪碱达 1%，经药物化学方法处理，可转化为使用极为广泛的常用药阿托品；从黄藤 *Fibraurea recisa* 茎木中提取巴马汀，经氢化后得到延胡索乙素，比从中药材延胡索 *Corydalis yanhusuo* 中提取延胡索乙素更经济实用；从丹参 *Salvia miltiorrhiza* 中提取丹参酮 II_A，经磺化后得到的丹参酮 II 磺酸钠，大大增强了水溶性，获得了更高疗效的新药物。一些天然成分经结构修饰后用于临床的还有伊来西胺、石蒜碱钠盐、亚硫酸穿心莲内酯、鱼腥草异烟腙、蒿甲醚及青蒿酯钠等。

2. 药用植物资源在食品中的应用　我国历史文化悠久，自古以来，就有着食疗养生的传统。我国人民经过几千年的实践，积累了大量的养生保健经验，形成了具有中国特色的保健养生理论。而随着物质生活的不断改善和提高，这些理论逐渐在普通老百姓的日常生活中更多地应用，食物由常规的营养型，逐渐向滋补、保健型发展，药膳及各种保健食品进入消费领域。

（1）普通食品　普通食品是指各种可供人们食用或饮用的成品和原料，对人体无害，且有营养，有良好的感官性状（色、香、味）。人们日常食品中的植物有些本身就有药用价值，比如紫苏 *Perilla frutescens*、蕺菜 *Houttuynia cordata* 和薏苡 *Coix lacryma-jobi* 等，在原卫生部确定的既是食品又是药品植物名单中，除上述 3 种外，还有 60 种。

（2）药膳　药膳（health-protection food）是集传统中医的"理、法、方、药"原理与食品烹饪于一体的成功创造。它是在中医药理论指导下利用食材本身或者在食材中加入特定的中药材，使之具有调整人体脏腑阴阳气血生理机能以及色、香、味、型特点，适用于特定人群的食品，包括菜肴、汤品、面食、米食、粥、茶、酒、饮品、果脯等。中国许多城市均有药膳餐馆，目前经营的各种药膳有几百个品种，如"茯苓夹饼"、"茯苓包子"、"龟苓膏"、"中药味酸梅汤"、"银花露"、"虫草鸡"、"虫草鸭"、"川贝雪梨"等。可用于药膳食品开发的中药资源种类很多，据《中国药膳大全》和《中国药膳学》等书籍的收载统计，共有 120 多种，其中大多为常用药材，比如薏苡仁、芡实、大枣、枸杞子、百合、龙眼、核桃、山药、芝麻、莲米等。

（3）保健食品 保健食品的理论基础是"药食同源"，是指声称具有特定保健功能或者以补充维生素、矿物质为目的的食品，即适宜于特定人群食用，具有调节机体功能，不以治疗疾病为目的，并且对人体不产生任何急性、亚急性或者慢性危害的食品。在我国，保健食品从 1996 年 6 月开始被赋予法律地位。目前，保健食品行业所用原料 60% 以上为中草药，已发展保健食品近万种，其功能以免疫调节、抗疲劳和调节血脂为主。产品有口服液、软胶囊、硬胶囊、片剂、罐头等多种形式，比如人参蜂王浆口服液、西洋参口服液、虫草鸡精、儿童营养液、芦荟软胶囊、大蒜油软胶囊、银杏硬胶囊、灵芝胶囊、松花粉硬胶囊、罗汉果含片、金银花含片、草珊瑚含片、怀参罐头、地黄罐头等。利用药用植物资源开发的饮料、保健茶等也品种众多，比如怀参茶、人参茶、北芪茶、绞股蓝茶以及各种各样的凉茶。凉茶是指将药性寒凉和能消解人体内热的中草药煎水做饮料喝，以消除夏季人体内的暑气，或治疗冬日干燥引起的喉咙疼痛等疾患，为首批"广东省食品（饮食）文化遗产"，也是国家级非物质文化遗产，目前年销售总额已近 100 亿元。其他的保健品还有人参酒、五味子酒等药酒类，巴戟软糖、何首乌软糖、薄荷糖等糖果。

3. 药用植物资源在日化产品中的应用

（1）中药化妆品 中国古代本草中就包含了许多美容药物，据统计，《本草纲目》记载的具有美容作用的药物共有 500 多味，主要用于面、鼻、牙齿、须发、疣痣等方面。而借鉴传统的医药理论和实践经验，通过发掘研究，现已筛选出可用于化妆品的中药资源有数百种。比如芦荟 *Aloe barbadensis*、当归 *Angelica sinensis*、白芷 *A. dahurica*、白术 *Atractylodes macrocephala*、红花 *Carthamus tinctorius*、积雪草 *Centella asiatica*、菊花 *Chrysanthemum morifolium*、灵芝 *Ganoderma lucidum*、甘草 *Glycyrrhiza uralensis*、绞股蓝 *Gynostemma pentaphyllum*、人参 *Panax ginseng*、广藿香 *Pogostemon cablin*、丹参 *Salvia miltiorrhiza*、防风 *Saposhnikovia divaricata*、银耳 *Tremella fuciformis* 等。这些中药化妆品往往具有独特的功能，如甘草在化妆品生产中可作为较好的沐浴液原料；麦冬 *Ophiopogon japonicus* 用于配制润肤霜效果较理想；槐花所含芸香苷对皮肤有保护作用，能降低 X 射线的影响；白芍、赤芍具有活血化瘀的功效，对蝴蝶斑、雀斑及色素沉着都有一定治疗作用，还可增白，是一种非激素类增白祛斑剂；甘松所含芳香油可做化妆品定香剂等。用中药提取物作乳化剂、基质、添加剂等开发出的药物性化妆品不仅能达到美容、保健、治疗的目的，而且较化学性化妆品副作用小，较受消费者欢迎。因此，中药化妆品的生产近年来发展较快，产品也是琳琅满目，有的已形成产品系列，如人参类的有人参强力生发灵、人参生发露、人参祛皱霜、人参液体香波、七日香人参胎素美容膏、田七人参高级药性洗发精等；芦荟产品有芦荟洗面奶、护发素、洗发香波等。

（2）中药牙膏 将中草药添加到牙膏产品里是国内牙膏企业的一大创新，将其作为打破外资巨头市场垄断、重新划分市场格局的有力武器。中草药牙膏不但品牌林立，而且种类繁多，既有云南白药、两面针、田七、草珊瑚、冷酸灵、蓝天六必治、康齿灵、纳爱斯和片仔癀等民族品牌，也有高露洁、佳洁士、黑人、LG 竹盐和狮王等外资品牌。2009 年，云南白药牙膏的销售额已经突破 7 亿元，成为国内牙膏产业的佼佼者。

添加的药材有两面针、草珊瑚 *Sarcandra glabra*、三七 *Panax notoginseng*、黄芩 *Scutellaria baicalensis*、忍冬 *Lonicera japonica*、野菊 *Chrysanthemum indicum*、人参、黄檗 *Phellodendron amurense*、荆芥 *Nepeta cataria*、黄连 *Coptis chinensis* 和蕺菜等。

（3）中药香皂 它是中药类日用品的常用品种之一。一些含中药香皂除具有清洁皮肤的作用外，对某些皮肤病还有一定的治疗作用。通常加入香皂内的中药材料来源于苦参 *Sophora flavescens*、忍冬、芦荟、薄荷 *Mentha canadensis*、菊花、白鲜 *Dictamnus dasycarpus* 和千里光 *Senecio scandens* 等。

4. 药用植物资源在中兽药中的应用

（1）传统中兽药 中兽药是中医药学的组成部分，有着悠久的历史和丰富的内容，比如成书于公元前2世纪的《神农本草经》中已有"牛扁疗牛病"、"柳叶治马疥"、"梓叶敷猪疮"的记载，千百年来，它对中国畜牧业和家庭养殖业的发展发挥了重要的作用。当前，清热药、补益药、驱虫药等在中兽药中使用较多。实践证明，无论是纯中药制剂还是中西复方，对防治畜禽的大多数细菌性疾病、病毒性疾病、寄生虫疾病及其他疾病都有较好的效果。目前，中兽药在国际上也产生了一定的影响，亚洲的很多国家和地区把中兽药当成提高畜禽健康质量的重要手段，与西方现代兽医药共同用于临床。欧美各国在"回归大自然"口号的影响下，也越来越重视中兽药的研究，一些中兽药的治疗作用逐渐得到临床认可。目前，利用中药开发无公害药品已成为兽药研究的重要领域。无公害兽药既要保证其给药后对动物无毒副作用，在动物体内残留少，还要保证其对环境污染少。

（2）中药饲料添加剂 中药作为饲料添加剂，是近20年来中兽药应用的一个重要方面，也是饲料添加剂的一个独特系列。它是指应用我国传统的中兽医理论（正气内存，邪不可干）和中药的物性（阴、阳、寒、凉、温、热）、物味（酸、辣、苦、甘、咸）及物间关系，在饲料中加入一些微量的，具有益气健脾、消食开胃、补气养血、滋阴生津、镇静安神等扶正祛邪、调节阴阳平衡的中药而制成的饲料添加剂。据不完全统计，到目前为止，已有超过200种的中药可用做饲料添加剂，如山楂 *Crataegus pinnatifida*、苍术 *Atractylodes lancea*、人参、何首乌、黄芪 *Astragalus membranaceus*、益母草 *Leonurus japonicus*、鸡冠花 *Celosia cristata*、蒜 *Allium sativum* 等。此外，还有大量中药复方，如催肥散、肥猪散、壮膘散、复壮散等，在畜禽和水产养殖业中发挥了重要作用。比如，对虾白斑综合征的防治是一个世界性的难题，但在发病季节前或在发病初期投喂含有复方中草药制剂的对虾饲料，可有效提高预防和控制对虾白斑综合征的能力。该制剂包括地丁草、板蓝根、北芪、大青叶、藿香、泽兰、岗梅根、绞股蓝等多味中药。而给蛋鸡服用刺五加制剂，可促使鸡输卵管总氮量和蛋白质显著增加，提高产蛋率和蛋重。目前，除了具有一组方多用途的添加剂外，还有一些功能定向的添加剂，如促产蛋剂、促生长剂、畜产品质量改善剂、蛋黄色泽增强剂、猪肉瘦肉率提高剂、畜产品风味剂、免疫功能促进剂等，这应该是今后中药在畜禽和水产养殖业中应用的一个新方向。例如，用海藻喂鸡可使其蛋含碘量高出15～30倍而成为"碘蛋"，以小茴香和茯苓为主的中草药复方"香苓粉"则能明显改善鸡肉的风味特征。

（3）宠物中药保健品 随着宠物热的兴起，宠物中药保健品市场逐渐形成，而一些补益类中药复方，对提高动物免疫力、降低发病率和死亡率有确切、显著的作用，可以在开发此类产品时应用。

5. 植物源农药 植物源农药是指利用植物根、茎、叶、种子等部分粗加工或提取其活性成分加工成的制剂，用于防治植物的病害、虫害和草害。植物源农药是生物农药重要的一类，与化学农药相比有许多优点：①生产原料来源广泛；②对非靶标生物安全、毒副作用小，对环境兼容性好，因而被称为绿色农药；③对毒杀对象选择性强，生物活性高；④作用机理独特，可在病虫害综合防治、抗性治理、协调治理中发挥显著作用；⑤种类繁多，开发利用途径多，选择余地大。目前，用于农药的有楝科的印度楝 *Melia azadirachta*、川楝 *M. toosendan* 和楝 *M. azedarach*，卫矛科的雷公藤 *Tripterygium wilfordii* 和苦皮藤 *Celastrus angulatus*，蓼科的掌叶大黄 *Rheum palmatum*、药用大黄 *Rh. officinale* 和唐古特大黄 *Rh. palmatum var. tanguticum*，杜鹃花科的羊踯躅 *Rhododendron molle*，瑞香科的狼毒 *Stellera chamaejasme*，伞形科的蛇床 *Cnidium monnieri*，豆科的苦参、非洲山毛豆 *Tephrosia vogelii*、鱼藤 *Derris trifoliata* 和毛鱼藤 *D. elliptica*，芸香科的黄檗 *Phellodendron amurense* 和芸香 *Ruta graveolens*，罂粟科的博落回 *Macleaya cordata*、菊科的除虫菊 *Pyrethrum cinerariifolium*、万寿菊 *Tagetes erecta* 和猪毛蒿 *Artemisia scoparia*，茄科的烟草 *Nicotiana tabacum*，唇形科的黄芩 *Scutellaria baicalensis*、薄荷和广藿香，百合科的蒜，柏科的叉子圆柏 *Juniperus sabina* 等多种植物，开发应用的产品有楝素乳油、鱼藤酮乳油、苦皮藤乳油、蛇床子乳油、苦参碱粉剂等。比如克生素（印楝素）杀虫灵对包括小菜蛾、蝗虫、菜青虫等在内的 400 多种昆虫有杀灭作用，0.2%苦皮藤乳油对菜青虫、小菜蛾等害虫有特效，0.4%蛇床子素乳油可用于防治十字花科蔬菜菜青虫和茶树茶尺蠖等。虽然大多数植物源农药由于药性缓慢、喷药次数多、残效期短等局限性而使其应用仅处在初级阶段，但随着有机农业浪潮在全球的兴起和人们环保意识的加强，随着新的食品安全法的严格实施，安全、有效、可生物降解、对环境友好的植物源农药的大发展是必然趋势。

6. 药用植物资源在其他领域的应用

（1）天然香精香料、除臭剂及矫味剂 肉桂 *Cinnamomum cassia*、八角 *Illicium verum*、花椒 *Zanthoxylum bungeanum*、白芷、丁香、栀子 *Gardenia jasminoides*、薄荷、陈皮、砂仁 *Amomum villosum*、姜 *Zingiber officinale* 等用做食品调味剂或矫味剂，广藿香则不仅是一种优良的定香剂，还是白玫瑰和馥奇型香精的调和原料，又可与香根草油共同作为东方型香精的调和基础，已在世界各国得到了广泛的应用。绞股蓝皂苷与维生素 C 混合可制得除臭效果良好的除臭剂；桔梗 *Platycodon grandiflorum* 提取物可作为气味掩饰剂加入杀虫剂中等。

（2）食用色素和工业用染料 许多中药材是天然食用色素和工业用染料的原料来源，它们色调自然、安全性较高，有的色素本身还兼有营养和治疗的作用。例如，从栀子果实中提取的栀子黄用于食品着色，其着色力强、稳定性好、色泽鲜艳、色纯、无异味、无沉淀，性能大大优于其他同类产品。从番红花 *Crocus sativus* 中提取的西红花苷可用于食品及羊毛、丝绸等的染色。其他的还有姜黄色素、红药子黄色素、玉米黄色素、高粱红色素和枣红色素等。

（3）天然甜味剂 传统的天然甜味剂为蔗糖、果糖、葡萄糖等高热量的糖，人体过多摄取这些糖类会出现肥胖、高血压、糖尿病等疾病，因此，人们希望找到安全性高、热量低、甜味足、风味佳的优良天然甜味剂，这是中药资源利用的一个重要方向。现在，甘草中的甘草酸、罗汉果 Siraitia grosvenorii 中的罗汉果苷、掌叶覆盆子 Rubus chingii 叶中的悬钩子苷都已开发利用。甘草酸利用最多，它在食品应用中有 4 大优点：①甜度高，是蔗糖的 250 倍，而且甜性柔和，持续时间长；②热量低，适合糖尿病人、中老年人食用；③化学性能稳定，耐热性好并有抑制微生物生长的作用；④可改进其他糖类物质的风味。甘草酸除以各种药物形式应用于临床外，还可作为法定食品添加剂。

（4）保健香烟以及戒烟剂 吸烟是当今社会的一大公害。中国烟民有 3 亿多，居世界之首，每年因与烟草有关的疾病而死亡的人数在 100 万左右，而如果吸烟率保持不变，这个数字将在 2020 年前增长到 220 万。虽然政府提倡在公共场合禁烟，但种种香烟文化根深蒂固，改变颇不易。人们希望能生产出一种既能使吸烟者享受乐趣，又对身体无害，且能防治疾病的"健康烟"来取代有害的香烟。一些卷烟企业应市场需求，将罗布麻 Apocynum venetum、人参、薄荷、广藿香、甘草、降香 Dalbergia odorifera、神农香菊 Dendranthema indicum var. aromaticum、何首乌 polygonum multiflorum、杜鹃花 Rhododendron simsii、葛根、姜黄 Curcuma longa、五味子 Schisandra chinensis 等的提取物加入卷烟，使其毒性相对较弱。这些加药卷烟据报道说还有降低烟中焦油含量、提神、增强兴奋性、降低吸烟引起的气管炎发病率等作用。此外，中药还可用于戒烟，使用中药资源研发戒烟产品将为提高人类健康水平作出贡献。

（5）解酒剂 中国的酒文化源远流长，解酒、醒酒是避免和减少过度饮酒对肝脏、大脑等器官伤害的重要手段之一。一些单味中药或传统方剂具有一定的解酒功效，比如传统解酒良方葛花解酒汤、葛根散等，现代组方酒速愈、解酒护肝饮等，所用中药有野葛 Pueraria montana var. lobata、桔梗、草豆蔻 Alpinia katsumadai、红豆蔻 A. galanga、白豆蔻 Amomum testaceum、扁豆 Lablab purpureus、杨梅 Myrica rubra、山楂、柑橘 Citrus reticulata 等。

（6）园林绿化 很多药用植物具有很高的观赏价值，我国的十大传统名花大部分本身就是中药，比如梅 Armeniaca mume、牡丹 Paeonia suffruticosa、芍药 Paeonia lactiflora 和菊花等，所以，可以综合考虑利用其药用和观赏价值，开展旅游观光等项目。

（7）其他 药用植物资源还可用于空气洁净剂、保健药枕、保健发梳、保健药垫、健身鞋、保健兜带、保健腰带、保健服装、抓痒筢等，均已投放市场。此外，还可做防腐剂、农用饲料、苦味剂、工艺品等。工业生产中，药用植物资源同样有用武之地，比如芦荟提取物可防止盐酸和硫酸溶液对铝、锌、铜的腐蚀；杜仲 Eucommia ulmoides 橡胶可塑性强，有高度绝缘性、耐水性和对酸碱等化学物的稳定性，可用于制作海底电缆、航空电器、轮胎、黏合剂、气密性薄膜材料等；红花油制作油漆干性好、保色性强；而加入了芦荟的油漆可长期不脱落，并保持光泽。

（四）注重保护生物多样性与资源利用的平衡问题

生物多样性是指地球上所有生物（动物、植物、微生物）和它们拥有的遗传基因以及由它们与自然环境相互作用构成的生态系统的总称。它是人类赖以生存和发展的物质基础，保护生物多样性，对促进社会的可持续发展具有十分积极的意义。一方面，必须注意保持药用植物资源增长量与开发利用量相一致。我国曾一度对甘草、麻黄 *Ephedra spp.*、防风等疗效好、用量大的药用植物过度开发利用，导致其野生资源难以有效更新，资源濒危，这样的教训应牢记。另一方面，资源利用时必须考虑保护生物多样性和生态平衡问题。上述的甘草、麻黄和防风为干旱草原优秀固沙植物，比如甘草的根茎深达 8~10m，可覆盖 6m² 土地，防风固沙作用极为显著，但人们对这些药材的乱挖滥采除了使资源濒危外，还使植被遭到毁灭性破坏，使得草原沙漠化更加严重。所以，在利用药用植物资源时，人们应根据具体资源情况、自然承载能力和目的，考察其综合利用的效益并进行生态经济学评价，之后制定持续开发与利用的计划并付诸实施，最终实现经济、生态、社会三者的和谐发展。为此，还有待加强以下 4 个方面的研究：①药物需求与供给的预测与资源保护程度；②专业性、地区性、全国性药物资源信息系统的建立；③物种资源与基因库的建立；④加强药用稀有植物快速繁殖技术，免除灭绝的危险。另外，对于自然保护区法、树林法、草原法、野生珍稀植物保护法、退耕还林制度等相关法律制度要严格执行。

（五）野生变家种，生产产业化、集约化

药用植物资源有效成分或指标性成分受其基原、产地、生长年限、采收季节、加工炮制、贮藏等多种因素的干扰（比如有些药材鲜用效果就远比干用好），质量难以控制，只有实现中药材以野生为主变为以家种为主，生产产业化、集约化，实现生产种植管理规范化、生产加工技术规范化，才能使其质量保持稳定（比如化学成分相对稳定、重金属含量和农药残留量不超标），才能有效降低成本并适应市场需求，其产品才会有市场并取得更大的经济效益。目前，我国已实现家种的药用植物还是少数，种植多为家庭农户模式，小、散、乱的格局显然不符合药用植物产业健康发展的需要。所以，一方面要加强药用植物野生变家种以及优良品种选育的研究工作；另一方面，对已实现家种的种类选择优良品种在宜植地推广种植。种植可选择一定的模式，比如"公司＋农户"模式中，农户提供土地和人力，企业则提供种苗和一定的资金，并在农户种植的各个环节进行技术指导与监管，严格保证药用植物种植的质量，加工机械化、规模化，从种植到加工的各个环节，严格控制质量以确保中药资源的低农残和高品质，这样就形成了一条密不可分的、相互协同的高效产业链。现在国家实行中药材栽培质量管理规范（GAP）、药品生产质量管理规范（GMP）和药品经营质量规范（GSP）的认证制度，应该有利于保证中药材的质量稳定，关键在于严格实施。

（六）做好品牌建设工作，提高资源的附加值

众所周知，品牌是企业的无形资产，可以给企业带来巨大的经济效益和社会效益，在药用植物资源的利用上亦然。韩国高丽参与中国人参"同宗同源"，整体来说，两者品质等方面基本相同，市场（特别是出口市场）重合度较高，但是前者却占据高端市场，而我国人参则仅占据低端市场，相同质量的药材价差 10 倍左右。目前，全国与人参有关的企业有 5000 多家，其总资产超过了韩国的某著名品牌企业，但效益却不足该品牌企业的 1/10。所以，要提高药用植物资源的利用率，就必须做好品牌建设工作，利用专利申请、广告、公关、日常行销、售后售前服务来树立品牌并用心维护，以知识产权产生高附加值。国家实行地理标志产品保护政策和中药品种保护制度已有多年，应该说该政策对药用植物资源品牌的树立具有一定的推动和保护作用。

（七）应用现代科学技术，实现药用植物资源的高效综合利用

合理应用现代科学技术可以实现药用植物资源的高效综合利用，获得更高的产品附加值。现阶段，我国对于药用植物资源的利用率还很低，有很多中药是出售原料或粗提物，技术含量较低，而资源大部分的附加值都让美国、日本、德国和韩国等国家赚取了。比如，我国人参产业以生产人参生药材原料为主，占整个产业的绝大部分份额，销售也是以原料为主，约占总产量的 80%，以中成药和保健品进入市场的只占总产量的 15% 左右，人参深加工产品少且科技含量低。事实上，人们从人参中已提取出 50 多种人参皂苷，稀有皂苷（如 Rh_1、Rh_2、Rg_3、Rb_3 等）药效更为珍贵，在某些难治性疾病如肿瘤治疗方面显示出独特的疗效，价格也高了许多。比如皂苷 Rh_2 可通过调节免疫功能，抑制肿瘤的浸润和转移，诱导癌细胞凋亡及抑制肿瘤新生血管的形成；逆转肿瘤细胞的耐药性，增强抗癌药的药效；诱导癌细胞分化并抑制癌细胞生长；还具有拮抗致癌剂起化学防癌的作用。但栽培的人参中目前尚未发现 Rh_2，加工的红参中有，但收率仅为 0.001%，实行酶转化法则可将其得率提高至 0.5%，从而实现工业化生产。化学法和微生物转化法等也可促使一些其他人参皂苷转化为 Rh_2，只是得率和成本有差异。此外，该化合物的定向合成技术及相关基因的克隆与转化也有可能提高其得率。对任何一种药用植物资源，其原材料、副产品和中间产物的综合利用均需要一系列合理技术的支撑，因此，必须加大对相关研究的投入并努力推广其应用。事实上，我国有许多企业已具有先进的技术设备，能够实现中药资源产量、品质的提高及多种产品的联产而极大提高产品附加值，获取高利润，但却因种种原因未能实现，值得人们反思并加以改进。

二、研究方法与技术

传统的药用植物资源研究方法普遍具有大量使用有机溶剂、处理时间长、操作步骤多等缺点。这些方法不但容易损失样品，产生较大误差，而且溶剂的使用也会影响研究人员的健康，造成环境的污染。近年来，准确度高、快速简单的提取方法的研究，已成为药用植物有机化合物提取分离的热点课题。发展较快的提取技术有超临界流体萃取

法、微波提取法、超声提取法、生物酶解技术、半仿生提取法等。

（一）超临界流体萃取技术

超临界流体萃取技术是利用超临界流体来提取化学成分的一种技术，该技术在药用植物某些有效成分的提取中被广泛使用。

1. 超临界流体的定义与特点

（1）超临界流体的概念　任何一种物质都存在3种相态，气相、液相和固相。三相成平衡态共存的点叫三相点。液、气两相成平衡状态的点叫临界点。临界点时的温度和压力称为临界温度和临界压力。临界温度是指高于此温度时，无论施加多大压力都不能使该物质液化的最高温度；临界压力是指在此临界温度下，液体气化所需的压力。

物质在临界点时，气体和液体的界面消失，体系性质均一，同时具有液体的高密度和气体的低黏度的双重特性。不同的物质，其临界点所要求的压力和温度各不相同。当温度和压力超过临界点时，物质处于一种既不是气体也不是液体的特殊的单一相态，称其为超临界流体（super critical fluid，简称 SF 或 SCF）。

（2）超临界流体的性质　密度和黏度是超临界流体最重要的性质，二者直接决定了超临界流体的溶解能力和扩散性（溶解速度），因而直接影响着超临界流体萃取的效率和选择性。

①超临界流体的密度。流体的密度决定流体的溶解能力，密度越大，其溶解能力越强。超临界流体的密度接近于液体，因此，对固体、液体的萃取能力也接近于液体溶剂。

②超临界流体的黏度。黏度决定了流体的扩散性和渗透性，黏度越小，流体的渗透性越强，在萃取过程中能尽快达到传质平衡，从而实现高效率分离。超临界流体的黏度接近于气体，因此，其萃取时的传质速率远大于其处于液态下的溶剂萃取速率。

③流体状态接近临界区时，蒸发热会急剧下降，至临界点处则气－液相界面消失，蒸发焓为零，比热容也变为无限大。因而，在临界点附近进行分离操作，比在气－液平衡区进行分离操作更有利于传热和节能。

④超临界流体的密度随着温度和压力的降低或升高而增大或减小，其溶解能力也随压力和温度的变化而变化。而且，温度和压力在流体临界点附近的微小变化，都会引起溶质在流体中的溶解度相当大的变化。

2. 超临界流体萃取的基本原理　超临界流体萃取过程的实现是利用超临界流体的溶解能力与其密度的关系，即利用压力和温度对超临界流体溶解能力的影响而进行的。当气体处于超临界状态时，成为性质介于液体和气体之间的一种特殊的单一相态。具有和液体相近的密度，黏度虽是气体的几倍，但明显低于液体，扩散系数比液体大100倍左右，因此，对物料有较好的渗透性和较强的溶解能力。

SF 具有选择性溶解物质的能力，在超临界状态下，将 SF 与待分离的物质接触，使其有选择性地把其中的某些组分萃取出来。SF 的密度和介电常数随着密闭体系压力的增加而增加，可将不同极性的成分通过程序升压进行分步提取。然后通过减压、升温等方法使超临界流体变成普通气体，使被萃取物质分离析出，从而达到萃取分离的目的，这就是超临界流体萃取的基本原理。

3. 超临界流体的选择　超临界流体的选择是其萃取的关键所在，提高超临界流体萃取剂选择性的基本原则包括：

（1）超临界流体的化学性质与待分离组分的化学性质相近。

（2）操作温度与超临界流体的临界温度相近。

（3）操作压力应尽可能小，以降低能耗。

（4）超临界流体化学性质稳定，对设备无腐蚀性。

（5）超临界流体应无毒、不易燃、不易爆。

（6）超临界流体应价格低廉且容易获得。

通常优先选择临界条件较低的物质作为超临界流体萃取剂。CO_2因其无毒、无臭、无味、不燃烧、化学性质稳定、不易与被分离成分反应、临界点低容易达到临界条件、纯度高、价廉、易与溶质分离和使用安全等优点，是目前最常用、研究较多的一种较理想的超临界流体。

4. 超临界流体萃取的特点

（1）同时具有精馏和液相萃取的特点，使萃取和分离达到一体化。

（2）萃取效率高，过程易于调控。

（3）特别适宜于对热敏感以及挥发油、小分子萜类、部分生物碱等亲脂性成分的提取。

（4）分离工艺流程简单，萃取溶剂易循环使用，防止或减轻了提取过程对人体的毒害和对环境的污染。

（5）SF 的极性可以改变，一定温度条件下，通过改变工艺条件，特别是各种夹带剂的添加使用，可大大拓宽萃取溶剂的选择范围，使许多非挥发性、极性较大的成分的提取成为可能。

（6）缺点在于必须在高压下操作，设备及技术含量要求高，超临界设备的一次性投资比较大，运行成本也比较高。

5. 超临界流体萃取的影响因素　在超临界流体萃取过程中，多种因素皆会影响中药有效成分的提取质量，主要有以下 6 种。

（1）压力　萃取压力是影响 SF 最重要的因素。温度一定时，随着压力的增加，流体密度会显著增加，对溶质的溶解能力也就增大，从而提高萃取效率。但压力的无限制增加会使生产成本明显提高，而萃取率的增加却十分有限。

（2）温度　萃取温度对流体溶解能力的影响比较复杂，在一定压力下，随着温度的增加，一方面流体的扩散能力加强，被萃取物挥发性增加，对溶质的溶解能力也相应增大，有利于萃取。但温度的增加，也增加了杂质的溶解度，加大了精制过程的难度。另一方面，使得流体的密度降低，对溶质的溶解力会有所下降，导致萃取量减少。因此，在选择萃取温度时要综合考虑这两个因素。

（3）流体比　增加流体含量，可以提高溶质在溶液中的溶解度，萃取率会随着流体比的增加而增加。但流量的变化对超临界萃取有两个方面的影响。一方面，流量太大会造成流体在萃取器内流速增加，停留时间缩短，与被萃取物接触时间减少，不利于萃取率的提高。另一方面，流体的流量增加，使萃取过程的传质推动力增大，相应地增大传质系数，使传质速率加快，进而提高 SF 的萃取能力。所以，合理选择流体的流量，在超临界流体萃取中非常重要。

（4）粒度大小　产品的萃取得率随物料的粒度减小而上升。药材的粒度越小，与流体接触的总表面积越大，溶质与流体接触的机会越多，萃取得率越高，并且大大缩短了萃取操作的时间。但粒度太小，其他杂质成分也容易溶出，不仅会影响产品的质量，还会堵塞萃取器的出口过滤网。

（5）操作时间　一般而言，萃取时间的延长，有利于流体与溶质间的溶解平衡，提高萃取率。但当达到一定萃取时间后，随着溶质的减少，继续增加萃取的时间，能耗显著增加，而萃取率则增加缓慢、杂质溶出增加，导致产品成本增加，萃取产物的质量下降。

（6）夹带剂的选择　夹带剂的种类可根据萃取组分的性质来选择，加入的量一般通过实验来确定。

6. 超临界流体萃取的装置和基本过程

（1）萃取装置的组成　超临界萃取装置可以分为两种类型，一是研究分析型，主要应用于少量物质的分析，或为生产提供数据；二是生产制备型，主要应用于大批量生产。

超临界流体萃取系统主要由 4 部分组成：①溶剂压缩机；②萃取器；③温度压力控制系统；④分离器和吸收器。其他辅助设备包括辅助泵、阀门、高压调节器、流量计、热量回收器等。

（2）操作模式　超临界流体萃取可分为动态萃取、静态萃取和循环萃取 3 种方式。

①动态萃取法。将萃取剂通过样品萃取管，使待测组分直接从样品中分离出来进入吸收管。该法快速、简便，适合于萃取在超临界萃取剂中溶解度很大的组分。

②静态萃取法。先用超临界流体萃取剂"浸泡"样品，再将"浸泡液"输入吸收管。该法操作比动态法费时，比较适用于在萃取样品中共存组分较难分离的待测物或在萃取剂中溶解度不大的待测组分。

③循环萃取法。将动态法与静态法相结合的一种方法。操作时先将装有样品的萃取管充满萃取剂，再用循环泵使流体反复流经管内的样品，其萃取效率高于静态法，同时可以克服动态法的缺点，适用于处理动态法不宜萃取的样品。

（3）萃取流程　根据萃取分离方法的不同，可以将超临界流体萃取流程分为以下 3 种。

①等压法。依靠温度变化，经加热、升温使超临界萃取在产品溶质溶解度为最大时的温度下进行，然后萃取液通过热交换器使之冷却，将温度调节至溶质在超临界相中溶解度为最小。这样，溶质就可以在分离器中加以收集，溶剂经冷却、压缩后返回萃取器循环使用。

②等温法。依靠压力变化萃取的分离法，在一定温度下，控制系统的压力，使富含溶质的萃取液经减压阀降压，经膨胀后分离，溶质由分离器中分离收集，从下部取出，溶剂经压缩后再循环使用或径直排放。

③吸附法。用吸附剂进行萃取的分离法（等温等压法），在分离器中，在等压绝热条件下，溶剂在萃取器中萃取溶质，经萃取出的溶质被合适的吸附材料吸收，溶剂经压缩后返回萃取器循环使用。

除上述 3 种方式外，尚有同时控制温度和压力的分离法和添加惰性气体的等压分离法等。

7. 超临界流体萃取的应用前景和趋势 作为近年来发展很快的越来越受人们重视的高新技术之一，SF 技术具有低温操作、快速、萃取物质无溶剂残留、萃取效率高且对环境无污染，对低含量、热敏性、易氧化性、生物活性的天然成分的萃取更具优势等特点。

超临界流体萃取中药的优势及中药现代化的客观需求决定了该技术在中药研发及产业化中具有广阔的前景。国家的相关产业政策鼓励采用该技术进行新药的研究开发或二次开发；目前，国际市场对可直接出口的中药标准萃取物、中间体的严格要求及日益增长的需求，都有利于该技术在中药中的产业化。

随着研究的不断深入，SF 技术不仅是开发我国传统中药的技术亮点，而且它的应用将避免我国传统中草药深加工技术上的缺陷和不足，充分发挥中草药的优势，推动我国传统中药走向世界。

（二）微波萃取技术

1. 微波及其特性 微波是波长为 $0.1 \sim 100 \text{cm}$ （即频率为 $108 \sim 1011 \text{Hz}$）的介于红外线和无线电波之间一种电磁波，具有波粒二象性。目前，微波加热广泛采用 915MHz 和 2450MHz 两个频率，其中 2450MHz、波长 122mm 是应用最广泛的频率。与其他波段的电磁波相比，微波具有如下 4 大基本特性。

（1）光特性 微波具有与光波类似的频率高、波长短的性质，在单一介质中以直线方式传播，并有反射、折射、衍射等光学特性。

（2）热特性 微波可穿透至物质内部，直接作用于内部和外部的介质分子，使整个物体同时受热，且微波频率不同、能量不同，其穿透深度也不同。

（3）穿透特性 具有类似于热辐射的性质，当其在空间传播遇到物体时，会发生反射、透射和吸收 3 种现象。

（4）非热特性 微波在低温或常温下可实现低温灭菌。在微波交变电磁场的作用下，微生物体内的极性水分子会快速转向及定向排列、撕裂和相互摩擦，导致细胞膜电容性结构破裂或者细胞分子间氢键松弛，使得细胞的生存环境遭到严重破坏，从而实现灭菌。

2. 微波萃取技术的基本原理 微波萃取技术（microwave extraction method）是利用微波能来提高萃取效率的一种新技术。

在微波电磁场中,高频电磁波穿透萃取介质,到达物体的内部维管束和腺胞系统。一方面,由于吸收微波能,细胞内部温度迅速上升,压力增大,细胞壁发生膨胀乃至破裂,细胞内有效成分可自由流出,在较低的温度条件下被萃取介质捕获并溶解,进一步过滤和分离,即可获得萃取物料。另一方面,微波所产生的电磁场,加快了被萃取成分从物体表面向萃取溶剂界面扩散的速率。

3. 微波萃取的特点 微波萃取技术作为一种新型的萃取技术,在中药有效成分提取领域中的优势有以下几个方面。

(1) 选择性好。微波萃取过程中可以对萃取体系中不同组分进行选择性的加热,使目标物质直接从机体分离。

(2) 极强的穿透力。微波能使天然植物的细胞壁和细胞膜快速破碎,使萃取剂容易进入细胞内,加速萃取剂对基体的渗透和待提取成分的溶剂化,提高了萃取率。

(3) 加热均匀、效率高。有利于萃取热不稳定物质,避免长时间高温引起样品的分解,可有效地保护食品、药品以及其他化工物料中的功能成分。

(4) 仪器设备简单、低廉,适应面广。

(5) 试剂用量少,降低了溶剂消耗及废物产生量,符合绿色化学与环境保护要求。

(6) 缩短了萃取时间,提取速率提高了几十至几百倍,甚至几千倍。

(7) 处理批量大,萃取效率高,省时。

另外,微波萃取过程中还要注意以下几个问题:①微波萃取对某些化合物有一定的降解作用,所以萃取时应严格控制时间,避免萃取时间过长。②对于富含淀粉的中药材,采用微波萃取易产生糊化现象。③操作过程中还需考察微波加热的均匀度,选择合理的提取工艺条件。④由于微波对人体,尤其对眼睛有影响,应用时需注意微波的泄漏和防护。

4. 微波萃取参数的选择 影响微波萃取的因素很多,主要包括以下几个方面。

(1) **萃取溶剂的影响** 微波萃取分离时,要求溶剂的介电常数要小,这样既可保证微波能完全或大部分透过萃取剂,直接作用于物料,同时还要求溶剂对分离成分有较强的溶解能力,对萃取成分的后续操作干扰较少。而极性低的溶济吸收微波能力差,非极性溶剂几乎不能吸收微波,为加速萃取,通常是在非极性溶剂中加入极性溶剂,如己烷-丙酮、水-甲苯、二氯甲烷-甲醇等以达到选择性萃取的目的。

(2) **试样中水分或湿度的影响** 水具有较高的介电常数,任何含水的非金属物质或各种生物体都能吸收微波。因此,样品中少量水的存在在某种程度上能促进微波萃取的进程。对干燥、不含水分的物料,要采取物料再湿的方法,使其含有足够的水分。

(3) **微波场强度的影响** 在微波萃取过程中,微波场强度应以最有效地萃取出目标成分为原则。通常选用的微波功率在 $200 \sim 1000 \text{W}$。

(4) **萃取温度的影响** 在微波密闭容器中,微波萃取可以达到常压下使用同样溶剂所达不到的萃取温度,但温度过高有可能使欲萃取的化合物分解。所以,要根据萃取化合物的热稳定性选择适宜的萃取温度,达到既可以提高萃取效率,又不至于分解待测萃取物的目的。

（5）萃取时间的影响 微波萃取时间与被分离样品量、堆积状态、溶剂体积和加热功率有关。在萃取过程中，一般加热1~2分钟能够达到所要求的萃取温度，10分钟以内可完成样品的萃取。若连续辐射时间过长，就会造成溶剂和被分离组分损失。对于难萃取的样品可适当延长萃取时间，通过微波循环多次辐射将化合物充分地萃取出来。

5. 微波萃取设备及微波萃取技术的应用前景 按操作方式不同，微波萃取设备分为两类：一类为间歇式萃取，由一个或多个微波萃取罐组成，分批处理物料；另一类为连续式萃取。

一般来讲，工业微波设备必须满足下列条件：

（1）微波发生源有足够的功率和稳定的工作状态，操作简便、能连续工作。

（2）结构合理，能够根据不同目的进行调整，且便于拆卸和运输。

（3）具有温度控制附件。

（4）使用安全，微波泄漏符合要求。

微波辐射技术在食品工业、制药工业和化学工业上的应用研究虽然起步较晚，但微波萃取已经用于多项中草药的浸取生产线之中，如葛根、茶叶、银杏和甘草等的提取。我国已将微波萃取技术列为21世纪食品加工和中药制药现代化推广技术之一。研究机构用微波提取方法处理了上百种天然植物，无论是提取速度、提取效率还是提取品质均取得了比常规工艺优秀得多的结果。

（三）超声波提取技术

1. 超声波的概念 超声波（ultrasound）是一种频率范围在15~60kHz之间的高频率机械波，由一系列疏密相间的纵波组成，并通过液体介质向四周传播。超声波具有频率高、方向性好、波长短、功率大、穿透力强等特点。在液体介质中传播时，能产生空化作用及一系列特殊效应（如机械效应、热效应、化学效应、生物效应等），具有搅拌、分散成雾、凝聚、冲击破碎和疲劳损坏、加热、促进氧化-还原、促进高分子物质的聚合或解聚等作用。

2. 超声波提取的基本原理 超声波提取法（ultrasonic wave extraction）是应用超声波强化提取植物的有效成分，是一种物理破碎过程。其原理与物理效应密切相关，下面从以下方面来分析超声波提取的基本原理。

（1）空化效应 是超声波提取的主动力，是液体中气泡在超声波场作用下所发生的一系列动力学过程。当足够强度的超声波通过液体时，如果声波负压半周期的声压幅值超过液体内部的静压强，存在于液体中的微小气泡（称为空腔或空化核）就会迅速增大，而在相继而来的声波正压相中，气泡会突然绝热压缩，当压缩时，空腔的尺寸变小，同时，它所产生的巨大压力可能使空腔完全消失，即可能使它们完全闭合。闭合之前的瞬间空腔及其周围微小的空间内出现热点，形成高温高压区（压力可达几百兆帕，温度超过5000℃），并伴有强大的冲击波和时速达400km的射流。在空腔完全闭合的瞬间，由于出现这种极端的物理环境，致使中药材的细胞在溶剂中瞬时产生的空化泡崩溃破裂，溶剂渗透到细胞内部，使细胞中的化学成分溶于溶剂之中，加强了胞内物质的释放、扩散及溶解。

（2）**机械效应**　超声波在介质中的传播使介质质点在其传播空间内产生振动，从而强化介质的扩散、传质，这就是超声波的机械效应。超声波在传播过程中产生的辐射压强沿声波方向传播，对物料有很强的破坏作用，可使细胞组织变形、植物蛋白质变性；同时，它还可给予介质和悬浮体以不同的加速度，且介质分子的运动速度远大于悬浮体分子的运动速度，从而在两者之间产生摩擦，这种摩擦力可使生物分子解聚，使细胞壁上的有效成分更快地溶解于溶剂之中。

（3）**热效应**　超声波在介质的传播过程中，其声能可以不断被介质的质点吸收，介质将所吸收能量的全部或大部分转变成热能（称为热效应），从而导致介质本身和药材组织温度的升高，增大了药物有效成分的溶解度，加快了有效成分的溶解速度。由于这种吸收声能引起的药物组织内部温度的升高是瞬时的，因此，可以使被提取成分的结构和生物活性保持不变。

此外，超声波的许多次级效应，如乳化、扩散、击碎、化学效应、生物效应、凝聚效应等，也促进了植物体中有效成分的溶解，加速药物有效成分进入介质，并与介质充分混合，加快了提取过程的进行，并提高了药物有效成分的提取率。

3. 超声波提取的特点　超声波提取与传统的回流提取、索氏提取等普通中药提取方法相比，具有如下特点。

（1）节省时间，通常回流提取和煎煮耗时大于1小时，而超声波提取则可将提取时间缩短为20～30分钟。

（2）不需加热，避免了常规煎煮法、回流法长时间加热对有效成分的破坏，适用于对热敏物质的提取。

（3）能提高药物有效成分的提取率，节省原料药材，有利于中药资源的充分利用，提高经济效益。

（4）溶剂用量少，节约溶剂。

（5）超声波提取是一个物理过程，在整个浸提过程中无化学反应发生，不影响大多数药物有效成分的生理活性。

（6）提取物有效成分含量高，有利于进一步精制。

（7）节约能源，超声波提取的能耗较常规提取法降低50%以上。

4. 超声波提取技术的主要工艺参数　许多因素会对超声波提取产生影响，因此，提取植物有效成分时应注意选择合适的工艺参数。

（1）**超声波频率**　湍流效应、微扰效应、界面效应和聚能效应与超声场的频率、功率有关。因此，超声波作用于生物体所产生的热效应、细胞的破壁、溶质的扩散和平衡速率等与单位面积超声功率有关，而且均会对提取效率、回收率产生影响，一般选用低频大功率超声。超声频率越低，产生的空化效应、粉碎、破壁等作用越强。从理论上确定被破碎物所处介质中气泡大小后即可选择适宜的超声波频率。由于提取介质中气泡尺寸不是单一的，而是存在一个分布范围，所以超声波频率应有一定范围的变化，即有一个带宽。

（2）超声波强度　超声波的频率越高越容易获得较大的声强。考虑到超声波与介质相互作用时，超声强度更起决定性作用。一般情况下，超声强度为 $0.5W/cm^2$ 时，就已经产生强烈空化作用。

（3）超声时间　药材不同，提取率随超声时间的变化亦不同。超声提取时间对药物提取率和对中药有效成分的影响大致有以下 3 种情况：①一些有效成分提取率，随超声时间增加而增大；②提取率随超声时间的增加逐渐增高，一定时间后，超声时间再延长，提取率增加缓慢，一般在 10～100 分钟可得到较好的提取效果；③提取率随超声时间增加，在某一时刻达到一个极限值后，提取率反而减少。

（4）溶剂浸渍时间　用一定溶剂将药物浸渍一段时间，再进行超声处理，这样可以增加有效成分在溶剂中的溶解度，提高提取率。

（5）提取溶剂　选择提取溶剂种类及其浓度时，要结合被提取有效成分的理化性质进行筛选。例如，提取皂苷、多糖类成分，可利用它们的水溶性特性选择水做提取溶剂；而提取生物碱成分，可利用其与酸反应生成盐的性质而采用酸提的方法。

（6）提取温度　湍流效应、微扰效应、界面效应和聚能效应与系统的温度有关。当以水为介质时，温度升高，水中的小气泡（空化核）增多，对产生空化作用有利，但温度过高时，气泡中蒸汽压太高，从而使得气泡在闭合时增强了缓冲作用而空化作用减弱，需要试验求证各种溶剂的最佳温度。

（7）药材组织结构　药材本身的质地、细胞壁的结构及所含成分的性质等对提取率都有影响，但在这方面，由于基础研究较少，尚没有合适的理论可参考，只能针对不同的药材进行具体的筛选。

（8）超声波的凝聚机理　超声波具有使悬浮于气体或液体中的微粒聚集成较大的颗粒而沉淀的作用。利用超声波的凝聚机理，可提高提取率和缩短提取时间。

（9）其他因素　超声波分布均匀与否、提取瓶的放置位置、提取瓶壁的厚薄、被超声植物的颗粒大小、随着介质和提取液温度的升高使有机溶媒随之挥发等因素，也会影响超声波提取植物有效成分的效果。

5. 超声波提取应注意的问题

（1）酶的存在与否对提取效率的影响　生物酶在植物中广泛存在，特别是含苷类成分的药材要特别注意酶的存在对提取的影响。如黄芩苷易被酶氧化分解为葡萄糖醛酸和黄芩素，超声波提取是在低温下进行，黄芩苷易被酶解而变成水不溶性的黄芩素，通过氧化而变成绿色，影响黄芩苷的提取。解决办法是在用超声波提取前，应设法使酶灭活，以避免黄芩苷的氧化而影响提取率。

（2）超声波的凝聚机制对提取效果的影响　超声波具有使悬浮于气体或液体中的微粒聚集成较大的颗粒而沉淀的作用。如提取槐米中芦丁时，与芦丁共存于槐米中的黏液质类杂质是影响提取液滤过以及芦丁自滤液中沉淀析出快慢的主要因素。

（3）超声波对有效成分结构和药理活性的影响　超声波对多数中药有效成分的结构及生物活性没有影响，但在生物大分子（如蛋白质、多肽或酶）的提取中，超声波处理则可能破坏其结构，进而影响其生物活性。

6. 超声波提取存在的问题　超声波提取虽然有较多的优势，但在应用过程中还存在着一些亟待解决的问题。

（1）超声波的提取率问题　超声波提取相对于其他传统提取方法而言，在保留有效成分的药理活性、省时、节能、操作方便等方面的优势是无可比拟的，但据目前研究现状，不可过分夸大超声波的提取效率，需要综合考虑各方面因素对其进行提高。

（2）超声波提取设备及工程化问题　目前有关超声波提取的研究报道，所用的设备多为化学实验室中普通的超声波清洗器，在少量样品的分析中具有无可比拟的优势，但其样品处理能力太小，难以达到工业化生产的要求。因此，如何尽快研究出能够满足工业生产要求的超声波提取设备，是使超声波提取走向工程化、产业化亟待解决的问题。

（3）超声波用于中药复方提取的可行性研究　由于复方中不同的药材具有不同的组织结构和有效成分，需要不同的最佳提取参数，因此，超声波技术能否最大限度地提取其全部有效成分，能否提高全部有效成分的提取率，还需要实验数据的支持。为解决这一问题，可借助药效学评价和指纹图谱等新技术综合考虑，筛选出特定中药复方的超声波提取条件。

（四）生物酶解技术

1. 生物酶及其酶解的基本原理　酶是由生物体活细胞产生，并能在细胞内、外起催化作用的一类蛋白质，能够参与和促进活体细胞内的各种生化反应，具有催化条件温和、效率高、作用专一性强等特点。

在传统溶剂提取方法的基础上，根据中药细胞壁的构成，利用酶反应所具有的高度专一性等特点，选择相应的酶，将细胞壁的组成成分（纤维素、半纤维素和果胶质）水解或降解，破坏细胞壁结构，使细胞内的有效成分溶解、混悬或胶溶于溶剂中，从而实现高效、快速提取细胞内有效成分的一种新型提取方法。

选用恰当的酶可将组织细胞分解，加速中药有效组分的提取；选用相应的酶可分解除去液体制剂的杂质如淀粉、蛋白质、果胶等；选用适宜的酶还可促进某些极性低的脂溶性成分转化为糖苷类易溶于水的极性成分而被提取分离。

2. 生物酶解技术的特点　生物酶解技术包括酶法提取和酶法分离精制两方面。生物酶解技术在中药提取以及提取液的分离纯化中具有以下主要特点。

（1）提取条件温和，有利于热不稳定成分的保留。生物酶可在较温和的反应条件下将植物组织分解，能保持天然产物的构象，不破坏其立体结构和生物活性，有利于保持有效成分的药效。

（2）破壁提取，有效成分提取率明显提高。酶反应在较温和的条件下将植物组织分解，加速了有效成分的释放，较大幅度地提高了药物有效成分的提取率，改善了中药生产过程中的滤过速度和纯化效果。

（3）无需特殊设备，节约能源和时间。酶处理技术对设备无特殊要求，可采用常规提取设备，并且操作简便、成本低廉，具备大生产的可行性。另外，由于酶属于生物催化剂，少量的酶就可以极大地加速所催化的反应。

（4）中药药渣的再利用，变废为宝。通过酶反应可将中药药渣组织分解，减少了化学试剂的使用，有利于环境改善，并使中药药渣成为重要的纸张、饲料、肥料生产的可再生有机资源。

3. 生物酶解工艺 酶法提取过程一般分成两个步骤：一是酶解处理，用酶降解细胞壁和胞间连接物；二是提取有效成分，通过提高温度使酶失活，再用溶剂浸提有效成分。

酶是一类生物催化剂，反应的 pH 值、温度、酶的浓度、配比和作用时间以及激活剂和抑制剂等都会对酶的活性产生影响，从而影响整个提取过程，所以，应根据实验来对酶反应的工艺条件进行优化，确定各参数的最佳值。目前，酶法提取工艺条件的优化有单因素试验法和正交试验法。

为了更加科学地应用酶处理技术，在中药的提取、分离纯化及药渣的再利用中，应对以下问题进行深入探讨和研究。

（1）**酶的种类** 酶是一类具有专一性生物催化能力的蛋白质。不同的酶要求不同的底物进行酶催化反应，因而，不同的酶对含不同种类、不同性质有效成分的药材有不同的酶解效果。中药采用酶法处理时，所用酶的种类应根据药材中有效成分、辅助成分及构材物质的性质，通过实验研究筛选确定，不能一概而论。若采用复合酶降解细胞壁或进行澄清除杂，复合酶的组成、比例等也应筛选。关于酶的用量，可在一系列含相同底物的药液中，加入不同量的酶进行酶解，通过测定酶解产物的含量，以确定酶的最适用量。

中药酶反应提取及分离精制常用酶的作用性质如下：

纤维素酶 纤维素酶具有分解、软化纤维素及破坏细胞壁、增加植物细胞内容物溶出量的作用，它是降解纤维素生成葡萄糖的一组酶的总称，包括内切葡聚糖酶、纤维二糖水解酶、伊葡萄糖苷酶 3 个组分。最适 pH 值为 4~5，最佳作用温度为 40℃~60℃。

半纤维素酶 也是多种酶的复合体，具有消化植物细胞壁的作用。

果胶酶 是分解果胶质的聚糖水解酶、果胶质酰基水解酶的一类复合酶的总称，可对果胶质起解脂作用，产生甲酸和果胶酸，起水解作用产生半乳糖醛酸和寡聚半乳糖醛酸，从而分解植物组织中的果胶质。

木瓜蛋白酶、菠萝蛋白酶、葡萄糖苷酶、转糖苷酶等用于分离精制，改善提取澄清度。

（2）**酶解温度** 在一定的温度范围内，温度升高，反应速度随之加快，但超出某一温度时，又促进了酶蛋白的变性反应，使催化能力降低。因此，酶反应均有一个最适的温度范围。

不同的酶促反应有不同的最适酶解温度，酶反应最适温度的测定可在其他条件相同的情况下，将酶反应液分成若干份，分别在不同的温度下进行反应，测定酶反应的活性。也可通过测定目标成分含量确定酶解反应的最适温度。

（3）**酸碱度** 酶作为一种蛋白质，分子中含有许多羧基和氨基基团，因此，在酶反应过程中需要一定的 pH 值条件，过酸和过碱均会影响酶的稳定性、催化活性。中药材的品种不同，所使用的酶的种类不同，酶解时的最佳 pH 值差异很大，应根据实验来确定。筛选酶解反应最适 pH 值时应注意介质的组成成分和温度条件对实验结果的影响。另外，酸碱对酶的破坏作用是随时间累加的，因此，还应该注意在相应酶解条件下的时间。

（4）*酶解时间*　酶解时间直接影响提取的效果。为保证酶解提取或澄清分离的效果，必须控制好酶解作用的时间。

（5）*酶解工艺*　酶反应法提取中药及分离澄清中药提取液时，药材粉碎的粒度、是否浸泡、浸泡时间、何时加入酶、是否需要搅拌、搅拌的速度等都是影响酶解效果的因素，需以目标成分含量、酶活性并结合产物对药效的影响等指标进行综合评价优选。

其他影响因素还有酶的浓度、反应的次数、提高酶反应速度的酶激活剂和降低酶反应速度的酶抑制剂等。

（6）*酶的去除问题*　与化学反应法生产制剂一样，酶解反应在对中药材进行处理后必然会带来酶本身的残留及反应产物的种类、性质和数量的变化等一系列问题。

（7）*酶解技术与其他技术的结合*　为进一步提高中药提取的效率和质量，可尝试把酶解技术与其他新的提取分离工艺（膜分离技术、超声提取技术、微波技术、大孔树脂分离技术等）相结合。

4. 生物酶解技术存在的问题与应用前景　近年来，酶解技术在中药提取中的应用主要停留在实验室规模的研究上，且主要是针对单个具体提取对象进行的简单工艺条件试验。

在酶类方面，需进一步研究不同种中药提取的酶类选择的依据，并且通过基因工程等技术，构建高产高酶活的产酶菌株，降低酶法提取成本。

在酶解工艺方面，需改进原有的提取工艺，开发出新型的酶解反应装置，严格控制酶解反应的条件，使酶发挥最大的活性。

此外，酶提取对复方有效组分性质、药物疗效、安全性、稳定性等方面的影响尚需进一步深入研究。

（五）半仿生提取法

1. 半仿生提取法的基本原理　"半仿生提取法"（semi-bionic extraction method, SBE）是一种为经消化道给药的中药制剂设计的新提取工艺。其原理是将整体药物研究法与分子药物研究法相结合，从生物药剂学角度，模拟药物口服后在胃肠道转运的环境，将提取液的酸碱度加以生理模仿，采用选定 pH 值的酸性水和碱性水依次连续提取，使所得的提取物更接近药物在体内达到平衡后的有效成分群。由于其工艺条件要适合工业化生产的实际，不可能完全与人体条件相同，仅"半仿生"而已，故称"半仿生提取法"。

2. 半仿生提取法的主要特点

（1）*强调中药多种成分的综合作用*　中药及其复方的作用特点是多成分、多途径、多环节、多靶点，基于中药及其复方中部分成分已知、部分成分未知的现实，SBE法坚持"有成分论，不唯成分论，重在机体的药效学反应"的基本原则。以总浸出物、主要药理作用等为指标，同时考虑各指标在工艺选择中的主次，给予不同的加权系数，优选出SBE法工艺参数。按所选的工艺参数进行SBE法提取，得到的是"活性混合物"（包括配位络合物和分子络和物单体）。

（2）强调中医用药特点与口服给药特点的统一　辨证论治是中医的特点，方剂是中医临床用药的一大特点，中医用药是多种成分相互作用的综合结果。这种综合结果，从化学成分上考虑，可能是同一种中药共存成分之间或异种中药成分之间的复合作用；从药剂学的角度考虑，药材（饮片）提取过程中，有些成分可能相互作用生成新的化合物；从药物代谢过程考虑，可能是体内发挥药效过程中的复合作用。针对口服给药的吸收受消化系统生理状态、药物理化性质和食物等多种因素的影响，SBE法力图从生物药剂学的角度模仿口服药物在胃肠道的转运过程进行提取。

（3）注重单体成分与活性混合成分的统一　方剂是一个多元、复杂体系，化学成分非常复杂，单体成分的药效或药代参数很难代表整个中药或复方的参数。SBE法工艺条件的优选，既考虑到单体成分，又考虑到"活性混合成分"。力图既能充分发挥混合物成分的综合作用特点，又能利用单体成分控制制剂质量。

3. 半仿生提取法的基本研究模式　经过多年的研究与实践，张兆旺教授等已摸索出一种用半仿生提取法研究方剂药效物质的基本模式，一般按如下程序进行。

（1）提取条件的优选。在药材粒度、煎提温度、加水量、浓缩等条件相同的前提下，以单体有效成分、总浸出物、不同极性部分及主要药效、毒理等作为指标，用正交设计、比例分割等方法，重点优选SBE法提取用水的pH值和煎提时间。将各指标所得数据，进行标准化处理，根据各指标在工艺选择中的主次进行加权，以标准化处理并加权后求和的数值为特征值，运用回归方程，优选出SBE法工艺参数。

（2）提取药材组合方式的优选。将方药排列组合成若干组，用优选出的SBE法条件提取，进行指标的含量测定，以得到的标准化数据为特征值，对不同组合提取液进行综合评价，确定该方剂提取时的较佳药材组合方式。

（3）提取液醇沉浓度的优选。首先测定SBE提取液pH值，确定醇沉浓度范围。采用比例分割法、正交试验法等，按（1）中方法测得各指标成分的含量，经标准化加权处理后，优选出SBE法提取液的较佳醇沉浓度。

（4）对方药4种方法（SBE法、半仿生提取醇沉法、水提取法、水提取醇沉法）提取液的成分、药效、毒性进行比较。

（5）根据药效成分或指标成分、主要药效学和毒性试验结果进行综合分析，作出科学评价，确定方剂药效物质提取时药材组合方式与提取工艺。

4. 半仿生提取法研究的技术关键

（1）提取条件优选的设计是否科学　影响SBE法提取条件的因素较多，优选方法设计是否合理，关系到实验能否顺利地进行。为保证各试验组测得数据的可比性，在药材粒度、煎提次数、煎提加水量、煎提温度、滤过、浓缩等条件相同的前提下，确定实验设计考察因素为各次煎提用水、pH 值与各次煎提时间。选用均匀设计或正交设计优选 SBE 法提取条件。

（2）评价提取效果的指标与方法是否可靠

指标成分的比较　首先选择方剂中各药的有效成分，若有效成分不明确，可选择指标成分，同时要考虑到"活性混合物"。在方剂有效成分提取中，坚持"有成分论，不唯成分论"，发挥活性混合物综合作用特点的"SBE 法"观点。

主要药效学和毒性比较　化学指标并不能全面地对 SBE 法作出科学评价，因此，要对主要药效学指标和毒性指标进行追踪比较。在主要药效学研究中有相当一部分是做体外实验，由于 SBE 法所得到的是粗提物，最好采用方剂的动物血清药理学方法进行实验研究。

5. 半仿生提取法的意义　在新的思维方式指导下产生的"半仿生提取法"，既体现了中医临床用药的综合作用特点，又符合口服药物经胃肠道转运吸收的原理。同时，提取过程不经乙醇处理，可以提取和保留更多的有效成分，降低了生产成本。半仿生提取法替代水提取法、半仿生提取醇沉法替代水提取醇沉法是中药制剂工艺的重大革新，有较高的学术价值和应用前景。"半仿生提取法"开拓了既符合中医药理论又能体现现代科学技术水平的提取方法的先河，将为医学模式的转换起到比较大的推动作用，具有深远的理论与实践意义。

第二节　药用动物资源综合利用思路与方法

一、研究思路与策略

相对于药用植物，药用动物资源更为有限，一是绝大多数品种为野生，长期的采集、捕捞过度使得数量大减；二是人工饲养的品种其经营成本远比植物高，所以动物类中药往往是名贵药。正因为如此，其综合利用思路与方法虽然与药用植物资源大体相同，但也有其特殊性。要实现产业的可持续发展，除了要考虑技术问题（如方法科学、指标先进等），还要结合相关的法律法规进行综合设计、制订方案，以便能顺利通过审评，得到法律的保护，使药用动物资源产品尽快投放市场。

（一）扩大利用部位以提高效益

药用动物通常仅用角、骨、甲（壳）、香囊等，非药用部位通常利用率低而造成浪费。药用动物资源综合利用相对较好的是鹿科动物梅花鹿 *Cervus nippon* 和马鹿 *Cervus elaphus*，它们浑身是宝，给人们提供了极为丰富的产品。《中国药典》就收载了鹿茸、鹿角、鹿角胶和鹿角霜 4 项。其中，最贵重且为人们熟知的产品是鹿茸 *Cervi cornu pantotrichum*，它是这两种动物雄鹿密生茸毛的未骨化的幼角，具有壮肾阳、益精血、强筋骨、调冲任、托疮毒之功效，为我国传统名贵中药材，已有两千多年的入药历史，能治疗多种疾病，是补肾阳的首选药，上百种中成药皆有鹿茸配伍。已骨化的角或锯茸后塑年春季脱落的角基称为鹿角，具有温肾阳、强筋骨、行血消肿之功效。鹿角胶为鹿角经水煎熬，浓缩制成的固体胶，具有温补肝肾、益精养血之功效。鹿角霜则为熬制鹿角胶后剩余的角块，具有温肾助阳、收敛止血之功效。鹿茸血能补血安神，可加工成鹿茸精口服液，除满足国内需要外还大量出口。鹿胎是传统的名贵中药材，为母鹿在妊娠期经剖腹、流产或初生3日内胎仔的干燥品，甘、温，无毒，有益肾壮阳、补血调经的功能，用于月经不调、崩漏带下、宫冷不孕、肾虚体弱、腰腿酸软和妇女虚寒等，又是中成药"鹿胎膏"的主要原料。鹿鞭为雄鹿的阴茎和睾丸干燥品，具有补肾、壮阳、益精的功能，用于治疗劳损、腰膝酸痛、肾虚、耳鸣、阳痿、宫冷不孕等症。鹿尾为滋补壮阳药，用于肾虚腰痛、屈伸不利、阳痿遗精、头昏耳鸣等症，多入丸或生产"鹿尾靶精口服液"。鹿心与其他药材配伍用于治疗心脏病，或做制剂治疗受惊吓、疲劳过度、长期神经衰弱引起的心动过速与心血亏损等疾病。鹿肉是一种很好的美味，且能温补肾阳，其营养价值高于牛肉。鹿骨与甜瓜 *Cucumis melo* 的干燥种子配伍可用于治疗骨折、风湿性关节炎和类风湿性关节炎。鹿筋性味甘温，具有壮筋骨、补虚劳、填精益髓之功。鹿胆汁有消肿散毒的功效，可采用活鹿体外引流法获取。培养鹿脾细胞能获得免疫细胞活性因子，这些因子具有生长因子样活性和免疫调节、抗病毒等多种生物学活性，能在细胞培养基中代替血清的作用，对组织培养的人羊膜细胞、小鼠成纤维细胞及原代培养的大鼠乳鼠心肌细胞有显著的促增殖作用，对创伤的成纤维细胞具有促进愈合的作用，同时，对小鼠乙醇型胃黏膜损伤有保护作用。

（二）开拓动物药资源研究和应用的新领域

由于动物药活性强、药源广、疗效高而备受历代医药学家的重视和青睐。目前，对动物毒素从提取、生化、药理、毒理到临床等的全面研究，是我国动物药学研究领域的一个重要特点，也是我国动物药学研究取得巨大成果的重要标志。

如用蜂毒治病乃我国早有的民间验方，后来有人将蜂毒进行粗提取治疗风湿疼痛性疾病取得一定疗效，经过近年来的研究和改进，蜂毒注射液的临床疗效确切，注射部位疼痛较轻、过敏反应较少。蜂产品如蜂蜜、蜂王浆、蜂胶、蜂蜡等是熟知的食品，同时又是珍贵的工业原料。

又如，在我国，养蚕的历史已有5000多年，在获得蚕丝的同时，还可得到蚕蛹、蚕蛾和蚕沙等资源，这些均是传统的药食兼用农产品资源。蚕体中含有较高的蛋白质和油脂，其中富含不饱和脂肪酸和微量元素等物质，是优质的食用资源；蚕幼虫、蚕蛹、蚕蛾和蚕沙都是传统的中药材。

动物药化学成分复杂，且大多为大分子化合物，分离分析难度均较植物药大，但由于其具有生物活性强、临床疗效高、含量丰富等特点，又激励人们不懈地去探索动物药的药效物质基础和开发利用前景。因此，对一些具有良好市场前景的动物药有效部位、有效单体进行二次开发，亦是提高动物药资源综合利用价值的有效途径之一。

（三）加强野生或国外引进药用动物的养殖和驯化研究

目前，大多数药用动物仍然是取自野生资源，未能实现人工养殖。通过人工养殖既能提供人们所需的药用产品，又能保护这些药用动物资源，所以，必须加强待驯养动物的营养需求、繁殖育种、疾病防治以及提高目的产物产量等方面的研究并提高管理水平。比如，由于对海马的生物学研究尚不够系统，三斑海马 *Hippocampus trimaculatus* 和大海马 *H. kuda* 虽已在部分地区开展养殖，但养殖技术还很不成熟，特别是病害危害较重，还有待于在理论研究和养殖实践中不断取得新的经验。麝香是我国最为重要且常见的战略中药资源之一。早在 1958 年，中国药材公司就投资建了 3 个养麝基地（现仅存四川都江堰养麝所），以期变野生为家养。50 多年来，养麝取得了很大的成绩，但仍有不少问题没有解决。迄今，人工养麝全国不过 3000 余只，年产香约 10kg，远不敷使用。正因为麝香资源有限，国家有关主管部门目前在没有天然麝香合法来源的情况下，采取紧急措施规定天然麝香只用于急救药，化妆品不许用，且各药厂按配额定量发放标记。天然麝香资源不足，国内外都在寻找新的资源。麝鼠 *Ondatra zibethicus* 是啮齿目仓鼠科的草食性珍贵毛皮兽，20 世纪 50 年代初，作为毛皮兽从前苏联引进养殖。其雄麝鼠在繁殖季节由香腺囊中分泌的乳白色物质称为麝鼠香，含有麝香酮、降麝香酮、十七环烷酮等与麝香相同和（或）相近的成分。药理实验证明，它的抗炎、耐缺氧、减慢心率、降低血压及降低心肌耗氧等负性肌力作用与天然麝香相似，同时还具有促进生长等多种作用。作为天然香料，麝鼠香可以部分代替麝香作为名贵中药材，又是制作高级香水的原料。它在美国用于生产药品已有 10 多年的历史，韩国人用它制作保健品，日本人用它生产香水，而在我国，目前正在开发以麝鼠香为主要原料用于治疗心脑血管疾病、肿瘤疾病的麝鼠香滴丸系列产品。与麝的养殖相比较，麝鼠的适应性更强、繁殖快、易饲养、好管理，人工饲养成本也低廉。

（四）加强野生药用动物资源的保护与可持续利用

如上所述，麝香资源现在非常紧张，这与我国人口激增导致包括林麝 *Moschus berezovskii*、原麝 *M. moschiferus* 和马麝 *M. sifanicus* 在内的野麝栖息地缩小和破坏有关，也与麝香药用需求量大、价格居高不下导致不法分子猖狂盗猎有关。20 世纪 50 年代，我国野麝有 300 余万只，而现在则不足 30 万只。尽管我国政府屡屡重拳打击盗猎行为，但麝资源越来越少。其他药用动物资源情况类似，比如野生华南虎可能已经灭绝。野生动物资源是天然基因资源库，具有很高的生物性状多样性和遗传多样性，对于保持能流与物流的稳定性，保护生物遗传多样性、物种多样性乃至整个生态系统的平衡等方面具有重要作用。另外，野生种的存在可以使家养种的种群健康发展。以梅花鹿为例，野生种群可以成体或幼仔补充家养种群，使之互相交配，复壮家养鹿种群，提高生活力、抗病力、耐粗料，以及减少鹿茸畸形率、难产率等，而且还能提高鹿肉的营养价值。当然，一些珍稀濒危物种，也可以通过家养种群的野化以增补野生种群，促进其保护。要实现野生药用动物资源的有效保护，除了严格执行自然保护区法、野生动物保护法和渔业法等相关法律制度外，也要注重这些法律制度的宣传，使人们明白保护野生药用动物资源的重要性。

（五）加强药用动物资源生产的规范化与规模化

与药用植物相似，药用动物的质量同样受地域、炮制等多种因素的影响。比如全蝎直接粉碎后镇痛效果最好，酶解后镇痛效果下降，而水煎之后镇痛功能消失。为保证质量稳定的药源并降低生产成本，一些已经实现了人工养殖的药用动物种类生产的集约化、标准化和规模化是大势所趋。但药用动物养殖属于特种养殖，养殖时往往得先办理"国家重点保护野生动物驯养繁殖许可证"，规模化更为困难。因为种苗、场所、饲料、防病治病、环境污染和管理等方面的成本更高，风险也更大，只有政府给予正确的引导和有效的调控，加大资金投入力度，加大科研投入及科技人才的培养，利用企业投资经营管理才有可能实现。

（六）拓展药用动物资源产品的开发利用途径

药用动物资源除了药用之外，也可以用于食品、化妆品、天然色素、观赏等。比如梅花鹿和马鹿产品可用于药膳，蛤士蟆油、胎盘、貂油、地龙及蜂蜜可用于化妆品，紫胶虫所分泌的蒽醌类色素，可用于汽水、糖果的着色等。

（七）加强珍稀濒危药用动物资源的替代性研究

濒危动物保护容易得到全球性的关注，所以，在应用来源于濒危药用动物的中药材时应慎重，以免引来一些国际上对于中药的非议或诟病。应重点加强这些药材代用品、功效类似品的研究开发与利用。目前，水牛角和人工牛黄已入药典，前者代替犀角，后者作为天然牛黄的补充，人工麝香也研制成功并已在有些药方中使用，而用狗骨代替虎骨的研究也获得突破性进展。

二、研究方法与技术

药用动物是我国医药宝库的重要组成部分，是中药3大来源之一，作为动物的器官、组织或代谢产物，其来源、组成、成分与植物药相差甚远，药用动物研究是中药研究领域特有的分支，是具有独特体系的学科，因此，采用目前相对较成熟的植物药研究方法与技术去探索动物药的道路是很难走通的。药用动物研究起步较晚，其系统研究整理工作始于20世纪60年代，基础薄弱，存在较多空白，加之传统动物药研究理论不完善，符合动物药研究特色的方法学尚未建立完善。尽管如此，随着现代仪器技术和生物技术的发展，现代方法和技术已逐渐广泛应用于药用动物资源综合利用研究领域，并取得了可喜进展。

（一）生化分离技术

动物药中除了氨基酸、核酸、甾醇、生物碱等小分子物质外，还含有大量与生命活动密切相关的蛋白质、多肽、酶等大分子物质，常用动物药的这些成分具有抗凝抗血栓、抗肿瘤、抗炎、免疫调节等作用，可能是动物药的物质基础所在。对于动物药的分离纯化方法，不能采用植物药的常规方法，而应将现代生物技术引入动物药的研究，并加以充分应用。

1. 色谱分离技术　色谱分离技术是一类分离方法的总称。即利用不同组分在固定相和流动相中的物理化学性质（如吸附力、分子极性及大小、分子亲和力、分配系数等）的差别，使各组分在两相中以不同的速率移动而进一步分离的技术，称为色谱分离技术。

（1）色谱法的分类及基本原理　根据固定相基质的形式分类，可分为纸色谱、薄层色谱和柱色谱。纸色谱是指以滤纸作为基质的层析。薄层色谱是将基质在玻璃或塑料等光滑表面铺成一薄层，在薄层上进行层析。柱色谱则是指将基质填装在管中形成柱形，在柱中进行层析。纸色谱和薄层色谱主要适用于小分子物质的快速检测分析和少量分离制备，通常为一次性使用；而柱层析是常用的层析形式，适用于样品分析、分离。凝胶色谱、离子交换色谱、亲和色谱、高效液相色谱等都通常采用柱层析形式。

根据流动相的形式分类，可分为液相色谱、气相色谱、超临界流体色谱。气相色谱测定样品时需要气化，大大限制了其在生化领域的应用，主要用于氨基酸、核酸、糖类、脂肪酸等小分子的分析鉴定。而液相色谱是生物领域最常用的层析形式，适于生物样品的分析、分离。超临界色谱的流动相不是一般的液体或气体，而是采用超临界流体。超临界流体的密度比一般气体大得多，而与液体相似，具有不同于一般气体和液体的特性以及独特的分离性能，故亦可称为高密度气相色谱法或高压气相色谱法。

根据分离的原理不同分类，主要可以分为吸附色谱、分配色谱、凝胶过滤色谱、离子交换色谱、亲和色谱等。

吸附色谱　以吸附剂为固定相，主要靠分离物与吸附剂之间吸附力不同而达到分离目的的一种色谱方法。对于组分来说，吸附系数的差异决定于相界面上浓度的差异。若两相之间做相对移动，则这种差异就表现为色谱分离。所以，吸附色谱是以固体或液体吸附剂做固定相的气相色谱或液相色谱，它利用组分在吸附剂上吸附力的不同，因吸附平衡常数不同而将组分分离。常用的吸附剂包括硅胶、氧化铝、活性炭、大网络树脂、聚酰胺等。

分配色谱　根据在一个有两相同时存在的溶剂系统中，不同物质的分配系数不同而达到分离目的的一种色谱方法。按照固定相与流动相的极性差别，又可分为正相与反相色谱法。一般来说，以强极性、亲水性溶剂或水溶液为固定相，非极性、弱极性或亲脂性溶剂为流动相，称为正相分配色谱（normal phase partition chromatography），简称正相色谱（NPC）；若以非极性、亲脂性物质为固定相，极性、亲水性溶剂或水溶液为流动相，则称为反向分配色谱（reversed phase partition chromatography），简称反相色谱（RPC）。其中，反相色谱应用较广泛。

凝胶过滤色谱（排阻色谱、分子筛色谱）　以具有网状结构的凝胶颗粒作为固定相，根据物质的分子大小进行分离的一种色谱方法，主要原理近似于分子筛作用。混合物中的小分子可渗透到凝胶的温控中而被滞留，中等分子可部分进入，大分子则完全不能进入。这样，样品分子基本上是按其分子大小排阻先后由柱中流出，从而达到分离。

凝胶的种类很多，常用的是葡聚糖凝胶（sephadex G）、羟丙基葡聚糖凝胶（sephsdex LH -20）。

离子交换色谱　以离子交换剂为固定相，根据物质的带电性质不同而进行分离的一种层析技术。带电荷多的离子对交换剂的亲和力大于带电荷少的离子。被分离混合物中组分的离子交换能力，将取决于各组分电荷的差异。解离组分的平均电荷与离子电荷、基团的离解常数以及介质的 pH 值有关，同时还取决于溶液中的离子浓度。

亲和色谱　是根据生物大分子和配体之间的特异性亲和力（如酶和抑制剂、抗体和抗原、激素和受体等），将某种配体连接在载体上作为固定相，而对能与配体特异性结合的生物大分子进行分离的一种层析技术。亲和色谱是分离生物大分子最为有效的层析技术，具有很高的分辨率。

此外，由于色谱过程的特殊物理化学原理或特殊的操作方式等，还可分为化学键合相色谱（bonded phase chromatography）、制备色谱（preparative chromatography）、裂解色谱（pyrolysis chromatography）、二维和多维色谱（two or multi -dimensional chromatography）法。

（2）**色谱分离方法的选择**　选择色谱技术来分离纯化药物的原则：①目的化合物的分子结构、物理化学特征及分子量的大小；②主要杂质，特别是小分子结构、大小和理化特性与目的产物相近的杂质的成分与含量；③目的化合物在色谱分离过程中的生理活性的稳定性。

对于蛋白质、酶、核酸等生物大分子，由于分子量大，易失活以及具有生物专一亲和性等特点，因而较多地选用多糖基质（如葡聚糖、琼脂糖等）离子交换色谱、疏水作用色谱、凝胶色谱和亲和色谱等。对于生物小分子的代谢物，由于他们的分子量小，结构和性质比较稳定、操作条件不太苛刻，采用吸附、分配和离子交换色谱进行分离较为适宜。

（3）**色谱分离技术的特点**　与其他分离纯化方法相比，色谱分离具有如下基本特点：①分离效率高。色谱分离的效率是目前所有分离纯化手段中最高的，如用理论塔板数表示色谱柱的效率，每个理论塔板数的高度相当于固定相两个颗粒的距离，如通常使用的葡聚糖凝胶颗粒直径为 $50 \sim 150 \mu m$，则每米柱长的理论塔板数可达几千至几十万。因此，使用的色谱柱一般只要有几厘米到几十厘米，就可以对复杂的混合物进行有效的分离纯化。②应用范围广。色谱分离的应用范围非常广泛，从极性到非极性、从离子型到非离子型、从小分子到大分子、从无机到有机及生物活性物质，以及从热稳定到热不稳定的化合物，都可用色谱方法分离。尤其是在生物大分子样品的分离方面，其他方法无法代替。③选择性强。色谱分离具有很强的选择性，在色谱分离中，可通过多种途径选择不同的操作参数，以适应各种不同的样品的分离要求。如可选择不同的色谱分离方法，不同的固定相和流动相状态，不同性状的物质作固定相或流动相，不同的洗脱方法，不同的操作条件等。④高灵敏度的在线检测。在分离纯化过程中，可根据不同的物理、化学原理，采用不同的高灵敏度检测器进行连续的在线检测，从而保证在要求的纯度下获得最高的产率。⑤分离速度快。高效细颗粒层析剂和高压液相色谱分离技术的采用，保证了在高分离效率前提下的高分离速度。⑥自动化程度高。计算机的应用使色谱过程实现了自动化。目前已发展到用计算机作为操作的控制中心，使色谱分离过程可以按事先设置的程序进行完全自动化的操作，包括自动进样、分离后的样品馏分自动收集等。此外，还有设备简单、操作方便、条件温和、方法多样、能适应各种不同要求的分离等优点。

缺点：处理量少，不能连续操作，有的色谱介质价格昂贵，有时找不到合适的介质。

（4）色谱分离的影响因素　色谱系统的核心都具有组分分离功能，分离系统有流动相和固定相。色谱分析时，固定相是相对不动的，而流动相冲洗样品时在色谱系统内对固定相做相对运动。其固定相和流动相的选择，对色谱分离有很大影响。

色谱分离的基本过程是样品中的组分随着流动相的洗脱，在色谱的分离系统内形成组分浓度的分布谱带，从而达到分离的目的。组分谱带在色谱系统内的宏观运动有两种基本形式，即迁移和扩散，主要取决于组分的热力学性质与色谱系统的结构、色谱条件以及有关的动力学因素。

色谱分离的必要条件是不同的组分在色谱系统中能够分离，使组分迁移速度有所差异，即热力学性质有差异。它反映出组分对流动相和固定相有不同的作用力，这种作用力可以是吸附力、溶解力、离子交换能力、渗透能力。

色谱系统中，某两种组分若分配系数不同，就有可能分离，但分离是否能实现以及分离效果的好坏，还与组分谱带的扩散程度有关。扩散会造成不同组分的重叠，从而影响分离。扩散的程度取决于组分分子的微观运动，这类运动受动力学因素的影响，与分离系统的结构、性质有关，也与流动相的流速等分离条件有关。

（5）应用前景和趋势　现代色谱分离技术多样，尽管不同色谱分离方法还存在一些不足之处，但它们以引人注目的各种优点，赢得了人们的青睐。随着现代色谱技术理论及检测手段的发展，新的分析技术层出不穷，对于成分较复杂的动物药分析而言，提供了越来越多的分析手段，且仪器的性价比亦在不断提高，加之现代计算机软件技术的迅速提升，更提高了对所获分析数据进行处理的层次及效率。色谱分离方法因其突出的优点，不仅会在实验室得到广泛应用，而且在大规模制备色谱领域内也具有极大的潜力。此外，各种色谱分离方法的合理组合的技术方法，也是今后研究的重要内容和方向。

2. 电泳技术

电泳（electrophoresis）是指带电颗粒在电场作用下向异电荷电极移动的过程。目前，电泳技术已成为国内外生物学、分子生物学、生物工程学中不可缺少的分离分析手段之一，是生化药物生产、分析中不可缺少的分析工具。尤其是聚丙烯酰胺电泳技术（PAGE）、高效毛细管电泳（HPCE）在分离分析酶、蛋白质、多肽、核酸等大分子方面运用较多。

（1）电泳的基本原理　许多动物药重要的生物分子，如氨基酸、多肽、蛋白质、核苷酸、核酸等都具有可电离基团，在某个特定的 pH 值下可以带正电或负电，在电场的作用下，带电分子会向着与其所带电荷极性相反的电极方向移动。电泳技术就是在电场的作用下，在惰性支持介质（如纸、醋酸纤维素、琼脂糖凝胶、聚丙烯酰胺凝胶等）中，由于待分离样品中各种分子带电性质以及分子本身大小、形状等性质的差异，使带电分子产生不同的迁移速度，从而对样品进行分离、鉴定或提纯的技术。一般来说，在碱性溶液中，分子带正电荷，在电场中向负极移动。带电颗粒在单位电场强度时的移动速度称为电泳迁移率。

（2）电泳的基本装置　电泳系统一般由电泳槽、电源和冷却装置组成。还可配备灌胶膜具、电泳转移仪、凝胶干燥仪和凝胶扫描仪等。

电泳槽是电泳系统的核心，根据形状分为圆盘电泳槽（disc electrophoresis）和平板电泳槽（slab electrophoresis）两类。其基本组成结构为电极、电极室、电泳支架和盖。

圆盘电泳槽有上、下两个电泳槽和带有铂金电极的盖，上电泳槽有若干个孔，供插入电泳管。凝胶电泳时，凝胶液在玻璃电泳管内聚合成柱状胶条，样品电泳区带染色后呈圆盘状，故常称凝胶管盘状电泳。其缺点是存在凝胶集合效率、长度和直径等的细微差别，即使同一样品在两个柱胶上进行相同条件的电泳，结果也会有差异。

平板电泳槽与圆盘电泳槽不同的是凝胶在两块平行的玻璃板中间。其最大的优点是包括标准相对分子质量蛋白质在内的多个样品可在同一凝胶上以相同条件电泳，便于直接比较各样品的区带，保证结果的准确可靠。可分为垂直板式和水平板式。蛋白质的等电聚焦电泳和免疫电泳常用水平板式，聚丙烯酰胺凝胶电泳则常用垂直板式。

垂直板电泳槽一般包括上下各一个缓冲液槽，并有冷却系统。上缓冲液槽用于盛缓冲液和电泳时支撑凝胶板；下缓冲液槽除盛缓冲液外，还支撑上面的缓冲液和冷却系统。

水平电泳槽一般包括电泳基座、冷却板和电极。冷却板的冷却效果至关重要，只有好的冷却效果才能允许高电压电泳，才能缩短时间和提高分辨率。

（3）影响电泳分离的主要因素

①待分离生物大分子的性质。待分离生物大分子所带的电荷、分子大小和性质都会对电泳有明显影响。一般来说，分子带的电荷越大、直径越小、形状越接近球形，则其电泳迁移速度越快。

②缓冲液的性质。缓冲液的 pH 值会影响待分离生物大分子的离解程度，从而对其带电性质产生影响，溶液 pH 值离等电点越远，其所带净电荷量越大，电泳的速度也越大，尤其对于蛋白质等两性分子，还会影响其电荷方向。为了保持电泳过程中待分离生物大分子的电荷以及缓冲液 pH 值的稳定，通常要保持一定的离子强度，一般在 $0.02 \sim 0.20$ mol/L。离子强度过低，则缓冲能力差，过高，会在待分离分子周围形成较强的带相反电荷的离子扩散层（离子氛），由于离子氛与待分离分子的移动方向相反，它们之间产生了静电引力，因而引起电泳速度降低。另外，缓冲液的黏度也会对电泳速度产生影响。

③电场强度（V/cm）是每厘米的电位降，也称电位梯度。电场强度越大，电泳速度越快。但增大电场强度会引起通过介质的电流强度增大，而造成电泳过程产生的热量

增大，引起介质温度升高。这样就会出现样品和缓冲离子扩散速度增加，引起样品分离带加宽；产生对流，引起待分离物的混合；引起热敏感样品变性；介质黏度降低、电阻下降等。电泳中产生的热通常是由中心向外周散发的，所以，介质中心温度一般要高于外周，尤其是管状电泳，由此引起中央部分介质相对于外部黏度下降，摩擦系数减小，电泳迁移速度增大。由于中央部分的电泳速度比边缘快，所以电泳分离带通常呈弓形。降低电流强度，可以减小生热，但会延长电泳时间，引起待分离生物大分子扩散的增加而影响分离效果。

④电渗。液体在电场中对于固体支持介质的相对移动，称为电渗现象。支持介质表面可能会存在一些带电基团，这些基团电离后会使支持介质表面带电，吸附一些带相反电荷的离子，在电场的作用下向电极方向移动，形成介质表面溶液的流动，这种现象就是电渗。在 pH 值高于 3 时，玻璃表面带负电，吸附溶液中的正电离子，引起玻璃表面附近溶液层带正电，在电场的作用下，向负极迁移，带动电极液产生向负极的电渗流。如果电渗方向与待分离分子电泳方向相同，则加快电泳速度；如果相反，则降低电泳速度。

⑤支持介质的筛孔。支持介质的筛孔大小对待分离生物大分子的电泳迁移速度有明显的影响。在筛孔大的介质中泳动速度快，反之泳动速度慢，似分子筛效应。

⑥温度。电泳过程中因通电而产生热量，对电泳有很大影响。温度升高，介质黏度下降，分子运动加快，自由扩散变快而使迁移率增加。为降低热效应对电泳的影响，可控制电压或电流强度，也可在电泳系统中安装冷却散热装置。

（4）常用电泳技术的种类 电泳技术的种类很多，目前运用于动物药研究的主要有聚丙烯酰胺电泳（PAGE）、高效毛细管电泳（HPCE）、等电聚焦电泳（IFE），其他目前常用电泳技术有纸上电泳、乙酸纤维素薄膜电泳、琼脂糖凝胶电泳等。

①聚丙烯酰胺电泳。PAGE 是由单体丙烯酰胺和交联剂又称共聚体的 N，N′-甲叉双丙烯酰胺（Bis）在加速剂和催化剂的作用下聚合交联成三维网状结构的凝胶，以此凝胶为支撑物的电泳技术。其中最常用的定性分析蛋白质的电泳方法是 SDS - 聚丙烯酰胺凝胶电泳（SDS - PAGE），是在电泳样品中加入十二烷基硫酸钠（SDS）和 β - 硫基乙醇的样品处理液的一种电泳方法。

根据其有无浓缩效应，PAGE 又可分为连续系统和不连续系统。前者电泳体系中缓冲液 pH 值和凝胶浓度相同，带电颗粒在电场作用下，主要靠电荷及分子筛效应；后者电泳体系中带电颗粒在电场作用下泳动，主要靠电荷及电位梯度的不连续性，带电颗粒在电场中泳动不仅有电荷效应、分子筛效应，还具有浓缩效应，较其他电泳技术有更高的分辨力。

PAGE 的优点：由于聚丙烯酰胺凝胶这种介质具有分子筛效应，又具有静电效应，所以分辨力高于其他电泳技术；聚丙烯酰胺凝胶的化学稳定性高，既具有稳定的亲水性，又不带电荷，故其在电场中几乎没有电渗作用，是一种比较理想的电泳支撑物；聚丙烯酰胺凝胶器械强度好，有弹性，在一定范围中是无色透明的，便于电泳后的各种处理，也易于观察和用仪器直接检测；聚丙烯酰胺凝胶是人工合成的凝胶，可以通过调节控制单体和交联剂的比例，得到孔径大小范围的凝胶，可用于分子大小不同的物质分离；此外，还具有样品分离的重复性较高、需要的样品少、需要的设备简单、时间短、可做固定相的惰性载体等优点。

②高效毛细管电泳。HPCE 是在传统电泳基础上发展而成的一种新型分离技术。HPCE 指以高压直流电场为驱动力，以毛细管为分离通道的一种液相分离技术。基本装置由毛细管、电解液槽、冷却装置、进样器、高压电源和检测器组成。按分离模式不同可分为毛细管区带电泳（CZE）、毛细管凝胶电泳（CGE）、胶束电动力学毛细管色谱（MECC）、毛细管等电聚焦电泳（CIEF）、亲和毛细管电泳（ACE）、非水相毛细管电泳（NACE）、等速电泳（CITP）等。

高效毛细管电泳主要具有分辨率高、灵敏度高、分析速度高、试样用量少、仪器简单、操作成本低等优点。但也有一些不足，如进样不够方便等。HPCE 应用范围较广，可用于分离氨基酸、手性分子、胺类、维生素、无机离子、肽和蛋白质、低聚核苷酸和 DNA 限制性内切片段等。近年来，在毛细管电泳技术的基础上，形成了一些与毛细管电泳技术联用的技术，如毛细管电泳 - 化学发光联用技术、毛细管电泳 - 激光诱导荧光检测技术（CE － LIFD）等。

（5）应用前景和趋势　在中药鉴定，特别是贵重动物药鉴定方面，电泳技术具有其他方法所不可比拟的高分辨力，其方法快速、准确、可靠，具有种的专属性和稳定性，可以澄清贵重药材的真伪、优劣，为临床合理用药和中药的鉴别研究提供科学依据。

动物药成分复杂多样，较植物药研究困难。但电泳技术不断发展，种类逐渐增多，手段日趋完善，可作为研究动物药的一种简单、高效的分离手段。电泳技术的发展与实验方法、研究对象及其应用领域的发展方向是密不可分的，随着人们对实验的精度、可操作性和重现性要求的不断提高，电泳技术的发展也在不断革新，与其他分离技术（如色谱）之间的相互借鉴和融合是一个值得注意的趋势。

随着国际、国内科技发展的日新月异和检验医学发展的突飞猛进，电泳技术也在不断发展和更新，其在临床医学和分子生物学领域中有着较高的应用价值。相信随着该技术的不断发展，必将越来越受人们青睐。

3. 其他生化分离技术　在动物药研究中，其他较为常用的生化分离技术还包括沉淀分离、膜分离、离心分离等。

（1）沉淀分离技术　沉淀法（precipitation）是指在溶液中加入沉淀剂使溶质溶解度降低，形成固体从溶液中析出而达到分离的一种技术。具有过程简单、成本低、原料易得，在产物浓度越高的溶液中沉淀越有利、收率越高；缺点为过滤困难，产品质量较低，需要精制。沉淀分离技术对大多数生物分子如蛋白质、多糖和核酸等的分离纯化有独特优势。

沉淀分离技术一般包括有机溶剂沉淀法、盐析法、高聚物沉淀法、高价金属离子沉淀法、聚电介质沉淀法、生成盐复合物沉淀法、热变性及酸碱变性沉淀法等。

（2）膜分离技术　膜分离技术是用一种特殊的半渗透膜作为分离介质，当膜的两侧存在某种推动力时，半透膜有选择性地允许某些组分透过，同时，阻止或保留混合物中的其他组分，从而达到分离或提纯的目的。这个推动力可以是压力差、温度差、浓度差或电位差，水处理领域中的压力驱动型模型分离工艺有微滤、超滤、纳滤、反渗透等，电位差驱动型模型分离工艺主要有电渗析，浓度差驱动型模型分离工艺则主要用渗析膜。膜分为固膜、液膜和气膜3类，其中固膜应用最多，可分为无机膜和有机摸。

膜分离技术的优点：仅需在常温下操作、无相态变化、无化学变化、设备简单、操作方便、处理效率高、设备易于放大、高效节能以及在过程中不产生污染等，特别适用于热敏性混合体系的分离，从而可以减少活性成分的失活，化学与机械损害很少，有相当好的选择性，可在分离、浓缩的同时达到部分纯化的目的；不需要外加化学物，透过液可循环使用，从而可以降低成本，并减少操作过程对环境的污染。

（3）**离心分离技术**　离心技术是利用离心机转子高速旋转时产生的强大离心力，来达到物质分离目的的一种常用技术，主要包括差数离心和密度梯度离心两种。常用于高分子物质（蛋白质、核酸）以及细胞或亚细胞成分的分离、提纯和鉴定。其主要应用：测定生物大分子的相对分子质量；估计生物大分子的纯度；分析生物大分子的构象变化等。

（二）蛋白质组学技术

蛋白质组学（proteome）是指一个基因组、一个细胞或组织所表达的全部蛋白质的总和。蛋白质组学是后基因组时代研究的一个新领域，旨在通过在蛋白质水平上对细胞或机体基因表达的终产物进行定性和定量的研究，揭示生命活动的过程和规律及基因表达的调控机制。作为21世纪的新兴学科，蛋白质组学为中药现代化发展找到了突破口。

蛋白质组学的研究内容主要包括蛋白质的分离与分析鉴定、蛋白质的相互作用以及大量数据信息的分析处理。当今运用于蛋白质组学研究中的核心技术主要有以下几类。

1. 双向凝胶电泳　双向凝胶电泳（two-dimensional gel electrophoresis，2DE）是分离蛋白质组分的核心技术。其基本原理：一是基于蛋白质的等电点不同，在pH梯度胶内等电聚焦；二是根据分子量的不同大小进行SDS-PAGE分离，把复杂蛋白质在二维平面上分开。双向凝胶电泳的第一向是等电聚焦（isoelectric focusing，IEF），根据蛋白质等电点（PI）的不同进行第一次分离；第二向是SDS-聚丙烯酰胺凝胶电泳，根据蛋白质分子量的不同进行分离。

使用双向凝胶电泳研究蛋白质组学的基本步骤：蛋白质样品（溶液）的制备→通过2DE上样分离→2D凝胶上蛋白质印迹点的计算机数字化处理→通过质谱技术（MS）对所研究的蛋白质进行初步鉴定→搜索数据库获取相关信息后对蛋白质进行最终鉴定。双向凝胶电泳的上样溶液可以是细胞裂解液，也可以是多种蛋白质的混合溶液，而蛋白质样品通过双向凝胶电泳后，用考马斯亮蓝染色（Coomassie blue stain）后可获得标准的肉眼可见的蛋白质图谱（protein map），银染（modified silver stain）后可用于MS分析。

双向凝胶电泳技术的优点十分突出，归纳起来主要有：①双向凝胶电泳结合MS分析可以实现较大规模的蛋白质的分离和鉴定。②双向凝胶电泳特别适用于后修饰的蛋白质（如糖基化、磷酸化、脱氨等）的发现和鉴别。③双向凝胶电泳技术研究蛋白质组学的各个步骤可相互分离，相关工作可在不同的实验室完成。双向凝胶还是蛋白质的"纯化收集器"和蛋白质保存的"文件夹"。干凝胶上的蛋白质用胰蛋白酶处理后同样可用于 MS 分析。这对于某些珍贵样本的保存有十分重要的意义。④双向凝胶电泳技术相当廉价，MS 分析和生物信息资源的搜寻可通过共享资源或有偿服务来实现。

双向凝胶电泳技术也存在很多不足之处，其最大的不足是不可能对整个蛋白质组进行分析和研究。通过染色显示出来的蛋白质图谱只是一些高丰度的蛋白质，低丰度的蛋白质如手性、调节蛋白等很难反映出来。一些分子量比较极端的蛋白质（过大过小的蛋白质分子）以及碱性蛋白和疏水蛋白也不能进行分离和鉴定。典型的如膜蛋白，由于其高的疏水性和表达的低丰度，双向凝胶电泳技术很难应用到膜蛋白的研究中。其二，通过双向凝胶电泳分离的蛋白点（protein spot）不一定只代表一种蛋白质。其三，双向凝胶电泳的敏感性差，分离的蛋白质必须要有足够的丰度才能着色。

双向凝胶电泳技术作为一种基础技术，其发展和应用在很大程度上依赖于其他新技术的发展。基于双向凝胶电泳技术的质谱技术（based -2DE MS，生物质谱技术）近年来发展迅速，在很大程度上克服了双向凝胶电泳技术的不足，拓宽了其应用范围。

2. 生物质谱 质谱（mass spectrometry，MS）技术具有灵敏度、准确度、自动化程度高的特点，能准确测量肽和蛋白质的相对分子质量、氨基酸序列及翻译后修饰，因此，无可争议地成为连接蛋白质与基因的重要技术，开启了大规模自动化的蛋白质鉴定之门。

质谱技术分析蛋白质的原理是通过电离源将蛋白质分子转化为离子，然后利用质谱分析仪的电场、磁场将具有特定质量与电荷比值（M/Z）的蛋白质离子分离开来，经过离子检测器收集分离的离子，确定离子的 M/Z 值，分析鉴定未知蛋白质。质谱分析用于蛋白质等生物活性分子的研究具有如下优点：很高的灵敏度，能为亚微克级试样提供信息，能最有效地与色谱联用，适用于复杂体系中痕量物质的鉴定或结构测定，同时具有准确性、易操作性、快速性及很好的普适性。

生物质谱仪通常包括 3 个部分：离子源、质量分析器和检测器。基质辅助激光解吸附离子化（MALDI）和电喷雾离子化（ESI）是蛋白质组研究中最为常用的 2 种离子化方式。ESI 常与液相分离工具相连，将被分析物从溶液中离子化；MALDI 利用激光脉冲从干燥结晶的基质中气化被分析物并使之带电。MALDI -MS 常用于分析较简单的肽段混合物，如双向凝胶电泳蛋白质点或单一 SDS -PAGE 分离蛋白质的酶切提取肽混合物，进而获得肽质量指纹谱（PMF）信息，是目前蛋白质组研究中最常用的蛋白质鉴定技术。ESI -MS 同时具有分离和鉴定功能，常用于鉴定复杂肽混合物（如混合蛋白溶液酶切产物，或 SDS -PAGE 胶上混合蛋白质条带鉴定），且 ESI -MS 常具有串联质谱功能，可能获得肽段序列信息，因此，得到的鉴定结果更为可靠。

质量分析器是质谱的核心元件，决定着生物质谱的灵敏度、分辨率、质量准确度和生成含大量信息的碎片离子谱图的能力（串联质谱）。目前，在蛋白质组研究中有 4 种基本的质量分析器：飞行时间（TOF）、四级杆（Q）、离子肼（IT）和较新应用的傅里叶变换离子回旋共振（FTICR）。它们的设计和性能不尽相同，各有其优点和劣势，这些分析器可以独立使用，也可以串联起来使用，以充分发挥各自的优点，如常见的液相色谱－电喷雾－四级杆－飞行时间串联质谱仪（LC－Qq－TOF－MS）。

质谱技术鉴定蛋白质主要有 3 种方法，即肽质量指纹图谱法、串联质谱法和梯形肽片段测序法。

肽质量指纹图谱法（PMF），是用特异性的酶解或化学水解的方法将蛋白质切成小的片段，然后用质谱检测各产物肽的相对分子质量，将所得到的蛋白酶解肽段质量数在相应数据库中检索，寻找相似肽指纹谱，从而绘制"肽图"。近年来，随着蛋白质数据库信息的快速增长和完善，PMF 技术已成为蛋白质组研究中较为常用的鉴定方法，它在蛋白质组学中最接近高通量。

串联质谱法（collision induced dissociation，CID），是利用待测分子在电离及飞行过程中产生的亚稳离子，通过分析相邻同组类型峰的质量差，识别相应的氨基酸残基，其中亚稳离子碎裂包括自身碎裂及外界作用诱导碎裂。与 PMF 图谱相比，串联质谱的肽序列图要复杂一些，在鉴定蛋白质时，需要将读出的部分氨基酸序列与其前后的离子质量和肽段母质量相结合，这种鉴定方法也被称为肽序列标签（peptide sequence tag，PST）。

梯形肽片段测序法（ladder peptide sequencing），是用化学探针或酶解使蛋白或肽从N 端或 C 端逐一降解下氨基酸残基，产生包含有仅异于 1 个氨基酸残基质量的系列肽，名为梯状（ladder），经质谱检测，由相邻肽峰的质量差而得知相应氨基酸残基。但由于酶解速度不一，易受干扰，故该法效果不甚理想。

生物质谱技术同样也有其局限性，首先，质谱分析得到的质谱图的解析是一个相当费时费力的工作。其次，通过双向凝胶电泳获得的蛋白质图谱，其蛋白点必须进行酶解，酶解的过程可能导致部分蛋白质和肽段的丢失。而当银染的酶解肽段浓度过低时，质谱分析所得的信息可能不足以对蛋白质进行准确的鉴别和确定。

3. 蛋白质芯片　蛋白质芯片（protein chip）又称蛋白质微阵列（protein microarray），是继基因芯片之后，作为基因芯片功能的补充发展起来的。蛋白质芯片是一种快捷、高效、并行、高通量的蛋白质分析技术。一个蛋白质芯片可以容纳一个蛋白质家族所有成员或一种蛋白质的所有变异体，甚至一种组织、器官或有机体的所有蛋白质。蛋白质芯片是在一个基因芯片大小的载体上，即在一种固相支持物表面按照预先设计的方法固定大量探针蛋白，形成高密度排列的探针蛋白点阵。实验时，往芯片上加入带有特殊标记（如荧光染料标记）的蛋白质分子（如抗体或配体）样品，探针可以捕获样品中待测的蛋白质并与之结合，然后通过检测器对标记物进行检测，计算机分析计算出待测样品结果。也可以通过质谱仪进行检测，以确定样品中蛋白质的分子量及种类，在此基础上进一步发展，便可对各种蛋白质、抗体以及配体实施检测，从而弥补基因芯片检测的空缺。

蛋白质芯片按其用途可以分为两类：分析型蛋白质芯片（analytical protein microarrays）和功能型蛋白质芯片（functional protein microarrays）。

分析型蛋白质芯片是将不同类型的配体，包括抗体、抗原、DNA 或 RNA aptamers、糖类分子或者一些具有高度亲和力的特异性识别分子固定在修饰化的固相基质表面上。根据固定抗体和抗原的不同，又可以分为抗体芯片和反向蛋白芯片。这类芯片主要用于监测靶标蛋白的含量、表达水平、蛋白在细胞和组织中的分布以及对临床诊断标志物的分析，即蛋白质表达谱图的研究。

功能型蛋白质芯片的识别分子主要是通过高通量的蛋白纯化、人工合成多肽或化学分子制备而成，然后将其点在合适的固相基质表面。这类芯片主要用于进行分析蛋白质的功能情况，例如蛋白质的结合特性、酶的催化活性、蛋白质转录后修饰的研究、小分子药物和药物靶标的筛选和鉴定等，即蛋白质与蛋白质及其他分子相互作用谱图的研究。

蛋白质芯片虽然还处在发展的早期阶段，但其在蛋白质组学研究方面的优势已十分明显，被广泛应用于蛋白质表达谱的分析、蛋白质功能及蛋白质－蛋白质相互作用的研究、临床疾病的诊断和疗效评价、药物新靶点的筛选和新药研制的各个领域。

4. 生物信息学   生物信息学（bioinformatics）是以生物大分子为研究目标，辅以计算机为工具，运用信息学和数学理论方法来研究生命现象，通过对生物大分子信息的获取、加工、分类、检索、分析与比较，最终获得其生物学意义的一门学科和研究方法。可用于寻找蛋白质家族保守序列，并可对蛋白质高级结构进行预测，是蛋白质组学的重要组成部分。

目前，生物信息学在蛋白质组学方面的应用主要有：构建与分析双向凝胶电泳图谱，数据库的建立和搜索，蛋白质结构的预测，各种分析及检索软件的开发与应用，这些都极大地提高了蛋白质组学的研究效率。其中，数据库是生物信息学的重要内容，各种数据库几乎覆盖了生命科学的各个领域，建立与开发蛋白质组数据库和分析软件是蛋白质组定性和定量分析的重要基础。Mascot，Expasy，Peptide search 和 Protein prospector 等是目前蛋白质组学中常用的检索数据库。

（三）DNA 标记、分析技术

DNA 是生物群体细胞中的遗传物质，具有遗传稳定性，代表了该种群的基本遗传特征，对其标记，制定出其正品的标准 DNA 指纹图谱，为鉴别不同类别中药提供了方便快捷的方法。DNA 指纹图谱技术（DNA fingerprinting）是利用聚合酶链反应（polymerase chain reaction，PCR）从不同生物样品中人工合成特定 DNA 片段，而这种 DNA 片段的大小、数目因不同生物而异的原理进行的。分子标记是以个体间遗传物质内核苷酸序列变异为基础的遗传标记，直接揭示来自 DNA 的变异。DNA 分子标记（DNA molecular markers）技术就是检测生物的一系列突变的技术，包括由碱基取代、碱基序列插入或丢失、染色体倒位以及 DNA 重排引起的突变。其本质是指能反映生物个体或种群间基因组中某种差异特征的 DNA 片段。该技术的出现，对动物遗传育种产生了深远的影响，利用 DNA 标记可以研究动物整个基因组水平的遗传变异，进行动物遗传资源研究、标记辅助选择、标记辅助导入、杂种优势预测、选配、品种与品系确认、构建高分辨率遗传连锁图谱、QTL 搜寻定位等。

1. DNA 分子标记技术的优点

（1）直接以 DNA 的形式表现，在生物体的各个组织、各个发育阶段均可检测到，不受环境限制，不存在表达与否等问题。

（2）数量多，遍布整个基因组。

（3）多态性高，自然界存在许多等位变异，无需人为创造。

（4）表现为中性，不影响目标性状的表达。

（5）许多标记表现共显性的特点，能区别纯合体和杂合体。

2. DNA 分子标记的分类

（1）以 Southern 杂交为基础的分子标记。包括限制性酶切片段长度多态性（restriction fragment polymorphism，RFLP）、单链构象多态性－RFLP（single strand conformation polymorphism－RFLP，SSCP－RFLP）、变性梯度凝胶电泳－RFLP（denaturing gradient fel electrophoresis－RFLP，DGGE－RFLP）等。

（2）以 PCR 技术为基础的分子标记。单引物扩增的分子标记包括随机扩增多态性 DNA（random amplified polymorphic DNA，RAPD）、随机引物 PCR（random primer－PCR，RP－PCR）、寡核苷酸引物 PCR（oligo primer－PCR，OP－PCR）等。还有双引物扩增的分子标记，包括扩增片段长度多态性（amplified fragment length polymorphism，AFLP）、测序标记位点（sequence tagged sites，STS）等。

（3）以重复序列为基础的分子标记。包括卫星 DNA（satellite DNA）、小卫星 DNA（minisatellite DNA）、微卫星 DNA（microsatellite DNA）、短重复序列（short repeat sequence，SRS）、串珠式重复序列（tandem repeat sequence，TRS）。

（4）基于单核苷酸多态性（SNP）的分子标记等。

3. DNA 分子标记的应用

（1）DNA 分子标记与动物遗传资源保护　动物遗传资源就是各种动物遗传变异性的总和。保护遗传资源就是保护种质资源，即是使每个基因位点上可能多的变异得到保护。由于 DNA 分子标记在动物基因组中广泛存在，它可直接反映基因组和遗传变异，故可通过其对动物进行资源保护。随着基因组计划的不断发展，动物的数量、质量性状基因的染色体定位及测序，最终可获得完整的基因图谱，人们可利用 DNA 标记对与其紧密连锁的目标基因在世代传递中进行跟踪、监测，从而进行有目的的保护、选育，使之不至于因遗传漂变而丧失。

（2）DNA 分子标记与动物的起源进化研究　利用 DNA 分子标记可对动物进行起源进化的研究。陈宏等于 2001 年对猪、牛等家畜进行了 mtDNA－RFLP 分析。对猪的研究表明，欧洲野猪和家猪同属于 A 型，而中国野猪与日本野猪则为 B 型，并认为欧洲家猪起源于欧洲野猪，中国与日本地方猪种则起源于亚洲野猪。关于牛的研究则发现，德国黑白花牛与红白花牛同属 A 型而瘤牛为 B 型，因此，推测德国黑白花牛与红白花牛具有普通牛的起源等。总之，可利用 PCR－RFLP、RAPD、AFLP、VNTR、SSR、SNP

等分子标记通过对核外基因组和核内基因组的分析来探讨动物的起源进化，同时，它们还可应用于动物个体和品种的鉴定、亲缘关系研究等诸多方面。这些技术正日益广泛地应用于动物的研究中，从而加速了畜牧业发展的进程。

（3）DNA 分子标记与动物杂种优势的利用　受动物杂种优势遗传机理和表达方式的影响，杂种优势的各种预测结果缺乏稳定性。而 DNA 分子标记的出现有望使杂种优势预测成为可能。吴常信于 1994 年指出，用 DNA 多态性测定品种或品系间的差异，并据此计算出的遗传距离要比根据其他材料得到的稳定可靠，因此，用来预测杂种优势也更为准确。只有通过使用 DNA 分子标记并结合其他先进方法技术对杂交优势的产生机理进行研究，找出动物杂种与亲本间基因表达的差异，才能精确预测杂种优势，达到提高动物生产力的目的。

（4）DNA 分子标记与动物基因图谱的构建　构建基因图谱是了解基因组的结构、性状控制的分子基础和最基本的方法。即是利用分子遗传技术对畜禽整个基因组的组成和结构进行分析，再确定各位点在染色体上的排列顺序，以位点之间的遗传距离为基础，作出遗传图谱和物理图谱的过程。通过动物遗传图谱的构建，可以对动物数量性状基因进行定位，为直接实施基因选择提供可能。对于动物物理图谱，主要利用荧光原位杂交以及人工染色体文库的构建方法等进行研究。通过构建的物理图谱，可获得有用的基因，还可为重要经济动物基因组全序的测定奠定坚实的基础。

（5）DNA 分子标记与动物分子标记辅助育种　动物的 DNA 分子标记辅助育种（DNA molecular marker – assitted breeding，DMMAB），主要是指在分子水平上，利用 DNA 分子标记对动物进行的遗传改良工作。Geldormann 于 1975 年用数量性状基因位点（quantiative trait locus，QTL）描述数量性状的基因，其指出控制某数量性状的基因是有限数目的基因簇（gene cluster），并分别在染色体上占据一定位置。其中，对数量性状起主导效应的单个基因位点称为主基因（major gene），也称巨效 QTL。在 DMMAB 中标记辅助选择（MAS）和标记辅助渗入（MAI）是两个重要内容。

一方面，对特定的主基因和数量性状位点在 DNA 分子标记的辅助下区分其基因型，并在此基础上把它应用于家畜的选择育种实践中，目前，可用于 MAS 的主基因有牛的双肌基因、绵羊多羔基因、鸡的性连锁矮小基因、雌激素基因等。对已知或定位的主基因，可通过分子标记进行基因多态分析，找到与之紧密连锁的标记，然后将其应用于动物早期选择，从而增强了物种选择的准确性。另一方面，DNA 分子标记通过标记辅助渗入，把一个或多个优良的基因从一个品种转移到另一个品种，并对他进行选择提高，以便合并两个或更多品种的优良生产性状基因。如利用普通牛产奶量 QTL、抗蜱基因等优良基因，通过标记辅助渗入法导入到牦牛之中，经过选择育种，使得该牦牛品种集成了普通牛及本身的优点，从而达到改善牦牛生产性能的目的。

总之，在动物的 DNA 分子标记辅助育种中，MAS 可加大动物遗传变异选择的准确性，并加强选择强度和缩短世代间隔，提高了遗传进展；MAI 通过把多个优良性状基因集成在一个品种中，并实施选择繁育，改良品种，因此，可获得较高效率和经济效益。

（四）蛋白质工程技术

蛋白质工程是 20 世纪 80 年代初诞生的一个新兴生物技术领域，它的主要内容是以蛋白质分子的结构规律及其与生物功能的关系为基础，通过有控制的基因修饰和基因合成，对现有蛋白质加以定向改造，设计、构建并最终生产出具有更高生物活性或全新的、具有独特活性的符合人类社会需要的新型蛋白质。蛋白质工程是在 DNA 水平上位点专一性地改变结构基因编码的氨基酸序列，使之表达出比天然蛋白质性能更优的突变蛋白；或者通过基因化学的合成，设计制造自然界不存在的崭新工程蛋白。蛋白质工程通过蛋白质化学、蛋白质晶体学的动力学研究，获取关于蛋白质物理、化学等各方面的信息，在此基础上，对编码蛋白基因进行有目的的实际改造，并通过基因工程手段将其进行表达而分离纯化，最终将其投入实际应用。

蛋白质工程有着广阔的应用前景，在基础理论研究中，它是研究和揭示蛋白质结构与功能规律的关键和不可替代的手段。众所周知，蛋白质是所有生命过程的存在形式，它以高度的特异性直接推动数千种化学反应的进行，并以关键结构元件组成所有生物的细胞和组织。利用蛋白质工程技术，可以对蛋白质做定向的改进，包括以下 10 个方面：①改变酶促反应 Km 与 Vmax，提高生化反应的催化速度；②改变蛋白的 pH 值或温度稳定范围，扩大其使用范围；③改变酶在非水溶液中的反应性，可使蛋白在非生理条件下作用；④通过改变酶的催化机制，使其不再需要加入昂贵的辅酶，简化持续生产过程；⑤提高酶对底物的亲和力，以增强酶的专一性，减少不必要的副反应；⑥增强蛋白对蛋白酶的抗降解性能，可简化分离纯化过程并提高收率；⑦改变酶的结构调节部位，减少反馈抑制，使产物的产率提高；⑧提高蛋白的抗氧化能力；⑨根据需要改变酶的底物专一性；⑩改变蛋白质发生作用的种属特异性。

蛋白质的实际应用范围遍及工、农、医等各领域，其经济和社会效益不可估量，如通过蛋白质工程，产生高活性、高稳定性、低毒性的蛋白类药物，产生新型抗生素及定向免疫毒素，在生物工程中，利用工程蛋白质独特的催化和分子识别来构建生物传感器；通过改变蛋白质的结构，产生能在有机介质中进行酶反应的工业用酶等，其发展是无可限量的。

（五）生物芯片技术

生物芯片根据所应用的材料不同，可以分为基因芯片、蛋白质芯片、细胞芯片和组织芯片。生物芯片技术是指通过微加工技术将生物材料如蛋白质 DNA、RNA、细胞、组织等有序地、高密度地分布在一定的载体上，如膜、玻璃片、硅片等表面，与标记的样品分子进行杂交，通过检测每个探针分子的杂交信号强度，对样品分子进行定性、定量和结构分析。

1. 生物芯片的特点　生物芯片具有高信息量、微型化、自动化、污染少、用途广等特点，是一种高通量筛选的研究手段，将生命科学研究中所涉及的不连续的分析过程连续化、集成化、微型化，可以在同一时刻对成千上万个基因的表达及蛋白质含量的变化情况进行分析。

2. 生物芯片的应用　利用生物芯片高效、高通量分析生物信息的优势，可快速进行动物药的鉴别。先找到所需鉴定动物药的特异性 DNA 片段，再以这段特异性的碱基序列作为探针，用原位合成法或合成点样法将探针固定到支持物上，将经过提取、扩增和标记的药材样品与芯片进行杂交，最后用激光共聚焦显微扫描技术等手段对杂交结果进行检测，得到药材真伪的结论。

（六）发酵技术

发酵工程是指采用工程技术手段，利用生物（主要是微生物）和有活性的离体酶的某些功能，为人类生产有用的生物产品，或直接用微生物参与控制某些工业生产过程的一种技术。随着科学技术的发展，发酵工程已从过去简单的生产酒精类饮料、生产醋酸和发酵面包发展到今天成为生物工程的一个极其重要的分支，成为一个包括了微生物学、化学工程、基因工程、细胞工程、机械工程和计算机软硬件工程的一个多学科工程。

1. 发酵技术的特点　发酵过程以生物体的自动调节方式进行，数十个反应过程能够像单一反应一样，在生物反应器中一次完成；以生物为对象，不依赖地球上的有限资源，不受原料的限制；原料通常以糖蜜、淀粉等碳水化合物为主，可以是农副产品、工业废水或可再生资源（植物秸秆、木屑等），微生物本身能有选择地摄取所需物质；生物反应比化学合成反应所需的温度要低得多，可以简化生产步骤，节约能源，降低成本，减少对环境的污染；可定向创造新品种、新物种，适应多方面的需要，造福于人类；投资少、收益大。

2. 发酵技术的应用　发酵技术的这些特征体现了发酵工程的种种优点。目前，在能源、资源紧张，人口、粮食及污染问题日益严重的情况下，发酵工程作为现代生物技术的重要组成部分之一，得到越来越广泛的应用。在医药工业中用于发酵生产抗生素、维生素、核苷酸等常用药物，以及微生物多糖、人工胰岛素、乙肝疫苗、干扰素、透明质酸等新药。利用微生物生长代谢生产动物药活性成分，具有增加工业生产产量、提高效率、节约资源等特点。

（七）免疫技术

免疫技术是利用抗原抗体反应进行的检测方法，即应用制备好的特异性抗体（抗原）作为试剂，以检测标本中的相应抗原（抗体）。抗原抗体的结合具有高度特异性和敏感性，且其反应强度与抗原或抗体的量呈明显函数关系，可以进行定性或定量检测，这一原理建立起一系列免疫测定（immunoassay, IA），也称为免疫分析法（methods of immunological analysis）。免疫反应可以在溶液状态反应，也可以在凝胶中进行，如凝胶扩散、与凝胶电泳结合等，现在更多的是将抗原（抗体）固相化（吸附）以更方便操作与检测。现代免疫学技术发展的趋势是在不断提高方法的灵敏度和特异性的基础上，使免疫分析操作更加方便快捷，进而实现仪器自动化，易于普及推广，所以非放射性标记方法所占的比例越来越高。

免疫鉴别法是一种特异性很强的鉴别方法，以动物药中含有的特异蛋白为抗原，制备出特异的抗体，再与检品中的特异抗原结合产生沉淀反应，据此鉴别动物药材的真伪。丁培贤等利用豹等骨骼中的特异抗原成分制备豹骨等多种动物骨骼的抗体，能将豹骨进一步鉴别为金钱豹、云豹或雪豹的骨骼。

第三章 中药资源综合利用的评价

第一节 中药资源的可持续利用状况评价

一、中药资源可持续利用的含义

中药资源可持续利用是指一种技术上可能、经济上可行、社会可接受的、在保证中药资源可持续性的前提下，合理、有效地开发利用中药资源，从而达到区域内资源、社会、经济、生态环境协调发展的一种合理利用方式。这里的可持续性强调，在时间尺度上，当代人的需求不能危害和削弱后代人满足他们对中药资源及其产品或对社会的服务需求的能力。

可持续利用是一种资源管理战略，即将全部资源的一部分加以合理收获，在适宜的生态环境下，新生长的资源数量又足以弥补所收获的数量。中药资源可持续利用是以可持续发展为战略目标，确定中药资源发展的宏观调控政策，合理利用中药资源，保护生态环境，使中药资源能够不断地满足当代人和后代人医疗保健的需求。

中药资源可持续利用的主要任务是保护生物资源赖以生存的生态环境，保护生物物种资源和生物多样性，通过人工种植、饲养或以生物技术为主要手段减少野生资源消耗，以保持社会、经济、生态环境协调发展为前提，确保当代人及后代人对中药资源的需求不断地得到满足。

二、中药资源可持续利用评价的意义

我国疆域辽阔，气候多样，自然地理条件复杂，因此，中药资源种类多、储量较丰富。然而，近年来，在经济利益的驱使下，"竭泽而渔"的资源消耗方式导致自然资源储量锐减。据统计，素有"十方九草"之称的甘草蕴藏量比 1950 年下降了 40%，虫草的产量也逐年大幅下降。大宗品种黄柏的年需求量已达到 $2.4 \times 10^6 kg$，其野生资源蕴藏量则大于 $7 \times 10^7 kg$，按其生产周期 30 年计算，只能利用 16 年。随着中药资源利用范围的不断增加，社会经济发展严重破坏了野生中药资源的生存环境，使其面临过度利用和生存环境恶化的双重压力，野生中药资源种类和资源蕴藏量都急剧下降，并且有进一步

恶化的趋势。

协调好中药资源的保护和利用，实现中药资源的可持续利用，已成为当前中药资源保护与管理的工作重点之一。而实现中药资源可持续利用的核心内容之一就是构建中药资源可持续利用指标体系，它是衡量中药资源可持续利用能力高低的基本手段，又是对中药资源进行管理的主要依据。因此，要实现中药资源的可持续利用，就要首先构建中药资源可持续利用指标体系。

作为中药资源可持续利用指标体系，它可以反映包括中药资源可持续利用的状态、水平、能力、变化趋势及影响中药资源可持续利用的因素等方面内容，在中药资源的可持续利用方面有很大的作用。其具体功能如下。

1. 监测功能　中药资源可持续利用指标体系的构建将反映出某个时期或地区中药资源可持续利用的状况及变化趋势，从而分析出中药资源可持续利用能力的高低，监测在某个时间或者地区，对野生植物的利用是否有利于中药资源的可持续利用。

2. 预测功能　中药资源可持续利用指标体系的构建，可以预测出中药资源可持续利用的未来发展趋势，即根据目前中药资源的存量、利用和管理等情况，预测出下一期可利用的中药资源的数量，从而有利于中药资源加工利用企业制订生产计划。

3. 提供政策依据功能　根据构建的中药资源可持续利用指标体系，可以分析出在利用中制约中药资源可持续利用的影响因素，为相关管理部门提供管理的依据，从而制定出有利于中药资源可持续利用的管理制度。

三、中药资源可持续利用评价指标体系的构建原则

要构建科学合理的中药资源可持续利用指标体系需要符合一定的原则，而目前尚没有一个统一的标准。根据中药资源的特殊属性，可将中药资源可持续利用指标体系的原则归纳如下。

1. 科学性原则　可持续利用指标的选择应当有充分的科学基础，要以可持续发展理论、经济理论、环境生态理论为依据，在深入的理论研究基础上，合理地选取指标，并且能够全面地反映中药资源可持续利用的各个方面。

2. 可操作性原则　要保证指标数据能够量化并且容易获取，尽可能地利用现有的统计资料及有关的规范标准。另外，制定的指标要尽可能简单，避免指标体系中各指标相互重复。

3. 适用性原则　不同地区有着相区别的人口、资源禀赋、环境、经济、社会等要素特征以及固有的发展历史，因此，必须使指标体系具有较强的适用性，做到应用该指标体系针对不同地区、不同范畴，能够从基本层面做到中药资源保护与可持续利用评价的测度。

4. 可比性原则　在制定中药资源可持续利用指标体系时，应当考虑到不同时期和不同地区之间的对比，根据对比分析出资源变化趋势，从而为制定中药资源管理政策提供依据。

5. 完备性与简明性原则　完备性要求指标体系覆盖面广，能全面并综合地反映资

源可持续利用问题中主要因素的状态和发展趋势。同时，要求指标体系的内容简单、明了、准确，具有代表性。指标往往是经过加工处理的，通常以人均、百分比、增长率、速率等表示。

6. 动态性原则   中药资源的可持续利用是一个不断发展变化的过程，影响中药资源可持续利用的因素也是不断变化的。因此，在对中药资源可持续利用进行评价的过程中，应该对一些指标进行适当的调整，反映出这方面的变化。

四、构建中药资源可持续利用评价指标体系的框架

可持续发展评价指标体系的构建，关键在于指标概念模型的确定。国内外研究实例提出了多种指标结构框架构建的概念模型，有代表性的包括联合国可持续发展委员会的驱使力（driving force）－状态（state）－响应（response）模型（DSR 模型）、世界银行的可持续发展指标体系模型、环境问题科学委员会（SCOPE）的可持续发展指标体系模型等。DSR 模型是基于解释人类活动对环境产生压力，同时会改变自然资源的数量和状态这样一种因果关系建立的。社会通过环境、经济和部门政策对这些变化进行响应。这些响应形成了对人类活动产生的一个反馈环。从更广泛的意义上来讲，这些步骤形成了环境政策的一部分，其中包括问题预测、政策形成和检测、政策评估。DSR 模型解释了人类活动和环境之间的线性关系，该模型包括以下 3 种主要的指标：驱使力指标，描绘出人类活动对自然资源产生的影响，如那些造成发展不可持续的人类活动和消费模式或经济系统的一些因素等；状态指标，描绘出自然资源的数量和质量等状态特征；响应指标，描绘出人类为促进可持续发展进程所采取的对策（图 3-1）。

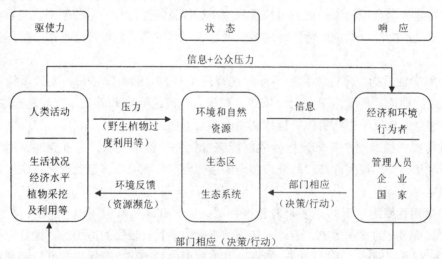

图 3-1   DSR 框架主要指标构成

DSR 模型突出了环境与资源系统受到的压力和环境退化之间的因果关系，因此，与可持续的环境目标之间的联系较密切，这是 DSR 模型的优势。而其他模型在适用于资源可持续利用评价指标方面，都表现出一定的局限性。基于以上原因，综合考虑中药资

源可持续利用评价的内容和目标，可将其指标体系归纳为基于驱使力-状态-响应（DSR）模型的层次性结构模型。将 DSR 模型应用于中药资源可持续利用评价指标结构模型的构建，与其他类型的模型相比，全面性特征使其更具优势。该指标体系中驱使力、状态和响应 3 方面指标，反映了中药资源可持续利用的状态、影响和发展趋势 3 方面内容。

根据 DSR 模型，初步建立中药资源可持续利用评价指标体系，如图 3-2。

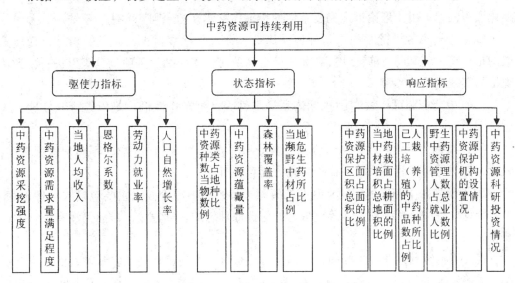

图 3-2 中药资源可持续利用评价指标体系

五、中药资源可持续利用的评价方法

中药资源的可持续利用评价，分为人类活动、中药资源状态、管理现状 3 方面的评价，按照指标体系中涉及的指标收集数据并对其进行分析，从而评价一个地区中药资源可持续利用的水平。具体步骤如下。

1. 收集数据并进行预处理，利用当地的野生动、植物或中药资源管理等部门的相关资料，必要时进行相关的调研，收集以上指标数据，然后对收集来的数据进行处理，使不同地区数据的量纲统一。

2. 运用因子分析的多元统计方法确定主要影响因子，对不同地区进行打分，从而评价不同地区可持续利用水平。

3. 对不同地区的数据，按照人类活动、野生植物状态、管理现状 3 个部分进行聚类分析，找出类似地区，从而中药资源管理部门可以根据不同类的地区特征制定不同的管理政策，为中药资源管理提供依据。

中药资源可持续利用指标体系的建立，是促进中药资源可持续利用的一个有力工具。目前，我国尚没有中药资源可持续利用指标体系，本书参照 DSR 模型初步构建了中药资源可持续利用指标体系，虽然在指标体系的构建上尚不完善，但是可以在一定程度上为中药资源可持续利用指标的构建提供一定的借鉴。

六、中药资源可持续利用评价中存在的问题及展望

中药资源可持续利用评价指标体系与方法的研究还处在探索阶段，仍存在许多方面的问题。

1. 评价指标体系中存在的问题

（1）中药资源可持续利用指标体系建立的理论，基本上是从可持续发展理论框架演化而来的，但由于理论框架的复杂性使指标体系建立的原则、方法还不统一。

（2）中药资源可持续利用指标体系庞杂、评价指标数目大，缺乏针对性，而所选取的指标有一些又同目前统计资料无法结合，致使很多详细的分项计算难以进行，致使理论与实践联系不紧密。

（3）中药资源可持续利用指标体系局限性大，可操作性低，难以综合与实践，无法应用于不同地区、不同资源的评价。

（4）指标的量化问题，由于资源极易受到外界环境条件的影响，不确定性因素多，因此，资源可持续利用系统在评价量化方面存在难度。

2. 评价方法中存在的问题　现有的资源可持续利用评价方法主要包括综合评价法、多元统计分析法、系统动力学等方法，如何选取理想的评价方法，目前仍没有公认的标准和方法。

资源可持续利用评价指标的权值确定方法可分为主观赋权法和客观赋权法。主观赋权法依赖专家的知识、经验主观判断因子的权重，主要有德尔菲法（Delphi method）、层次分析法（AHP）、模糊评价等方法，这种方法人的主观判断对结果的影响极大，判断失误则可能造成错误，缺乏科学性；客观赋权法主要有调查数据统计、计算确定权重，具有客观性，但这种方法无法表达决策者的主观意识。目前还没有一个很好的方法解决权值的确定问题。

模糊数学综合评价法解决了资源可持续利用评价中主观、定性指标的评价问题，但容易丢失部分有用信息，模型的信息利用率低，同时也受到合成算子方法选择的限制。

人工神经网络（ANN）评价法能降低资源可持续利用评价过程中的不确定因素，既具备综合评价方法的规范性，又能体现出较高的问题求解效率，但需要大量的训练样本，精度不够，应用范围有限。

系统动力学法利用计算机模拟程序仿造资源可持续利用真实系统运动行为，进行模拟预测，具有分析速度快、模型构造简单等优点，但极易受到参数干扰，造成长期分析结果的不合理。

3. 评价指标体系和方法的展望　在评价指标设置上，可以采用系统分解法将中药资源这一复杂系统分解为若干子系统，再选取反映各个子系统的评价指标，最后通过对各子系统指标的叠加，确定整个系统的具体指标体系，以保证指标的代表性和完备性。为了满足指标选择的独立性原则，我们对具体指标体系进行主成分分析和独立性分析，选择内涵丰富又比较独立的指标构成评价指标体系，并进一步征求专家意见，对指标进行调整，最终确立中药资源可持续利用指标体系。

在评价指标设置上，选择有可操作性的指标。所选取的指标尽可能得到统计资料的支持，定量指标数据计算简便，定性指标资料健全、易于量化，采用国内外已承认的指标以便与其他模式进行比较。在资源利用的不同阶段，各个指标对于资源可持续利用的重要性不一样，因而其权重会发生变化；不同的区域，由于自然条件或社会、经济发展水平不同，指标的权重也在发生变化。因此，可以采用层次分析法和专家咨询法相结合的方法确定权重，这样可以较全面、客观地反映中药资源可持续利用的总体状况和特征。

在评价方法方面，可以看出资源可持续利用评价中的各种方法都有其优缺点，没有一种十全十美的评价方法，单一评价方法往往很难真实、全面、客观地反映资源可持续利用的程度。对中药资源进行可持续利用评价时，可以采用组合评价的方法，这样就能够使单一方法的缺点得以弥补，并同时兼有各方法的优点，所得的评价结果就更加科学、合理。比如说，将层次分析法同反相传播（BP）神经网络相结合，先利用层次分析法筛选出对应变量最有影响的变量作为 BP 网络的输入节点，再利用 BP 算法进行计算，这种方法要比一般的 BP 方法更具有准确性和客观性，也能加快网络收敛速度，增强了 BP 网络对复杂系统建模的能力。

第二节　中药资源利用的生态效益评价

一、中药资源利用生态效益的概念

效益是一个相对的概念，是因人类某种活动带来某种后果与该活动未发生之前状态的比较，可为正亦可为负。生态效益是指人们在生产中依据生态平衡规律，使自然界的生物系统对人类的生产、生活条件和环境条件产生的有益影响和有利效果，它关系到人类生存发展的根本利益和长远利益。生态效益的基础是生态平衡和生态系统的良性、高效循环。

中药资源开发利用的生态效益是指人类对中药资源的开发利用活动，对于中药资源所赖以生存的自然环境的生态系统结构和功能的影响，并进而对人类生活和生产条件产生直接和间接利益的生态效应（即生态学效应）。它应包括以下几层涵义：第一，生态效益是人的经济活动引起的生态系统的结构、功能和生态环境质量的变化结果；第二，这种结果又反作用于人的经济活动，引起社会经济效益的增减；第三，生态效益在计量表示上可以有正负之分，它表示了生态效益的相对增加或减少。

二、中药资源利用生态效益评价的意义

中药资源综合开发利用旨在提高自然的和人工投入的能量和物质的利用率，获得最佳的社会、经济和生态效益，不断地满足人们的健康需求和改善人们的生活、生产环境。多年来，我国中药资源的开发利用，使中药材生产得到了迅速发展，基本满足了人口急剧增长的需要。但是，长期以来，由于人们对人口、资源、环境缺乏正确的认识，

导致实际工作中的诸多失误，造成了不良的生态后果，如资源衰退、环境恶化等，这种不良的生态状况，又进一步制约了中药资源产业持续稳定的发展。因此，在中药资源综合开发利用中如何促使经济效益、社会效益和生态效益同步提高，必须对中药资源开发利用的后果进行生态效益评价，它是中药资源开发利用中不可缺少的重要环节。

生态效益评价，就是对中药资源开发利用的生态后果（有利的和不利的）进行估价，为发展中药资源相关产业和开发利用中药资源的决策提供依据。

因此，生态效益评价对中药资源开发的意义为：第一，及时掌握各个时期的有关中药资源的数量、质量状况，以及存在问题，并为中药资源的进一步开发起到预警作用；第二，提供正确的协调资源与人之间，以及人与环境之间关系的科学依据；第三，提高人们在中药资源开发利用中的生态意识，采取有效措施，促进系统中能量和物质转化效率，提高生物产品的生产率，促进环境的改善，使中药资源得以持续稳定地发展。

三、中药资源利用生态效益评价的指标体系

中药资源开发利用因自然条件和中药资源类型不同，对生态系统产生的作用、影响等也不完全相同。例如，对生长于草原上的中药资源的开发利用主要从草原生态角度来评价，生于森林及林下的中药资源开发利用主要从森林生态角度来评价，人工种植的中药资源开发利用主要从农田生态角度来评价。因此，中药资源开发利用的生态效益评价在不同的生态类型区（森林生态、草原生态、农田生态等）有各自的特点。

如在评价森林资源的生态效益时，常采用以下指标体系：

森林资源生态效益
- 涵养水源效益
  - 防洪效益
  - 增加水资源效益
  - 森林净化水质效益
- 固碳供氧效益
  - 固碳效益
  - 森林释放 O_2 效益
- 森林保育土壤效益
  - 森林净化水质效益
  - 森林保肥效益
  - 减少泥沙淤积滞留效益
- 森林净化大气效益
  - 森林对 SO_2 的降解价值
  - 森林滞尘价值
- 森林防护效益
  - 森林防风固沙效益
  - 生物多样性效益
- 森林景观休闲功能效益

而在评价农业资源开发利用的生态效益时，常采用以下指标体系：

$$
\text{生态效益}\begin{cases}
\text{生态结构综合指数}\begin{cases}
\text{人口自然增长指数}\\
\text{森林覆盖率指数}\\
\text{水资源平衡}\\
\text{农田土壤养分平衡}\\
\text{初级产品与次级产品结构比}
\end{cases}\\[2pt]
\text{生态功能综合指数}\begin{cases}
\text{耕地生产率}\\
\text{次级产品土地生产率}\\
\text{农田商品产投比}\\
\text{光温利用率}
\end{cases}\\[2pt]
\text{环境质量综合指数}\begin{cases}
\text{土地侵蚀面积变化率}\\
\text{土地盐碱化面积变化率}\\
\text{土地沙化面积变化率}\\
\text{草地退化面积变化率}\\
\text{土壤质量指数}
\end{cases}
\end{cases}
$$

总体上讲，中药资源开发利用的生态效益评价指标体系的建立应遵循如下基本原则：

1. 能够从宏观上反映中药资源开发利用中生态系统的生态结构、生态功能和生态环境要素的变化情况，有利于宏观观测和调控。

2. 定性评价与定量评价相结合。中药资源开发利用生态效益评价中，有些指标暂时还难以用定量方法描述和评价，因此，除了筛选出部分定量评价指标外，在实际应用时，则结合区域实际情况调整和增减有关评价指标（包括定量、定性评价指标），综合考虑影响中药资源所处生态环境的主导因素和次要因素，采用定性与定量相结合的方法进行。

3. 可操作性。指标体系尽可能简单明了，便于实践中推广应用。

四、中药资源利用生态效益评价的方法

现有生态效益的评价研究，在生态效益的测度方面均以测度出项目生态效益经济价值为目标，所采用的方法可分为两类：一是直接测度法。该方法采用列表清单的方式列出中药资源开发利用对生态系统功能各方面的影响，分别计算其影响的"量"，再采用市场价格将其折算为经济价值，如生物固氮、释氧、涵养水源价值等，该方法常见的是能值分析法，适用于各种生态效益均能确切量化的情况。该方法使用的局限性在于生态效益并不能完全准确定量，经济价值的确定随市场价格的波动而变化。第二种方法是对生态效益的估算。该方法针对中药资源开发利用生态效益中景观改善效益、生物多样性减少损失等无法量化指标的特征，采用市场替代法、支付意愿法、机会成本法等粗略估算评价对象的生态效益值，此方法是前一种方法的重要补充，但随着社会经济的发展，人们对生态服务功能的支付意愿会随之改变，评价结果主观性较强。在实际研究中，两种方法常结合使用。

总之，生态效益是中药资源开发利用中要实现的一个重要方面，也是提高我国中药资源综合开发利用技术，促进中药资源相关产业发展必须重视的一个问题。明确中药资源开发利用生态效益的含义，建立科学的评价指标体系，选用有效的评价方法是科学有效评价中药资源开发利用生态效益的必要条件。

第三节　中药资源利用的社会效益评价

一、中药资源利用社会效益评价的概念

中药资源综合利用的社会效益评价，是指对以共同的物质生产活动为基础而相互联系的人们的总体，在利用中药资源物质或是使用劳务时所产生的益处的核算。社会效益评价主要考察资源带动地区社会文化发展的程度。严格地讲，中药资源不等同于中药行业，而是自然资源的一种，是中药行业的生产利用对象，所以中药资源的社会效益不能等同于中药行业的社会效益，而是包括中药行业在内的社会效益。

中药资源是国民经济建设、人民体质健康保障和生态环境保护不可缺少的重要自然资源，是中药产业发展的基础，进行中药资源利用的社会效益评价是其合理开发利用的必要保证。其社会效益主要表现为可以通过劳动投入和相关产品的生产、销售，以及资源的开发利用，有利于为社会提供就业岗位；通过资源开发利用对资源产区的经济具有促进发展作用；对人民群众健康保障和对和谐社会的建设等方面也能发挥积极的作用。

从中药资源利用的主体特征和核算内容考虑，中药资源利用的社会效益评价内容应包括中药资源对人类健康的保证和促进，创造工作岗位、提供就业机会，对相关文化、传统、习俗的影响等几个方面。中药资源对人类健康的保证和促进是指中药资源本身及其产品对健康的维护，包括疾病的预防、诊断、治疗等方面。中药资源开发利用创造的就业机会是其社会效益核算的主要指标，也是唯一能够量化的指标，目前比较认同的社会效益核算方法就是对提供就业岗位的核算。它的核算方法主要采用投入产出法和提供就业机会的增值系数计算。最后，使用平均工资额乘相应的就业机会，即得到社会效益的价值，世界银行在新国家财富评估方法中，把提供的就业机会当做"社会资本"来对待。这里中药资源利用社会效益的价值仅仅是资源利用过程提供就业机会的价值，没有包括中药资源其他社会效益的价值，如中药资源对人类健康的保证和促进以及对相关文化、传统、习俗的影响等几个方面。所以说，这是一种保守的核算方法，其实际社会效益远不止于此。

目前，对中药资源利用的社会效益的界定和评价处于研究阶段，尚没有系统、科学的评价体系。社会效益既难以界定又无合适方法计量，但它的确对社会发展有着重要影响，借助相关学科研究经验，我们建议其核算应考虑到提供就业岗位、对健康的促进和对文化、传统、习俗的影响等几个方面。

二、中药资源利用社会效益评价的指标

该评价指标包括以下 3 个方面。

1. 人均资源土地面积　出产中药资源的土地面积同地区人口数的比率反映了人均资源土地面积，数值越大，中药产业可发展潜力越大。

2. 人均中药资源占有量　人均中药资源占有量越大，中药产业发展潜力越大。

3. 系统就业满足度　从事中药材产业的人数及就业人口是否满足，也预示着中药资源的发展状况。

三、中药资源利用社会效益评价的意义

中药资源利用社会效益评价的意义体现在以下几个方面。

1. 提供就业岗位　中药资源的保护、种植、采收、开发、流通等各个环节都可以产生就业机会，目前，国内从事中药资源利用的工作岗位很难准确统计。其中大部分环节均可以提供全职的工作岗位，且这些工作岗位还存在一定的增值效应，即一份中药资源工作在其他领域可以产生额外的工作岗位，增值系数大致为 2.2～4.0。据不完全统计，截至 2008 年，全国从事中药资源相关工作的就业人数为 50 万人，随着中药资源的深入开发利用，将会产生更多的工作岗位，为社会稳定和经济发展发挥巨大作用。

2. 保障人类健康，保证药物供给　中药在国民健康保障体系中一直起着重要作用，可以说，中药资源及中药一直在我国的国民健康体系中扮演着重要的角色，中药资源对人类健康的保证和促进，具体包括对疾病预防、诊断、治疗和保健等几个方面的作用，可以是直接的产品所产生的作用，也可包括间接的作用。

有史以来，人类就依赖药用动植物治病，经过几千年的发展，药用植物不仅没有从人类的生活中减退或消失，而且占有愈来愈重要的地位。现在，不仅发展中国家有 80% 的人依赖植物药治病，就是在发达国家，也有 40% 以上的药物来自药用植物，从植物药中开发新药已成为目前药物研发的趋势。随着自然环境不断恶化，生物多样性严重丢失，在人类不断丧失药用植物资源物种多样性的情况下，疾病多样性却不断增加，中药资源的合理开发和综合利用更加迫在眉睫。

3. 有利于中药资源的保护和合理开发利用　由于中药资源开发利用缺乏科学性，开发利用率低造成了资源保护与利用矛盾日益突出，目前，许多野生药物资源都由于过度的开发状态，严重破坏了生物的多样性及生态系统的平衡。而中药行业的需求剧增又加剧了资源保护与利用的矛盾。因此，解决中药资源的合理开发利用，提高中药材资源的人均占有量，直接关系着中药产业的发展。中药资源的利用与保护是相辅相成的两个方面，也是关系到多部门、多行业和多学科交叉的一项系统工程。在中药资源的开发利用上，不仅要考虑其产生的经济效益，也要考虑其社会效益和生态效益，对中药资源的社会效益评价有利于资源的保护，促进其科学开发利用，也有利于使资源开发和使用企业承担更多的社会责任，从而加强保护意识和促进科学合理的开发。

4. 有利于弘扬传统文化、加快中医药文化资源的开发　中医药学的特点是文化背景深厚，是中华民族文化中的精华与瑰宝。从其产生、形成到成熟，数千年来，对中华民族的繁衍昌盛作出了伟大贡献，并以其独特的理论体系、显著的疗效、浓郁的民族特色、极为丰厚的文化内涵，成为人类医药科学宝库的珍贵财富，是中国乃至世界文化遗

产的重要组成部分。合理的中药资源利用可以进一步弘扬传统文化以及开发中医药的文化资源，目前，国内少数中药企业已经开始了此项工作。例如，中国首批非物质文化遗产名录中，有9项传统医药学文化榜上有名，分别是中医对生命与疾病的认识方法、中医诊法、针灸、中医正骨疗法、同仁堂中医药文化、胡庆余堂中药文化和藏医药文化等内容，逐步形成了独具特色的中医药文化产业，成为新的经济增长点。

总体来说，中医药文化资源的开发和利用尚处于起始阶段，如何去重视、开发和利用中医药文化资源，使其重新焕发出光彩，成为新的经济增长点，值得我们认真思考和研究。

第四节　中药资源利用的经济效益评价

一、中药资源利用经济效益评价的概念

中药资源利用的经济效益评价，是指在合理利用中药资源过程中，借助于经济学原理和方法，全面分析、评价不同方式开发利用某种中药资源的成本、效益或效果。经济效益评价主要考察中药资源所能产生的经济价值。特指中药资源利用过程中产生的经济价值评价，不同于中药资源本身的经济价值。借助于此种经济效益评价结果，能够确定某种中药资源开发模式是否能够带来最大经济效益。

二、中药资源利用经济效益评价的指标

中药资源利用经济效益评价的指标包括以下几个方面。

1. 药用物种资源种类　药用动植物种类的多少是某一地区中药资源的评价指标之一。药用动植物种类越丰富，可供开发利用的价值越大。同时，应注意中药资源的珍稀程度、市场紧缺程度，这些都极大地影响着药材的经济价值。

2. 药材规格和质量　不同环境或不同产地药材的质量具有很大差异，在商品市场上，高等级规格的药材与低等级规格的药材经济价值相差悬殊，如道地药材在市场上的占有率及价格均具有优势。药材的质量标准，一方面反映其优良的性状特征，一方面反映有效药用成分含量的高低。

3. 种群年龄结构　某一地区的中药资源的经济价值高低还取决于其种群的年龄结构。因为药材是采用动植物不同的药用部位，种群的年龄决定其药材产量的大小。从发展角度看，种群中不同年龄组个体的比例，对种群繁殖力的发展起着重要作用。在迅速扩张的种群中，中、青年组的比例大；在停滞的种群中，各年龄组处于平均分配状态；而在衰退的种群中，年老的个体可能占大多数。故种群的年龄结构还可预测中药资源未来的经济效益。

4. 单位面积产量　单位面积产量关系到某种中药资源的蕴藏量，直接影响中药资源的经济开发前景。经济量和年允收量也是衡量药材资源的经济效益指标。

5. 生产效率　生产效率既可以作为评价中药资源生产合理性的指标，又可作为控

制年采收量的评价指标。其计算公式为：

生产效率＝年实际采收量/年允收量

一个地区或一个部门采收药用动植物的数量是否合理，体现了中药资源开发利用是否合理。生产效率的理想值等于1。当生产效率为1时，表示可利用的资源已全部采收回来，中药资源得到了充分开发。当比值小于1时，表示中药资源利用得不充分或由于实际需要量少，采收量不多。当比值大于1时，表示实际采收量已超过了每年允许采收的限度，是不合理的，今后应严格控制，减少年实际采收量，以便做到资源的永久利用。

6. 经济效率　为了使药材收购部门能正确制定出每年最佳采收量，仅以生产效率作为依据是不全面的。为此，应计算其经济效率。计算公式为：

经济效率＝年实际采收量/年总消耗量

当经济效率比值为1时，是最佳值，表明采收的药材全部销售而没有积压，当比值大于1时，表示采收量超过实际需要量，将会造成中药资源的浪费，故应减少每年实际采收量。

7. 效益－成本分析　一般经济效益评价的方法采用收益/成本法，这是衡量投资效益最直观、易懂的指标，属于比率性指标，在通用经济评价领域被称为效益－费用比指标。成本－效益分析要求成本、收益均以货币形态计量，常用指标为效益/成本（B/C）。如果B/C≥1，则方案经济，可以考虑使用，否则不经济，没有开发意义。这一指标，既可以对单一利用方案的经济性作出判定，同时也可实现对多个方案进行经济效益评价的对比，找出最优化方案。当然，在评价过程中也要考虑社会效益和生态效益，由于社会效益和生态效益的指标难以货币形式直接体现，所以，这里的成本特指开发过程的成本。根据中药资源本身和开发的特殊性，可列出计算公式：

经济效益＝收益/（成本＋资源本身经济价值＋等量资源恢复所需投入＋环境补偿所需投入）

三、中药资源利用经济效益评价的意义

中药资源利用经济效益评价的意义体现在以下几个方面。

1. 有利于产业政策的制定和形成合理的产业布局　建立在产业经济学理论基础上的有关资源配置结构的经济政策就是产业政策。产业政策的主要内容包括产业结构、产业组织、产业技术和产业布局等几个方面。对某一资源经济利用效益进行评价可以指导相关产业的政策制定，引导产业发展，合理规划产业布局。中药产业的合理布局有助于进行区域分工，加强区域经济合作，发挥地区资源优势。产业政策作为上层建筑和意识形态，对中药资源产业的发展具有直接的、导向性的作用。国家对中药资源的保护、可持续利用和综合开发利用的政策支持以及价格、税收等政策倾斜，都将对中药资源产业的发展产生深远和巨大的影响。

2. 有利于资源的合理配置和综合开发利用　中药资源由于产地和自然条件的关系，其资源分布是相对固定的，而且在相当长一段时间内是恒定的。根据资源利用的经济效

益评价可以很好地进行资源配置，优先保证能进行综合利用且利用效率高的企业享有资源及进行综合开发利用。

3. 有利于提高中药资源的利用效率，促进国民经济发展　进行资源利用的经济效益评价能提高投资效益和资源利用效率，降低资源开采率，间接保护中药资源，加快经济增长速度，满足社会发展对资源的需求。

4. 有利于减少能量消耗，促进节能减排　中药资源利用效率的提高意味着得到同等产品所消耗的能源和劳动力有所减少，具有降低能源消耗、减少碳排放的作用。

第四章 中药资源综合利用实例

第一节 植物类中药资源综合利用实例

一、植物类中药资源综合利用的方式

中药资源综合利用的目的就是将中药的单一用途变为多用途，变无用为有用，变低附加值产品为高附加值产品，通过多途径实现中药资源的可持续开发与利用。随着资源的减少、人口的增多、需求的增加，对中药的综合利用与开发便具有更为重要的意义。本节将目前人们对植物类中药资源综合利用的方式做简要介绍。

1. 植物类中药资源不同组织器官的综合利用 人们对于中药资源的利用往往是将其某一或几个部分入药，其余则弃之不用，造成资源的极大浪费。目前，对植物类中药资源不同组织器官的综合利用有两种情况。

（1）同一资源植物不同部位含有相同或类似的可利用成分，可一同利用。如雷公藤 *Tripterygium wilfordii* Hook. f. 用其根，现代研究表明其主要活性成分之一雷公藤甲素在地上部分中的含量为根的 3 倍以上，且组分简单，易于分离。人参叶含有人参根中的多种人参皂苷类成分，一些成分含量颇高，已作为新药开发的资源加以利用。丹参 *Salvia miltiorrhiza* Bge. 药用其根及根茎部位，研究表明，丹参茎叶中含有与根类似的活性成分和药理作用，且地上部分生物量约为根重的 2 倍。黄芪 *Astragalus membranaceus* Bge. 用其根入药，其地上部分亦含有丰富的皂苷类、黄酮类、糖类和氨基酸类等成分，目前，已对其进行综合利用制成各种保健类产品。

（2）同一资源植物不同部位含有不同成分，可分别开发利用。如利用当归 *Angelica sinensis*（Oliv.） Diels 根中的有效物质开发药品、功能性保健品、精油、浸膏等；其叶及果实可作为提取芳香油的原料，用于制作香精和开发产品，如当归叶油霜对治疗面部黄褐斑有一定疗效。三七为五加科植物三七 *Panax notoginseng*（Burk.） F. H. Chen. 的干燥块根。现代研究已证实，三七除传统药用部位主根外，其花序、果实、茎叶等部位也含有较高含量的可利用物质，因此，可综合研究和开发利用三七生物资源。三七植物不同部位资源综合利用示意图如图 4 -1。

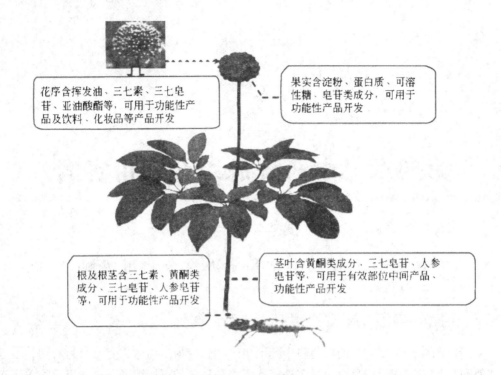

花序含挥发油、三七素、三七皂苷、亚油酸酯等，可用于功能性产品及饮料、化妆品等产品开发

果实含淀粉、蛋白质、可溶性糖、皂苷类成分，可用于功能性产品开发

根及根茎含三七素、黄酮类成分、三七皂苷、人参皂苷等，可用于功能性产品开发

茎叶含黄酮类成分、三七皂苷、人参皂苷等，可用于有效部位中间产品、功能性产品开发

图 4 - 1　三七植物不同部位资源综合利用示意图

2. 中成药、原料药生产中的综合利用　中成药、原料药的生产中涉及炮制、提取、加工等多个工序，在这些工序中也可通过更新技术、改进工艺等手段对中药资源进行综合利用，提高资源利用率。

（1）炮制过程中的综合利用　炮制过程中药物成分的损失也是导致药物浪费的重要因素。如对乌头、附子的炮制，原来的方法是以水洗泡，再去水，从而达到降低毒性的目的，但通过这一操作使大量生物碱流失，现已将浸泡液收集，通过一定处理后制成膏剂用于治疗关节炎疼痛，临床反应效果良好。加工红参蒸参时附在屉布上的油状物中含有人参皂苷、氨基酸、酚类等成分，其中，皂苷含量按干重计算为 7%，这些都是弃之为废、收之为宝的中药资源。中药饮片在加工炮制和贮藏时会产生一些碎药，直接应用于配方会影响外观和降低饮片质量，弃而不用就会造成浪费。对黄芩、黄柏、丹皮等碎药可炮制成炭，甘草、桂枝、黄芪等可炮制成蜜炙品，既减少炮制时间，又能提高炮制质量；碎甘草和干姜可煎汁用做炮制其他中药的辅料；碎丹皮与泽泻同贮，碎细辛或碎花椒与地鳖虫、蛤蚧、蕲蛇等同贮，可防止这些药材生虫；黄芩、黄柏、黄连的碎渣可配制成清热解毒的"三黄散"。

（2）制剂工艺过程中的综合利用　在中成药的生产过程中，生产工艺的合理与否对药物的充分利用起着较为重要的作用，如柴胡注射液的制备，是将柴胡按水蒸气蒸馏法收集馏液再进行重蒸馏，然后制成针剂应用于感冒、流感、疟疾的退热和镇痛等。从整个工艺看，这一制备过程是比较合理的，但柴胡中的非挥发性成分柴胡皂苷，因制备工艺的不同被除去而未利用。又如鱼金注射液具有抗菌消炎作用，尤其对小儿肺炎效果较好。该注射液由金银花、鱼腥草经提取挥发油后配制而成，而金银花中不具挥发性的抗菌成分绿原酸、异绿原酸，鱼腥草中所含的不挥发抗菌成分鱼腥草素均未得到充分利用。因此，改进工艺是减少有效成分损失的主要措施之一。

红花子粕中的油的残余量为2%~15%。目前，市场上提取红花子油的方法有浸提法和冷榨法两种，浸提法得油率较高，但优质的红花子油一般都是通过冷榨法得到的。冷榨法后红花子粕可再次通过浸提法二次提油，提高油的利用率，然后提取里面的5－羟色胺，再提取蛋白质，最后留下的纤维可作为反刍动物的饲料或肥料。利用这样的一套流程，可大大提高红花子粕的综合利用效率。

（3）加工过程中"三废"的利用 在药材的加工过程中会产生一些废气、废水、废渣，这些三废中往往仍含有一些有用物质，可以加以利用。如加工红参时，需要上屉蒸人参，把排出的蒸汽用冷凝管回收，即成"人参露"。"人参露"再经进一步加工、提炼、浓缩而成为"人参精"。收集屉布上的一层黏稠红色油状物，即"人参油"。人参露、人参精及人参油仍具有相当高的医疗价值。加工"糖参"要用排针将参体扎上很密的针孔，然后再放入饱和的糖液中，使糖充分浸入参体，捞出后烘干就成为"糖参"。在浸参时，参体内的有效成分也随之进入糖液中，将糖液进行浓缩，即成为"人参糖"。

3. 有效成分的综合利用 用做医药原料的中药材往往不止含一种可供药用的成分，其他成分也可能具有生理活性。综合利用中药材中的多种有效成分，开发其不同层次的药用价值，就能做到物尽其用。

如甘草，不仅是我国最常用的药材之一，而且在制药、食品、化工和印染等方面都有广泛应用。同时，甘草也是我国西北地区重要的固沙和绿化植物，有着重要的生态价值。可根据甘草所含有的化学物质对甘草资源进行多途径、多层次综合利用（表4－1）。

表4－1 甘草资源综合利用分析

甘草资源	化学成分	利用途径	利用部位
甘草属 Glycyrrhiza L. 甘草 Glycyrrhiza uralensis 光果甘草 Glycyrrhiza glabra 胀果甘草 Glycyrrhiza inflata	黄酮类 甘草素 异甘草素 槲皮素等 三萜酸类 甘草酸 次甘草酸等 糖类及粗蛋白等	药品 （抗溃疡药、镇咳药、解毒剂、利尿剂、抗菌剂等） 食品 （饮料、糖果、饼干、面包等） 饲料 （畜牧业饲料） 化妆品、护肤品 （乳液、沐浴液、膏、露、霜、清洁剂等）	根、根茎及地上部分 根、根茎及地上部分 地上部分 甘草提取物

再如虎杖 *Polygonum cuspidatum* Sieb. et Zucc. 系蓼科植物，药用部分多为根及根茎，也有用茎叶入药。具有活血化瘀、利湿退黄、祛风止痛、清热解毒以及祛痰止咳等功能。虎杖中主要含鞣质、蒽醌类衍生物及白藜芦醇等3大成分，经临床试验证明，虎

杖鞣质用于Ⅱ度烧伤；蒽醌衍生物用于治疗银屑病、肝炎，升高白细胞、血小板；白黎芦醇成分用于预防脑血管疾病。

另外，中药材提取后的废渣还含有多种有用化学成分，对其进行综合利用，可大大提高资源利用率。如从提取罗汉果浸膏的废渣中选出罗汉果子，再提取罗汉果油的收率可达11%~14%。从细叶小檗 *Berberis poiretii* Schneid 提取小檗碱后的废弃母液中提取升高白细胞的药物小檗胺。从穿龙薯蓣 *Dioscorea nipponica* Makino 提取穿龙冠心宁后的药渣中，可提取1%溶点合格的皂苷元，水解后的药渣废液还可生产酒精（57°白酒出酒率为26.4%~32.1%）。

4. 中药残渣的资源化　中药提取后的残渣多被人们作为无用物质弃去，其实中药残渣中除了仍含有多种药用成分外，还富含淀粉、纤维素、脂肪油、蛋白质等物质。对这类物质进行综合利用，使其再资源化，除了能提高资源利用率外，还能降低工厂成本、提高经济效益，减少污染，利国利民，具有广阔的发展前景。

（1）作为燃料　将提取后的药渣装入药渣收集罐，进行烘干，药渣进行预处理过程之后，再由倾斜式传输带将药渣传送到焚烧炉进行焚烧。焚烧处理可以将药渣作为燃料用于生产中，降低成本和能源消耗。

（2）提取纤维素　很多中药都含有大量的纤维素，尤以植物药更为突出，这类物质目前均作为无效物质被去掉。但有的纤维素仍具有药用价值或其他功用。如穿心莲，在提取了主要成分内酯类化合物后，可将其残渣再制成微晶纤维素，作为片剂等的赋形剂，或者作为制造纸张的原料。

（3）用于生产食用菌　中药渣种食用菌的方法是将中药渣趁热倒入干净的塑料袋中，冷却至室温，喷液态菌种，再进行培养，则可长出食用菌。像夏枯草、益母草等一些草本植物的药材，其药渣主要成分是纤维素，纤维素经过加工以后，组织结构疏松，能够被食用菌中的酶分解利用，完全可以替代食用菌栽培过程中如棉子壳等物料进行食用菌的栽培。这样不仅可以解决传统的棉子壳栽培料逐渐缺乏的情况，而且其中的营养价值对于食用菌营养价值的提升也有好处。现通过技术培训和示范种植等形式，中药渣生产食用菌已在国内某些城市如山东省的城阳、胶州等地进行大面积推广栽培。栽培食用菌后的残渣，由于其在经过食用菌的酶分解以后，富含植物所必需的氮、磷、钾3种元素，还可以作为优质的天然有机肥料使用。

（4）加工成保健饲料　在中药药材中有一类治疗消化系统疾病的药材，如黄连、木香、吴茱萸，以及保肺滋肾的良药五味子等，它们被提取后的残渣还留存疗效，能够预防和治疗鱼类的肠胃病、烂鳃病等病症。把这些药渣烘干以后打成粉，并和鱼的饲料拌在一起。药渣和饲料按1:4的比例拌匀，撒到鱼塘里，连续喂7天。其效果和抗生素相当，明显优于敌百虫等化学药品，使500g鱼苗成活率由原来的60%左右提高到85%以上。一些药渣如大枣、茯苓、麦冬、桑椹等，含有蛋白质、糖类和淀粉。把这些药渣粉掺入饲料里喂鸡、鸭、猪等畜禽，防治各种疾病的效果也很好，这样就可以减少或不使用抗生素等化学药品，有利于提高畜禽及鱼类的肉质和营养，避免食用者二次摄入抗生素等化学药品。

（5）**发酵产生新的化学成分**　淀粉是许多中药所含的一种重要无效成分，往往被去掉。而淀粉具有多种用途，它既能通过水解来制取葡萄糖，又能发酵作为制酒原料。例如，穿龙薯蓣的有效成分为薯蓣皂苷元，用做多种甾体激素的合成原料。薯蓣中还含有大量的淀粉，就可用来发酵制酒，而残渣用以提取苷元，并且不需再经苷的水解过程。天津生产的百花酒，是以多种药渣淀粉发酵制成的。研究表明，富含淀粉的药渣，每250kg 可产 50°白酒 40～50kg。

5. 用于生态农药和肥料　对具有抗菌消炎及杀虫作用的中药，在进行工业化生产后，可以开发成生态农药，如苦楝皮、黄柏等。中药药渣还可以作为肥料，经过长时间煮沸，具有易腐烂、不生草和不生虫等优于农家肥的特点，对于恢复土壤中有机质含量有一定好处，又是一个不可多得的肥料资源。

6. 多途径开发利用　中药资源除了被应用于医药工业外，还被应用于多个行业。首先，由于中药本身具医疗保健的特性，因此被广泛应用于保健品行业，如保健食品、保健饮料、化妆品、保健枕头、保健腰带、保健鞋垫、保健汽车坐垫等。植物类中药资源除含有功效成分外，有的还富含纤维素、蛋白质及氨基酸、淀粉及多糖、油脂类、有机酸、植物胶（如杜仲胶）等，可提取作为工业原料。许多中药材还是药食两用的，因此，中药资源在食品工业上也有广泛的应用，如用做药膳、提取有用物质作为食品添加剂、开发一些风味物质等。在农业上，植物源中药资源可被开发为饲料及饲料添加剂、天然植物保护剂（新型农药）、有机肥料等。中药资源在多领域的应用为中药资源的综合利用开辟了广阔的思路与途径。

二、鲜药材产地初加工利用

植物类中药材采收后，经产地加工成商品药材后供下游产业使用。在药材加工过程中，往往会伴有某些成分的损失或变化。因此，在某些特定的使用范围内，直接利用新鲜药材往往具有较大优势。

1. 鲜药材的应用优势及历史

（1）**鲜用的优点及使用范围**　传说"神农尝百草，一日而遇七十毒"，说明古代治病所用的草药最初就是直接使用。随用随采，用量少还可应付；规模扩大，就需要储存以备急需，有时因季节问题，也需要预先储存。要存放就要保证不腐败变质，最好的方法就是干燥。由于干燥等处理，衍生炮制，炮制的结果可能产生功效改变。这种改变可能是增强，也可能是减弱，也可能变成治疗其他疾病的药物，由此形成一整套的中药炮制理论。

但是药材的鲜用优势显而易见。其实，在民间常用的 2000 多种中草药中，有近1/3 的品种在传统用法中是以"鲜"为主的，《神农本草经》中的"生者尤良"，此"生"字乃指"鲜"。历代本草记载很多，如《金匮要略》"百合地黄汤"用生地汁益心营、清血热。《时病论》用鲜石斛、鲜生地、鲜麦冬等清热保津，用鲜芦根等凉解里热，用鲜菖蒲等祛热宣窍。葛洪的《肘后备急方·治疟方》："青蒿一握，以水二升渍绞取汁，尽服之。"干品煎汤效果不佳。又如，《千金翼方》"薄荷"条下："亦堪生食，人家种之，饮之发汗，大解劳乏。"再如，《济生方》中"大蓟饮"以鲜大蓟汁配鲜地黄汁及少许姜汁、白蜜治吐血、呕血。新中国成立前后，北京四大名医尤为推崇以鲜药为人治病，处方中常有两三味鲜药，疗效甚佳。近代中医临床常用的鲜品药材有地黄、生姜、石斛、荷叶、藕等四五十种。

有人归纳鲜药在临床应用，有3个特殊作用和8类临床适用病症。

3个特殊作用 寒凉性药，鲜品较干品偏凉偏润；辛香药，鲜品较干品味厚力峻；鲜药汁润燥之性强于干品。

8类临床适用病症 外感伤寒、温病及伤暑；咯血、衄血、吐血等诸血症；急性菌痢、腹泻；肝炎、肺痈、肺结核、慢性气管炎、百日咳、白喉；腮腺炎、乳腺炎、扁桃体炎；伤科、外科病症；恶性肿瘤及系统性红斑狼疮等免疫系统缺损症；急危重症的急救与解毒。

（2）传统鲜用和贮藏保鲜方法

传统使用方法 直接入汤剂法，自然汁内服法，煎膏法，蒸露法，捣烂外敷法，自然汁外用法。

贮藏保鲜法 自然贮藏法，砂藏法，砂植法，冰箱贮藏法，塑料薄膜保鲜法，移栽法。

（3）现代保鲜方法 以上使用和贮存法显然不适用于工业化生产。为了适合工业化生产，郝近大提出鲜药制成自然汁加防腐剂，或者超低温干燥后贮存；使用保鲜剂贮存；用薄膜密封或充氮密封；真空冷冻干燥、辐照后贮存。这些方法的目的都是尽量维持鲜药材的原来状态。其实，影响药材质量的除了外在因素如真菌感染之外，也有内部因素，如原植物中的生物化学反应及原植物中酶的作用。所以，只有了解了药材中的有效成分的结构和性质之后，才能了解保护这些成分的有效方法，而根据有效成分的性质和鲜药材中其他物质对成分的影响原理探讨处理鲜药材的方法就是现代鲜用法，或现代炮制法。

现在成药的生产及中药房配药绝大部分用干品饮片，现代研究表明，鲜药材（原生药材，而非炮制前的干药材）与传统中药饮片在化学成分的含量上存在着明显的区别，药效作用亦有显著性差异。大量数据表明，大多活性成分高含量地存在于鲜药材中。研究人员发现，常用的干燥银杏叶的黄酮苷和萜内酯类含量与鲜品相比，有明显差异，鲜银杏叶中黄酮苷和萜内酯类含量最高，故建议采用新鲜状态的银杏叶为生产银杏叶提取物的原料。国内从20世纪80年代起，已经开始加强鲜药的基础研究，在保鲜技术，鲜药制剂的开发、临床应用等方面取得不少成果，大大促进了我国的鲜药研究。如金龙胶囊、金水鲜胶囊是我国鲜药应用历史上最早的运用鲜药材制成的防治多种肿瘤的制剂，以鱼腥草、益母草等为原料的中药产品大量使用鲜药材。国外对鲜药的研究工作很多，对鲜药的化学成分、药理等方面研究深入，采用鲜药作为原料，获得了不少有关鲜药的专利，开发了一些高水平的鲜药制剂。

20世纪中期，由于人口数量和医疗保健需求的快速增长，国内临床的中药使用量急剧增加，加上国际上天然保健品流行，对植物（中药）资源的消耗性需求越来越大，迫使我们必须从资源的高效利用上想办法，而药材鲜用能高含量地保留有效成分是一条不错的途径和方法，但鲜药材的应用并没有形成适应时代特色和中医药特色的规模化产业。因此，我们应积极开展药材鲜用技术研究，把它作为一个广泛关注的现象进行理论延伸研究，并推动中药现代炮制的产业化发展。

2. 中药炮制发展的历史及现状　根据传统中医药理论，在使用中药材时多对药材进行炮制加工，炮制是药物在应用前或制成各种剂型以前必要的加工过程，包括对原药材进行一般修治整理和部分药材的特殊处理。由于中药材大都是生药，其中不少药材必须经过特定的炮炙处理，才能更符合适时用药的要求并充分发挥药效。如我国现存的第一部医书《黄帝内经》中记载的"治半夏"即是炮制过的半夏。炮制工艺是否得当，直接影响药物的性能与疗效，正如前人所说："不及则功效难求，太过则性味反失。"中药炮制工艺的应用与发展，有着悠久的历史，方法多样，内容丰富。

众所周知，中药炮制的发展大约可分为4个时期：春秋战国至宋代（公元前722～公元1279年）是中药炮制技术的起始和形成时期；金元、明时期（公元1280～1644年）是炮制理论的形成时期；清代（公元1645～1911年）是炮制品种和技术的扩大应用时期；现代（公元1912年以后）是炮制振兴、发展时期。中药炮制经过上千年的发展，已经形成了较为完善的具有中国特色的理论体系，是祖先留给我们的宝贵文化遗产。如我国第一部炮制专著《雷公炮炙论》记载了300种药物的炮制方法与技术，其中许多炮制方法一直沿用至今。

随着科学技术的不断发展，古老的中药炮制也被赋予了时代的气息。但目前对炮制工艺改进的关注点多在于对炮制设备的改进，而较少从本质上去提升炮制水平的科学性及工艺方法的技术性、科学性。

3. 鲜药材在中药炮制应用中的技术瓶颈　由于受科学认知的时代背景的限制，传统的药材炮制加工不可能对鲜药材与炮制的饮片进行化学成分的比较研究，先人未能阐明药材炮制前后活性成分的变化情况及该种变化对药效活性的影响，古人的炮制方法更多的是依赖自然的经验。

近代中药炮制经过广大科研人员的深入研究，阐明了许多药物发挥临床治疗作用的物质基础，对比研究了许多药物在炮制前后主要有效成分的变化情况，对于深入研究中药炮制作用和原理产生了重要的影响。尤其值得注意的是，传统的中药炮制使用的原料一般是在产地采摘（挖）后，经晒、阴干后的干性药材，而此时的干性药材已经与新鲜的原生药材有很大区别了，而炮制后的药材与干性药材还有一定的差异，这样就使鲜药材与中药饮片在化学成分种类、含量和治疗效果方面的差异就更大了，而这方面的研究工作才开始起步。近些年来，研究者对比传统炮制所需药材的产地粗加工（晒干、阴干等）制得的干药材与鲜药材，发现干性药材中目标化学成分含量多数明显低于鲜药材，这表明药材传统的产地前处理加工采取阴干、晒干等便利方式造成了活性成分大量降解，即还未完成炮制而药材品质就已经受到了影响。研究还发现，无论红车轴草植物处于哪一个生长期，其新鲜的含量均大大高于晒干干燥品的含量，故采用新鲜植物作为红车轴草异黄酮提取工艺的原料。又如，在干制过程中，地黄所含的苷类成分有不同程度的分解，单糖苷分解最多，双糖苷次之。鲜金银花中绿原酸一般在5%以上，甚至高达10%，而传统炮制品在2%以上。在鲜药转化为干品或者转化为制剂的过程中，其所含成分的变化相当大，因而引起的疗效变化也是可想而知的了。所以，如何从炮制源头控制药材质量，然后通过适宜的炮制加工使药材达到最佳的应用状态，以最大限度地保留中药的活性，使炮制后的药材在品质方面完全可以与新鲜的原生药材媲美，减少药材在采集、炮制、运输过程中有效成分的流失，成为判断炮制方法好坏的重要因素。另外，我们还得关注鲜药材中毒性成分同样被高含量水平保留下的负面影响。因此，基于鲜药材炮制技术的研究已成为提升中药炮制水平的重要方向。

一般认为，鲜药材应用受到季节的制约，适宜的产地粗加工又受到装备条件限制，这都给规模化药材鲜用带来困难。这是"药材鲜用"要解决的技术瓶颈。大家都知道"绿茶"的加工，茶叶"杀青"技术的应用使千家万户都能制绿茶就是药材鲜用炮制的典范。新鲜的茶叶通过瞬间高温破坏"多酚氧化酶"（杀青）防止儿茶素氧化为聚合多酚，使儿茶素类成分高含量地保留在绿茶原料中，就是个炮制过程。不"杀青"就可能变成乌龙茶，甚至红茶，让大部分儿茶素破坏。值得提醒的是，现在大型隧道式烘干、蒸制杀酶装备完全可以完成产地规模化的粗加工。

鲜药材是植物次生代谢刚刚被强行中止的状态中药，此时植物产生的某些应变机制（如特定酶）起到氧化分解其次生代谢产物的作用。是否还可以这样认为：植物由于代谢被强行中止，将失去体内特殊"免疫"作用，从而使周围环境的微生物趁机大量滋生而发挥生物降解的作用，导致活性成分的损失。

4. 基于鲜药材的中药炮制技术路线　提高药材鲜用价值的关键在于如何得到具有高含量指标成分的炮制加工产品。解决这一问题，可以从两个方面作为切入点：一是如何求证最佳状态（采收期及部位）的"原生药材"；二是找寻最佳初加工工艺，获取有效成分被最大程度保留的炮制产品。

5. 代表药材质量的指标成分的确定　要对鲜药材质量进行研究并做出正确判断，关键在于如何正确确定能代表药材质量的指标成分（单个、多个或群）。如红车轴草中含有芒柄花素、鹰嘴豆芽素A、大豆黄素、染料木素4种主要异黄酮，但大豆黄素和染料木素在原药材中的量较低，芒柄花素和鹰嘴豆芽素A的量之和能相对准确地反映红车轴草中总异黄酮量的高低，因此，选择其作为衡量红车轴草的检测指标。其次是能够制定准确反映原生药材中指标成分含量的前处理方法及检测方法。而"原生药材"前处理方法不当往往造成检验结果的失真，这点得引起高度关注。如紫锥菊的研究选取了4个主要的有效成分（咖啡酒石酸、绿原酸、海胆苷、菊苣酸）为指标，研究表明，它们的含量能够代表紫锥菊的质量，且有重现性好的HPLC检测方法。

6. 酶或微生物对目标成分降解的影响研究　药材在采收、加工、储存过程中受到酶、内源性及外源性微生物的影响，会造成植物体内指标成分降解、转化、流失，故通过对比研究不同酶或微生物灭活技术处理后指标成分的变化情况，结合药材的实际情况及方法的可行性，有针对性地对影响植物体内指标成分代谢的酶和微生物灭活，是提高炮制技术的关键之一。

　　酶是由生物体内细胞产生的一种生物催化剂，主要由蛋白质组成（少数为 RNA），针对这一特性，可造成蛋白质失活的方法结合实际情况都可以考虑作为酶灭活技术，如瞬时高温灭活、酒精等有机溶剂处理。黄芩中主要有效成分黄芩苷在酶的作用下降解为黄芩素，黄芩素结构中含有 3 个邻位的酚羟基，易被氧化转变为醌类衍生物而显绿色，黄芩变绿后，有效成分受到破坏，质量随之降低。黄芩的初加工方法目前多采用冷浸法、蒸法或煮法。其中，蒸法的热含量高、穿透力强，杀酶效果也最好，测得有效成分含量最高。另外，由于微生物的存在，通过生物降解降低药材质量，所以要尽量避免营造微生物滋生的环境。

　　7. 鲜药材不同加工方法研究　目前，鲜药材采收后采用的常规加工方法主要有晒干、阴干、烘干（不同时间及不同温度）、切碎晒干、榨汁后处理、蒸制，此外，还有远红外加热干燥法、微波加热干燥法等。通过对比研究不同处理方法处理后药材中指标成分的变化规律确定药材适宜的初加工方法，使处理后的药材中指标成分最大限度地保留。如我们将花蕾期的紫锥菊经全株烘干、全株晒干、切碎晒干、全株阴干 4 种处理方式处理，试验结果表明，4 种处理方式处理后有效成分含量顺序为：全株烘干 > 全株晒干 > 切碎晒干 > 全株阴干。

　　制订的炮制研究技术路线显示：首先，从鲜药材出发，确定代表质量的指标成分，而后研究指标成分在药材不同产地、不同生长期、不同部位的变化规律（即次生代谢产物积累规律），从而确定药材的最佳产地、最佳采收期及部位，为最佳状态的鲜药材采收提供依据；其次，以最佳状态的鲜药材为研究对象，比较鲜药材不同炮制初加工方法及使用正确的酶（微生物）灭活技术，为最佳炮制初加工工艺提供依据，最终得到指标成分得以高效保留的炮制原料。

　　8. 了解次生代谢产物的积累过程　药材来源于植物、动物和矿物，其中 95% 以上来自植物，其所含的化学成分主要指植物抗逆代谢所产生的次生代谢产物。而生物碱、萜类等二次代谢产物因为具有明显的生理活性，往往是药材的主要药理活性成分。故从植物的次生代谢过程及影响次生代谢的因素出发，追踪鲜药材中指标成分生源合成、积累、降解机制，为实现鲜药材中指标成分含量最大化提供理论依据和技术指导，从而更有效地确定药材的最佳采收期、部位和最佳初加工工艺，构建中药现代炮制规范。例如，有研究表明，红车轴草生物次生代谢产物异黄酮的积累综合水平在花蕾期是最高的，并经实验证明，用于做红车轴草提取物的原料采用新鲜状态下的处于花蕾期的红车轴草的地上部分，可使产品获得最佳得率。

　　9. 次生代谢产物合成途径　植物次生代谢途径通常以不同类别的次生代谢物合成途径为单位即代谢频道（metabolic channel）的形式存在。天然化合物的主要生物合成途径：醋酸 - 丙二酸途径生成脂肪酸类、酚类、蒽酮类等；甲戊二羟酸途径生成萜类；桂皮酸及莽草酸途径生成具有 C6 - C3 骨架的苯丙素类、香豆素类、木质素类、木脂体类和具 C6 - C3 骨架的黄酮类；氨基酸途径生成生物碱成分；复合途径多生成结构复杂的天然化合物。分析鲜药材指标成分结构类型，明确其生物合成途径，可以为研究指标成分的变化规律指明大体方向，对资源改良和规范化种植（GAP）有非常现实的指导意义，也是进行鲜药材应用及炮制加工工艺创新的起始点。

10. 影响次生代谢的因素 对植物次生代谢调节的因素有很多，包括物理、化学和生物因素，如激素、光、温度、氧、酸碱性、金属离子、微生物等。如气候条件是影响萜类物质形成的重要因素之一，其种类、数量、含量和释放量都会随季节的变化而变化，多数热带植物含有大量挥发油成分；亚热带松柏科植物树脂含量明显高于温带松柏科植物。酶对次生代谢的调控起着至关重要的作用。植物体内存在决定合成反应速度和方向的关键酶和限制生物反应速率的限速酶。同样类型的化合物具有专属的生物合成途径和代谢途径，并有特定的酶对其过程进行调控。例如，3 - 羟基 - 3 - 甲基戊二酸单酰CoA 还原酶（3 - hydroxy 3 - methyl - glutaryl CoA reductase，HMGR）为异戊二烯代谢途径的第一个限速酶。苯丙烷代谢途径中 PAL、CHS、芪合酶、异黄酮合酶等为形成特定立体结构的专一性酶，对底物具有较强的专一性。深入研究影响次生代谢的因素（特别是酶），阐明调节次生代谢产物合成、积累、代谢的机制和方式，对指导设计并完成鲜药材目标成分的高效生源合成、积累，具有显著意义。

11. 次生代谢产物降解机制研究 植物次生代谢产物积累与酶相关，植物代谢被强行中止（生长过程中采摘）时，应急酶对应相关合成产物有破坏作用，且由于植物中的酶或其他条件（如微生物环境）的影响使次生代谢产物形成降解代谢机制，导致一些活性成分被降解，影响药材品质和资源利用率。故研究相关酶及微生物对指标成分的降解机制，破译酶及微生物对指标成分的降解过程，并进行酶（微生物）最佳灭活技术工艺研究，是减少炮制过程中指标成分降低的技术关键。

12. 研究实例 现代鲜用法是建立在对药材中有效成分含量测定的基础上，用不同方法处理鲜药材，观察有效成分含量的变化。下面以红车轴草及紫锥菊研究为例说明。

以红车轴草中6个主要的有效成分（鹰嘴豆芽素 A、鹰嘴豆芽素 B、苷 A、苷 B、染料木素、大豆苷元）为指标，对不同生长期、不同部位及鲜、干状态等进行了含量的跟踪，具体实验结果如下（表4 - 2、4 - 3）。

表4 - 2　红车轴草不同生长期及不同前处理方法的活性成分含量变化

药材状态	花前期（%）	花蕾期（%）	初花期（%）	盛花期（%）
鲜品	1. 27	0. 830	0. 710	0. 590
烘干	0. 97	0. 706	0. 624	0. 482
晒干	0. 81	0. 457	0. 401	0. 307
阴干	0. 76	0. 308	0. 227	0. 194

表4 - 3　红车轴草不同部位中指标成分的含量

部位	含量（%）	水分（%）
叶	1. 2	86%
茎	0. 26	71%
花	0. 19	79%
全株	0. 58	82%

结论 不同干燥条件下红车轴草中有效成分均以花前期的含量最高；对不同部位的研究，发现其有效成分的含量：叶＞茎＞花；对鲜、干药材的研究，发现不同炮制品有效成分含量差异明显，不同生长期红车轴草中有效成分含量的高低顺序：鲜品＞烘干＞晒干＞阴干。鲜红车轴草的最佳炮制方法是将鲜品直接烘干。

植物药材采收后，除少数要求用鲜品（鲜芦根、鲜生地、鲜石斛等）外，大多数需进行加工或一般修治处理。其加工方法主要有拣、洗、漂、切片、去壳、蒸、煮、烫、熏硫、发汗、干燥等。

以紫锥菊中 4 个主要有效成分（咖啡酒石酸、绿原酸、海胆苷、菊苣酸）为指标，对不同前处理方式处理后的含量进行测定，具体结果如下（表 4 - 4）。

表 4 - 4 紫锥菊不同前处理方式处理后 4 个主要有效成分的含量

编号	前处理方式	咖啡酒石酸（%）	绿原酸（%）	海胆苷（%）	菊苣酸（%）	合计（%）
1	全株阴干	0.034	0.002	0.006	0.262	0.304
2	全株烘干	0.093	0.007	0.017	0.698	0.815
3	切碎晒干	0.055	0.003	0.007	0.196	0.261
4	鲜品	0.112	0.009	0.021	0.872	1.014

结论 试验结果表明，在全株阴干、全株烘干、切碎晒干 3 种处理方式中，以全株烘干处理后有效成分含量最高，处理后有效成分高低顺序为全株烘干＞切碎晒干＞全株阴干。鲜紫锥菊的最佳前处理方法是直接将鲜品烘干。

对某些鲜、干药材提取得率的比较研究表明，以同样的工艺制得提取物中有效成分的量，以鲜药材为原料制成的有效成分的量是干药材提取得率的 2～4 倍，如果以新鲜药材和晒干的药材投料制同一规格提取物，前者将比后者节约大量药材。

三、植物类中药资源开发利用实例

现代中药化学和药理学研究表明，无论中药复方，还是单味中药，都具有多种功效。中药功效的多样性、整体性源自中药成分的复杂性。中药成分繁多，一味中药本身就是一个小复方，同时存在多个有效部位，包含多种有效成分，形成中药作用的多效性。中药就是利用多种成分，针对体内的多个作用靶点，通过多种渠道，发挥多层次的整体疗效。

来源各异、多姿多彩的中草药，它们的化学成分是十分复杂的。这种复杂性表现在不同的中药可能含有不同类型的化学成分，并且，每种类型成分的数目也往往是相当多的，即使同一种中药，也可能含有大量的结构类型各不相同的化学成分。例如，中药人参中就含有人参皂苷 Rb1（ginsenoside Rb1）等 20 余种三萜皂苷类成分以及挥发油、甾体化合物、多糖、氨基酸、肽类、蛋白质、炔醇、有机酸、维生素、微量元素等成分。中药资源开发利用的原则是合理开发利用，使产量达到最大持续量；对已开发的中药资源做到"物尽其用",即最充分、最合理、最有效、最科学地加以利用。因此,需对中药资源多成分进行综合开发与利用。下面以现代临床常用中药甘草和五味子为例,阐明对中药资源多成分的开发和利用。

(一)甘草资源的开发利用

目前,甘草资源的开发利用及其资源产业链已初步形成。甘草的主要成分是甘草酸、甘草多糖和甘草黄酮。其中甘草酸含量在3.7%~8.3%之间。从20世纪50年代开始至今,对甘草的化学成分进行了大量研究和开发,其化学成分及开发利用情况如下。

1. 三萜类成分　由于具有较强的生理活性和治疗作用,甘草三萜类成分最早得到广泛研究和应用。研究发现,五环三萜化合物存在所有甘草属植物中,共分离鉴定了7种结构类型的42种三萜皂苷元成分,三萜皂苷类化合物主要是甘草酸、甘草次酸、甘草萜醇、齐墩果酸等,其中甘草酸在5%~11%之间,甘草次酸含量在0.01%~0.2%之间。目前,已有含甘草酸和次甘草酸成分的药物上市,如治疗肝炎的强力宁,这是一个甘草酸单铵盐的复方产品;又如天晴甘平,该药物采用了先进的磷脂复合技术,将甘草酸二铵盐与磷脂结合后形成新型复合物,使药物的脂溶性增强,促进了药物的有效吸收,提高了治疗效果。

甘草次酸在体内外的活性均强于甘草酸,据研究,甘草次酸和甘草酸可以抑制人肝癌细胞增殖和诱导其分化逆转。甘草次酸的应用比较广泛,具有抗变态反应、消炎、降血脂、抗利尿、抗干扰素诱生剂及增强细胞免疫调节的功效,能很好地治疗胃肠炎症、溃疡和局部性病变。同时,还发现甘草次酸的保肝、治疗肝炎和抑制肝癌的效果很好。除此之外,甘草次酸在化妆品行业也得到广泛应用,甘草次酸可以应用于膏、霜、水、露、乳液等多种形式的化妆品中,不但起到美白作用,而且具有消炎、润肤、清除氧自由基和防紫外线功能。

目前,甘草次酸的利用方法主要有以下几种:①酸水解法:使用酸较多,需要高温高压环境。②化学合成法:副产物多,工艺不成熟。③微生物酶解法:采用微生物与甘草酸共同发酵的方法,工艺简单,设备和环境要求低,适合规模生产。④酶解法:成本较高。

2. 黄酮类成分　黄酮类化合物是一类具有 C6－C3－C6 基本母核的成分。至今为止,已经从甘草中分离出来150种黄酮类化合物,大致分为黄酮类、黄酮醇类、异黄酮类、查尔酮类、双氢黄酮类、双氢查尔酮类等。

甘草经过煮提后(把甘草酸提取之后),余下的甘草渣中含有较多甘草黄酮,甘草黄酮类成分具有抗溃疡、解痉、抗菌、抗炎、降血脂、镇痛、抗氧化及清除自由基的作用。在食品、化妆品和药物制造中均有所应用。目前,已有甘草黄酮分散片、甘草黄酮微丸等产品上市。

目前,甘草渣中黄酮成分的提取方式主要有3种:①醇提法:成本较高,提取率低。②氢氧化钠提取法:使用强碱容易造成污染,对设备要求高,成本较高。③氢氧化钙提取法：反应速度快，工艺简单，成本较低。

3. 多糖类成分　甘草多糖作为植物多糖的一种，随着研究逐渐深入，发现其能控制机体细胞的分裂与分化，调节机体细胞的生长和衰老，增强机体吞噬细胞的免疫功能，成为当前研究热点。

4. 生物碱类成分　甘草中生物碱类成分为喹啉衍生物及异喹啉衍生物类。

5. 氨基酸类成分　实验表明，甘草中含有天门冬氨酸等18种氨基酸，其中8种为人体必需氨基酸。

（二）五味子资源的开发利用

五味子为传统中药材，应用历史悠久。始载于东汉《神农本草经》，位列上品。因其皮肉甘酸，核中辛苦，有咸味儿，甘、酸、辛、苦、咸五味俱有，故名五味子。具有收敛固涩、益气生津、补肾宁心的功效，用于久咳虚喘、久泻不止、自汗、盗汗、津伤口渴、短气脉虚、心悸失眠等症。现代科学研究证明，五味子中含有木脂素、三萜、倍半萜、挥发油、有机酸、多糖及维生素等多种化学成分。

1. 木脂素类成分　木脂素类化合物以联苯1,3环辛二烯为母核，是五味子中最主要的药理活性成分。五味子中含有多种木脂素成分：五味子甲素（去氧五味子素）、五味子乙素、五味子醇甲、五味子醇乙、五味子酯甲等。我国学者分离五味子木脂素始于20世纪70年代，因其具有降低肝脏细胞SGFT作用而备受重视。五味子能降低转氨酶，临床用于治疗慢性肝炎。除有明显保肝作用外，这类化合物还具有抗HIV病毒、抗氧化、保护中枢神经系统作用以及安定作用，引起人们进一步研究的兴趣。此外，现代药理研究表明，五味子木质素类成分有加强和调节心肌细胞和心脏、肾小动脉的能量代谢、改善心肌营养和功能等作用。

2. 挥发油　近年研究认为，五味子挥发油主要成分为萜类化合物。从五味子属植物中分离鉴定的200余个成分中，包括34个三萜类成分，其结构大多为羊毛甾烷型。五味子挥发油含有单萜类、含氧单萜类、倍半萜类、含氧倍半萜类和少量醇、酸等含氧化合物，其中，以倍半萜类为主。五味子挥发油的药理作用研究得相对较少。研究发现，五味子挥发油能明显缩短戊巴比妥钠引起小鼠睡眠的时间，且与中枢兴奋药士的宁无协同作用，它对肝细胞色素P-450具有明显诱导作用，说明五味子挥发油缩短戊巴比妥钠引起小鼠睡眠时间的机理与其加速戊巴比妥钠的代谢有关，而非对中枢神经系统的直接兴奋作用。

3. 脂肪酸　脂肪酸是天然油脂加水分解生成的脂肪族羧酸化合物的总称，目前已发现的天然脂肪酸有200多种，广泛存在于动植物油脂中。脂肪酸根据碳链长度的不同，可分为短链、中链以及长链脂肪酸。而根据其饱和度的不同，又可分为饱和脂肪酸、一价多不饱和脂肪酸以及多价不饱和脂肪酸。以油酸为代表的一价不饱和脂肪酸在植物油中含量较高。多价不饱和脂肪酸主要包括n-9、n-6和n-3系列脂肪酸。n-6系包括亚油酸、γ-亚麻酸、花生四烯酸和双高-n-亚麻酸等，而n-3系包括α-亚麻酸、二十碳五烯酸、二十二碳六烯酸等。而各产地的五味子及种子中均含有大量的亚油酸即十八碳二烯酸，其属于多不饱和脂肪酸，具有调节某些基因表达的作用，如调节编码脂肪酸合成酶、钠离子通道蛋白、氧化氮合成酶等基因的表达，从而直接影响脂肪酸合成、癌症发生及胆固醇的含量。多不饱和脂肪酸可以转化成调节人体内某些重要生理功能的代谢产物，具有极强的调节功能。

4. 多糖类　多糖是由几个单糖基通过糖苷键连接而成的化合物。越来越多的研究证明，多糖具有明显的增强机体免疫能力和抑制肿瘤的作用。五味子粗多糖能明显提高小鼠的耐缺氧能力，具有抗疲劳作用，亦能使正常小鼠胸腺和脾脏的重量增加。说明五味子粗多糖能够提高机体对环境的适应能力和防御能力，而北五味子多糖含量较高，这可能是北方五味子药效较优的原因之一。

5. 蛋白质　蛋白质是生命活动的基础物质，是构成人体新生组织、维持人体健康的重要成分。五味子干果中含有丰富的蛋白质。

（三）中药制药过程中的综合利用

中药在工业生产过程中，用各种溶剂提取出大部分有效成分后，"药渣"里仍残存不同的有用物质。如前面提到的五味子，在制备具有养阴、补血、安神的五味子酊剂后，药渣中五味子的种子内含有大量木质素类化合物，是很好的降低转氨酶的药物，可进一步加以利用。中药降香、木香、厚朴、川芎、当归、薄荷、紫苏和柴胡等，挥发油是其主要活性成分，在提取挥发油时，缺少对其水溶性成分及残渣的利用，较为可惜。如江南大面积生产薄荷地区，每年有大量药渣残液，其中含有一定量的齐墩果酸和多种黄酮类化合物，有较好的消炎、利胆作用，应设法提取利用。又如苦杏仁，既含有止咳成分苦杏仁苷，同时含有较大量的脂肪油，这样可先将油榨出来，油渣可再提取苦杏仁苷，被提后的药渣含有丰富的植物蛋白，经处理后可作为饲料。许多含丰富淀粉的中草药，如穿山龙、黄姜、石蒜等，提取有效成分后，药渣可用来酿酒；提取麻黄碱后的麻黄草渣，是制造微晶纤维素的好饲料。下面通过实例，进一步阐述工业化生产中药过程中对植物类中药资源多成分的综合利用。

1. 甘草的综合利用　甘草中所含的甘草酸，对植物生长具有促进作用，特别是对植物的果实成长有促进作用。从甘草中提取甘草酸、甘草次酸、甘草黄酮等有效成分后的水溶性母液，其中仍残留一定量的甘草酸，因此，可作为特种肥料，施于瓜、果作物。甘草制剂生产后的残渣量大，约占原料甘草的75%左右，其中约含5%～10%的混合还原糖、少量果胶、食用色素、蛋白质、氨基酸及丰富的纤维素，可考虑提取后用于食品添加剂、饲料添加剂，或用于纤维板的生产，作为麻刀石灰浆的麻刀代用品等，经深加工可制备微晶纤维素。将甘草进行发酵后提取甘草酸类三萜皂苷，既有助于提取分离，也可增加得率，与未经发酵的相比，总得率可提高55%～58%。

2. 岩菖蒲的综合利用　岩菖蒲中含有大量的低毒性缩合型鞣质，用岩菖蒲为原料提取岩白菜素（矮地茶素）的过程中，大量的鞣质被丢弃，可用明胶沉淀法或豆浆法提取鞣质蛋白，收率可达25%以上。提取鞣质蛋白工艺的加入，可不改变原提取岩白菜素的工艺，也不影响岩白菜素的提取，相反，由于鞣质从浸提中被除去，更有利于岩白菜素的提取，其收率也有所提高。

3. 当归的综合利用 生产当归精后的废弃物当归渣，可用来酿酒，250kg 当归药渣能酿出 50°的白酒 40～50kg，其酒味美可口。制酒后的酒渣，再经发酵后还可作为动物饲料。从当归中提取的挥发油，已用于日化工业生产洗发精。

4. 猫豆的综合利用 猫豆中含有丰富的蛋白质，民间常作为饲料用，也有人经反复漂洗和蒸煮去毒（去左旋多巴）后食用。药厂在以猫豆为原料生产左旋多巴过程中，有大量残渣废弃，其中含蛋白，再经酸水解制备水解蛋白，为生产口服水解蛋白和氨基酸提供了新的原料来源。

5. 罗汉果的综合利用 提取罗汉果浸膏生产"罗汉果冲剂"后，可用其剩余残渣中的罗汉果子再提取罗汉果油，产率可达 10%～12%，明显提高罗汉果的使用价值和经济价值。

6. 红花的综合利用 将红花抽提色素后的残渣、种子提取红花油后的残渣，经碱或酶水解后，加酵母发酵，再以水提取，其提取物具有抑制酪氨酸酶活性的作用，能抑制黑色素合成，使皮肤增白变美，并具有保润能力，防止肌肉或毛发干燥，从而使其富有柔性。也可用于药品或保健食品，具有滋养和保健作用。现已有许多国家将红花作为新的油料作物栽培，销售量在国际市场上居世界油料生产的第 8 位，联合国粮油组织已将红花作为油料作物列入生产年鉴文献。对红花进行药用、食用、美容等综合开发利用具有很高的价值。

四、博落回资源植物的综合利用

博落回 *Macleaya cordata*（Willd.）R. Br. 系罂粟科 Papaveraceae 博落回属大型多年生草本植物，别名筒杆（梗）。高 1～4m，具乳黄色浆汁。根茎粗大，橙红色。茎绿色或红紫色，中空，粗达 1.5cm，上部多分枝，无毛。单叶互生；具叶柄，长 1～12cm；叶片宽卵形或近圆形，长 5～27cm，宽 5～25cm。上面绿色，无毛，下面具易落的细绒毛，多白粉，基础脉通常为 5，边缘波状或波状牙齿。大型圆锥花序多花，长 15～40cm，生于茎或分枝顶端；花梗长 2～7mm；苞片狭披外形；萼片狭倒卵状长圆形、船形，黄白色；花瓣无；雄蕊 24～30 个，花丝丝状，花药狭条形，与花丝等长；子房倒卵形、狭倒卵形或倒披针形，无毛。雨果倒披针形，扁平，长约 2cm、宽 5mm，外被白粉。种子通常 4～8 枚，卵球形，种皮蜂窝状，具鸡冠状突起。花期 6～8 月，果期 7～10 月。

博落回属只有博落回 *M. cordata*（Willd.）R. Br. 和小果博落回 *M. microcarpa* Fedde 两种，产于日本和我国淮河以南和西北部。博落回生于山坡及草丛中，也有栽培。分布于河北、陕西、甘肃、江苏、安徽、浙江、江西、福建、台湾、河南、湖北、湖南、广西、广东、四川及贵州等省区。喜生于海拔 2000 米以下的低山、丘陵的田边、路边、林中、灌丛中，秦岭南北坡也极为普遍，而人工种植主要在湖南和安徽地区。由于博落回分布地域范围广，资源蕴藏量大，因此，可开发资源量相当可观。*Macleaya* 在美洲有其近缘属 *Bocconia*，这两个属共同构成博落回族。

1. 博落回药用概述　《中国植物志》记载："博落回入药治跌打损伤、关节炎、汗斑、恶疮、蜂蜇伤及麻醉镇痛、消肿；做农药可防治稻椿象、稻苞虫、钉螺等。"《简明中医词典》上记载："博落回属罂粟科植物，外用有消肿解毒、杀虫止痒等功效。"博落回味辛苦、性温、有毒，有消肿止痛、杀虫解毒之功效。现代化学和医学研究表明，博落回的主要活性成分是生物碱，且这些生物碱有很强的生物活性，如散瘀、祛风、解毒、止痛、抗菌、杀虫、杀蛆、抗肿瘤、改善肝功能、增强机体免疫力等多方面的药理活性。博落回中的血根碱、白屈菜红碱、原阿片碱、隐品碱、别隐品碱等异喹啉类生物碱具有强烈的抗菌、抗炎、抗寄生虫、杀灭钉螺、杀灭血吸虫、改善肝功能、抗肿瘤和抗心律失常等作用。此外，近年还以其生物碱为原料开发出了兽药和高效低毒的生物农药。因此，博落回是一种极具经济价值的药材。小果博落回富含多种苄基异喹啉类生物碱，其中含量较高的血根碱、白屈菜红碱、原阿片碱和别隐品碱分布在植物的各个组织部位。现代药理研究发现，其中的别隐品碱具有很强的生物活性，其主要药理作用为抗心律失常、保护肝组织、抑制心室肌细胞瞬时外向钾电流、通过减轻缺血损伤程度而达到抗心肌梗死的作用，此外，还具有抗菌、抗寄生虫等作用。且小果博落回植物资源丰富，在我国大部分地区均有分布，因此，其开发利用前景非常好。

2. 博落回属植物化学成分　博落回属植物化学成分研究主要集中在生物碱上。研究表明，博落回属植物中含有多种苄基异喹啉生物碱，如季铵盐类苯并啡啶类生物碱血根碱（sanguinarine）和白屈菜红碱（chelerythrine），5,6位氢化苯并啡啶类生物碱二氢血根碱（dihydrosanguinarine）、二氢白屈菜红碱（dihydrochelerythrine）。其中，血根碱和白屈菜红碱为博落回属植物的指标成分，结构类似的博落回碱也能够从博落回果实中分离得到。从博落回属植物中还能够分离到一些 N－去甲基产物，如去甲血根碱（demethylsanguinaine）和去甲白屈菜红碱（demethylchelerythrine）。普罗托品类生物碱别隐品碱（allocryptopine）和原阿片碱（protopine）是博落回属植物中含量较大的另一类生物碱，博落回叶子和小果博落回种子中上述两种生物碱含量较高。此外，博落回属植物中还含有少量原小檗碱类似物，如黄连碱（coptisine）、小檗碱（berberine）、小檗红碱（berberabine）、沙明碱（corysamine）、脱氢紫堇碱（dehydrocorydaline）和苯并啡啶类生物碱二聚体

博落回属植物中的非生物碱成分含量较低，研究价值不大。已有报道的非生物碱成分包括有机酸类化合物、三萜类化合物及一些植物中的常见成分，如腺苷（adenosine）、十六烷酸甘油酯（monopalmilin）、β－谷甾醇（β－sitosterol）、豆甾醇（stigmasterol）、β－胡萝卜苷（β－sitosteryl－3－O－β－D－glucopyranoside）。

季铵类苯并啡啶类生物碱

血根碱（sanguinarine） $R_1, R_2=CH_2OCH_2$ $R_3=H$

白屈菜玉红碱（chelirubine）/博落回碱（bocconine） $R_1, R_2=CH_2OCH_2$ $R_3=OMe$

白屈菜红碱（chelerythrine） $R_1=R_2=OMe$ $R_3=H$

5,6-氢化苯并啡啶类生物碱

二氢血根碱（dihydrosanguinarine） $R_1, R_2=CH_2OCH_2$ $R_3, R_4=CH_2OCH_2$ $R_5=H$ $R_6=H$ $R_7=Me$

二氢白屈菜红碱（dihydrochelerythrine） $R_1=R_2=OMe$ $R_3, R_4=CH_2OCH_2$ $R_5=H$ $R_6=H$ $R_7=Me$

乙氧基白屈菜红碱（ethoxychelerythrine） $R_1=R_2=OMe$ $R_3, R_4=CH_2OCH_2$ $R_5=Oet$ $R_6=H$ $R_7=Me$

甲氧基白屈菜红碱（methoxychelerythrine） $R_1=R_2=OMe$ $R_3, R_4=CH_2OCH_2$ $R_5=OMe$ $R_6=H$ $R_7=Me$

氧化血根碱（oxysanguinarine）

乙氧基血根碱（ethoxysanguinarine）

N-去甲基苯并啡啶类生物碱

去甲血根碱（demethylsanguinarine） $R_1, R_2=CH_2OCH_2$

去甲白屈菜红碱（demethylchelerythrine） $R_1, R_2=OMe$

普罗托品类生物碱

隐品碱（cryptopine）　　R₁, R₂=CH₂OCH₂　R₃=R₄=OMe
原阿片碱（protopine）　　R₁, R₂=CH₂OCH₂　R₃, R₄=CH₂OCH₂
α-别隐品碱（α-allocrytopine）　R₁, R₂=Ome　R₃, R₄=CH₂OCH₂

黄连碱（coptisine）　　R₁, R₂=CH₂OCH₂　R₃=R₄=CH₂OCH₂
小檗碱（berberine）　　R₁, R₂=CH₂OCH₂　R₃=R₄=OMe
小檗红碱（berberabine）　R₁, R₂=CH₂OCH₂　R₃=OMe　R₄=OH

沙明碱（corysamine）

脱氢紫堇碱（dehydrocorydaline）

3. 博落回的开发与利用

（1）博落回生物碱总碱提取工艺　　博落回果实中生物碱含量最高，总碱的提取通常以果实为原料。现以博落回总碱为例介绍博落回生物碱的提取工艺。（图 4 -2、图 4 -3）

（2）抗肿瘤活性及相关机制　　实验证明，博落回总碱在体外有明显的细胞毒作用，可抑制 Hep3B、H22 细胞增殖，IC_{50} 分别为 $3.04\mu g/ml$、$2.34\mu g/ml$。体内实验表明，博落回总碱可抑制 H22 细胞皮下移植瘤的生长，可明显延长 S180 腹水瘤小鼠的存活时间。小果博落回总提取物在给药剂量为 $200mg/kg$ 时，对小鼠移植瘤 H22 抑制率为 39.8%，同时抑制 HCT -8 和 HeLF 肿瘤细胞增殖，IC_{50} 分别为 $2.88\mu g/ml$ 和 $1 \sim 10\mu g/ml$。在诱导细胞凋亡的细胞和分子机理研究方面，白屈菜红碱具有对 BclXL（Bcl -2 家族的抗凋亡成员）和 PKC 的复杂作用、促进 Cytc 的释放和 ROS 的产生以及对微管蛋白的抑制作用等。白屈菜红碱具有一定毒性，用其对小鼠静脉注射，其 LD_{50} 为（16.02 ± 0.34）

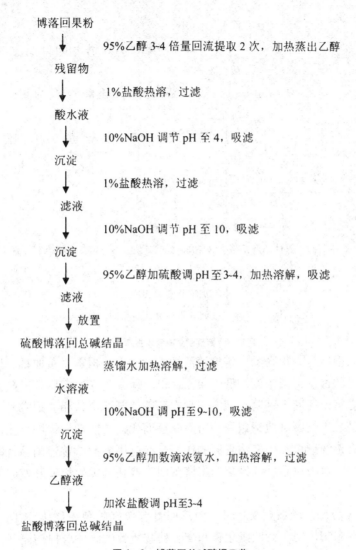

博落回果粉

　　95%乙醇 3~4 倍量回流提取 2 次，加热蒸出乙醇

残留物

　　1%盐酸热溶，过滤

酸水液

　　10%NaOH 调节 pH 至 4，吸滤

沉淀

　　1%盐酸热溶，过滤

滤液

　　10%NaOH 调节 pH 至 10，吸滤

沉淀

　　95%乙醇加硫酸调 pH 至 3~4，加热溶解，吸滤

滤液

　　放置

硫酸博落回总碱结晶

　　蒸馏水加热溶解，过滤

水溶液

　　10%NaOH 调 pH 至 9~10，吸滤

沉淀

　　95%乙醇加数滴浓氨水，加热溶解，过滤

乙醇液

　　加浓盐酸调 pH 至 3~4

盐酸博落回总碱结晶

图 4 - 2　博落回总碱醇提工艺

mg/kg；腹腔给药的亚急性毒性试验，观察心、肺、肝、肾，给药组与对照组比较，无明显病灶，但注射局部有较大的刺激性。此外，普罗托品类生物碱能抑制小鼠肉瘤 180 和小鼠艾氏癌，并能促进胆汁分泌、抗疟。其抗疟机理是其喹啉环有效基团与疟原虫体内 DNA 上的碱基结合，使疟原虫的核酸合成受到干扰。

　　（3）在农药、兽药领域中的应用　博落回生物碱还具有明显的抗菌作用，其水煎液对多种革兰阳性菌、革兰阴性菌和钩端螺旋体有较强的抑制作用。从博落回中分离得到的白屈菜红碱和血根碱对金黄色葡萄球菌、枯草杆菌、大肠杆菌、变形杆菌、绿脓杆菌和某些真菌有不同程度的抑制作用。研究发现，α - 别隐品碱（300μg/ml）对絮状麦皮癣菌（epidermophyton floccosum）、大小孢子菌（microsporum canis）具有较好的抑菌活性。白屈菜红碱对伴放线杆菌的抑制作用的研究结果表明，白屈菜红碱溶液对伴放线杆菌的最低抑菌浓度为 195.3μg/ml，此外，白屈菜红碱对变链菌代谢产酸具有显著抑

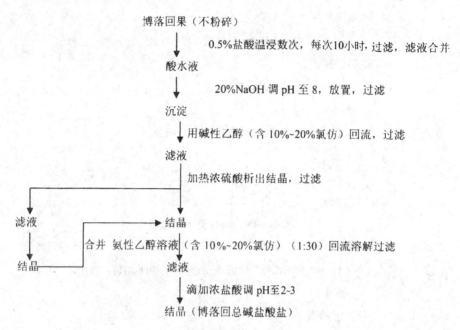

图 4-3 博落回总碱酸水提取工艺

制作用。盐酸血根碱具有很强的广谱抑菌活性，对木霉、根霉、黄曲霉、黑曲霉、米曲霉、毛霉、酵母的最低抑菌浓度均低于 $40\mu g/ml$，具有较好的应用开发前景。在应用方面，已有研究者将博落回中别隐品碱应用于农药杀菌剂并申请相关的专利。博落回民间常用于杀蛆，其总生物碱可使蝇蛆先兴奋后麻痹而死，并能抑制蝇卵孵化，血根碱、白屈菜红碱还具有杀线形虫和防植物真菌的作用。在应用方面，曾建国等将博落回总生物碱开发应用于治疗血吸虫致肝纤维化，将博落回中普托品类生物碱开发应用于兽药中可以抗寄生虫。

（4）改善肝功能，增强免疫作用 博落回具有较好的免疫增强作用，对 T 和 B 淋巴细胞功能均有刺激作用。对四氯化碳和半乳糖胺所致的急性肝损伤模型，博落回显示出良好的改善肝功能的作用。对四氯化碳所致的慢性肝脏损伤模型，博落回显著降低其血清 LDH 水平，减少模型动物的死亡率，纠正肝脏纤维化所致血清 A/C 比值异常。

（5）对心血管系统的作用 近年研究结果表明，普罗托品碱有抗血小板聚集功能。实验选用 ADP、胶原、AA 和 TMVA 为诱导剂分别代表血小板活化的 3 条途径。结果表明，普罗托品碱体内外均能抑制上述 4 种诱导剂诱导的血小板聚集，提示普罗托品碱对血小板 3 条活化途径的抑制无明显选择性。有学者研究发现，别隐品碱能减轻家兔试验性心肌梗死时心脏缺血的损伤程度。别隐品碱还能够抑制蛙高级神经中枢，最后引起脊髓麻痹。

第二节　动物类中药资源综合利用实例

一、动物类中药资源品种分类

动物类中药是中药的重要组成部分，该类中药具有悠久的使用历史。早在《神农本草经》中就收载了 65 种动物药材，《本草纲目》收载的动物药材已多达 461 种，《本草图经》记载药用动物 217 种、动物药 304 味。丰富的动物资源，为动物药材的开发利用提供了雄厚的物质基础。

（一）动物界的品种分类历史

动物界种类繁多，类群复杂，自然界现存已知的动物约 150 万种。中国自然条件优越，野生动物种类繁多，约占世界动物种类的 1/10。早期人们对动物的分类，仅是根据动物的外在特征、习性上的某些特点或药用部位来进行分类，人为因素多，故称为人为分类法或传统分类法。如《本草经集注》将药用动物归为"虫兽类"；《唐本草》把药用动物分为人、兽、禽、虫 4 部；李时珍在《本草纲目》39～52 卷中将药用动物由虫到兽，从无脊椎到脊椎，由低等到高等再到人类，分为虫、鳞、介、禽、兽、人 6 部，每部之中又进一步细分。这种分类方法和排列次序，体现了当时药用动物分类中已经具有了初步进化论的思想。例如：

虫部　卵生类上：蜜蜂、桑螵蛸等。

　　　　卵生类下：水蛭、斑蝥等。

　　　　化生类：蛴螬、桑蚕等。

　　　　湿生类：蛤蟆、蜈蚣等。

鳞部　龙类：蛤蚧、蛟龙等。

　　　　蛇类：乌蛇、白花蛇等。

　　　　鱼类：鲤鱼、鳟鱼等。

　　　　无鳞鱼类：鳝鱼、海马等。

介部　龟鳖类：水龟、鳖等。

　　　　蚌蛤类：牡蛎、石决明等。

禽部　水禽类：鹤、鹅等。

　　　　原禽类：鸡、石燕等。

　　　　林禽类：斑鸠、杜鹃等。

兽部　畜类：牛、驴等。

　　　　兽类：鹿、豪猪等。

人部　人尿、乳汁等。

达尔文进化论的提出对动物分类产生了巨大的影响。动物的分类除了注意动物的特征以外，还要考虑动物间的亲缘关系，由此逐渐发展和建立了现今的动物自然分类系统，即根据细胞的数目及分化、胚层的形成、体腔的有无和性质、身体对称的形式、体节的分化、附肢的特点、脊索的有无以及其他器官系统的发生和发展等划分为若干门。动物界各门的划分迄今尚不统一。近年来，从动物系统分类角度，一些专家倾向于将动物界划分为 34 个门，其中有较大药用价值的门类有 8 个门，即原生动物门、海绵动物门、腔肠动物门、环节动物门、软体动物门、节肢动物门、棘皮动物门、脊索动物门。也有人将整个动物界分为两大类，即脊椎动物和无脊椎动物，无脊椎动物种类极多，约占动物界种类的 97%。

动物分类等级是按照动物之间的形态结构的异同程度、亲缘关系的远近等，设立不同等级，对动物进行逐级分类。分类等级设立为界（kingdom）、门（phylum）、纲（class）、目（order）、科（family）、属（genus）、种（species）等 7 个重要的分类等级。在分类等级中，物种（species）或种是分类的基本单元。若干相近似的物种归并为同一属，一些相近的属归并为同一科，以此类推，一直到分类的最高等级——界。有时为了更精确地表示动物间的分类地位与相似程度，在纲、目、科、属、种之前加上"总"（super），或在门、纲、目、科、属、种之后加上"亚"（sub）这一级，即为门、亚门，总纲、纲、亚纲，总目、目、亚目，总科、科、亚科，属、亚属，种、亚种。对于种下的分类阶元，一般认为是亚种（subspecies），即物种内部由于地理上充分隔离后所形成的形态上有一定差别的群体，也是种内唯一在命名法上被承认的分类阶元。

（二）动物类中药的品种分类简介

现代药用动物分类是应用动物分类知识对药用动物进行分类。如早期的《药材学》（1960 年）、《中药鉴定学》（1977 年）和《药用动物学》（1993 年）将动物界划分为10 个门，分别为原生动物门、海绵动物门、腔肠动物门、扁形动物门、线形动物门、环节动物门、软体动物门、节肢动物门、棘皮动物门、脊索动物门。除扁形动物门、线形动物门外，药用动物分属于上述 8 个动物门。

根据全国中药资源普查统计，中国现有药用动物 11 门、32 纲、139 目、454 科、879 属、2215 种及亚种。其中陆栖动物 255 科、1435 种及亚种，海洋动物 240 科、857种及亚种。按约翰逊系统（1977 年）分门统计，药用动物 11 个门中，脊椎动物占有较大优势，包含了约 60% 的药用种及亚种；无脊椎类共有 10 门、254 科、362 属、904 种及亚种。药材部门经营的动物药材 130 多种，常用 70 多种。从低等的海绵动物到高等的脊椎动物，从东到西，自北向南，从高山到平原，从陆地到海洋，均有分布。

按药用动物的生态环境划分：

陆地药用动物　中国陆地药用动物 924 种，占药用动物总数的 40.3%，按中国陆地动物地理区系划分的 7 个区均有分布。

内陆水域药用动物　中国内陆水域药用动物 509 种，占药用动物总数的 22.2%，从分布类型上可分为广布种与狭布种两类。

海洋药用动物　中国海洋药用动物 857 种，占药用动物总数的 37.5%，从区系组成上看，南海、东海药用动物种类多属印度太平洋区的热带、亚热带成分；黄海、渤海药用动物种类多属北太平洋温水和冷水成分。中国海洋药用动物的分布规律，基本受海洋的理化性质所制约，包括水温、海水含盐度、海水深度等，海洋的这些基本特性，决定了海洋药用动物分布的基本轮廓。

按药用动物入药的部位划分：

全体入药 全蝎、蜈蚣、土鳖虫、斑蝥、海马、地龙、白花蛇等。

部分器官入药 鸡内金、熊胆、海狗肾、鹿鞭等。

部分组织入药 虎骨、乌贼骨、穿山甲、刺猬皮、龟甲、鳖甲、蝉蜕、海螵蛸等。

衍生物入药 羚羊角、鹿茸、犀角等。

分泌物入药 麝香、蜂王浆、蟾酥等。

排泄物入药 五灵脂、望月砂、白丁香、夜明砂、蚕砂等。

生理、病理的产物入药 如紫河车（人的胎盘）、蛇蜕为生理的产物；牛黄、马宝、珍珠、僵蚕、猴枣为病理的产物等。

加工品类 如阿胶、鹿角胶、龟板胶等。

近年来，随着生物化学技术、分子生物学技术的发展，动物分类已逐渐突破经典的形态分类，如生化组成可以作为分类的重要依据；采用不同动物类群中的同源分子作为特征来源推断动物类群系统发生的方法；碱基序列或氨基酸序列中相似和差异的数量，用于测量两个类群之间在进化上的差异。运用动物分类学知识正确地鉴别物种，建立起分类体系，不仅可探索物种形成的规律，了解各种动物在动物界中的地位和亲缘关系，了解动物进化的途径和过程，并且在生产实践中和人类生活的其他方面都有密切的关系，如可利用亲缘关系来寻找新药源或新的代用品。总之，动物的分类是一个复杂和艰巨的工作，需要掌握很多相关学科的知识，才能做好动物的分类，使之更接近于自然。

二、动物类中药资源开发实例

（一）麝香

【别名】

当门子、脐香、麝脐香、四味臭、臭子、腊子、香脐子。

【基原】

本品为鹿科麝亚科动物林麝 *Moschus berezovskii* Flerov、马麝 *Moschus sifanicus* Przewalski 或原麝 *Moschus moschiferus* Linnaeus 成熟雄体香囊中的干燥分泌物。野麝多在冬季至次春猎取，猎获后，割取香囊，阴干，习称"毛壳麝香"；剖开香囊，除去囊壳，习称"麝香仁"。家麝直接从其香囊中取出麝香仁，阴干或用干燥器密闭干燥。

【性能主治】

辛，温，归心、脾经。具有开窍醒神、活血通经、消肿止痛、催产的功效。用于闭证神昏，中风痰厥，气郁暴厥，中恶昏迷，疮疡肿毒，咽喉肿痛，血瘀经闭，难产死胎，癥瘕，心腹暴痛，痈肿瘰疬，跌打损伤，风寒湿痹。临床上可用于脑血管意外昏迷期、中毒性痢疾昏迷期、化脓性腭扁桃体炎、肺痈、支气管哮喘、再生障碍性贫血、慢性前列腺炎、白癜风、肝癌、消化道肿瘤、小儿麻痹症等的治疗。

【综合开发利用】

1. 制剂与应用　我国用麝香治病已有两千多年历史，很多临床急救和常用中成药都以麝香为原料，如用人工麝香片、人工麝香气雾剂治疗冠心病、心绞痛等应用广泛。

苏合香丸　由苏合香、安息香、冰片、水牛角浓缩粉、麝香、檀香、沉香、丁香、香附、荜茇、白术、诃子肉、朱砂组成。可芳香开窍、行气止痛。用于痰迷心窍所致的痰厥昏迷、中风偏瘫、肢体不利，以及中暑、心胃气痛。

麝香保心丸　由麝香、人参提取物、牛黄、肉桂、苏合香、蟾酥、冰片组成，为黑褐色有光泽的微丸。可芳香温通、益气强心。用于心肌缺血引起的心绞痛、胸闷及心肌梗死。临床上可以缓解心绞痛症状、改善缺血性心电图表现、改善颈动脉粥样硬化，治疗心肌缺血、心衰、冠心病、心肌梗死、心绞痛、室性早搏、慢性支气管炎、哮喘、急腹症、慢性胃炎等。

六神丸　由珍珠粉 4.5g，牛黄 4.5g，麝香 4.5g，雄黄 3g，冰片 3g，蟾酥 3g 加工制成小水丸。具有清热解毒、消炎止痛的功效。主要用于热毒蕴结引起的烂喉丹痧、咽喉肿痛、乳蛾、小儿热疖、痈疡疔疮，可消肿散结。临床上也可用于治疗暴发性乙型脑炎呼吸衰竭、慢性肝炎、心脏病、荨麻疹、慢性咽炎、急慢性扁桃体炎、口腔疾病、滴虫性阴道炎、食管癌等。

麝香心绞痛膏　由麝香、猪牙皂、白芷等制成，分别敷于心前区痛处及心俞穴，24小时更换 1 次，治疗冠心病、心绞痛。

马应龙麝香痔疮膏　由麝香、牛黄、珍珠、炉甘石（煅）、硼砂、冰片组成。本品为浅灰黄色或粉红色的软膏，是痔类非处方药。可清热燥湿、活血消肿、去腐生肌。多用于治疗湿热瘀阻所致的痔疮、肛裂、肛周湿疹，症见大便出血，或疼痛、有下坠感；亦用于皮肤肿、鼻疖；还可治疗前庭大腺炎、烧烫伤、臁疮、外阴瘙痒。

麝香壮骨膏　由药材浸膏、麝香、薄荷脑、硫酸软骨素、冰片、樟脑等组成。具有镇痛、消炎、活血、化瘀的功效。外用于风湿痛、关节痛、腰痛、神经痛、肌肉酸痛、扭伤、挫伤。临床上也有用麝香壮骨膏贴敷于化疗所用的血管，有明显减轻疼痛及保护血管的作用，是预防化疗所致静脉炎的有效方法。

麝香接骨胶囊　由麝香、赤芍、当归、血竭等 22 种中药组成。具有散瘀止痛、续筋接骨的功效，是临床上用于治疗跌打损伤、筋伤骨折、瘀血凝结、闪腰岔气的制剂。与酒合用，涂于患处，用于治疗骨伤科的疼痛。

复方麝香注射液　由人工麝香、郁金、广藿香、石菖蒲、冰片、薄荷脑制得。具有豁痰开窍、醒脑安神的功效。用于痰热内闭所致的中风昏迷。临床上治疗脑梗死、脑出血及其后遗症等效果显著。

此外，利用麝香作为主要原料的中成药还有小金丸、紫雪散、麝香去痛喷雾剂、麝香痔疮栓、麝香风湿片、麝香心脑通胶囊等。有人发现，麝香可产生一种激素抑制作用，能抑制癌细胞的扩散。

2. 其他用途　由于天然麝香具有特有的香气和香气持久性而成为极有价值的原香

料，用于制备高档香水、化妆品和食品香料。此外，它还可以用于防蛀虫和制作织物柔软剂。

（二）牛黄

【别名】

丑宝、西黄、犀黄、胆黄。

【基原】

本品为牛科动物牛 *Bostaurus domesticus* Gmelin 干燥的胆结石。宰牛时，如发现有牛黄，即滤去胆汁，将牛黄取出，除去外部薄膜，阴干。

【性能主治】

甘，凉。归心、肝经。具有清心、豁痰、开窍、凉肝、息风、解毒之功效。临床上可用于治疗流行性乙型脑炎。内服治高热神志昏迷、癫狂、小儿惊风、抽搐等症。外用治咽喉肿痛、口疮痈肿、疔毒等症。

【综合开发利用】

安宫牛黄丸 由牛黄 100g，水牛角浓缩粉 200g，麝香 25g，珍珠 50g，朱砂 100g，雄黄 100g，黄连 100g，黄芩 100g，栀子 100g，郁金 100g，冰片 25g 组成。具有清热解毒、镇惊开窍之功。用于热病，邪入心包，高热惊厥，神昏谵语；中风昏迷及脑炎、脑膜炎、中毒性脑病、脑出血、败血症。临床上常用于中枢神经系统相关的疾病，包括各种原因导致的昏迷，以及红斑狼疮、恶性肿瘤、血液病、药物中毒等。其演化方剂清开灵、醒脑静注射液在治疗急性脑卒中、重型颅脑损伤、高血压脑出血、肺性脑病、病毒性脑炎等疾病的效果显著。

牛黄解毒丸 由牛黄、雄黄、石膏、大黄、黄芩、桔梗、冰片、甘草组成。本品苦寒辛凉，具有清火、降火、解毒、通便、消炎等功效，用于上焦火旺、胃肠实热所引起的头晕目赤、咽干咳嗽、风火牙痛、大便秘结、牙龈肿痛、口舌生疮、目赤肿痛等症状。

牛黄上清丸 由牛黄、薄荷、菊花、荆芥穗、白芷、川芎、栀子、黄连、黄柏、黄芩、大黄、连翘、赤芍、当归、地黄、桔梗、甘草、生石膏、冰片组成。具有清热泻火、散风止痛等功效。用于治疗因上焦火盛及心火上炎所致的头痛、目眩、目赤耳鸣、口舌生疮、胸闷烦躁、口渴咽干、大便燥结等症。其同方制剂牛黄上清片和牛黄上清软胶囊应用也较广泛。

牛黄清心丸 由牛黄、当归、川芎、甘草、山药、黄芩等组成。具有益气养血、镇静安神、化痰息风的功效。用于气血不足，痰热上扰引起的胸中郁热、惊悸虚烦、头目眩晕、中风不语、口眼歪斜、半身不遂、言语不清、神志昏迷、痰涎壅盛。临床上常用于改善心脑功能，治疗心烦不宁、高血压、神经性头痛、眩晕、发热、口腔溃疡、慢性咽炎等疾病。

牛黄清胃丸 由牛黄、大黄、菊花、麦冬、薄荷、石膏、栀子、玄参、番泻叶、黄芩、连翘、桔梗、黄柏、甘草、牵牛子（炒）、枳实（沙烫）、冰片组成。清胃泻火、润燥通便，用于火热壅于心胃之证。治疗心胃火盛，头晕目眩、口舌生疮、牙龈肿痛、乳蛾咽痛、便秘尿赤。

犀黄丸　牛黄0.9g，乳香（去油）、没药（去油）各30g，麝香4.5g，上药用黄米饭30g捣烂为丸。具有清热解毒、化痰散结、活血消肿、祛瘀止痛的功效。主治乳岩、横痃、瘰疬、痰核、流注、肺痈、小肠痈。现用于多种恶性肿瘤、淋巴结炎、乳腺囊性增生、多发性脓肿、消化道溃疡、胃炎、外科感染性疾病等病症。

以牛黄为原料的中成药种类繁多，还有牛黄千金散、牛黄降压丸、牛黄消炎片、牛黄镇惊丸、牛黄承气汤、牛黄青黛散、牛黄八宝丸、牛黄至宝丹、牛黄抱龙丸、牛黄散等中成药也广泛应用于临床。

（三）鹿茸

【别名】

花鹿茸、马鹿茸、黄毛茸、青毛茸。

【基原】

本品为鹿科动物梅花鹿 *Cervus nippon* Temminck. 或马鹿 *C. elaphus* Linnaeus. 的雄鹿未骨化而密生茸毛的幼角。前者习称"花鹿茸"（黄毛茸），后者习称"马鹿茸"（青毛茸）。

【性能主治】

性温，味甘、咸。归肾、肝经。具有壮阳、益经血、强筋骨、调冲任、托疮毒等功效。用于阳痿滑精、宫冷不孕、羸瘦、神疲、畏寒、眩晕、耳鸣耳聋、腰脊冷痛、筋骨痿软、崩漏带下、阴疽不敛。现代临床上用于治疗全身虚弱、心血管疾病、贫血、神经官能症、阳痿和男性不育症、妇女更年期障碍及不孕症等。

【综合开发利用】

1. 制剂与应用

鹿茸精口服液　鹿茸置锅内蒸30～40分钟，切片，用40%乙醇温浸再回流提取，合并滤液，浓缩至适量，加乙醇除蛋白，静置，取上清液回收乙醇。沉淀用60%乙醇洗至无色，洗液静置，取上清液回收乙醇，并与上述浓缩液合并，即得鹿角精。取鹿角精加乙醇调成含乙醇量为20%～25%，并加水调成每1000ml药液相当于生药100g，静置15日以上，取上清液，滤过，分装即得。本品具有增强机体活力及促进新陈代谢的作用。用于神经衰弱、食欲不振、营养不良、性功能减退及健忘症。

鹿茸精注射液　用提取的鹿茸精制成灭菌水溶液，含量为0.1g（鹿茸）/ml。本品为无色或略带浅黄色的澄明溶液，因加入适量甲酚而具甲酚臭味。功能主治与口服液相同。

复方制剂　鹿茸多与人参等中药配伍，如参茸双宝片、鹿茸洋参片、定坤丹、海马鹿茸膏、参茸酒、复方鹿茸健骨胶囊、参茸固本丸、加味地黄丸、鹿茸散、鹿茸粉胶囊、三宝胶囊等。

2. 其他用途　目前，以鹿产品为原料制成的中成药及保健品有200种以上，剂型有 10 余种，其中有些产品如鹿茸精、鹿胎膏、鹿尾精、多鞭精等已行销国内外。以鹿心为原料开发的新药"利心丸"、"脑心康"等也受到了有关方面的注意。鹿现已有 30 多种药用部位及其加工品用于临床医疗和强身保健。鹿角系已角化的角。含雌二醇、鹿角肽，所含氨基酸种类与鹿茸相似，尚含甲硫氨酸。有温肾阳、强筋骨、行经消肿的功能，用于阳痿遗精、腰脊冷痛、阴疽疮痛、乳痈初起、瘀血肿痛等症。鹿角胶系鹿角加水熬出的胶质。取鹿角锯段，长 10~15cm，置水中漂泡，每日搅动并换水 1~2 次，漂至水清取出，分次水煎至无胶质为止，合并煎出胶液（或加入明矾细粉少许），静置。滤取清胶液，用文火浓缩（或加入适量黄酒、冰糖）至稠膏状，倾入凝胶槽内，俟其自然冷凝。取出切成小块，阴干。治疗肾气不足、阳痿羸瘦及妇女子宫虚冷、崩漏带下。鹿角霜系熬制鹿角胶时剩下的角渣。含可溶胶约 25%、磷酸钙约 50%、碳酸钙约15% 等。用于脾肾阳虚，食少吐泻、白带异常、遗尿尿频、崩漏下血、痈疽痰核等症。鹿肾（鹿鞭）等为鹿的阴茎及睾丸，用于劳损、腰膝酸痛、阳痿、遗精、不孕症等。鹿血用于虚损腰痛、心悸失眠、肾虚阳痿、肺痿吐血、崩漏带下等症。鹿骨用于风湿疼痛、筋骨冷痹等症。鹿筋用于劳损、风湿性关节痛、手足无力、肌肉痉挛、产后缺乳等症。鹿尾用于阳痿遗精、腰脊疼痛、头晕耳鸣等症。另外，鹿心、鹿脑、鹿皮、全鹿、鹿齿等均入药。鹿肉有很高的营养价值，可开发功能性食品或用做药膳，用于虚劳羸瘦、产后无乳等症。鹿茸茶作为良好的全身强壮药，具有很强的保健作用。鹿茸酒由鹿茸和干山药泡制而成，用于肾阳虚所致的阳痿、早泄、滑精、腰膝冷痛、尿频、畏寒等症，也能缓解类风湿性关节炎的疼痛。

（四）水牛角

【基原】

本品为牛科动物水牛 *Bubalus bubalis* Linnaeus. 的洞角。取角后，水煮，除去角塞，干燥。

【性能主治】

苦咸，寒。归心、肝经。清热解毒、凉血、止血、定惊。用于温病高热、热病头痛、壮热神昏、发斑发疹、吐血衄血、小儿惊风、癫狂、喉痹咽肿。临床上可用于顽固性荨麻疹、过敏性紫癜、病毒性肝炎、痛风发作期等的治疗。

【综合开发利用】

1. 制剂与应用

复方水牛角片 用水牛角粉 50g，柴胡、茯苓、黄芪、丹参、甘草各 15g，烘干碾成细粉，做成复方水牛角片，每片 0.5g。用于治疗病毒性肝炎。

复方水牛角颗粒 该制剂由水牛角、金银花、地黄、连翘、板蓝根、淡豆豉、玄参、石菖蒲、麦冬、天花粉、紫草、甘草等中药组成，具有清热、凉血、解毒的功效。临床主要用于各种痛风。

犀角地黄汤 用水牛角、生地黄、赤芍、丹皮制备。用以治疗过敏性紫癜、新生儿出血症、自体免疫性溶血性贫血、白血病高热及出血、痤疮、顽固性皮肤瘙痒症、带状疱疹、急性脑出血。

牛角散　牛角尖（烧灰）、水龙骨、松香、轻粉各等分，研成末。治疗肿高突起，支脚难行，久则破裂，脓水相流。

2. 其他用途

美容产品　去雀斑方——水牛角 60g，升麻、羌活、防风各 30g，白附子、白芷各 15g，生地 30g，川芎、红花、黄芩各 15g，生甘草 6g。将各药研成细末，蒸熟，做成小丸。可以祛风清热、凉血散血，对治疗雀斑有效。

保健品及工艺品　制作各种牛角梳、刮痧板、按摩棒、耳勺、烟斗、老人乐、印章、佛珠、各种牛角雕刻簪、各种拐杖等保健品及工艺品。牛角梳不产生静电，能促进头部血液循环，起到治疗头痛、去头皮屑、防止白发生长的作用。长期使用刮痧片、按摩棒，能舒筋通络，达到防病的目的。

（五）羚羊角

【基原】

牛科动物赛加羚羊 *Saiga tatarica* L. 雄兽的角。

【性能主治】

咸、寒。具有清热镇痉、平肝息风、清肝明目、清热解毒的功效。用于高热神昏、谵语发狂、惊痫抽搐、头痛、眩晕、目赤肿痛、瘟毒发斑、痈肿疮毒等症。

【综合开发利用】

羚羊角口服液　为羚羊角经加工制成的口服液。用于高热及高热引起的头痛眩晕、神昏惊厥等症。

羚羊角颗粒　为羚羊角经加工制成的颗粒。用于高热惊痫、神昏惊厥、子痫抽搐、癫痫发狂、头痛眩晕、目赤翳障、瘟毒发斑、痈肿疮毒。

羚羊角胶囊　取羚羊角 150g，锉成最细粉，混匀，装入胶囊，制成 1000 粒或 500 粒，即得。可平肝息风、清肝明目、散血解毒。用于肝风内动，肝火上扰，血热毒盛所致的高热惊痫、神昏惊厥、子痫抽搐、癫痫发狂、头痛眩晕、目赤、翳障、瘟毒发斑。

羚羊清肺丸　由浙贝母、桑白皮、前胡、麦冬、天冬、地黄、玄参、羚羊角粉等组成。可清肺利咽、清瘟止嗽。用于肺胃热盛，感受时邪，症见身热头晕、咳嗽痰盛、咽喉肿痛、鼻衄咯血、口干舌燥。

羚羊感冒片　由羚羊角、牛蒡子、淡豆豉、金银花、荆芥、连翘、淡竹叶、桔梗、薄荷素油、甘草等组成。可清热解表。用于流行性感冒，症见发热恶风、头痛头晕、咳嗽、胸闷、咽喉肿痛。

（六）冬虫夏草

【别名】

夏草冬虫、虫草、冬虫草。

【基原】

本品为麦角菌科冬虫夏草菌 *Cordyceps sinensis*（Berk.）Sacc. 生长于蝙蝠蛾科昆虫蝙蝠 *Hepialus armoricanus* Oberthur 幼虫的子座和幼虫尸体的虫菌复合物。

【性能主治】

性平，味甘。归肾、肺经。具有补肺益肾、止血化痰的功效。用于久咳虚喘、劳嗽咯血、阳痿遗精、腰膝酸痛等病症。临床上治疗惊厥、高血压、心肌缺血，抗血小板凝结、抗衰老、调节人体免疫，抗肺癌、淋巴癌、肝癌等。

【综合开发利用】

1. 制剂与应用

至灵胶囊 用于治疗慢性肾功能不全、慢性肾炎、肝硬化，还可作为肿瘤的辅助治疗，具有提高免疫力、增加白细胞之功能。

金水宝胶囊 是使用发酵法生产的真菌药物。具有补肾保肺，调节人体功能，增强免疫力的作用。主要用于慢性气管炎、高脂血症、阳痿、早泄、性功能低下、慢性肾功能不全、老年虚症及肿瘤辅助治疗等。

宁心宝胶囊 具有宁心神、益肺肾、补精髓的功能。适用于心悸怔忡、脉结代、头晕、纳食不佳、失眠多梦、久病体虚等。对各种心律失常和房室传导阻滞等有较好疗效。

心肝宝 是从冬虫夏草新鲜标本中分离得到的一种虫草菌丝新种，经纯化、培养得到的纯粹虫草菌丝。主要用于心律失常、慢性肝炎、肝硬化、肾病综合征等。

其他虫草菌制剂，如虫草菌胶囊、虫草胶囊等。

2. 其他用途 冬虫夏草具有很好的滋补保健作用，用其制成的营养保健品有虫草精、虫草鸡精、虫草蜂皇浆、虫草花粉精、虫草花粉口服液、虫草速溶茶等，受到国内外消费者的青睐。人们也常将其做成保健药膳食用，起到滋补与调理身体的作用。

（七）僵蚕

【别名】

天虫、白僵蚕、僵虫。

【基原】

为蚕蛾科昆虫家蚕 *Bombyx mori* Linnaeus 4～5 龄的幼虫感染（或人工接种）淡色丝菌科白僵菌 *Beauveria bassiana*（Bals.）Vuillant 而致死的干燥虫体。

【性能主治】

味辛、咸，性平。归肺、胃、肝、大肠经。具有祛风解痉、化痰散结、清热解毒、燥湿的功效。用于热咳、痰喘、吐血、崩漏、带下、跌打损伤、风湿痛、疮毒、惊风抽搐、咽喉肿痛、颌下淋巴结炎、面神经麻痹、皮肤瘙痒等症。临床上可以治疗小儿高热惊厥、高脂血症、多发性疖肿、癫痫、抽搐、脑炎后遗症、破伤风、百日咳、腮腺炎、糖尿病等。

【综合开发利用】

1. 制剂与应用

小儿惊风散　由全蝎、僵蚕（炒）、雄黄、朱砂、甘草制成散剂。具有镇惊息风的功效。用于小儿惊风、抽搐神昏。

小儿至宝丸　由紫苏叶、广藿香、薄荷、羌活、陈皮、白附子、胆南星、僵蚕（炒）等组成。可疏风镇惊、化痰导滞。用于小儿风寒感冒、停食停乳、发热鼻塞、咳嗽痰多、呕吐泄泻。

小儿百寿丸　由钩藤、僵蚕（麸炒）、胆南星、天竺黄、桔梗、木香、砂仁、陈皮等组成。可清热散风、消食化滞。用于小儿风热感冒、积滞，症见发热头痛、脘腹胀满、停食停乳、不思饮食、呕吐酸腐、咳嗽痰多、惊风抽搐。

白僵蚕散　与桑叶、木贼、荆芥等疏风清热之品配伍，治肝经风热上攻之头痛、目赤肿痛、迎风流泪等症。

另外，醒脾散、撮风散、牵正散、六味汤、僵蚕丸、愈痫胶囊、七珍丸等均使用僵蚕入药。

2. 其他用途

美容化妆品　白僵蚕有营养皮肤和美容作用，可增白防晒，消除色素沉着，保持皮肤弹性，对祛除粉刺、黄褐斑、痤疮有一定疗效。

杀虫剂　白僵菌作为生物防治剂的主要病原菌，对农林害虫的生物防治有较好应用前景。

（八）全蝎

【别名】

钳蝎、全虫、蝎子。

【基原】

本品为节肢动物门蛛形纲钳蝎科动物东亚钳蝎 *Buthus martensii* Karsch 的干燥体。春末至秋初捕捉，除去泥沙，置沸水或沸盐水中，煮至全身僵硬，捞出，置通风处，阴干。

【性能主治】

辛，平；有毒。归肝经。具有息风镇痉、攻毒散结、通络止痛功能。用于小儿惊风、抽搐痉挛、中风口歪、半身不遂、破伤风、风湿顽痹、偏正头痛、牙痛、耳聋、疮疡、瘰疬、烧伤、风疹、顽癣、心脑血管病、炎症、乙肝、肿瘤等病症。

【综合开发利用】

1. 制剂与应用

牵正散　由白僵蚕、白附子、全蝎（去毒）各等分，制成散剂。祛风化痰、止痉、通络，主治面神经麻痹、中风、口眼歪斜。

止痉散　与蜈蚣同用，可息风、止痉、攻毒，主治惊风、面神经麻痹、脑血管痉挛、四肢抽搐、破伤风、顽固性头痛、关节痛。

撮风散　与蜈蚣、钩藤、朱砂等配伍，主治惊痫、破伤风、抽搐。

全蝎膏　由全蝎、蜈蚣、冰片等配制成软膏。具有清热解毒、开瘀散结、祛腐生肌、祛风止痒的功效。用于血栓性脉管炎、溃疡、肢端坏死、神经性皮炎、手足癣、虫咬性皮炎、带状疱疹等。

全蝎解毒液　由全蝎配以蒲公英、败酱草、黄芪、党参等中药制成，用于缓解晚期癌症疼痛，能有效治疗急性早幼粒细胞白血病。

蝎毒复合胶囊　治疗中晚期恶性肿瘤。

消痫灵散　利用全蝎、天麻、胆南星、石菖蒲等组方，用于治疗癫痫。

另外，补阳还五汤、五虎追风散、再造丸、大活络丸、跌打丸、小金散、救心丸、止疼散、中风回春丸等复方制剂中均含有全蝎。

2. 其他用途

食品　蝎子含有人体所必需的 17 种氨基酸，是一种高档美味佳肴，营养丰富，食之有防病治病、增强免疫力和抗衰老作用，如油炸全蝎、醉全蝎、蝎子滋补汤等。

保健滋补品　蝎子还可制成具有强身健体、活血化瘀、安神、延年益寿功效的滋补保健品，如蝎精口服液、蝎精胶囊、蝎子罐头、速冻全蝎、蝎粉、中华蝎补膏、中华蝎酒等。

美容化妆品　全蝎具有增强机体免疫力的功能；可清热解毒，对去除痤疮、暗疮有很好的效果。

天然杀虫剂　蝎子属国家重点保护动物，1 只蝎子每年可捕杀蝗虫等有害昆虫 1 万多只，可保护农田作物免受侵害。

绿色农药　从蝎子中提取的蝎毒可以制成绿色农药，具有无污染、对人畜无害、杀虫率高等特点，是生产绿色蔬菜和水果的理想农药。

（九）蜈蚣

【别名】

天龙、百脚。

【基原】

本品为蜈蚣科动物少棘巨蜈蚣 *Scolopendra subspinipes mutilans* L. Koch 的干燥虫体。

【性能主治】

性温，味辛，有毒。归肝经。有息风镇痉、攻毒散结、通经止痛等功效。用于治疗小儿惊风、抽搐痉挛、半身不遂、破伤风、风湿顽痹、瘰疬、毒蛇咬伤、结核、口腔溃疡、肝炎、坐骨神经痛及阳痿等多种病症。

【综合开发利用】

1. 制剂与应用　蜈蚣为我国常用动物药材，也是"蛇药片"、"拔毒膏"、"蜈蚣透骨贴"、"红头蜈蚣花露液"、"蜈蚣褥疮液"、"散风活络丸"和"黑虎散"等多种中成药的主要原料。近年来发现，蜈蚣在抑制、治疗消化系统肿瘤方面有显著疗效；蜈蚣毒素在治疗神经系统及心血管疾病方面前景良好。

加味蜈蚣散　蜈蚣、僵蚕、全蝎各等分，研细粉。祛风、止痛。用于受风偏头痛。

蜈蚣注射液　用蜈蚣制备成注射液，用于皮肤癌。

蜈蚣油滴耳剂　大蜈蚣1条、香油30ml、冰片0.3g。把蜈蚣用油炸黑，再加入冰片。祛风、解毒，用于急慢性中耳炎。

2. 其他用途

药酒　健身饮料酒——神龙酒，将蜈蚣烘干配以枸杞子等常用中药，以小锅米酒泡制而成，具有良好的保健作用。

（十）珍珠

【别名】

真朱、真珠、蚌珠、珠子、濂珠。

【基原】

本品为珍珠贝科动物马氏珍珠贝 *Pteria martensii*（Dunker）、蚌科动物三角帆蚌 *Hyriopsis cumingii*（Lea）或褶纹冠蚌 *Cristaria plicata*（Leach）等双壳类动物贝壳内外套膜受刺激所产生的分泌物层叠而成的颗粒状物。

【性能主治】

性寒，味甘、咸。具有安神定惊、明目去翳、解毒生肌等功效。适用于惊悸怔忡、癫痫惊风，外用治疗目赤肿痛、翳膜遮睛等眼科疾病及咽喉腐烂、口舌生疮、溃疡久不收口、痈肿、毒疮、水火烫伤、刀伤和带状疱疹等。

【综合开发利用】

1. 制剂与应用

珠黄吹喉散　珍珠、牛黄、硼砂（煅）、西瓜霜、雄黄、儿茶、黄连、黄柏、冰片。本方系清热解毒、化腐生肌之剂。主治喉痹、乳蛾、口疮、牙疳等症。用于热毒内蕴所致的咽喉口舌肿痛、溃疡、糜烂，西医诊断之急性咽炎、急性扁桃体炎、复发性口腔溃疡、牙龈炎。

珍珠粉　内服珍珠粉，可以增强免疫力、补充钙质、葆春延衰、改善睡眠、治疗溃疡、养肝明目、辅助降压。

珍珠蛇胆明目液　治疗视疲劳。

珍宝散　由珍珠、硼砂、青黛、冰片、黄连、人中白（煅过）组成。治口内诸疮。

2. 其他用途

装饰品　珍珠与玛瑙、水晶、玉石一起并称我国古代传统"四宝"，常被做成珠宝饰品销售，有很高的经济价值。

化妆品　珍珠粉是多种化妆品的添加剂，可以制成珍珠膏、霜、乳、洗面奶、染发剂、护手霜等外用，具有美白、控油、祛痘、去黑头、消斑除死皮、润肤效果。

（十一）土鳖虫

【别名】

土别虫、地鳖虫、土元、地乌龟、䗪虫、簸箕虫、金边土鳖。

【基原】

本品为鳖蠊科昆虫地鳖 *Eupolyphaga sinensis* Walker 或冀地鳖 *Steleophaga plancyi* (Boleny) 的雌虫干燥体。捕捉后，置沸水中烫死，晒干或烘干。

【性能主治】

咸，寒，有小毒。归肝经。具有散血瘀、接骨续筋、消肿止痛、下乳通经等功效。主治血瘀经闭、跌打瘀肿、筋伤骨折、前列腺肥大、多囊肾病等。临床上用以治疗外伤血肿、冠心病、动脉粥样硬化、骨折、肿瘤、糖尿病等疾病。

【综合开发利用】

1. 制剂与应用

大黄䗪虫丸　由熟大黄、土鳖虫、水蛭、虻虫、蛴螬、桃仁等组成。活血破瘀，通经消癥。用于瘀血内停所致的癥瘕、闭经，症见腹部肿块、肌肤甲错、面色黧黑、潮热羸瘦、经闭不行。

止痛紫金丸　由丁香、血竭、当归、熟大黄、木香、儿茶、土鳖虫等组成。舒筋活血，消瘀止痛。用于跌打损伤，闪腰岔气，瘀血作痛，筋骨疼痛。

下瘀血汤　由土鳖虫、大黄、甘遂、桃仁组成。活血化瘀，利水消臌。用于血臌。

跌打活血散　由红花、当归、血竭、三七、骨碎补、续断、乳香、没药、儿茶、大黄、冰片、土鳖虫组成。舒筋活血，散瘀止痛。用于跌打损伤、瘀血疼痛、闪腰岔气。

另外，跌打镇痛膏、少林风湿跌打膏、跌打丸、轻伤小七厘散、三虫加味片、土鳖虫散、回生第一丹、接骨膏、下瘀血汤等方剂中也使用土鳖虫。

2. 其他用途

保健食品　目前开发的昆虫类食品及保健品中，地鳖虫因含有大量丰富的人体必需氨基酸和微量元素，经常食用能增强机体的免疫力，如中华地鳖胶囊、地鳖虫氨基酸口服液、菜肴"油煎银鳖"等。

（十二）蚯蚓

【别名】

地龙、蚯蚓干、曲蟮、土蟺。

【基原】

本品为钜蚓科动物参环毛蚓 *Pheretima aspergillum* (E. Perrier) 的干燥体。

【性能主治】

性寒，味咸。归肝、脾、膀胱经。具清热定惊、通络、平喘、利尿之功效。用于高热神昏、惊痫抽搐、关节痹痛、肢体麻木、半身不遂、尿少水肿、高血压等病症。近年来，地龙已应用于气管炎及支气管哮喘、高血压、癫痫和神经分裂症、流行性腮腺炎、下肢溃疡、烧烫伤、发热、血管性头痛、三叉神经痛、高黏血症和缺血性中风、消化性溃疡及吐血、膀胱结石、前列腺炎、癌症、湿疹、荨麻疹及过敏性皮炎、带状疱疹、骨折等。

【综合开发利用】

1. 制剂与应用

地龙注射液　由地龙提取物制成。可平喘、解痉。用于支气管哮喘、上呼吸道感染。肌注，每次 2ml。

喘咳静片　由黄芩、地龙、麻黄组成。可清热、止咳、平喘。用于气管炎、支气管炎、哮喘。

小活络丸　由地龙、胆南星、川乌、草乌、乳香、没药组成。可祛风除湿、活络通痹。用于风寒湿痹，肢体疼痛、麻木拘挛。

蚓激酶　鲜蚯蚓或冷冻鲜蚯蚓在一定温度下恒温自溶，过滤离心后取"自溶液"，分级超滤，收集分子量在 15～75KD 范围的溶液，浓缩后，冷冻干燥，得含 6 个以上成分的酸性复合酶——蚓激酶。它不仅能激活纤维蛋白溶酶原转变为纤维蛋白酶，从而溶解血栓，而且能直接水解纤维蛋白。蚓激酶已开始生产，商品名为"博洛克"，是治疗血栓病的特效药。还可开发用于抗血栓形成和溶解血栓的新药"溶栓通络灵"，提高免疫功能的"安泰康口服液"，治疗水（火）烫（烧）伤的搽剂等。

此外，加味地龙汤、地龙溃疡散、清脑降压片、加味地蝎汤、小金丸、龙糖液、蚯蚓糖浆、百奥蚓激酶胶囊、五龙平喘汤等也常被使用。

2. 其他用途

营养食品　地龙蛋白质中含有多种游离氨基酸，其营养价值超过牛羊肉，地龙可被加工成食品，如地龙酒、地龙饼干、地龙酱油等。

化妆品　地龙除药用外，还是一种天然的皮肤美容剂，能滋润皮肤，使皮肤洁白细腻，减少皱纹。用地龙粉、珍珠粉制成的地龙护肤脂，用于皮肤皲裂。有人用蚯蚓浸出液加入膏、霜、膜中制成保健护肤品，可消除雀斑，防止太阳辐射。

保健食品　蚯蚓是低脂肪高蛋白的优质食品，以蚯蚓作为食品，在国外较为盛行，如用鲜的洗净的蚓体炒菜，用蚯蚓粉做肉馅添加剂，以及蚯蚓干、红烧蚯蚓、蚯蚓罐头等。在国外食用蚯蚓比较普遍，常将蚯蚓制成酱、浓汤罐头、煎蛋饼等。

优质饲料　利用蚯蚓喂畜禽均得到良好的效果，如喂猪、鸡、鸭、鹅等。

松土肥田，净化环境，消除公害　蚯蚓的土法养殖原则是自繁、自养、自用。蚯蚓的养殖所用饵料为家禽粪便、稻草、树叶、枯草、纸厂渣泥、污泥等天然有机质，经发酵腐熟后即可，具有成本低、无污染等特点。

（十三）阿胶

【别名】

驴皮胶、傅致胶、覆盆胶。

【基原】

为马科动物驴 *Equus asinus* L. 的皮经煎煮、浓缩制成的固体胶。

【性能主治】

具有补血、滋阴、润肺、止血的功效，能治疗贫血、再生障碍性贫血、白细胞减少症及产前产后血虚、虚劳羸瘦、头晕、乏力、心悸、胃纳差等血虚证。

【综合开发利用】

以"东阿"牌阿胶和"阿"牌复方阿胶浆为代表的中成药以及阿胶保健品、生物制品、药用敷料等产品多年来享誉全国，畅销国内外。如阿胶生化膏、阿胶补血膏、阿胶当归合剂、阿胶补血口服液、阿胶颗粒、参茸阿胶、速溶阿胶冲剂、复方阿胶浆、阿胶枣等。

清燥救肺汤 桑叶、石膏、甘草、人参、胡麻仁、真阿胶、麦冬、杏仁、枇杷叶，用水煎趁热服用。清燥润肺，适用于温燥伤肺重证。

复方阿胶浆 由阿胶、红参、党参、熟地黄、山楂组成。补气养血，用于气血两虚、头晕目眩、心悸失眠、食欲不振及白细胞减少症和贫血。口服，每次20ml，每日3次。

阿胶补血膏 由阿胶、熟地黄、党参、黄芪、枸杞子、白术组成。具有滋阴补血、补中益气、健脾润肺的功效。用于久病体弱、血亏目昏、虚劳咳嗽。

阿胶生化膏 由阿胶、赤芍、川芎、当归、甘草、木通、黄芪、路路通、麦冬、熟地黄、桃仁、王不留行、益母草组成。具有滋阴养血、祛瘀生新、通乳的功效。用于妇女产后血虚体弱、瘀血不清、小腹疼痛、乳汁不通。

补肺阿胶汤 由阿胶、甘草、杏仁、马兜铃、牛蒡子、糯米组成。具有滋阴养血、补肺润燥的功效。用于血虚萎黄、眩晕心悸、心烦不眠、肺燥咳嗽、贫血等。

参茸阿胶 由白芍、白术、白芷、陈皮、川芎、当归、党参、地黄、茯苓、甘草、红花、鹿茸、驴皮、麦冬、牡丹皮、木香、清半夏、人参、肉桂、砂仁、熟地黄、香附、玉竹组成。具有补血生精的功效，适用于血虚头晕、神疲体倦、月经不调。

阿胶枣 由阿胶、大枣、红糖组成。取阿胶5g，砸碎后加水或黄酒蒸至全部融化，加入少量红糖，将洗净蒸熟的大枣倒入阿胶浆中，拌匀，使大枣表面裹上一层阿胶浆，晾干即可。具有增强体质、养颜、抗衰、防疲劳的疗效。

保健食品（药膳） 以阿胶为主，配合其他的药物和食物，运用一定的烹调技术，做成汤羹、菜肴、稀粥、膏滋、药酒和饮料等。

（十四）蟾酥

【别名】

蛤蟆酥、蛤蟆浆、蟾蜍眉脂、蟾蜍眉酥。

【基原】

本品为蟾蜍科动物中华大蟾蜍 *Bufo bufogargarrizans* Cantor 或黑眶蟾蜍 *B. melanostictus* Schneider 的耳后腺及皮肤腺分泌的白色浆液，经加工而成。

【性能主治】

性温，味辛，有毒。归心经。能解毒、抗癌、散结、消肿、止痛、强心、开窍醒神。临床上用于强心，抗癌，治疗白血病、痈疽疔毒、咽喉肿痛等。

【综合开发利用】

1. 制剂与应用 蟾酥软膏、加味蟾酥膏、梅花点舌丹、六神丸、蟾酥丸、牙痛一粒丸、天蟾胶囊、华蟾素注射液等50余种中成药里含有蟾酥。

蟾酥水溶性总成分注射液　每支 1ml，含水溶性总成分 10mg。具有解毒、散结、抗癌的功效。用于肝癌、肺癌等。

蟾酥丸　由蟾酥、雄黄、枯矾、寒水石、铜绿、乳香、没药、胆矾、麝香、朱砂、轻粉、蜗牛组成。具有解毒消肿、活血止痛的功效。用于疔疮痈肿、脑疽、乳疽及无名肿毒疼痛者。

六神丸　由牛黄、麝香、冰片、蟾酥、珍珠粉、雄黄组成。具有清热解毒、消炎止痛的功效。用于咽喉肿痛或溃疡、急性扁桃体炎、口疮、疔疮、痈疽、喉癌、食道癌等。

梅花点舌丹　由制蟾酥、牛黄、麝香、朱砂、熊胆、雄黄、硼砂、葶苈子、制乳香、制没药、血竭、沉香、冰片、珍珠组成。具有清热解毒、消肿止痛的功效。用于疔疮痈肿初起、口舌生疮、上消化道肿瘤、多发性癌性疼痛、红肿热痛等。

牙痛一粒丸　由蟾酥、朱砂、雄黄、甘草组成。可镇痛消肿。用于各种风火牙痛、牙龈肿痛、龋齿引起的疼痛。

2. 其他用途　蟾酥原动物的干燥体或除去内脏的干燥体称干蟾，以及经过加工的蟾衣、蟾酥、蟾舌、蟾头、蟾肝、蟾胆等产品，可消肿解毒、止痛、利尿等。

（十五）蛤蚧

【别名】

蛤蟹、大壁虎、蚧蛇、德多、握儿。

【基原】

本品为脊索动物门壁虎科动物蛤蚧 *Gekko gecko* Linnaeus 的干燥体。

【性能主治】

性平，味咸，有小毒。归肺、肾经。补肺益肾、纳气定喘、助阳益精。具有性激素样作用及抗氧化、解痉平喘、提高机体应激、抗炎、抗衰老、降低血糖的作用。用于虚喘气促、劳嗽咯血、阳痿遗精。

【综合开发利用】

1. 制剂与应用　以蛤蚧为主要原料入药的有人参蛤蚧散、人参蛤蚧精口服液、五加参蛤蚧精、五加参蛤蚧口服液、刺五加参蛤蚧精、参茸蛤蚧保肾丸、海龙蛤蚧精、蛤蚧大补丸、蛤蚧大补丸胶囊、蛤蚧大补胶囊、蛤蚧补肾丸、蛤蚧补肾胶囊、蛤蚧定喘丸、蛤蚧参茸酒、蛤蚧养肺丸、蛤蚧党参膏、蛤蚧精等制剂。

人参蛤蚧散　蛤蚧配人参、茯苓、贝母、知母、桑白皮、甘草、杏仁。具有补气清肺、止咳平喘的功效。用于慢性支气管炎、支气管哮喘、肺气肿及体弱肺虚、气短乏力、喘咳不止等病症。

蛤蚧大补丸　由蛤蚧、女贞子、熟地黄、狗脊、川续断、骨碎补、人参、黄芪、黄精、杜仲、巴戟天、山药、茯苓、白术、木瓜、枸杞子、甘草组成。具有补血益气、健脾暖胃、祛风湿、壮筋骨的功效。用于男女体弱、头晕目眩、食欲不振、腰酸骨痛。治疗老年人夜尿频多症、小儿神经源性膀胱功能障碍症等疗效显著。

蛤蚧定喘丸 由蛤蚧、瓜蒌子、紫菀、麻黄、黄连、黄芩、甘草、麦冬、石膏、苦杏仁、炒莱菔子、百合、醋鳖甲组成。具有滋阴清肺、止咳定喘的功效。治疗喘息型慢性支气管炎、心源性哮喘、肺气肿、支气管哮喘、慢性气管炎等慢性咳喘病，以及肺结核、肺炎等病。

海龙蛤蚧精 由海龙、蛤蚧、北芪、人参、首乌、当归、枸杞子、沉香等制成。具有补肺益气、温肾的功效。用于神经衰弱、疲劳过度、气血两亏、腰酸背痛、四肢无力、头晕目眩。

蛤蚧补肾丸 由蛤蚧、鹿茸、黄芪、杜仲、狗脊、枸杞、茯苓、当归等组成。具有补阳益肾、填精补血之功效。用于身体虚弱、劳神过度、未老先衰、真元不足、小便频数。

2. 其他用途

药膳 包括粥食类（人参蛤蚧粥、蛤蚧大米粥），药酒类（蛤蚧酒、蛤蚧参茸酒），汤类（蛤蚧汤、梨杏贝母蛤蚧汤、人参蛤蚧汤），菜肴类（蛤蚧当归炖草鸡、蛤蚧煲胎盘），面食类（蛤蚧肉饼、蛤蚧糯米团）。

蛤蚧酒 用蛤蚧1对（雌雄各1）、白酒1kg。将蛤蚧用淡盐水洗净，切为小片，浸入白酒中，密封浸泡1个月，开启后过滤去渣，即可饮用。具有温阳益肾、补肺气、定喘咳的功效。治疗老年人肺肾虚而造成的咳喘、久病虚弱及慢性支气管哮喘。

（十六）斑蝥

【别名】

斑猫、芫菁、花壳虫、龙尾。

【基原】

本品为芫菁科昆虫南方大斑蝥 *Mylabris phalerata* Pallas 或黄黑小斑蝥 *M. cichorii* L. 的干燥体。夏、秋两季捕捉，闷死或烫死后晒干即成。

【性能主治】

辛，热，有大毒。归肝、肾、胃经。破血消癥，攻毒蚀疮，发泡冷灸。用于癥瘕癌肿、积年顽癣、瘰疬、赘疣、痈疽不溃、恶疮死肌。

【综合开发利用】

斑蝥对治疗原发性肝癌、乳腺癌、食管癌、肺癌、贲门癌、肠癌、肝硬化、肝炎、神经性皮炎等疾病疗效显著。研究证实，斑蝥虫体所含的斑蝥素及其衍生物为其抗癌的有效物质，具有很强的毒性。

复方斑蝥片 由斑蝥（去头、足、翅）、木通、车前子、滑石组成。具有清热、利湿、抗癌的功效。用于湿热型肺癌。

复方斑蝥素胶囊 斑蝥素1mg，吴茱萸、姜半夏浸膏粉各50mg，怀山药粉、白及粉各100mg，共装1粒胶囊。具有温中、降逆、健脾、抗癌的功效。用于肝癌。

复方斑蝥膏 斑蝥（去头、足、翅、毛）1个、甘遂3g，共研细粉，用米醋调膏。具有攻毒、逐瘀、消肿、杀虫的功效。外用治疗牛皮癣。

（十七）蚂蚁

【别名】

黑山蚁、刺蚁、赤蚁、玄驹、蚍蜉。

【基原】

本品为膜翅目蚁科昆虫鼎突多刺蚁 *Polyrhachis vicina* Roger 和红林蚁 *Formica rufa* L. 等的干燥全体。

【性能主治】

性温，味酸咸。有滋补肝肾、祛风除湿、祛瘀通络、强筋壮骨的功能。现常用于风湿性关节炎、类风湿性关节炎、风湿热、强直性脊柱炎、慢性肝炎、皮炎、结节性动脉炎、硬皮病、红斑狼疮、神经衰弱、脱发、阳痿、糖尿病、胃病、肾炎、脱发、哮喘、年老体衰、久病气血虚弱、产妇缺乳、中风偏瘫、癌症辅助治疗等。

【综合开发利用】

1. 制剂与应用

蚁精片、蚁精冲剂、蚁精酒　治疗神经衰弱观察248例，总有效率95.2%。并对类风湿性关节炎、脱发、月经不调、痔疮、阳痿、气血衰弱等各种慢性疾病有较好疗效。

蚁王口服液　成分为蚂蚁250g、枸杞子50g、人参10g、大枣30g。治疗虚损性疾病，如类风湿性关节炎、强直性脊柱炎、哮喘、脑血管病、阳痿、病毒性乙型肝炎等，也是抗衰老药物。

中国蚁王精口服液　成分是双齿多刺蚁及人参，人参含量只占5%。具明显的镇静、抗疲劳和雄性激素样作用。对病后体虚、倦怠、无力、脱发、失眠、阳痿等虚损性疾病有辅助治疗作用。

蚁王酒　以蚂蚁、人参、天麻、三七、首乌、枸杞子等浸制而成，每日1~2次，每次20ml。主治风湿、类风湿，亦可用于神经衰弱、白发、脱发等症。

玄驹痹可宁　由蚂蚁、乌梢蛇、穿山龙、川牛膝、三七等组成。将三七打成粗粉与其他药物的浸膏一起烘干，打粗粉，制颗粒，装成胶囊。用于治疗风湿性关节炎和类风湿性关节炎、坐骨神经痛、骨质增生等。

除上述制剂外，还有蚂蚁类风湿灵、蚂蚁乙肝宁、玄驹神口服液、大力神、蚁王精、蚁康胶囊等多种蚂蚁制剂。蚂蚁毒素可开发制成抗菌、抗风湿药。

2. 其他用途

保健食品　蚂蚁营养价值也很高，原卫生部拟将蚂蚁列为食品新资源开发项目。通过筛选扩大药用和食用价值高的蚂蚁种类，研究其加工方法、有效成分提取和剂型，开发营养价值高、口感好的食品，如蚂蚁饼干、蚂蚁调味品、蚂蚁巧克力、蚂蚁粉、蚂蚁酒、蚂蚁口服液、蚂蚁茶、蚂蚁罐头、油炸蚂蚁等保健食品。

杀虫剂　有些蚂蚁还是害虫的天敌，如大黑蚁是松毛虫的天敌，小红蚁可防治蔗园里的甘蔗螟虫，黄猄蚁可防治柑橘害虫等。养殖蚂蚁既防治害虫，还可回收蚂蚁入药用。

此外，蚂蚁蛹可以食用、药用及制化妆品。

（十八）熊胆

【基原】

本品为熊科动物黑熊 *Selenarctos thibetanus* Cuvier 或棕熊 *Ursus arctos* L. 胆囊内的干燥胆汁。

【性能主治】

苦，寒。清热解毒、止痉、明目。主治惊风、抽搐、癫痫、疮疡肿毒、咽喉肿痛、肝热目赤肿痛、目生翳障。

【综合开发利用】

熊胆粉　是眼科、耳鼻喉科用药类非处方药，能清热、平肝、明目。用于目赤肿痛、咽喉肿痛等病症。

熊胆胶囊（熊胆丸）　由熊胆、龙胆、泽泻、地黄、当归、栀子、菊花、车前子、决明子、柴胡、防风、黄芩、木贼、黄连粉、薄荷脑、大黄、冰片组成。具有清热散风、止痛退翳的功效。用于风热或肝经热引起的目赤肿痛、羞明多泪。

熊胆黄芩滴眼液　具有抗菌消炎、收敛止痛、去翳明目的功效。用于结膜炎、外伤性角膜炎、沙眼、麦粒肿等。

熊胆酒　由熊胆粉、薄荷脑、白酒制成。具有平肝利胆、清热明目的功效。适用于胁痛、胃脘满闷、不思饮食、面黄肌瘦、视物不明等症。

另外，足掌（熊掌）、肉（熊肉）、筋（熊筋）、骨（熊骨）、脑（熊脑）、脂肪（熊脂）亦供药用。

第三节　矿物类中药资源综合利用实例

矿物类中药是一类以无机成分为主的天然矿物，其主成分大多为无机化合物，所含有机物很少。矿物类中药资源作为传统中药的重要组成部分，在我国的使用历史源远流长，早在春秋战国时期的《山海经》中就有矿物类中药的相关记载。几千年来，矿物类中药为解除民众的病痛、提高健康水平、改善人们的卫生状况作出了不可磨灭的贡献。然而，长期以来我国中医药学者对中药的研究多偏重于有机物，少见矿物类中药的鉴定、炮制、药性、药理、毒理、药效等相关研究报道。近年来，随着社会进步和科学技术的不断发展，针对矿物类中药的现代研究日益被重视。以中药砒霜为例，尽管砒霜是"毒药"，但砒霜在治疗人类疾病方面起到了很大作用。最近的研究显示，少量的砷能促进蛋氨酸的新陈代谢，从而防止头发、皮肤和指甲的生长紊乱。目前，三氧化二砷已成功开发成治疗急性粒子性白血病的口服制剂。

一、矿物类中药资源品种分类

中医利用矿物作为药物，有着悠久的历史。早在公元前 2 世纪，人们已能从丹砂中炼制水银；北宋年间（公元 11 世纪），已能从人尿中提取制造"秋石"，在生产过程中使用了皂苷沉淀甾体等特异的化学反应，以及过滤、升华等一系列近代还在使用的方法。据统计，我国现存最早的医书《五十二病方》记载矿物药20种，《神农本草经》载药365种，其中药用矿物46种。在李时珍所著《本草纲目》中，矿物药已有355种，如朱砂、铅丹、代赭石、铜青、砒石、石膏、滑石、卤碱等，分别以汞、铅、铁、铜、砷、钙、硅、镁等为主要成分。矿物类中药有广泛的药用价值，不但可以单味药使用，也可与其他中药复方配伍使用。在2000年版的《中国药典》中收载了矿物药22种，另外，《中国药典》还收载了109种含有矿物药的中成药。矿物类中药除小部分为单质外，大部分为化合物，且大多数为固体，少数为液体（如水银）或气体（如硫化氢），它们一般具有特定的化学组成和相关的理化性质及外形特征。目前，鉴定矿物药的方法已有很多，如 X 射线分析法、热分析法、化学分析法、偏光显微镜分析法等。

现在，矿物药是根据来源不同、加工方法及所用原料性质不同进行分类的。

原矿物药：指从自然界采集后，基本保持原有性状作为药用者。按中药分类规律，其中包括矿物（如石膏、滑石、雄黄）、动物化石（如龙骨、石燕）及以有机物为主的矿物（如琥珀）。

矿物制品药：指主要以矿物为原料经加工制成的单味药，多配伍应用（如白矾、胆矾）。

矿物药制剂：指以多味原矿物药或矿物制品药为原料加工制成的制剂。中药制剂里的"丹药"即属这类药（如小灵丹、轻粉）。

矿物制品药与矿物药制剂虽均属加工制品，但前者多是以单一矿物为原料加工制成，以配合应用为主而很少单独应用；后者多半以多味原矿物药或矿物制品药为原料加工制成，以单独应用为主而很少配合应用。采用这种分类方法，一是中药历代就有这种分类的趋向，二是便于今后进一步分别研究。

1. 石膏　石膏系硫酸盐矿物石膏的矿石，主成分为 $CaSO_4 \cdot 2H_2O$（水合硫酸钙），分布广泛，以湖北应城产者最佳，其他各地产者质量优劣不等。《中国药典》规定，水合硫酸钙的含量不得少于95%，重金属含量小于10/100万，砷盐含量小于2/100万。烧之，火焰为淡红黄色，能熔成白色磁状小球。烧至120℃时，部分结晶水失去，则成白色粉末或块状的煅石膏。

石膏性味辛、甘，大寒，归肺、胃经。生用清热泻火、除烦止渴。用于外感热病，高热烦渴等。煅石膏收湿、生肌、敛疮、止血。外治溃疡不敛，湿疹瘙痒。著名清热方"白虎汤"以石膏为君，治疗伤寒病、阳明经热盛或外感热病之气分证，疗效很好。对现代医学的大叶性肺炎、流行性乙型脑炎、急性肠炎、牙龈炎、产后发热、风湿性关节炎等疾病也有很好疗效。

现代药理实验证实，单味石膏即可退热。有研究认为，其退热功能与硫酸钙无关，与所含微量元素有关。近年研究发现，在感染高热时，应用铁、铜含量较高的石膏等清热泻火药，可通过内源性白细胞递质（LEM）的作用，加速铁、锌流入肝细胞内并导致铜蓝蛋白复合物及急性期反应蛋白合成的加速，从而增强机体防御能力和杀伤微生物的能力。

2. 朱砂　朱砂系硫化物类矿物辰砂，主含 HgS（硫化汞），主产于贵州、湖南、四川、云南等地，以贵州铜仁和湖南新晃者为最佳。贵州铜仁产朱砂中 HgS 含量：细砂和朱宝砂均高于 98.2%，镜面砂高于 97%。湖南新晃产朱砂中 HgS 含量：一级品均高于 98.8%，二级品高于 96%。

朱砂性味甘、寒，归心经。内服有镇心安神功效，入丸散或研末冲服，用于心神不宁、心悸、失眠、惊风、癫痫等。外治疮痈肿毒、咽喉肿痛、口舌生疮。现代药理研究证实，外用朱砂能抑制或杀灭皮肤细菌和寄生虫，但对朱砂有无镇静催眠作用的认识不甚一致。朱砂为汞化物，汞与蛋白质中的巯基有特别的亲和力，高浓度时，可抑制多种酶的活动。

朱砂有毒，内服不可过量或持续，以防汞中毒。然而，从 2005 年版《中国药典》所载含朱砂的 30 种处方分析来看，朱砂制剂大部分需长期使用，如朱砂安神丸，朱砂含量达 20%，若每日服 2 丸，连续服用 7 天就能达到理论上的中毒量，虽然人体能将部分汞排泄，但临床上使用该药的疗程往往超过 7 天，易引起蓄积中毒，尤其对肾脏影响较大。

3. 芒硝　芒硝系硫酸盐类芒硝族矿物芒硝，主含 $NaSO_4 \cdot 10H_2O$（含水硫酸钠），常夹杂微量氯化钠。全国大部分地区均有生产。主产于河北、河南、山东、江苏、安徽等省的碱土地区。天然产的芒硝（俗称"土硝"），加水溶解，放置，沉淀，滤过，滤液加热浓缩，放冷后析出结晶，习称"朴硝"或"皮硝"。再将朴硝重新结晶即为芒硝。芒硝呈棱柱状、长方体或不规则的结晶，两端不整齐，大小不一。无色透明，暴露空气中则表面渐风化而覆盖一层白色粉末（无水硫酸钠，又称"玄明粉"）。芒硝以无色、透明、呈长条棱柱结晶者为佳。

芒硝味咸、苦，性寒，归胃、大肠经，有泻下、软坚、清热功效。内服用于治疗实热积滞，大便燥结，常与大黄相须为用，以增强泻下通便、泻热作用，如大承气汤、调胃承气汤。外用清热消肿，用于治疗咽痛、口疮、目赤及痈疮肿痛等症。现代药理研究证实，芒硝主要成分为硫酸钠，为盐类泻药，不易被肠壁吸收，存留在肠内成高渗溶液，阻止肠内水分吸收，使肠内容体积增大，引起机械刺激，促进肠蠕动而排便。

常见矿物类中药的主成分和功效见表 4 - 5。

表 4 - 5　矿物类中药的主成分和功效简介

品名	主成分	功效
石膏	$CaSO_4 \cdot 2H_2O$	清热泻火，除烦止渴
白矾	$KAl (SO_4)_2 \cdot 12H_2O$	解毒杀虫，燥湿消痰，止泻止血
明矾	$KAl_3 (SO_4)_2 \cdot 12H_2O$	同白矾
胆矾	含水硫酸铜	催吐，祛腐，解毒
雄黄	As_2S_2	解毒杀虫，燥湿祛风

品名	主成分	功　效
雄黄	As_2S_3	燥湿，杀虫，解毒
砒石	As_2O_3	祛痰截疟，杀虫，蚀恶肉
代赭石	Fe_2O_3	平肝潜阳，降逆止血
朱砂	HgS	清心镇静，安神解毒
琥珀	树脂、挥发油、琥珀酸	镇惊安神，散瘀止血，利水通淋
紫石英	CaF_2	镇心安神，温肺，暖宫
磁石	Fe_3O_4	潜阳纳气，镇惊安神
炉甘石	$ZnCO_3$	解毒明目退翳，收湿止痒敛疮
滑石	$Mg_3(Si_4O_{10})(OH)_2$	利尿通淋，清热解暑，祛湿敛疮
自然铜	FeS_2	散瘀，接骨，止痛
芒硝	$Na_2SO_4 \cdot 10H_2O$	泻热通便，润燥软坚，清火消肿
玄明粉	Na_2SO_4	同芒硝
硫黄	硫与少量 Ca、Fe、Al、Mg	内服壮阳，外用杀虫
硼砂	$Na_2B_4O_7 \cdot 10H_2O$	清热消痰，解毒防腐
赤石脂	$Al_4(Si_4O_{10})(OH)_8 \cdot 4H_2O$	涩肠，止血，生肌敛疮
钟乳石	$CaCO_3$	温肺，助阳，平喘，制酸，通乳
花蕊石	Ca 和 Mg 的碳酸盐	化瘀止血
禹余粮	$Fe_2O_3 \cdot 3H_2O$	涩肠止血
金礞石	K、Mg、Al 的硅酸盐	坠痰下气，平肝镇惊
青礞石	Fe、Mg、Al 的硅酸盐	同金礞石
密陀僧	PbO	消肿杀虫，收敛防腐，坠痰镇惊

二、矿物类中药资源开发实例

（一）概述

随着科学技术的突飞猛进和我国国际地位的日益提高，中医药的影响力也不断提升，中药的治病、保健功能也陆续得到了现代科学的证实。如矿物类中药所含种类繁多且数量充沛的微量元素，是人类生命活动中的一些酶、激素、维生素和蛋白质的重要组成部分，能参与人体新陈代谢、蛋白质合成、遗传信息的传递等作用。

近年来，随着矿物类中药现代研究的深入，该类中药的药理作用及其药用价值得到了现代科学的证实。现代研究表明，矿物类中药有以下药理作用。

1. 抗炎抑菌作用　对矿物类中药的抗炎抑菌作用研究主要针对胃肠、关节、气管等器官的炎症。研究表明，云母可以减轻大鼠溃疡性结肠炎黏膜损害和炎症指数，减低结肠组织髓过氧化物酶（MPO）活性，具有黏膜保护作用。滑石能够明显减轻关节的浮肿。炉甘石经制备成纳米炉甘石凝胶后，不但性状稳定，抑菌活性也明显提高。

2. 抗肿瘤或抗突变作用 砒霜主要成分为 As_2O_3，其抗白血病、肝癌等肿瘤作用的研究一直是热点问题。低剂量的砷临床用于治疗急性骨髓性白血病，治愈率高达90%。最近，我国科学家首次揭示了砷是怎样攻击那些有利于癌细胞存活的特定蛋白。还有研究表明，As_2O_3 对人大肠癌细胞具有显著抑制生长作用，该抑制作用与诱导细胞凋亡密切相关。麦饭石能够抑制环磷酰胺诱发的小鼠骨髓嗜多染红细胞微核突变。

3. 镇静催眠作用 药理研究结果表明，龙骨、磁石均能显著减少小鼠自发活动，明显增加阈下剂量戊巴比妥钠小鼠的入睡率，可显著缩短戊巴比妥钠小鼠的入睡时间并能延长其睡眠时间。

4. 其他作用 金箔有防止屈肌腱粘连的作用。金箔通过刺激肌腱周围组织形成假鞘，防止来自腱周的粘连，且不影响肌腱正常愈合，是较理想的防粘连材料。通过凝血时间等药理实验证实了花蕊石的止血作用。

当前矿物药的开发与利用过程尚存在一些问题，主要表现为以下两点。

第一，质量问题。新中国成立以来，尽管我国在矿物类中药的研究方面取得了不少成绩，对矿物类中药的安全性和质量问题也给予了关注。但总体而言，我国矿物类中药的研究基础仍然很薄弱，尤其在安全标准（包括有毒或有害成分限量、剂量、用药期限、配伍禁忌、服药宜忌、妊娠禁忌等）和质量标准上还存在较大的问题，现已经成为矿物类中药行业发展的障碍，因此，急需尽快制定和完善矿物药的安全标准和质量标准。影响矿物药质量的因素很多，产地的地质状况、开采过程、运输及贮存条件以及炮制方法等直接影响矿物药材中各种成分的含量及各成分之间的比例关系，而其物质基础的变化则是影响疗效和安全性的关键。一是品种混乱较严重，如白石英、石膏、朱砂、花蕊石、自然铜、赤石脂和阳起石等品种常有混淆现象。白石英常常与紫石英混用，但前者的主要成分为 SiO_2，而后者主含 CaF_2；有的将硬石膏（板块、柱状）、透石膏（板块、薄片状）、红石膏和农用石膏混用做石膏，有的混用石膏品中含砷量较高，并且有引起中毒死亡的报道；还有用人工朱砂代替天然朱砂者，而人工朱砂的游离汞含量较高，易引起中毒。二是主要成分含量达不到要求，有的是药材中掺入杂石或杂质超量等原因，有的是本身含量规定得太高，如玄明粉、芒硝、朱砂等。三是加工炮制质量问题，矿物药多是几种矿物的天然混合物，入药时多需用炮制品，如自然铜等煅制不透，朱砂飞不到度，玄明粉风化未到位等。四是含矿物药的中成药的质量问题更加突出，不同厂家生产的同一种含矿物药的中成药产品，其重金属含量却相差很大。有人曾分别对上海和北京两家药厂生产的牛黄解毒丸中的重金属含量进行测定，发现两家产品中的砷含量相差高达10余倍，其他元素如铁、钼、锌等的含量也有很大差别。北京和香港两家药厂生产的六神丸中的砷、铁、铜、钼、镍等含量也相差3～10倍。上述问题的存在，很大程度上与矿物药的安全与质量标准不够完善和质量控制手段不足有关。

第二，安全用药问题。一是毒性问题。矿物类中药中有毒的品种较多，且有多种属于剧毒药物。1988年12月27日，国务院第23号令发布的《医疗用毒性药品管理办法》中列入毒性药品管理品种的28种中药中有7种是矿物药，占1/4。由于矿物药的使用不当而造成的中毒事件常常发生。另一方面，矿物药中含有的有毒重金属具有蓄积性，某些毒性成分可通过皮肤吸收，即使是外用或在低剂量下使用时间过长，也会发生慢性中毒。重金属慢性中毒对人体造成的危害很大，严重时可致残或使人死亡。因此，需要对矿物药制定严格的安全和质量标准，确保市场销售的矿物药的质量，并严格遵照安全标准规定的剂量、使用期限以及用法和注意事项等，才能有效地避免急、慢性中毒事件的发生。如含砷类（砒石、砒霜、雄黄、红矾）、含汞类（朱砂、升汞、轻粉）、含铅类（铅丹）和其他矿物类（明矾）中药为导致肾脏损害的3类矿物类中药。

二是矿物药及其制剂的配伍禁忌。矿物类中药与西药共同使用时存在以下配伍禁忌。

含镁、铅、铁、铝等离子的矿物类中药及其制剂　不宜与四环素类、左旋多巴类、红霉素、利福平、泼尼松、灰黄霉素、异烟肼、氯丙嗪等药同用。这类中药中所含的金属离子会与这些西药形成络合物，不易被肠道吸收，降低疗效。不宜与抗酸药、西米替丁、丙谷胺、抗胆碱药同用，这些药会降低胃内酸度，影响以上矿物药的吸收；不宜与含同种金属离子的西药制剂同用，防止离子过量产生毒性。不宜与具有多酚羟基结构的西药芦丁等同用，这类西药会与金属离子络合，使中、西药的疗效降低。此外，含铁的中药及制剂还不宜与三巯基丙醇、山梨醇铁注射液、右旋糖酐铁注射液、胃肠刺激药物碳酸盐、碘化钠、硼砂、鞣酸蛋白、维生素 E 等西药配伍。

含钙的中药及其制剂　除具有以上所述配伍禁忌外，还不宜与强心苷、铁剂、磷酸盐或硫酸盐、庆大霉素等药配伍。

含汞的中药及其制剂　含汞的中药有朱砂、轻粉、白降丹、红粉等。由以上中药组成的中成药有朱砂安神丸、梅花点舌丹、人丹、大活络丹、牛黄解毒丸、健脑丸、七珍丹、七厘散、苏合香丸、冠心苏合丸、八宝眼药、八宝推云散、清凉眼药膏等。不宜与碘化钾等具有还原性的西药同服，不宜与含苯甲酸钠的药物同服，不宜与酶类制剂同服。

含砷的中药及其制剂　常用的含砷中药主要是雄黄，另外还有雌黄和砒石，常见含砷的中成药有牛黄解毒丸、牛黄消炎丸、六神丸、安宫牛黄丸、至宝丹等。不宜与亚铁盐、亚硝酸盐同服，不宜与硝酸盐、硫酸盐同用，不宜与酶制剂合用。

碱性较强的矿物类中药及其制剂　不宜与酸性西药同用，不宜与氨基苷类抗生素同服，不宜与奎宁合用。

（二）实例介绍

现以砒霜为例，简要叙述矿物类中药的开发现状。

砒霜又称为砒石、信石、人言。叫做信石是因为古时候主要产于信州（今江西省上饶市信州区），而人言则是"信"字的拆分，不过是古人对砒霜的一个隐晦的说法而已。中医学使用砒霜治疗包括恶性肿瘤在内的多种疾病亦有悠久的历史，其功效用法最早在编撰于北宋初年的《开宝本草》和《太平圣惠方》中就有记载。中医理论认为，砒霜味辛、性热，有大毒，归肺、肝经。主要以外用为主，具有去腐蚀疮、拔毒枯痔的功效；内服则有祛痰平喘、截疟、止痢的作用。现代药理研究证实，口服砒霜 5～50mg

即可使人中毒，而致死量仅为 60～200mg，稍有不慎便可置人于死地。砒霜的毒性作用主要体现在三价砷上。砷进入人体后，会与细胞内酶蛋白分子的巯基结合，使酶蛋白变性失去活性，影响细胞正常代谢，阻断细胞内氧化供能的途径，导致细胞缺少 ATP（三磷腺苷）供能而死亡，继而造成组织损伤。砷还具有致癌、致畸和致突变作用，能导致染色体异常，直接损伤 DNA 并诱导细胞增殖。经职业病调查和流行病学调查证实，砷还能导致肺癌、皮肤癌、膀胱癌和肾癌。因此，国际癌症研究中心将砷及其化合物归类为 I 级致癌物。我国云南个旧锡矿是世界知名的肺癌高发区，砷是矿工患肺癌的主要病因之一。而饮用水中的砷含量超标，也是肺癌和皮肤癌发生的原因之一。

中医历来有"以毒攻毒"之说，延伸到砒霜，便是"以毒攻癌"的典型代表。20世纪70年代初，有人根据含有砒霜的治疗白血病民间秘方制成肌肉注射剂治疗多种癌症，临床上收到一定疗效，但因毒副作用太大，患者往往不能耐受，后逐渐弃之不用。此后，人们又将砒霜提纯精制，简化成单一的 As_2O_3 注射液，给药途径也由肌肉注射发展为静脉滴注，首先应用于治疗慢性粒细胞白血病，使患者血液学指标和临床症状得到明显改善。到20世纪70年代末，又将治疗病种由慢性白血病向急性白血病拓展，发现砒霜注射液对急性早幼粒细胞白血病（APL）的疗效特别。经研究发现，As_2O_3 治疗急性早幼粒细胞白血病的机理与诱导白血病细胞凋亡有关，并从细胞和分子生物学的角度阐明了其作用机制，证明了 As_2O_3 主要是通过诱导白血病细胞分化和促使其凋亡而发挥治疗作用。1999年10月，国家食品药品监督管理局正式批准 As_2O_3 注射液作为国家二类新药上市销售。到2000年，As_2O_3 在美国通过了 I、II、III 期临床试验。2000年9月经美国食品与药物管理局（FDA）特批正式上市。使用 As_2O_3 治疗急性早幼粒细胞白血病已成为全世界血液病医生的首选方案，得到了广泛应用。

在国内外主要应用 As_2O_3 注射液治疗急性早幼粒细胞白血病的基础上，有不少学者正在扩大试验，用于恶性淋巴瘤、骨髓异常增生综合征（MDS）以及多发性骨髓瘤等恶性血液病，As_2O_3 成为国际血液病研究的热点之一。近年来，国内外学者使用 As_2O_3 治疗肝癌、肺癌、口腔鳞癌等多种实体肿瘤的研究也在进行中，并显示了一定的效果。在对 As_2O_3 抗肿瘤血管生成作用的研究中发现，As_2O_3 有显著抑制内皮细胞分裂与增殖的作用，能抑制新生血管生成。同时发现，As_2O_3 能显著抑制裸鼠人肝癌转移模型的肿瘤生长。

使用砒霜治病也有一定的副作用，除了过量可以中毒外，临床上还报道了 As_2O_3 注射液的其他不良反应，如白细胞过多综合征、心脏毒性（心电图异常改变、心悸、胸闷、胸痛、心功能不全等）、神经精神症状、肝损害（谷丙转氨酶增高、肝区疼痛）、消化道反应（恶心、呕吐、食欲不振等）、皮疹、皮肤干燥及色素沉着等。总之，对于砒霜，人们在临床应用时关键一点就是要掌握适度的剂量。

第五章 中药提取物的产品开发

第一节 中药提取物的发展沿革

古代中药的最初使用形式为直接服用或涂敷草药，后逐渐演变为以饮片配伍入药，并经煎煮制备成汤剂服用。汤剂可视为最初的中药提取物，直至今日，汤剂仍作为传统的中药内服剂型广泛用于中医临床。随着社会进步和现代中药产业的不断发展，中药提取物已作为一种新型的中药原料药从中药产业链中凸显出来。国家主管部门在《现代中药产业化研究》报告中指出，"现代中药是以中医药理论为基础，发挥中医药优势和特色，利用现代科学技术生产的安全、高效、稳定、可控的中药，包括中药材、中药饮片、中药提取物和中成药"，中药提取物已成为中药家族新成员。中药提取物是国际天然医药保健品市场上的一种新产品形态，是现代植物药先进技术的载体。该类产品是在符合《中药材生产质量管理规范（GAP）》、《药品生产质量管理规范（GMP）》要求下进行生产，同时采用先进的工艺和质量检测技术，把包括中药提取物在内的植物提取物作为植物药制剂的主要原料。

中药提取物指以中药材为原料，经提取、浓缩或分离、干燥等制成的符合一定质量标准的粉状提取物，是介于中药材和中成药之间的一种产品类型，是中药用药的一种新方式，作为原料广泛用于天然药物制剂、保健食品等，有良好的市场前景。中药提取物不同于植物提取物，其来源包括植物、动物和矿物质，少部分为人工制品如酒、神曲、醋，是在中医理论指导下用来预防、诊断和治疗疾病的产品；是药材的深度加工。中药提取物具有开发投入较少、技术含量高、产品附加值大、国际市场广泛等优势和特点。

一、中药提取物的应用历史

在我国，将中药提取物用于医药及食品、农林等领域已有很长的历史，并在漫长的发展过程中形成了诸多提取、分离技术和使用经验。

（一）古代中药提取物的应用

许多中药在古代就一直以提取物的形式应用。例如，从蓝叶中提取的植物色素青黛、从植物的枝干中提取的儿茶浸膏、龙脑香树脂经提取或升华制得的冰片结晶、植物蒸馏升华而得的樟脑结晶等传统中药，都属于中药提取物。这些植物性提取物在中医药界有着悠久的应用历史。

中医临床长期应用的一些动物胶类，实际上是动物蛋白水解产物，也属于提取性中药。皮胶（如《神农本草经》的阿胶、《食疗本草》的黄明胶）、骨胶（如《医林纂要》的虎骨胶）、角胶（如《神农本草经》的鹿角胶）、甲胶（如《本草正》的龟板胶、《卫生宝鉴》的鳖甲胶）、肉胶（如《药性裁成》的霞天胶）等，都是含动物水解蛋白的中药提取物。

（二）古代中药提取技术的应用

古代制备的"药露"即药物经蒸馏得到的芳香水，与现代中药制剂中采用水蒸气蒸馏法提取的中药挥发油或其他挥发性成分类似，提取原理亦相同。据研究，药露在宋代已经出现，南宋时已有详尽的制备方法。清代赵学敏《本草纲目拾遗》中记载有金银露、薄荷露等20多种药露，其中一些品种沿用至今。

现代中药制剂经常采用的浸膏提取工艺，古人早有应用。明代龚廷贤《寿世保元》中制备的"人参膏"、"白术膏"、"枸杞膏"等，采用将药物水煮3次取汁，合并浓缩稠膏的水浸膏制法。明代吴旻《扶寿精方》"金髓煎"以"枸杞子，酒浸去渣取汁，银锅内慢火熬成膏"，则是酒浸膏的制法。清代陈士铎在《本草新编》中提出将蒲公英、淫羊藿等体浮质轻药材煎膏备用。为保证药液浓缩质量，陈氏设计将药汁装入砂瓶内隔水浓缩，可防止药膏焦煳，与今天的水浴浓缩法非常相似。

（三）中药提取物在古代成药生产中的应用

在古代中成药的制备过程中，已经有了使用中药提取物的记载。例如，古代一些所谓的"煎丸"，是将部分药物提取后，加入其他固体药料中制成丸剂的制备方法，类似于今天的半浓缩丸。其开先河者，是张仲景的"鳖甲煎丸"。宋代《太平惠民和剂局方》中"灵宝丹"的制备工艺非常复杂：先将矿物药煅后粉碎，动物药粉碎；将植物药天麻等7味、肉桂等6味、半夏等2味分3组水提滤过，地黄等药取自然汁，与各组药液混合浓缩后下药粉制丸。此方根据不同药料的性质，采用分组提取的制剂方法，制备半成品原料药，再混合制剂。同现代制剂方法十分接近，表现出古人精湛的制剂工艺水平。

再如《中藏经》"换骨丹"的制备：桑白皮、川芎、吴白术、紫河车、威灵仙、蔓荆子各三两，人参、防风、何首乌各二两，地骨皮、五味子、木香、苦参各一两，犀角半两，麝香、龙脑各半钱。使为细末，用膏和。作膏法：苍术半斤，槐角半斤，地黄（去根不去节，锉细）三斤。使用河水一斗八升（井水亦得），同熬至三四升，去滓留清者，再熬成膏。和前药，每两作八圆，朱砂为衣。上述制剂方法，部分药物粉成细粉，部分药物制备浸膏，和粉为丸，即现在半浓缩丸的制法来源。

从上述的古代应用实例可以看出，中药提取物作为制剂原料药的应用，古人已经做过许多有益的尝试。特别是将部分药物制备浸膏，再将半成品浸膏与原粉共同制剂。这种提取的制剂用半成品，与现代制剂用原料药的概念已经非常接近。中药提取物作为中药原料药的应用，并不悖于中医特色和用药习惯。

二、中药提取物的应用现状

中药提取物在我国作为中药的一种类别已有20多年的历史，其发展经历了3个阶段：第1阶段，20世纪80年代末，以甘草、麻黄提取物为代表的初步出口阶段；第2阶段，20世纪90年代中后期，以银杏、贯叶连翘提取物为代表的出口热阶段；第3阶段，2000年以后至今，以绿茶提取物、异黄酮等为代表的虽质量相对规范但价格乱战的痛苦阶段。近几年，顺应国际市场的需求，国家各职能部门对提取物有了中肯的评价和支持，它的重要性不是在市场销售及创汇总量的规模上，而是在中药生产的关键环节上取得了突破性认识，使得中药提取逐渐成了中药现代化的重要环节。

作为中药用药的新方式，国内已有单味中药提取物应用于临床。中药提取物生产经营企业与日俱增，多种中药提取物除供应国内医药市场外，还销往欧美、东南亚及日本、韩国等地，为我国中药出口闯出了一条新路子，充分体现了中药资源的综合利用和开发，取得了较好的经济效益。

目前，国内中药提取物的应用主要集中在保健食品领域，包括各种剂型、胶囊、片剂、口服液、保健酒等；国外则绝大部分应用于植物药的开发和使用上，并有逐步扩大适用范围的趋势，如膳食补充剂、化妆品、保健品、饲料添加剂等。

（一）中药提取物的技术要求

中药提取物作为一种新兴的产品正日渐受到重视，它是采用先进的工艺技术，对中药材或中药复方进行提取加工而得到的一种具有相对明确药效物质基础、质量标准严格的中药产品，可作为中药的新型"饮片"以及中药制剂的原料药。中药提取物是从中药产业中分化出来的新兴领域，它体现了中药产业的技术进步，体现了中药现代化的要求，中药提取物的生产对原材料、提取工艺、质量控制、技术标准等方面均有严格的要求。

1. 原材料 原药材应在符合GAP的条件下进行生产，对于中药材生产的基地选定、品种、栽培技术、采收与加工、质量控制等都有相应的严格规定。

2. 提取工艺 中药提取物对生产条件、生产技术要求较高，传统的中药提取方法主要是水提醇沉和醇提水沉两种，常用的提取方法（如煎煮法、回流法、浸渍法、渗漉法等）在保留有效成分，去除无效成分方面，存在着有效成分损失大、周期长、工序多、提取率不高等缺点。近10年来，在中药提取物的提取、分离、纯化和干燥过程中，已有大量先进设备和技术应用于中药提取物的提取分离、纯化和分析检测，大大提高了中药制药工程技术和装备水平。这些新技术和方法的应用，使得中草药提取既符合传统的中医理论，又能达到提高有效成分的收率和纯度的目的。如在银杏叶内酯、大豆异黄酮提取中应用了大孔吸附树脂分离技术，在石杉碱甲的提取中应用了离子交换树脂分离和吸附色谱技术，在紫杉醇和白果内酯的提取中应用了超临界萃取、高速逆流分配和工业色谱技术，在大蒜提取中应用了微囊化包合技术等，另外，膜分离技术在茶叶的有效成分提取方面发挥了重要的作用。这些技术和装备的应用大大提高了中药制药工程技术和装备水平。

3. 质量控制 中药提取物有严格的质量标准，均标明所用植物基原、提取部位、主要成分、性状、色泽、气味、口感、溶解度、溶媒，特别注意对有效成分和有害物质的定性定量检测，及指纹图谱采用。在中药提取物的质量控制中，现代的分析仪器必不可少，HPLC、HPTLC、GC、GC－MS、HPLC－MS、UV 和原子分光等分析仪器和技术在中药提取物的质量控制中得到广泛应用。据统计，有75％以上的中药提取物采用了HPLC 检测。我们还可以通过"种植基地＋固定采集时间、部位、加工方法＋药材指纹图谱＋主要化学成分含量测定"的方法控制中药材质量；"生产工艺的控制＋多指标的定量测定＋指纹图谱"的方法控制提取物质量。采用质量可控的中药材生产出质量可控的中药提取物，这就从客观上要求必须使中药材、复方的有效成分或化学成分达到基本明确或相对明确，或达到一定的可知率和可测率。在重金属、农药残留、卫生标准问题方面，中药提取物应做到重金属小于 5ppm，农药残留量不得检出，细菌总数小于1000/mg。而中药有毒成分的问题是不容忽视的，有些中药含有毒成分，或长期服用会产生不良反应，如含马兜铃酸的植物有肾毒性，含有重金属的矿物质药以及夹竹桃、金不换、半边莲、柳树皮等植物药开发都要谨慎。

4. 技术标准 目前，绝大多数的中药提取物没有国家标准或者行业标准，企业生产需要生产标准，销售需要提取物产品质量标准；在我国，目前除少数企业建立了自己的技术标准外，绝大多数企业没有标准，多以合同中的质量条款作为产品交付的依据，产品质量的检测方法也较为混乱，产品缺乏共同认可的技术标准和产品质量标准，给生产经营带来了障碍，同时给产业的发展提出了挑战。业内少数企业已初步建立企业技术标准体系，如湖南宏生堂制药有限公司的"两个标准三个规程"：药材质量标准和提取物质量标准，药材种植规程、提取物生产工艺规程和检验操作规程。随着技术的进展、中药有效成分的明晰，以《中国药典》中的中药材的标准为参考，必能尽快制定出符合中药特色，并为世界所接受的初步的中药提取物标准，并在执行过程中不断完善，这一点也符合目前植物药的发展规律。原外经贸部已批准"单味植物提取物进出口质量标准"研究课题，有望为行业提出一套标准。

（二）中药提取物的临床优势及产业化趋势

中药提取物因其来自于天然产物，因而在全球范围内均受到较大欢迎。在我国，因其具有中医药理论和长期临床实践的支持，中药提取物可作为药品、食品的原料。而在国外，则更多作为天然药物研发的中间体使用。产业化及其市场前景十分看好。

1. 临床优势 中医中药是我国中医药体系中不可分割的两个组成部分，在基础理论上，二者的概念、范畴一脉相承；在辨证论治中，医为药之理，药为医之用。中医的全部理论思想最终落实到药上，并通过临床用药来实现医学目的。中药的某一种成分不能全面反映中医用药所体现的整体疗效，这已是不争的事实。例如，人参有消除疲劳的作用，但口服人参皂苷效果不显著，这是因为人参中含有多种化学成分，仅已测知的人参皂苷就有 3 种类型（人参二醇、人参三醇、齐墩果酸）、几十种成分之多。中药提取物在提取过程中最大限度地保存有效成分的数与量，这在一定程度上较为全面地体现了中药的多种成分协同作用的特点，并通过指纹图谱反映出有效成分群或特征成分群；同时体现出中医的辨证施治，即根据不同的临床需要，同一种药材，采用不同的提取工艺，有所选择地提取某一有效部位或改变各有效成分含量之间的比例，生产出不同的提取物。

2. 产业化趋势　　目前，中药产业绝大多数是以中药材或饮片为原料进行生产的，而中药材的质量受品种、产地、气候、环境、采收加工方法等影响，其质量难以得到保证，尽管实施了一系列措施但仍难以保障质量的稳定和可控，进而影响到中成药的质量。以饮片为原料生产中成药的质量不稳定问题已危及中医药的生存发展。如何保证中成药批与批之间的质量稳定性和生产的可重复性，以实现疗效的可重复性问题已成为行业必须高度重视的问题。中药提取物的出现为上述问题提供了可能，它可以把质量不稳定、不可控的饮片、药材原料，通过高新技术手段制备成质量相对稳定、可控的提取物原料药，以该原料药进行中成药的生产，在复杂体系的成药生产和质量保障中的应用无疑是一种进步。为了更好地体现中医药的特色，开展适宜于特定复方的中药特定提取物的研究和推广，将对中医药的发展，特别是国际化产生巨大的推动作用。目前，中药提取物已经在中药保健食品、化妆品、新资源食品等领域中得到一定范围的认可和推动，这不仅将改变中药及其相关产品的生产模式，而且对行业的健康发展具有重要的促进作用。

中药成分往往复杂，药效物质基础和作用机制模糊，加上提取分离过程中常常出现功效成分转化、降解及相互作用等问题，在尚缺乏科学的复方质量控制规范的今天，强化提取物产业的发展意义重大。一则，质量相对稳定可控的提取物原料药可以弥补 GAP 与 GMP 难以涉及的环节；二则，构建完整的中药质保链，促使整个中药产业实现技术现代化、工艺工程化和质量标准化，保证中医药的疗效，扩大中医药的使用人群，提高中药产业的市场份额。

中药提取物的产业化将有助于提高中药材的附加值，促进中成药生产分化为原料生产和制剂生产两部分，进而形成中药原料提取物产业。通过这种专业化分工，有利于提高中药生产经营的规范化和集约化水平。其产生和发展，是中药走向国际市场的需要，是中药现代化，培育新兴产业的需要。提取物在国际贸易中取得的喜人业绩，表明其巨大的国际市场需求，加上其开发周期短、技术含量高、产品附加值大等特点，决定了其发展潜力巨大，以"提取物为先锋、成药跟入、文化推进"的中药国际发展战略，可循序渐进地将我国中药推向世界。

三、中药提取物的行业前景

中药提取物是采用现代制药技术对中药材进行深度加工的产品，有较高的附加值，而产品和市场开发投资相对较少，产品有明确的合法存在地位、较大的市场容量和稳定畅通的销售渠道，是当前中药进入国际市场的一种理想方式。为了实现其产业的稳步发展，我们应该重点关注以下方面。

1. 提高中药提取物的质量 我国的中药提取物经过这些年的发展，已经具备一定的产业规模并且呈现上升的趋势。但是，中药提取物在研制、生产、流通等各个环节缺乏必要的管理规范，严重地损害了中药出口产品在国际上的形象，因此，中药提取物急需产业化的调控和规范。

我国中药提取物出口价格不稳定，总体上呈现下降的趋势，其重要原因是严重的低价竞争。价格竞争是市场经济的必然规律，但是没有质量保证的低价竞争，对我国中药提取物的出口不利。因此，有必要制定相关的质量标准，既提高了我国中药提取物的市场竞争力，又避免了价格竞争。除德国有为数不多的几个标准化提取物外，绝大多数产品尚没有通行的质量标准。质量研究为标准的建立奠定了基础，相应的技术标准至少包括：药材质量标准和提取物质量标准；药材栽培规程、提取物生产工艺规程和检验操作规程。另外，质量管理的研究表明，在既无技术标准又无质保体系的情况下，是不可能生产出合格产品的；有技术标准但无质保体系，产品质量也是不稳定的，质保体系是对技术标准的有益补充。因此，对中药提取物生产经营企业来说，建立一个完整的、有效的质量保证体系非常必要。

2. 研发先进的工艺和技术 中药提取物产业中小型企业占绝大多数，其技术水平和生产能力相对较差，很少去针对产品的生产工艺进行认真的优化和研究，也较少应用先进的生产技术来综合利用中药资源，加上对质量标准在认识上的模糊性而盲目生产，这不仅影响了产品的质量、生产成本，更重要的是浪费资源、污染环境。再者，国内市场尚未对中药提取物充分认可，企业对提取物的生产仅满足于出口需求，往往缺乏知识产权的保护意识和针对产品深层次的研发，致使生产技术门槛较低，市场竞争无序。

目前，对于中药提取物的了解和评价仅限于极少量的指标成分或有效成分的多少，以及药效学指标的体现，而很少了解其物理特性，如中药提取物吸湿性强、流动性差、口感差，一些中药有效组分有刺激性、易挥发性等，因此，对于物理特性的研究就比较重要。所以，中药成型工艺中往往需要加入大量辅料来改变这些不良物理性能，直接影响了中药由常规剂型向现代剂型的发展。充分利用优良辅料和现代制剂技术改变中药提取物的不良物理性能，将成为实现中药制剂现代化的必要手段。正在研发的新技术有微囊化技术、表面球化处理、制备载体复合物、粒子复合技术、固体表面包覆技术等。

3. 制定产业发展规划 政策、法规环境是中药提取物及其技术应用到现代中药企业中的保证。中药提取物能否纳入中药管理体系中，并扩大应用到传统中药企业中是其面临的主要问题。从这个层面上讲，国家政策的制定或修订是使中药提取物纳入现代化的中药产业过程的保证，如果没有国家法规的出台和鼓励，这些先进的植物天然产物生产工艺过程和质量控制办法进入产业化的整体进程将会延迟。因此，可以从以下几方面入手：一是相关部门应组织攻关团队，加强基础研究，组织产、学、研结合，制订中药提取物产业发展规划；二是推动中药提取物的标准化进程，使其纳入中药现代化的主流中去；三是国家有关部门在制订产业发展时，应对中药提取物产业给予优惠政策，以推动中药提取物的产业化进程；四是加强国际交流与合作，学习国内外一切先进的管理办法和经验，增强中药提取物产业的竞争力。

综上所述，目前我国的中药提取物行业还处于起步阶段，显著特点是生产经营分散。涉及提取物生产的厂家有 500 多家，一些大型医药企业都有涉足，专门做提取物的企业也有相当数量，但多以中小企业为主，其中较大、较有影响的仅十几家。经营范围普遍较小，最大不超过千万美元；出口经营的公司有 200 多家。出口经营仍以外贸公司为主，占到出口总额的 80% 以上，但拥有一定的竞争能力。发展中药提取物是提高中药材及饮片附加值的一条高效途径，其出口市场是一个迅速增长的市场。中药提取物进入国际市场除经济效益之外，还可以扩大和加深中药在国际上的影响，培育中药产品的消费市场，为中药的国际化奠定了基础。另一方面，通过产业化分工，有利于提高中药生产经营的规范化和集约化水平。同时，其产业化所带来的技术现代化、工艺工程化、质量标准化，以及经营过程中借鉴国外天然药物发展模式、方法，可强化中药产业的持续创新能力，为中药产业实现跨越式发展提供技术保障。

第二节　中药提取物的分类

一、中药提取物的分类概述

我国目前已有中药提取物品种约 200 种，中药提取物的分类处于相对无序的状态，分类依据也不尽相同，根据不同的目的或要求可以对中药提取物进行多种方式的分类。例如，根据用途可分为药用提取物、食用提取物、日化提取物等。根据溶媒可分为水提取物、乙醇提取物、乙酸乙酯提取物等。根据溶解性能可分为水溶性提取物、脂溶性提取物等。按照提取植物的成分不同，形成苷、酸、多酚、多糖、萜类、黄酮、生物碱等；氨基酸、肽、蛋白质、酶及辅酶、多糖、脂质、核酸及其衍生物。按照性状不同，可分为植物油、浸膏、粉、晶状体等。除此之外，还有提取工艺、原料或组方性质、活性物质纯度等多种分类方式。

二、中药提取物的分类方法

中药提取物可按其原料性质，工艺种类，提取物性质、质量及功效等分为以下几类。

1. 按工艺分类　该分类方法在我国使用较为广泛，大致可将中药提取物分为 3 种：简单提取物、精制提取物和纯化提取物。

（1）简单提取物　经过水或乙醇提取、未加分离的单一中药浸膏粉或流浸膏，这些浸膏粉有明确的质量控制标准。

（2）精制提取物　按照一定工艺和技术制备的提取物，如连翘、刺五加、银杏叶提取物等；还包括有效部位，如大豆异黄酮、人参茎叶皂苷、三七总皂苷等。

（3）纯化提取物 纯度达到95%以上的单体化合物，如莽草酸、加兰他敏、芦丁、甘草酸、紫杉醇等。

2. 按提取原料性质分类 如植物类提取物、动物类提取物、菌类提取物、矿物类提取物等。其中植物类提取物以全株植物（或植物的某一部位）为原材料，占中药提取物的绝大部分。

3. 按组方性质分类

（1）单味中药提取物 如枳实、麻黄、当归、人参、益母草、黄芪、升麻、虎杖、杜仲、天麻、山楂、葛根、绞股蓝、金银花、薄荷、车前子、灵芝、决明子、黄芪、五味子、厚朴、月见草油、刺五加等提取物，还有目前国际市场热销的提取物，如贯叶连翘、葡萄子、缬草、银杏叶、水飞蓟等。单味药提取物在欧洲有相当长的使用历史，有系统的临床试验结果，疗效确切、副作用小、安全，并有完善的标准与规范。也为我国的单味中药提取物的开发生产提供了经验。

（2）复方中药提取物 由于单味药提取物应用效果上的局限性，近年来，复方提取物迅速发展。我国目前这类提取物还很少，主要是满足一些医院制剂的需求，国内很少见有市售产品，虽在经方配方颗粒中有一定的应用，但在国内未被允许合法使用。鉴于中药复方成分的复杂性，该类提取物应该加强基础研究，在有充分的质量保证前提下有限地探索发展。例如，补中益气方、小柴胡汤、大承气汤、小建中汤、葛根汤提取物等，它们是在"标准汤剂"概念上形成的新型产品。标准汤剂充分体现了中药复方的优势，是中药复方研究及生产规范化、标准化的基石。

（3）纯化提取物 包括活性部位和单体化合物，如大豆异黄酮、人参皂苷、白藜芦醇、石杉碱甲、茶叶儿茶素，以及从中药中寻找出的著名先导化合物青蒿素、靛玉红、联苯双酯等。

4. 按形态分类 提取物含水（或溶剂）量不同，其形态也不一样，据此可分为干提取物（或固体提取物）、液体提取物、软提取物（或流浸膏）等。《欧洲药典》列出了提取物通则，并分为液态提取物、软提取物和干提取物。目前，《中国药典》和有关药品标准中尚未采用"中药提取物"这一概念，取而代之的是"浸膏"、"流浸膏"，是指药材用适宜的溶剂提取，蒸去部分或全部溶剂，调整浓度至规定标准而成的制剂，流浸膏通常用渗漉法制备，而浸膏以煎煮法或渗漉法制备。2010年版《中国药典》一部把它们纳入"植物油脂和提取物"项下，共收录47种，包括了流浸膏、浸膏、植物油脂、单体成分、粉末等。其中提取物收录的流浸膏有大黄、甘草、当归、远志、姜、益母草、浙贝、颠茄；提取物有山楂叶、北豆根、连翘、茵陈、黄芩、银杏叶；浸膏有大黄、甘草、刺五加、肿节风、颠茄；油脂类包括丁香罗勒油、八角茴香油、广藿香油、肉桂油、牡荆油、松节油、茶油、莪术油、桉油、麻油、蓖麻油、满山红油、薄荷素油、薄荷脑；单体成分有灯盏花素、岩白菜素、环维黄杨星D、穿心莲内酯、黄藤素；其他，如丹参总酚酸、丹参酮、人参茎叶总皂苷、人参总皂苷、三七三醇皂苷、三七总皂苷、积雪草总苷、水牛角浓缩粉、香果脂。

5. 按活性物质的纯化程度分类 根据活性物质纯化的程度可分为有效浸膏（或粗

提取物）、有效部位（如多糖类、黄酮类、蒽醌类、挥发油类等）、有效部位群、有效成分（或单体化合物）。有效成分是具有一定生物活性，对疾病能产生有效作用的单体化合物，该类提取物的纯度一般在90%甚至95%以上，主要是满足国外市场的需求，如青蒿素、莽草酸、石杉碱甲、甘草酸、麻黄碱等，该类产品的附加值高。有效部位是某类有效成分，如人参皂苷、茶叶儿茶素等；有效部位群是由两个或两个以上有效部位组成的。也有学者提出，根据药用目的，将中药制成特定的有效部位提取物，直接用做生产中成药的原料，有效部位提取物将是中药原料的主要类型。

6. 按质量的量化水平分类　欧洲的一些学者根据提取物的质量的量化水平将其分为完全提取物、量化提取物、标准化提取物。量化提取物指所含特定成分（单一或复合物）不能独立地发挥治疗和临床作用的提取物，这些组分的含量分析偏差应不超过规定量的±25%，量化成分的调整可通过非活性成分的适量加减或同一原药材的不同浓度的提取物来获得。标准提取物指含有能独立发挥治疗和临床作用的特定成分（单一或复合物）的提取物，这些成分的含量分析偏差应不超过规定量的±10%，其标准化可通过用非活性成分稀释或加入同种原材料的不同浓度的提取物来实现。同时还提出纯化提取物的概念，即特定成分的含量已通过纯化工艺得到提高的提取物，纯化提取物可包括标准化提取物和量化提取物。

7. 按作用与功效分类

（1）*抗抑郁剂*　贯叶连翘提取物、卡瓦胡椒提取物、缬草提取物等。

（2）*抗氧化剂*　葡萄子提取物、灰树花提取物、松树皮提取物等。

（3）*免疫调节剂*　紫锥菊提取物、灰树花提取物、人参提取物、刺五加提取物、绞股蓝提取物、黄芪提取物、灵芝提取物等。

（4）*镇静剂*　缬草提取物、啤酒花提取物等。

（5）*植物雌激素和妇女保健类*　当归提取物、红车轴草提取物、黑升麻提取物、大豆提取物（大豆异黄酮）等。

（6）*减肥类*　乌龙茶提取物、枳实提取物、麻黄提取物等。

（7）*运动营养类*　蒺藜提取物、枳实提取物等。

（8）*护肝类*　水飞蓟提取物、五味子提取物等。

（9）*改善心血管系统功能类*　银杏叶提取物、丹参提取物、莲子心提取物、红景天提取物等。

（10）*改善记忆类*　千层塔提取物、积雪草提取物等。

（11）*抗病原微生物类*　大蒜提取物、白柳皮提取物、北美黄连提取物、石榴皮提取物等。

（12）*男性保健类*　淫羊藿提取物、锯齿棕提取物等。

（13）*功能甜味剂*　甘草提取物、甜叶菊提取物等。

目前，中药提取物在国际市场的商品形态包括3类，一是纯度达到95%以上，以单一化合物为检测对象的中药提取物，其结构清楚、药效明确、药理学研究资料全面，属国外药典收载品种或药品专利保护品种。国内一般称其为天然药物或植物化学药物，如芦丁、甘草酸、紫杉醇等，均属此类。二是经过一定分离如柱层析分离、沉淀分离、萃取分离等分离工艺过程所获得的部分成分较为富集的多组分中药提取物，其有效部位有明确的含量测试指标，被测成分一般为活性成分，含量在 20% ~50% 之间，并得到药物学界的相对公认，如银杏黄酮、蓝莓提取物。但由于它们还含有较多的其他成分，对这些未知成分的药理作用并未深入研究，因而，在使用时不断有新的发现。三是经过水或乙醇提取、未加分离的单一中药浸膏粉或流浸膏，这些浸膏粉有明确的质量控制标准。

上述 3 个类型的中药提取物，在国外市场的不同国家、不同地区有不同用途和法规管理。德国是进行植物药研究最古老、管理最完善的国家，其既有有效的天然单体化合物药物，又有经过分离的多组分天然植物提取物，也有未经过任何分离的草药粉末和草药油脂等多种形式的组分。以上 3 类形式均有以药物形式出现的情况，但只限于在德国有临床使用传统的草药。

在美国，中药提取物主要有如下用途：第一类是天然药物单体化合物，作为治疗性药物或添加剂使用；第二类和第三类是多组分的植物提取物，只作为健康食品原料或食品添加剂。当然，目前 FDA 正在组织科研机构，对于在欧洲已经作为药品管理的一些多组分提取物的品种进行评价，对部分中药品种也已受理。从目前公布的资料来看，今后几年美国将会更加完善对这些提取物的管理，预计植物提取物会从健康补充剂提高到治疗药物或保健药物的管理范畴。

第三节　中药提取物的国际市场简介

一、中药提取物国际市场的基本情况

中药有着数千年的悠久历史，东亚及东南亚一些国家受中华文化影响，有应用植物药的传统。从 20 世纪 70 年代开始，国际社会对天然药物、传统医药的认知和接受程度也越来越高。

广义的中药提取物是指以世界范围内的传统草药为原料，利用现代植物化学提取分离技术，提取分离所获得的具有明确指标成分的单一组分或混合组分。

中药提取物是生物医药的重要组成部分，具备活性或者功能性的中草药提取物产品备受青睐，被广泛应用于植物药、食品添加剂、功能性食品、日用化学品、植物源农药和兽药等各个方面。

植物提取物市场跟植物药市场息息相关，美国植物药协会和德国 E 委员会对植物药的定义是："在治疗中所选用的药物是植物或提取物（包括整体的提取物或部分提取物），通常是复合的化学物质。"德国从 1976 年开始将植物药定义为药物。欧共体对植物药的定义是："植物药是指用单一或多种植物配伍，含有专一活性成分和（或）植物提取物，用于医疗目的的医疗产品。"美国 FDA《食品、药品和化妆品法》定义的药品是"用于诊断、减轻、处理、治疗或预防人类疾病或其他动物疾病的产品"和"预期用于影响人体或其他动物（身体）的结构或任何功能的产品"。现在国际上广泛使用的银杏叶片就是现代植物药的典型代表。2005 年，全球的植物药市场是 260 亿美元，其中欧洲 34.5%（德国、法国占了 65%）、北美 21%、亚洲 26%、日本 11.3%。全球植物药市场的年增长速度为 10%～20%，植物提取物市场发展速度为 15%～20%。近几年的植物药市场及植物提取物市场情况如下表所示，发展前景良好（表 5-1）。

表 5-1　全球植物药市场及植物提取物市场情况（单位：亿美元）

年　度	1997	1998	1999	2000	2001	2002	2003	2004	2005	2006
植物药	120	145	194	211	219	228	230	242	260	360
植物提取物	28	35	41	45	51	53	55	59	65	72
中国出口	0.5	1.2	1.1	1.5	1.9	2.0	2.3	2.7	3.4	4.9

植物提取物主要活动地为美国、欧洲（其中德国、法国最为活跃）、中国、印度、韩国、日本、巴西等，美国的植物提取物消耗量占了全球的 60% 以上。2005 年，亚洲草药提取物市场估计为 15 亿美元，中国约 4 亿美元，占 26.7% 左右；日本为 3.2 亿美元，占 21%。

在美国，天然药物单体化合物作为治疗性药物或添加剂使用，多组分的植物提取物作为健康食品原料或食品添加剂。1994 年 10 月 25 日，美国国会通过了《膳食补充剂健康与教育法》，该法规对"膳食补充剂"的定义包括了"草药或其他植物"以及其"任何浓缩物"，确定了植物提取物作为膳食补充剂的合法地位，自此，提取物市场得到迅速的发展。而现在美国政府开始承认植物药的地位，已经有植物药产品按照美国政府要求获得注册。北美是全球提取物的最大市场，虽然美国是最后认可植物药的国家，但现在美国成了全世界消耗植物提取物最多的国家之一。2005 年，美国市场的植物提取物消耗量约为 28 亿美元。

欧盟使用植物提取物更为普遍，欧盟普遍以植物提取物作为草药产品原料，它是世界最大的植物药市场之一，约占全世界植物药销售额的 45%。近几年，欧盟的植物药市场发展快于化学药品市场。其中德国、法国、英国、荷兰都占有较大的市场份额。德国是进行植物药研究最古老、管理最完善的国家，既有有效的天然单体化合物药物，又有经过分离的多组分天然植物提取物，也有未经过任何分离的草药粉末和草药油脂等多种形式的组分。德国是世界上最早生产银杏叶提取物的国家，并提出了银杏叶的质量标准。德国在立法程序上允许植物提取物作为处方药进行登记，德国注册药品中约有 800 种植物药产品获得了批准；法国的植物药制剂是来自植物或植物中的活性成分；荷兰的植物药制剂是指植物或植物某部分提取的活性物；西班牙的植物药制剂也来自植物或植物制品的提取物。由此可见，作为中药组成部分的植物提取物，由于其部分有效成分的已知性和可量化性，已被西方社会普遍接受。作为全球第二大植物提取物市场，2005年欧洲的植物提取物消耗量约为 25 亿美元。

全球第三大植物提取物市场是亚洲，亚洲保健品消费市场需求不断增长，植物提取物市场估计为7亿至8亿美元。日本是世界上除中国以外，系统地完成了汉方药制剂生产的国家，也是最早接受中国植物提取物的国家，日本非处方植物药的市场增长很快，年增长率超过8%。而日本的进口植物提取物大部分由日本汉方药企业（如日本津村）在中国投资企业来完成药材的提取生产。除了中国的中药，日本的汉方药和韩国的韩药也在国际上有一定的知名度。韩国民众崇尚自然，韩国营养健康产业市场规模约100亿美元，在药材、保健品、植物提取物等产品上，中国与韩国之间的贸易交流源远流长。印度的植物资源非常丰富，很多国际大型植物提取物公司在印度有生产基地，其国内的植物提取物工厂很多，规模都不大。除了亚洲保健品和植物药市场的增长，很多欧美国家的大型原料药、保健品公司都将生产线移到亚洲，进一步促进了亚洲提取物市场的发展。

二、中药提取物出口的现状

植物提取物在我国是一个新兴的行业，也是一个朝阳产业，经过近些年的发展已经初具规模。我国植物提取物企业有800多家，其中专业的生产企业有300家以上，还有一些制药企业也生产植物提取物，这些企业主要分布在浙江、陕西、湖南、四川、云南等植物资源丰富的地区，不过这些中药提取物企业规模都不大。

提取物品种繁多，包括单味中药提取物，如枳实、当归、黄芪、五味子、灵芝、厚朴、刺五加、银杏叶、贯叶连翘等；单体化合物，如白藜芦醇，厚朴酚、石杉醇甲等；还有一些复方提取物，如补中益气复方提取物等。

国际市场需求较大的植物提取物主要包括当归提取物、甘草提取物、绿茶提取物、贯叶连翘提取物、银杏叶提取物、麻黄碱等。例如，当归是我国大宗药材之一，而当归提取物作为降脂减肥食品的原料，也是美国等市场上最受欢迎的天然提取物之一，年出口量约为2000吨，且市场稳定。新的研究发现，当归还有降压功效，如果这一研究得到证实，当归提取物的市场将进一步扩大。银杏叶提取物在发达国家应用较长，银杏叶提取物制剂国际市场总销售额为20亿美元以上，中国每年的银杏叶提取物出口金额为2000万美元以上，我国银杏树资源保有量占世界总量的90%，银杏叶产量居世界第一，但我国银杏叶提取物的产量和质量都有待提高，以扩大世界占有量的份额。

随着国际市场对中医药需求的日益增长，我国的中药类产品出口持续增长。提到中药类产品出口，人们就会想到中成药、中药材饮片，而目前在各类中药产品中，原来只是个小品种的中药提取物已经超过中药材等，成为第一大出口产品。植物提取物是融合了现代制药新技术的新型中药产品，是对中药材的深度加工，产品开发投入较少、技术含量高、产品附加值大，是中药产品进入国际市场的理想方式，被国际市场广泛接受，所以产业发展较快。1996～2004年，植物提取物占中药类产品的出口份额从9.6%增加到了30.16%，到了2008年，植物提取物出口额占中药类产品出口总额的40.47%，2009年更是达到了44.8%，成为促进中药类产品出口的主动力。

除了在中药类产品出口份额上表现出色，植物提取物在国际市场中的份额也上升较快。由于植物提取物可以广泛应用于植物药、保健品、食品等多个领域，全球植物提取物市场的增长速度已经超过了药品市场的发展速度，世界植物提取物市场发展速度为20%，现全球年植物提取物的销售量为65亿美元，这也给中国的植物提取物出口带来了更多的机会。1995年以前，中国植物提取物出口额从未超过5000万美元，而2009年的中国植物提取物出口额达到了6.93亿美元。

我国植物提取物出口的主要市场为亚洲、欧洲、北美洲，2008年上半年，我国植物提取物对亚洲出口额为1.29亿美元，占出口总额的49.39%；对欧洲出口6213万美元，占出口总额的23.83%；对北美洲出口3813万美元，占出口总额的14.62%。2010年1～6月，我国对各大洲的出口额和出口量均呈现较大幅度增长；平均出口价格增幅不一。亚洲、欧洲和北美洲仍是我国植物提取物出口的主要地区，1～6月份对这3个地区的出口额占我国植物提取物出口总额的89.2%。

我国植物提取物出口列前几位的国家和地区是美国、日本、印度、韩国、德国、法国、西班牙、加拿大、荷兰和中国香港，前几年，美国是我国植物提取物出口的第一大国，出口美国的主要产品包括银杏叶提取物、大豆异黄酮、甘草提取物、人参提取物等。随着保健品和化妆品行业的发展，日本对我国植物性原料需求不断增加，近两年来，日本已成为我国植物提取物出口第一大市场，主要品种有人参提取物、甘草提取物、绿茶提取物、薄荷提取物等。2008年，日本市场占到植物提取物出口总额的22.7%，而同年美国仅占13.2%。2010年1～6月，我国植物提取物出口额排名前三位的国家分别是日本、美国和马来西亚，对日本的出口额达6521.7万美元，占17.2%，同比增加8.1%；对美国的出口额高达5262.5万美元，占13.9%；马来西亚市场自2009年开始就发展迅猛，并一直呈上升趋势。墨西哥市场的出口额、出口数量、出口价格均保持稳定增长。韩国每年从中国进口的植物提取物数量占中国出口总额的6%左右。对马来西亚出口额大增源于甜叶菊提取物走俏，这一产品销售量占到总额的90%，像这样单一商品走俏带动整个市场走势的情况时有发生，天然色素和植物香精香料需求的增长，也使我国对印度出口量上升很快。从2005年起，我国对印度提取物出口快速增长，一直处于前几名的位置。

除了以上主要出口地区和国家，还有大洋洲、拉丁美洲和非洲市场。2005～2009年之间，我国对大洋洲植物提取物的总金额在0.05～0.1亿美元之间，约占出口总额的1%～1.5%。对非洲国家的出口一直处在极低的水平，2005年出口总额仅为0.04亿美元，且增长缓慢，2009年也不过0.07亿美元。拉丁美洲是植物药发展相对比较薄弱的地区，2005年，我国向该地区出口提取物为0.14亿美元，但是这几年有一定的增长，到2009年已经达到了0.68亿美元。

虽然我国植物提取物的出口数量一直在增加，但是在国际市场中占的份额并不高，市场开发的空间还很大。

三、中药提取物国际市场的前景

植物提取物被广泛应用于药品、保健品和化妆品，近年来，我国植物提取物产品数量大幅上涨，每年的增幅都在20%以上，发展非常快，市场前景非常广阔。

化学药物的出现曾一度将植物药挤入市场的边缘。而今，人们在衡量、取舍化学药物速效和严重毒副作用所带来的痛苦时，植物药又一次以其回归自然的理念走到药物学家和患者的面前，植物药日益受到重视和青睐。目前，全球使用天然药物的人数为 40 亿，天然药物销售额占全球医药销售总额的 30%。据 Nutrition business journal 杂志统计，2000 年，全球植物药销售总额为 185 亿欧元，并以平均每年 10% 的速度增长。美国、德国、法国、日本等占据植物药市场的主导地位，这些也都是中药提取物巨大的潜在市场，有着巨大的拓展空间。

保健品行业作为一个全球性的朝阳产业，其全球市场容量稳定上升，中国作为一个具有传统的保健养生理念的大国，这些年每年增长率大约在 30% 左右。保健品市场的蓬勃发展将带给植物提取物更大的发展空间。天然色素、天然甜味剂、植物源的香精香料市场的主流趋势已经渐渐显示，更多的消费者偏好天然的产品，而不是合成的同类产品。随着人们对环保和健康的关注，天然提取的色素、甜味剂、香精香料作为食品添加剂市场潜力巨大。

2006 年，欧盟全面禁止了食品动物使用含抗生素以促进生长的饲料添加剂，使用植物源性物质或者植物提取物作为促生长剂来代替抗生素将是未来的发展趋势。而长期使用传统化学农药也带来种种弊端，如农产品中农药残留超标，人畜中毒事件增加，生态平衡遭受破坏等。随着人们对绿色食品的需求日趋强烈，对环境质量的日渐重视，从植物里提取的天然活性成分用做农药、兽药及饲料添加剂将会有非常广阔的应用前景。

第四节 中药提取物的标准化及应用开发实例

一、中药提取物标准化的概念

中药提取物作为中间体，其质量受到多方面的影响。一方面，它直接受到天然植物材料的产地、气候、土壤、采收期和环境等的影响；另一方面，它又受到提取和制造条件的影响，比如不同提取溶剂、溶剂和原料的比例、溶剂残留、重金属残留、农药残留、卫生条件等。因此，这种中间体的质量标准化成为中药现代化不可缺少的一部分，其最终产品将是一种具有一致性标准的中药提取物产品。通过植物药在种植和提取加工过程中实施质量管理规范（GAP、GMP 和 GSEP），将包括天然产品的内在差异减到最低水平，这也是"提取标准化"、"成分可控化"的现代化植物药的要求要素。

1. 标准化研究发展趋势 近几年，国际市场越来越重视中药提取物的质量安全问题。无论是中药提取物还是中药制剂，对重金属含量、农药残留量、细菌总数等指标的要求日益严格，这些规定给在国际市场占有绝对份额的中国产品竖起了一道难以逾越的壁垒。由于行业缺乏通行的质量标准，很多品种只能按照企业自己制订的标准生产。然而，一些技术落后的企业有些产品甚至连自己制订的标准都达不到。

对于中药提取物，国家有关部门给予了充分的重视。原国家计委实施现代中药专项，就适合于国际市场的标准化中药提取物予以专项支持；原国家经贸委在产业布局和中药材扶持资金上对提取物亦给予了高度关注。科技部投入巨资实施的"创新药物和中药现代化"专项，其中就有针对中药提取物的"适合工业化生产的提取物质量标准研究"一项，其研究成果在《中国药典》2005年版和2010年版中均有所体现。2001年，又颁布了《药用植物及制剂进出口绿色行业标准》，并在中国医药保健品进出口商会名下成立了专门的提取物分会，为规范行业行为起到了积极的作用。然而，目前绝大多数中药提取物没有国家和行业标准，企业大多是以合同中的质量条款作为产品交付的依据，产品质量检测方法混乱。据悉，业内少数企业已初步建立了企业技术标准体系。目前，我国的提取物标准已在积极地建设过程中，在有关各方的支持关注下，已在各相关领域中陆续出台。提取物行业也在积极加强自身的知识产权意识，积极参与标准建设工作。中药提取物标准涉及一些通用性标准、产品标准及指纹图谱等。

技术标准从最初为了统一性、可替代性而起的媒介作用到现在成为市场争夺的利器，其新的社会角色是人类社会由工业社会向信息社会演变的过程中必然形成的。在技术创新和经济全球化构成当代经济两大主题的情况下，技术创新的经济利益将更多地取决于企业或国家将自身专有或专利技术上升为标准的能力。

技术标准之争就是要争夺企业专有技术适用的市场。其方式有两种：一是把企业的技术标准转化为法律标准，通过法律的强制实施达到技术推广；其二，通过企业的市场运作，使自己的技术、产品占据大部分市场，从而使自己的技术标准成为事实上的标准。但法定或推荐标准并不一定能确定转化为事实标准。而无论走哪种路线，都是为了争取使己方的技术标准成为实际通行的标准从而使己方获得规则制定者的地位，并最终垄断市场获取超额利润。

目前，我国的提取物生产可以作为标准进行参考的主要是2010年版《中国药典》（一部）中的植物油脂和提取物部分，以提取物命名的有连翘提取物、黄芩提取物、银杏叶提取物，其他还是沿用传统命名，如浸膏、流浸膏等。另外，岩白菜素、薄荷脑等植物活性成分也列入提取物范围。2000年，原外经贸部批准"单味中药提取物进出口质量标准"课题，并于2001年颁布了《药用植物及制剂进出口绿色行业标准》。科技部也在其投入巨资实施的"创新药物和中药现代化"专项中就中药提取物组织了"适合工业化生产的提取物质量标准研究"课题，其研究成果也将作为《中国药典》再版的基础数据。这些标准的建立和实施为指导企业生产，应对国际间的贸易冲突将起到重要作用。商务部还委托中国医药保健品进出口商会制定了部分提取物进出口行业标准，虽然不是强制推行，但为行业起到了不小的示范作用。

此前，有关的药品标准中都未采用"提取物"这一概念，一般称为"浸膏"、"流浸膏"。在2000年版《中国药典》及有关药品标准中共有597种中成药制剂配方使用了327种提取物（浸膏或流浸膏）投料；目前，已获原卫生部批准进行生产的保健品中，也有549种保健品配方使用了102种提取物。但是，这些提取物大多并不是作为原料药或需要进行质量控制的中间体进行规定的，因此，无法作为指导提取物生产的标准。2000年版《中国药典》未将提取物单列，2005年版《中国药典》收载提取物31种，2010年版《中国药典》收载提取物47种，说明提取物越来越受到重视。

目前，我国的中药提取物行业还处于起步阶段，产业规模较小，技术力量较弱，技术标准的研究和建立与欧美发达国家相比差距明显，需要加大投入，对提取物行业进行引导和保护。同时，应充分借鉴先进国家和地区的植物药管理法规政策，在深入研究的基础上，通过相关法规的建立和实施，完成中药提取物的标准化和规范化。

2. 标准化提取物

植物药标准提取物应符合以下要求。

（1）*具有比较严格的质量标准* 植物药标准提取物关键还在于它具有严格而可控的质量标准，尽量保证了产品质量的均一性和有效性。质量标准的主要内容包括植物基原、产地、采收时间、制备工艺（保密者不公开，但企业内部要有严格制备工艺）、性状、鉴别、检查、含量测定、卫生检查等。定量方面仅在检查项中就有水分、灰分、重金属、农药、溶剂残留等，定性方面有特征的指纹图谱等。

（2）*具有相对明确的药效物质基础* 不管是单味药材还是复方制剂，其化学成分都非常复杂，但对不同的药理功效总有其特定的药效物质基础，研究这些物质基础是非常重要的。植物药的多成分决定了其作用的多靶点与多层次，因此，特征的指纹图谱也是非常重要的。从银杏叶提取物的上述标准（草案）中可以看出，测定槲皮素、山奈素和异鼠李素的含量以及白果内酯、银杏内酯A、银杏内酯B、银杏内酯C的含量，是因为它们是有效成分或指标成分。指标成分也叫标志化合物，是植物中的特征化学成分。

（3）*具有特定的药理活性* 植物药标准提取物不是单一成分，它是某一大类或几大类成分的集合体，不同的作用点能体现中药的多系统、多靶点与多层次的治疗作用，还能体现一种药用植物或药材的主导作用。

（4）*分析方法的一致性和可控性* 一个过硬的分析方法不仅要快速、方便、稳定，更重要的是方法科学和可控。例如，贯叶连翘（标准）提取物在1997年以前是用紫外法来测定金丝桃素的。某些生产商在提取物中加墨水来增加比色法的吸收度，从而提高"含量"以蒙混过关。当然方法是随着科学发展和该品种的研究而不断进步的，此类情况会逐渐消失。

3. 标准提取物相对标准药材的优势 以中药标准提取物作为中药制剂的直接原料药，可以抓住整个中药生产过程的关键，从基础环节上最大限度地解决中药制剂质量控制和物质基础等方面的难题。这样就有可能解决怎样把相对不稳定的原药材制成相对稳定的制剂产品这个难题，不同产地的原料可采用拼配投料的方式，在投料前通过不改变工艺这一法律约束条款来解决质量稳定性问题。另外，还可避免以原生药作为原料药所造成的许多不合理情况的发生。

（1）充分合理地利用资源。中药材由于品种繁多、产地不一，存在着同名异物或同物异名的情况，即使同一品种的药材，往往也会因生长条件、采收季节、加工方法和贮藏条件的不同而存在质量上的差异。因此，《中国药典》对中药材从性状、鉴别、含量测定等方面进行了严格的质量控制，这无疑对提高中药材及其制剂的质量起着重要的作用，但在一些情况下，某些规定却阻碍了对中药资源的合理利用。如《中国药典》

规定黄芩干燥品中黄芩苷不得少于9.0%，但在生产实践中，由于多种因素的影响，原生药中黄芩苷达不到9.0%的情况并非少数，如因此就弃之不用，也是对药材资源的一种浪费。以中药标准提取物做原料药的话，就可以避免以上情况的发生，因标准提取物是多种药效物质的集合，其主要药效物质有一定的定量指标，且可以根据实际情况进行定量配置。故在一定限度内，对于那些测定不符合标准的提取物，可以利用现代科技手段对其主要药效物质进行定量配置，使之达到标准提取物的要求，从而充分、合理地利用中药资源。

（2）提高了有效成分的含量和均匀度，使用药更加安全有效。

（3）减小了体积，便于保管和运输。

4. 建立中药提取物的标准体系　目前，绝大多数的中药提取物没有国家标准或行业标准，但是，生产企业不能没有组织生产的技术依据，商业企业不能没有产品交付的质量标准。因此，在无通用标准的情况下，建立企业标准是必需的。质量研究为标准的建立奠定了基础，相应的技术标准至少应包括"两个标准，三个规程"：药材质量标准和提取物质量标准；药材栽培规程、提取物生产工艺规程和检验操作规程。

中药提取物质量研究和技术标准的建立是一个持续的、需要不断完善的过程，技术成熟往往滞后于市场的要求。质量管理的研究表明，在既无技术标准又无质保体系的情况下，是不可能生产出合格产品的；有技术标准但无质保体系，产品质量也是不稳定的，质保体系是对技术标准的有益补充。因此，对中药提取物生产经营企业来说，建立一个完整的、有效的质量保证体系非常必要。

中药提取物质量保证的重要组成部分是质量研究。因此，中药提取物生产经营的质量保证模式，可以参照ISO9001标准，这样可以有效地防止从研究开发到售后服务等各个环节出现不合格情况。同时，由于中药提取物具有药品的质量特性，应充分借鉴具体的药品管理系列规范，如GAP、GLP、GMP、GSP等。建立一个切实可行、合理的质量保证体系，有助于提高企业中每个岗位、每个环节的质量意识，提高中药提取物的质量规范化和质量水平。此外，还应参照国际标准，采用先进的检验、检测技术和方法，有针对性地对某些中药提取物品种建立完善、规范的行业质量标准体系。

5. 中药提取物质量保证涉及生产全过程　药材和提取物的质量标准应包括形、色、气、味，或粒度、密度、溶解性等物理特征的描述，有效成分或标识成分的特征反应、色谱光谱特征（强调指纹特征），主要有效成分或标识成分的定量分析指标（强调采用色谱、光谱方法），水分、灰分、重金属、砷、农药残留或提取物的溶媒残留量、微生物等的分析方法和限度，可能的掺假物的鉴别等。药材栽培规程应包括生产场地、植物基原以及药材种植、植保、采收、加工、干燥、包装、贮藏等的方法、条件、时间和设施设备。提取物生产工艺规程应包括前处理、提取、分离、浓缩、干燥、粉碎、筛析、制粒、包装等工序的方法和设备、操作过程、工艺条件、物料的数量及其变化、操作的环境条件等。对每一分析方法建立操作规程，内容应包括方法原理、仪器、材料和用具、操作过程、计算公式等。规程的实施是产品符合质量标准的保证，质量标准是规程实施的结果和验证，二者相辅相成，缺一不可，共同保证提取物产品质量。通过以上系列技术标准的建立，把生产过程的控制纳入产品质量控制的范畴，使生产工艺成为产品质量的重要组成部分，另一方面，把原药材的生产统一到提取物的整体生产过程中，通过生产全过程的控制来实现产品的规范化，从而有效地保证产品的质量。

生产厂家应围绕质量标准来筛选既经济又合理的生产工艺，并按中药提取物标准要求制订具体品种的各项 SOP。首先，应制订多种方案，通过对各种方案指导下生产的中药提取物与对照品的品质进行评价和比较，筛选出最佳方案供制订 SOP 时参考。在确定某一植物药复方提取工艺前，应深入进行药效物质基础、作用机制、方剂配伍规律等研究，必须明确各药单独提取与合并提取时其化学组分是否一致等。其次，要着重强调生产工艺中在线控制各参数的逐渐细化和检测指标具体化，建立一个简单、直接的方法进行质量控制，并保证逐批生产的提取物中标志化合物含量的重现性。最后，要注意科学与传统相结合。

目前，国际上植物药工业较发达的国家主要采用指纹图谱结合指标成分定量检测的方法来控制样品质量。通过指纹图谱的特征性，不仅可以鉴别样品的真伪，还可以通过对其主要特征峰的面积和比例的确定来有效控制样品的质量，保证样品质量的相对稳定。对于功效成分的含量控制，一般采用紫外分光光度（UV）法或高效液相色谱（HPLC）法。其中，UV 法因重现性欠佳、在是否添加了化工合成品等检测方面存在一定缺陷而限制了其应用。相比之下，HPLC 法则更有优势，可以作为含量测定的主要手段，并制订相应的 HPLC 指纹图谱。而在中药提取物的质量控制中，现代分析仪器如 HPLC、UPLC、HPCE、GC、GC－MS、HPLC－MS、UPLC－MS 等的酌情配备也是必需的。

另外，生产企业还应时刻关注当前国际流行的先进提取、分离、纯化及干燥技术和设备的应用。例如，大孔吸附树脂分离技术在银杏提取物和大豆提取物中的应用；离子交换树脂分离技术在辛弗林和石杉碱甲提取中的应用；连续逆流萃取技术在绿茶和红车轴草提取物中的应用；吸附色谱在紫杉醇和白果内酯提取中的应用；冷冻干燥在大蒜提取物中的应用等。

生产企业在整个中药提取过程中，应始终贯穿"绿色"思想，参考相关国家的药典和食品卫生法规制订内控标准，采取各种先进分离提纯措施将有毒有害物质严格控制在限量范围内。由于中药提取物的质量受最初原料的影响很大，因此，应强调对原材料产地、种属等方面的选择与考证，努力做好与 GAP 的衔接工作，从源头上控制有毒有害物质。同时，还应加强对原材料功效成分指纹图谱鉴定方面的研究和应用。总之，在管、产、学各领域的积极协调配合下，中药提取物标准的建立必将有效推动我国中药提取物质量控制的标准化和规范化。

6. 两个标准，三个规程 "两个标准"是指药材标准、提取物标准；"三个规程"是指原料 SOP、工艺 SOP、检测 SOP。

中药提取物之所以难在国际市场上完全流通，首先是由于作用机理的传统描述与现代药理还未找到良好的对接点，其次是缺乏对中药提取物生产的过程控制，使批间质量不均一和有害物质可控不到位。我们对未完全清楚成分的中药提取物只能用相对稳定的原料和规范的生产工艺过程进行控制，否则可能连颜色、气味都无法一致，更做不到质量均一。日本某企业将3年生产所用的原料在相对固定的产地、季节采购后，按不同药材加工成相对均一的颗粒，混匀后再作为投料的总体原料予以统一储存，这种对原料加工过程控制的方法值得借鉴。中药的辅料多局限于使用乳糖、淀粉等，但对适合中药复杂成分（抗湿、分散、流动）及提高生物利用度的需要较少综合考虑，其治疗效果难以真实体现。要将相对不稳定的中药材制造成相对稳定的制剂产品，标准化及过程质量控制是关键。

为推动提取物行业的标准建设，各有关部门已做了大量工作并取得了阶段性成果。目前，需要重视和加强的是有国际影响力和市场影响力的重要中药提取物行业标准的出台。这是一项系统工作，需要基础研究与应用研究的支持，需要专利的支持，还需要在技术或应用方面的领先或创新来支持。因此，需要有关各方积极配合协调，共同推动此类高水平国际性标准的制定出台。

以"两个标准，三个规程"理论作为技术路线的指导，可以有效控制中药提取物生产过程，将相对不稳定的原药材生产为相对稳定的提取物或产品，使其标准化。其实施路线见图5-1。

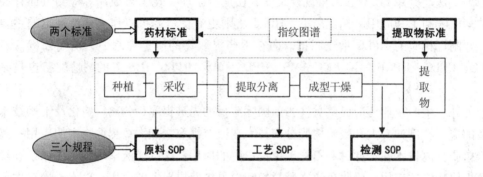

图5-1　"两个标准，三个规程"

（1）建立原药材质量标准　中药提取物的源头为原药材，这是能否生产合格中药提取物的第一步，也是至关重要的一步。

首先，要规范药材的生长年限和采收季节。如中药黄芪应采收生长年限在3年以上的根加工入药。皮类药材如杜仲、厚朴等，应以生长10～15年以上、皮厚3～6mm以上的树皮入药。其次，中药材历来讲究道地，不同产地的同种药材其药性、药效也不尽相同。近年来，各地盲目引种药材现象时有发生，由于生态环境的制约而造成品质变化，影响临床疗效。第三，要杜绝"同名异物"中药品种的混用。《中国药典》早已规定，同名不同品种的药材，单列并重新命名加以区分。如防己有粉防己（防己科）和广防己（马兜铃科）之分，麦冬有麦冬（百合科沿阶草属）和山麦冬（百合科山麦冬属）之别，其他如木通、沙参、防风等皆如是。如今药市行情名录中常见防己（广统、粉统）、麦冬（杭统、川统、鄂统）、防风（关统、水统）等名目，更有只写单名，如沙参、木香、贝母等。其间不乏出于价格因素而有意混杂者，如把山麦冬混入麦冬，河北枸杞混入宁夏枸杞等，此类药材有 28 类 64 种。某些进口药材如乳香、没药、丁香、肉桂等亦不分生产国家，导致混用，如此均会造成临床疗效的下降。

另外，农残、重金属、外源性污染的限量要求也应从源头控制。

枳实为芸香科植物酸橙 *Citrus aurantium* L. 的幼果，柑、橘、橙等的幼果一般都可作为枳实入药用。提取物厂家为了生产以辛弗林为指标的枳实提取物，在枳实药材的采购上一般要求辛弗林含量在 1% 左右的小幼果，只要柑、橘、橙等幼果中辛弗林含量在 1% 左右，就都可以作为枳实提取物的原料。可想而知，不同基原的枳实提取物的质量会相差很大。

红车轴草为豆科植物红车轴草 *Trifoliumpratense* L. 的花序及带花枝叶，含有芒柄花素、鹰嘴豆芽素 A、大豆黄素、染料木素 4 种主要异黄酮，但大豆黄素和染料木素在原药材中的量较低，芒柄花素和鹰嘴豆芽素 A 的含量之和能相对准确地反映红车轴草中总异黄酮量的高低，因此，选其为衡量红车轴草的检测指标。不同产地的红车轴草中芒柄花素和鹰嘴豆芽素 A 的含量不同，生产红车轴草提取物（总异黄酮含量大于 20%）要求红车轴草原药材中芒柄花素和鹰嘴豆芽素 A 的含量之和大于 0.5%，如果以指标成分含量为 0.1% 的红车轴草为原药材生产 20% 规格红车轴草提取物，原药材中指标成分过低，为了生产指标成分含量合格的产品，必然导致生产工艺不同，虽然最终产品中总异黄酮的含量大于 20%，但产品内在品质肯定相差甚远。

为了实现中药质量稳定与可控，对中药材种植推行质量管理规范是十分必要的。但是，我们还应考虑到，中药材品种繁多，来源复杂，除了人控因素以外，还有许多自然因素。如特定的自然环境、温湿度、无霜期、日照、风、土壤等。无论如何，目前我们还不可能完全控制自然因素，在同一个 GAP 的人工控制条件下，生产出来的中药材质量可总体趋于稳定，但还难以做到均一。因此，为了更好地利用中药材资源，采用先进技术促进中药提取物的产业化进程，实现中药提取物的质量标准化，为我们提供了一条保证中成药质量稳定和均一的重要途径。

（2）原料 SOP　经过多年的生产实践发现，原药材的采收季节、采收部位、加工方式（如阴、晒、烘干或直接使用鲜活药材）及储藏条件与最终提取物的内在质量有直接关系。因此，对原药材采收季节、采收部位、加工方式、贮存条件等制定简便的标准化操作规程，在现阶段药材生产 GAP 未全面推广的状态下，既可行，也最为现实。

贯叶连翘为藤黄科植物贯叶连翘 *Hyperium perforatum* 的干燥地上部分。通过采用 HPLC 法对不同采收部位、不同加工方法原药材中金丝桃素、贯叶金丝桃素的含量进行考察发现，相同来源的贯叶连翘原药材，采用同样的提取工艺，因采收部位、加工方式不同，原药材中指标成分的含量变化较大（表 5 -2、5 -3）。

表 5 – 2　贯叶连翘不同采收部位中金丝桃素、贯叶金丝桃素的含量

不同采收部位	金丝桃素含量（%）	贯叶金丝桃素含量（%）
花	0.085	0.198
叶	0.040	0.190
茎	0.005	0.067
根	0.008	0.063
全草	0.034	0.135

表 5 – 3　贯叶连翘不同加工方式原药材中金丝桃素、贯叶金丝桃素的含量

加工方式	金丝桃素含量（%）	贯叶金丝桃素含量（%）
阴干	0.075	0.178
晒干	0.040	0.089
烘干	0.035	0.067
鲜药材	0.098	0.183

原药材采收时间不同或经过不同加工方式，同种药材之间的化学成分也相差较多，必然会导致最终提取物的质量不一致。为了控制产品的质量，尽可能地减少产品批间的差异，我们必须严格规范药材生产过程 SOP。

（3）生产工艺 SOP　中药提取物的成分检验标准的量化指标不可能涵盖全部的内在成分，所以，这样的质量控制标准就不能完全做到监控中药提取物的质量。因此，对同一标准的中药提取物，其提取的工艺过程应执行标准化操作规程，否则，即使中药提取物符合指标成分检验标准，也因工艺的差异，导致其产品内在质量并不一样。

应围绕质量标准来筛选既经济又合理的生产工艺，并按中药提取物标准要求制订具体品种的各项 SOP。首先，应制订多种方案，通过对各种方案指导下生产的中药提取物与对照品的品质进行评价和比较，筛选出最佳方案供制订 SOP 时参考。在确定某一植物药复方提取工艺前，应深入进行药效物质基础、作用机制、方剂配伍规律等研究，必须明确各药单独提取与合并提取时其化学组分是否一致等。其次，要着重强调生产工艺中在线控制各参数的逐渐细化和检测指标具体化，建立一个简单、直接的方法进行质量控制，并保证逐批生产的提取物中标志化合物含量的重现性。最后，要注意科学与传统相结合。

同样来源的红车轴草原药材，采收部位、加工方式完全相同，经过不同的提取工艺所得的提取物产品中芒柄花素的含量也相同。因提取工艺不同所得的产品内在质量不同，即使提取物指标成分合格，也无法保证其他成分包括药用成分能符合要求。为了得到标准化提取物产品，我们必须采用标准化的生产工艺。

（4）检测 SOP　判断某个中药提取物的质量，可能因所使用的检验方法、仪器、前处理等不一致，而直接导致检验结果的较大差异，尤其是前处理方法不当往往造成检验

结果的失真。因此，要建立标准化检验标准操作规程，保证对产品质量评价的一致性。

中药提取物要求对有效成分和有害物质进行定量分析，或采用指纹图谱进行鉴定，对原料、生产过程和成品均需进行严格检测。在中药提取物的质量控制中，现代的分析仪器是必不可少的，以 HPLC 应用最为广泛，同时 GC、HPCE、GC‐MS、HPLC‐MS、UV 和原子分光等方法和仪器也常常用到。

在检测红车轴草提取物中芒柄花素时，不同的检测前处理方法会导致对产品质量评价不一致。取同一批红车轴草提取物，采用回流提取和超声提取这两种最常用的检测前处理方法，结果表明，回流提取比超声提取的效果明显要好。

同样的提取物产品因为检测前处理方法不同，导致对产品质量评价不相同，若我们不经过考察比较，则可能使本来合格的提取物产品的品质判断受到影响，所以，评价提取物质量时同样还要规范检测 SOP。

（5）**建立中药提取物的质量标准**　为了保护中药提取物或产品的声誉，应规范中药提取物或产品的质量标准，并使其与国际市场的标准对接，尤其在指标成分、指纹图谱、农残、重金属、外源性污染等方面，应制定相关含量指标及限量要求，严格按照"两个标准，三个规程"生产标准提取物，建立中药提取物的质量标准。

中药提取物的标准化、规模化生产是中药现代化的重要环节。应提倡逐个品种探索中药提取物的标准化、规模化、商品化，条件成熟后还应大力推行。也就是说，中成药制剂的生产，可以从市场购得中药中间体来完成。这里说的中间体可以是单味的，有的也可以是复方的，像化学原料药和中间体一样。推进中药提取物商品化，既有利于保护中药资源，提高资源的综合利用水平，也有利于中药可持续发展，有利于统一中成药质量标准，真正做到质量稳定、可控，方便医生和患者选择药品；同时，也有利于提高中药产业整体技术水平和规模化、集约化水平；对于促进中药国际化也具有重要意义。

中药提取物产业的发展将促使中成药的生产分化为原料生产和制剂生产两部分，通过这种专业化分工，有利于提高中成药生产经营的规范化和集约化水平，提高中草药质量。目前，我国中药提取物行业尚缺乏相应的全面的政策法规引导，中药提取物标准的建立还仅处于研究和探索阶段，产品实现质量标准化任重道远。相信随着以后我国相关法规政策的逐步到位及科学技术的不断发展，中药提取物标准必将同现行 GAP、GMP 规范衔接并逐步提高完善。

二、中药提取物产品开发实例

（一）葛根提取物

1. 概述　豆科植物野葛或甘葛藤的干燥根，秋、冬两季采挖，野葛一般趁鲜切成厚片或小块，干燥。甘葛藤习称"粉葛"，多除去外皮，用硫黄熏后，稍干，截段或纵切两半，干燥。葛根性味甘、辛，凉，归脾、胃经，具有解肌退热、生津止渴、透发斑疹的功效。

葛根中除大量淀粉外，主要含异黄酮类化合物（大豆苷、大豆苷元、葛根素等），此外，还有三萜类皂苷、香豆素类物质等，总黄酮含量可达12%。

（1）葛根素（葛根黄素，puerarin）　室温下葛根素在水中的溶解度是0.462g/100ml。药材中的含量在0.4%～3.5%。

葛根素

大豆苷元 R=H

大豆苷 R=Glc

（2）大豆苷（大豆黄酮苷，daidzin）　易溶于乙醇。

（3）大豆苷元（大豆黄素，daidzein）　溶于乙醚、乙醇。

2. 葛根成分提取工艺分析　葛根中主要成分是黄酮类化合物，葛根中各大豆苷元都以苷的形式存在于药材之中，但同时又有如大豆苷元那样的游离苷元存在，用水将它们浸出比较困难，而乙醇或含乙醇量较高的乙醇－水（≥70%）作为提取葛根总黄酮的溶剂比较适宜于工业化生产（也可用甲醇做浸提溶剂），水作为溶剂时无论浸出率以及经后面的纯化工艺所得的活性成分含量均偏低。葛根中含大量淀粉，浸提时应考虑浸提温度较高时淀粉的糊化对浸提过程的影响。

（1）葛根浸提物的定量质量标准。葛根浸提物在《中国药典》2005年版尚未收载的主要原因是定量质量标准未能确定。一般浸提工艺都比较简单，因为缺少分离纯化工艺，只能规定葛根浸提浓缩液（稠浸膏）的相对密度为质量上的要求，至于浸提物中葛根总黄酮或葛根素的含量，则会因葛根原料中成分含量的不同而有所差异，此外，还有操作因素造成的差异。因此，需要一个较为成熟的、具有有效分离纯化手段的葛根浸提物生产工艺，并在生产工艺规程中确定葛根浸提物中主要化学成分的定量质量标准，如葛根总黄酮、葛根素的含量等。

一般浸提方法：葛根粗粉用70%～95%乙醇逆流渗漉，得渗漉液（出液系数5以下），减压回收乙醇，干燥得葛根提取物。

（2）不同规格的葛根浸提物产品。市场的需要，或者说是因为中药产品需求的多样性，决定了葛根浸提物产品规格的多样性。葛根浸提物的质量规格，低的可以是葛根稠浸膏，进一步的要求是葛根总黄酮或葛根素含量达到一定要求的葛根浸提物，更进一步的则是较纯的葛根素或大豆苷元产品。不同规格的浸提物产品需要不同技术含量的生产工艺作为保证，一些传统或现代的分离纯化单元过程有可能运用于相应的生产工艺之中。

（3）药材资源的充分利用。现代中药制药的工业化生产，完全依靠野生药材资源是远远不能满足需求的，解决天然资源的不足，一是在药材生产基地进行大规模集约化种植；另一方面，则是充分利用好所投入的药材原料，使投入同样数量的药材可以在产量、品种上得到更多的产出。一般在提取葛根素的工艺中丢掉了大豆苷和大豆苷元，而提取大豆苷元时又丢掉葛根素，没有对药材进行充分利用。

同时制备葛根素与大豆苷元的方法：葛根粗粉用乙醇冷浸提 2 次，过滤所得浸提滤液减压浓缩至糖浆状，并在 70℃ 干燥，干浸膏用苯浸泡脱脂，脱脂后浸膏用以水饱和的正丁醇溶解，上氧化铝柱层析，用以水饱和的正丁醇洗脱分步收集，其中洗脱液 I、II 分别经溶剂回收后用甲醇 - 水、甲醇 - 醋酸为溶剂重结晶，得到葛根素、大豆苷元。

（二）黄芩提取物

1. 范围 本标准规定了黄芩提取物的技术要求、检验方法、检验规则和标签、包装、运输、贮存要求。本标准适用于以黄芩为原料经提取而成的提取物，含黄芩苷不得低于 75.0% 或 90.0%。

2. 规范性引用文件 下列文件中的条款通过本标准的引用而成为本标准的条款。凡是注日期的引用文件，其随后所有的修改单（不包括勘误的内容）或修订版均不适用于本标准，然而，鼓励根据本标准达成协议的各方研究可使用这些文件的最新版本。凡是不注日期的引用文件，其最新版本适用于本标准。

GB/T5009.146 植物性食品中有机氯和拟除虫菊酯类农药多种残留的测定。

SN/0339 -95 出口茶叶中黄曲霉毒素 B_1 的检验方法。

《中国药典》2005 年版一部。

3. 结构式 黄芩苷（baicalin）：446.35。

4. 技术要求

（1）工艺要求

①植物基原：唇形科植物黄芩 *Scutellaria baicalensis* Georgi 的干燥根。

②植物原料：春秋二季采挖，除去须根及泥沙，晒后撞去粗皮，晒干。

③工艺过程：用乙醇提取后，浓缩精制，干燥即得。

（2）质量要求 黄芩提取物的质量要求见表 5 -4、5 -5、5 -6。

表 5 -4 黄芩提取物的感观要求

项 目	要 求
色 泽	黄色至浅黄色
气 味	味淡
外 观	均匀、无可见异物的粉末

表 5－5　黄芩提取物的理化要求

项　目		指　标
粒度〔80 目筛的通过率（%）〕		80
堆密度（g/ml）	松密度	≥0.30
	紧密度	≤0.55
干燥失重（%）		≤5.0
炽灼残渣（%）		≤6.0
重金属〔以 Pb 计（ppm）〕		≤20.0
砷盐〔以 As 计（ppm）〕		≤2.0
农药残留	六六六/（ppm）	≤0.3
	滴滴涕/（ppm）	≤1.0
	五氯硝基苯/（ppm）	≤1.0
黄曲霉毒素 B_1（ppb）		≤5.0
指标成分含量（%）	黄芩苷	≥75%/90%

表 5－6　黄芩提取物的卫生要求

项　目	指　标
细菌总数（cfu/g）	≤10000
真菌及酵母菌数（cfu/g）	≤100
大肠杆菌	不得检出

（3）检验方法　按《中国药典》2010 年版一部中规定的方法进行测定。

（三）银杏叶提取物

1. 范围　本标准规定了银杏叶提取物的技术要求、检验方法、检验规则和标签、包装、运输、贮存要求。本标准适用于以银杏叶为原料经提取分离制成的银杏叶提取物。

2. 规范性引用文件　下列文件中的条款通过本标准的引用而成为本标准的条款。凡是注日期的引用文件，其随后所有的修改单（不包括勘误的内容）或修订版均不适用于本标准，然而，鼓励根据本标准达成协议的各方研究可使用这些文件的最新版本。凡是不注日期的引用文件，其最新版本适用于本标准。

《中国药典》2005 年版一部。

3. 结构式　总黄酮醇苷元：

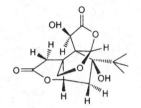

槲皮素 (quercetin)　　山奈酚 (kaempferol)　　异鼠李素(isorhamnetin)

萜类内酯：

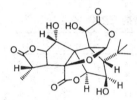

白果内酯（bilobalide）　　　　银杏内酯 A（ginkgolide A）

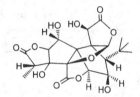

银杏内酯 B（ginkgolide B）　　　银杏内酯 C（ginkgolide C）

4. 技术要求

（1）工艺要求

①植物基原：为银杏科植物银杏 *Ginkgo biloba* L. 的干燥叶。

②植物原料：6～10 月采摘，除去杂质，经快速干燥。

③工艺过程：用乙醇溶液提取浓缩，稀释沉淀，经大孔吸附树脂吸附、洗脱，洗脱液回收乙醇，干燥，粉碎即得。

（2）质量要求　银杏叶提取物的质量要求见表 5－7、5－8、5－9。

表 5－7　银杏叶提取物的感官要求

项　目	要　求
色　泽	浅棕黄色至棕褐色
气　味	银杏特殊气味，味微苦
外　观	均匀，无可见异物的粉末

表 5-8 银杏叶提取物的理化要求

项 目	指 标
鉴别（1）、（2）	应符合规定
水分（%）	≤5.0
炽灼残渣（%）	≤0.8
重金属［以 Pb 计（mg/kg）］	≤20
槲皮素与山奈酚峰面积比	0.8~1.2
异鼠李素与槲皮素峰面积比	≥0.15
芦丁含量（%）	≤4.0
槲皮素含量（%）	≤0.2
总银杏酸含量［以白果新酸计（mg/kg）］	≤5
指标成分含量（%） 总黄酮醇苷含量	≥24.0
总萜类内酯含量	≥6.5
白果内酯	≥2.6
银杏内酯 B	≥0.8

表 5-9 银杏叶提取物的卫生要求

项 目	指 标
细菌总数（cfu/g）	≤500
真菌及酵母菌数（cfu/g）	≤50
大肠埃希菌	不得检出

（3）检验方法　按《中国药典》2010 年版一部中规定的方法进行测定。

（4）检验规则

①批检验。按《中国药典》2005 年版一部中附录ⅡA 规定的方法取样，并以混合均匀、在一定限度内具有同一性质和质量的产品为同一批次进行检验。

②检验分类。a. 出厂检验。产品出厂前应由生产厂质量检验部门按感官、理化、卫生等质量要求逐批次进行检验，经检验合格并签发质量合格证书的产品方可出厂销售。b. 型式检验。型式检验每半年进行一次，有下列情况之一者，亦应进行：原料有较大变化时；调整关键工艺时；出厂检验与上次型式检验结果有较大差异时。

③判定规则。当检验结果有一项不符合本标准要求时，应从同批产品中重新随机抽取两倍量的样品进行复检，并以复检结果为准。若复检仍有一项指标不合格时，则判定该批产品为不合格产品。微生物项目中有任何一项不符合本标准，即判为不合格，不再复检。型式检验的判定同出厂检验。

（5）标签、包装、运输、贮存

①标签。包装标签上应标注：银杏叶提取物、批号、净重、毛重、生产日期、执行标准。标签内容清晰可见，标签应粘贴牢固。

②包装。包装材料应符合食品卫生要求；使用前应对所有包装材料进行严格的卫生

检查；桶装后，应加封封口签。

③运输。运输工具应清洁、卫生，不得与有毒、有害、有腐蚀性或有异味的物品混装混运。搬运时应轻装轻卸，运输时防止挤压、曝晒、雨淋。

④贮存。产品不得与有毒、有害、有腐蚀性或有异味的物品混合存放。产品应贮存于阴凉、干燥的仓库中。

⑤保质期为 3 年。

三、中药提取物产品检测方法

中药提取物产品的质量检测方法举例如下。

1. 粒度的测定方法 取接收盒，将分样筛置接收盒上，称取约 100g 提取物粉末（m_1，g）置分样筛内，将筛盖盖好。将分样筛保持水平状态，左右往返轻轻筛动 5 分钟，称量接收盒内的提取物粉末质量（m_2，g）。

通过率的计算方法：

通过率 $= m_2/m_1 \times 100\%$

2. 堆密度的测定方法 取洁净、干燥的量筒，并称定其质量（m_0，g）。

（1）松密度的测定 将通过 20 目筛的样品松缓地转入量筒中至（90 ± 5）ml，称量量筒与样品的质量（m_1，g），精确到 0.1g，并稍弄平粉末表面，读取固体粉末的体积（V_1，ml）。

（2）紧密度的测定 将上述盛有样品的量筒放在台面上（铺有约 5mm 厚的橡胶），由 2cm 左右的高度自坠到台面上，反复此操作约 100 次，量得压紧后的粉末体积（V_0），继续上述操作约 30 次，量得粉末体积（V_2，ml）。当 V_0 与 V_2 相差小于 2ml 时，读取终体积（V_2，ml），否则重复上述操作，直到符合为止。

分别计算松密度和紧密度：

松密度 $= (m_1 - m_0)/V_1 \times 100$

紧密度 $= (m_1 - m_0)/V_2 \times 100$

3. 芦丁限量的测定方法 样品经甲醇溶液溶解后，采用反相高效液相色谱法测定，以外标法测定芦丁含量。

色谱条件：①色谱柱：十八烷基键合硅胶柱。②流动相：流动相 A（甲醇）：流动相 B（0.4% 磷酸溶液）$= 38 : 62$。③检测波长：360nm。④柱温：30℃。⑤流速：1.0ml/min。

（1）对照品溶液的制备 精密称取经五氧化二磷干燥过夜的芦丁对照品，加甲醇制成每 1ml 含 0.2mg 的溶液，即得。

（2）供试品溶液的制备 精密称取银杏叶提取物粉末 35mg，置 10ml 容量瓶中，加 70% 甲醇溶液适量，使溶解，并稀释至刻度，摇匀，用 0.45μm 微孔滤膜过滤即得供试液。

（3）测定方法 分别精密吸取对照品溶液与供试品溶液 10μl 注入高效液相色谱仪，按外标法计算芦丁含量。

$$X = \frac{A_X \times c \times V}{A_S \times m} \times 100\%$$

式中：

X 为芦丁的百分含量。

A_x 为样品图谱中芦丁的峰面积。

A_s 为对照品图谱中芦丁的峰面积。

V 为供试品溶液的体积，单位为毫升（ml）。

c 为对照品溶液中芦丁的浓度，单位为毫克每毫升（mg/ml）。

m 为试样质量，单位为毫克（mg）。

4. 槲皮素限量的测定方法　样品经甲醇溶液溶解后，采用反相高效液相色谱法测定，以外标法测定槲皮素含量。

色谱条件：①色谱柱：十八烷基键合硅胶柱。②流动相：流动相 A（甲醇）：流动相 B（0.4% 磷酸溶液）＝50：50。③检测波长：360nm。④柱温：30℃。⑤流速：1.0ml/min。

（1）对照品溶液的制备　精密称取经五氧化二磷干燥过夜的槲皮素对照品，加甲醇制成每1ml 含0.03mg 的溶液，即得。

（2）供试品溶液的制备　精密称取银杏叶提取物粉末35mg，置10ml 容量瓶中，加70% 甲醇溶液适量，使溶解，并稀释至刻度，摇匀，用0.45μm 微孔滤膜过滤即得供试液。

（3）测定方法　分别精密吸取对照品溶液与供试品溶液10μl 注入高效液相色谱仪，按外标法计算槲皮素含量。

$$X = \frac{A_X \times c \times V}{A_S \times m} \times 100\%$$

式中：

X 为槲皮素的百分含量。

A_x 为样品图谱中槲皮素的峰面积。

A_s 为对照品图谱中槲皮素的峰面积。

V 为供试品溶液的体积，单位为毫升（ml）。

c 为对照品溶液中槲皮素的浓度，单位为毫克每毫升（mg/ml）。

m 为试样质量，单位为毫克（mg）。

5. 总银杏酸限量的测定方法　样品经萃取后，采用反相高效液相色谱法测定，以外标法定量，总银杏酸含量为各成分含量之和。

色谱条件：①色谱柱：十八烷基键合硅胶柱。②流动相：A 相为甲醇，B 相为0.33% 冰醋酸溶液，经0.45μm 滤膜过滤备用。25 分钟内 A 相由30% 线性变化为8%，保持7 分钟。③检测波长：310nm。④流速：1.0ml/min。

（1）对照品溶液的制备　精密称取白果新酸 C13：0 对照品适量，加甲醇制成每1ml 含5μg 的溶液，摇匀。

（2）定位用对照溶液的制备　取总银杏酸对照品适量，加甲醇制成每 1ml 含 100μg 的溶液，摇匀。

（3）供试品溶液的制备　精密称取本品 10g，置烧杯中，加 30% 乙醇 40ml，加热使溶解，移入分液漏斗中，加浓盐酸 2~3 滴，冷却，用 400ml 乙醚分 5 次萃取，合并萃取液，回收乙醚后残渣用甲醇溶解至 10ml 容量瓶中，加甲醇至刻度，摇匀，用 0.45μm 微孔滤膜过滤即得供试液。

（4）测定方法　分别精密吸取供试品溶液、对照品溶液及定位用对照溶液各 10μl，分别注入高效液相色谱仪，记录色谱图。计算供试品溶液中与总银杏酸对照品相应色谱峰的总峰面积，以白果新酸 C13:0 对照品外标法计算总银杏酸含量。

$$X = \frac{A_X \times c \times V}{A_S \times m \times 1000000} \times 100\%$$

式中：

X 为总银杏酸的含量。

A_x 为样品图谱中银杏酸各峰面积之和。

A_s 为对照品图谱中白果新酸 C13:0 的峰面积。

V 为供试品溶液的体积，单位为毫升（ml）。

c 为对照品溶液中白果新酸 C13:0 的浓度，单位为毫克每毫升（mg/ml）。

m 为试样质量，单位为克（g）。

第六章　以中药资源为原料的新药开发

第一节　中药新药开发的思路与程序

中药包括中药材、中药饮片和中成药。新药系指我国未生产过的药品，已生产的药品改变剂型、改变给药途径、增加新的适应证或制成新的复方制剂亦属新药范围。以中药资源为原料进行中药新药的研究开发具有资源丰富、临床实践历史悠久、疗效可靠、成功率高等多种优势，越来越受到医药界的重视和认可。

一、中药新药开发的现状与发展

近年来，我国中药新药的研发在研发理念、指导理论、工艺技术、剂型种类及产品成果等方面均取得了长足的进步，但也存在着低水平重复和疗效不确切的问题。随着人们对中药新药认识的深化和科学技术的进步，以及政府支持力度的加大，中药新药的研发呈现出良好态势。

（一）中药研究开发的现状

目前，我国的中药新药研究开发已走上科学化、规范化、标准化和法制化的轨道。我国经济的发展和《中医药发展规划纲要》的实施，为我国中药新药的研究带来了前所未有的机遇。

1. 中药研究和开发的成就　中药研究和开发的成就大致可归纳为以下几方面。

（1）中药新剂型及其制剂研发，将汤剂改成冲剂、合剂、糖浆剂、注射剂；将黑膏药改成中药橡胶硬膏剂；将丸剂改成浸膏片剂、酊剂、滴丸、气雾剂等。

（2）利用现代科学方法和新技术，将古典医籍中的有效验方、名老中医的良方、民间秘方开发研制成中成药新剂型。例如，采用现代的微囊、药物微粉化、固体分散等新技术、新工艺，创制出中药缓控释微丸或片剂、凝胶等新型产品。

（3）中药产品的质量标准不断提高和完善，以丰富临床用药，充分发挥药物疗效，方便药物应用，保证中药的安全、有效、可控等。例如，《中国药典》2010 年版所载中药及中成药的质量标准普遍得到提高。

（4）中药研究开发也成为国际热门课题。中国已向美国 FDA 注册申请了复方中药，如"复方丹参滴丸"和"银杏灵"新药临床研究（IND），实现了中药的历史性突破。随后将会有更多成熟的中药品种进入国际市场。

世界银行的报告则认为，2000 年世界天然药物产业约 800 亿美元，2010 年达 2000 亿美元，国际天然药物市场正迅速扩大。日本是较重视汉方药研究开发的国家，年销售额达 1500 亿日元。美国国会 1994 年批准草药列为《饮食补充剂》的法案之后，1997 年制定了《植物药在美批准法》（草案），不再要求草药产品是已知结构的单体纯品，也可以是成分固定、疗效稳定、安全可靠的复方混合制剂。1998 年美国天然药物的销售额约为 140 亿美元。德国在欧洲是传统药年销售额最大的国家，德国银杏叶制剂每年的市场销售额超过 6 亿马克，全世界银杏叶制剂产品的年销售额约为 40 亿美元。

2. 中药新药研究开发中存在的主要问题 目前，中药新药研究开发中存在的主要问题表现在以下几个方面。

（1）不同类别新药方面

①单体成分新药：开发中药的单体成分新药，出现一些与中药比没有特色、与化学药比没有治疗优势的品种，形成"中药单体成分开发热"的误区。

②有效部位新药：近年来多集中于单味药，而中医临床的经验多是复方，这样开发的结果势必使所开发的中药缺乏中医特色。由于纯度提高，成分群已与原药材相差较大，因而可能出现如生物利用度低、不良反应及毒副作用大等一系列问题。

③复方新药：复方中药新药开发较多，但是存在低水平重复严重、临床疗效平平、市场化程度较低等现象。

④改剂型新药和仿制药：自 2005 年《药品注册管理办法》实施以来，该类药物已成为研究的热点，出现了胶囊、片剂、软胶囊、注射液、颗粒、口服液、丸剂、滴丸、泡腾片、冻干粉等多种剂型之间随意改动的状况，且其立项大多缺乏严格的科学依据。另一个热点就是仿制，只要某产品在市场上有经济效益，若无保护就仿制，若有保护就改剂型，一些企业开发仿制品已批量申报。针对该问题，2007 年，国家新注册管理办法进行了规范。

另外，中药剂型中速效剂型较少，不能适应临床急重症的需要；有些中药注射剂在制备工艺和产品质量上尚存在一系列的问题。

（2）新药的临床适应证分布方面 目前新药的临床适应证分布不尽合理，新药开发多以大内科为主，内科新药中又以心脑血管病、肝病等药最多。其他如儿科、妇科、皮肤科、外科用药的开发比例较小。

（3）新药的研发机构方面

①企业：企业对新药研发的投入有待加强，这既有对其重要性认识不足、重视不够的因素，也与市场竞争激烈、运作不规范所导致的企业（尤其是中小型企业）普遍存在的生存状况有关。

②高校及科研机构：长期以来所形成的产学研脱节状况近年虽有改观，但高校及科研机构的创新能力和成果转化能力仍存在瓶颈，加上复合型人才和研发资金的相对缺乏

所导致的低水平重复或急功近利现象，也在一定程度上制约了高校及科研机构的新药研发。

（4）其他方面　中药新药的研制是一项高成本、高风险、高科技、长周期的工作，尤其是市场风险投资意识的缺失严重阻碍了创新中药的研发。一些传统中药制剂的制备工艺、质量控制标准方面的不足，使其制剂的疗效和稳定性受到影响。另外，中药新药研发中临床研究设计的科学性和规范性也有待提高，这关系到中药临床评价结果是否真实可靠，是否能经得起严格的临床验证和国际医药界的认可。中药产品在研究方法和生产技术方面与国外先进水平相比还存在一定的差距。因此，正确认识我国中药新药研发的现状，对中药新药的发展前景大有裨益。

（二）中药研究开发的发展

中药研究开发的任务就是创造安全、有效（或高效）、质量可控、适应市场需要的中药新产品。时代在前进，医学科学在发展，现有的中药产品虽数以千计，但随着人们对疾病认识的日益加深和医疗服务的进步，仍难以满足临床的实际需要。因此，中药新药的研发将是一项长期而具有重大意义的工作。尽管在中药新药的研发领域还存在着许多困难和问题，但近年的进步和发展也是有目共睹的。

1. 随着 GMP 工程的实施，各地有计划地改造、扩建、更新了中药厂的厂房、设备，充实现代化的检测仪器，使中药工业得到了迅速和长足的发展。

2. 我国正在不断利用现代科学方法和新技术，如中药提取纯化技术，制剂新技术、新辅料不断突破中药制剂的技术瓶颈。

3. 先后创建多个中药研究机构平台，有全国性的、地方性的，专门从事中药综合性基础研究和应用开发性研究。

4. 中药复方研究开发的水平已取得较大提高，从中医临床总结出来的君、臣、佐、使的理论和经验出发，运用多种学科技术手段，不断开发既能发挥多靶点、多途径，同时又具有主次靶点明确、对抗与调节相结合的药物。

5. 对中药复方所用中药材、有效成分、制剂制备工艺及其质量标准、药效、毒理等要求进行系统研究，开发高效、优质、安全、稳定的"三效"（高效、速效、长效）、"三小"（剂量小、毒性小、副作用小）、"三便"（贮存、携带、服用方便）的中药新药，并探求适合中医药理论体系指导的中药复方研究的理论和方法学。

6. 目前，国家食品药品监督管理局将中药新药审评的重点逐渐向更加重视临床研究发展，促使中药新药的研发更加注重辩证地处理好疗效与剂型、中药与提取有效成分等关系，以此开展中药新药研发，并以达到高疗效、低毒副作用、质量可控、方便患者、减少服用量、通过严格的临床研究为目标。

科学家预测，随着生物技术的兴起和迅速发展，生命科学将成为 21 世纪科学发展的带头学科。人们越来越重视天然药物，这给我国的中药研究开发提供了极好的机遇和发展空间，中药新药的研究与开发将为现代科学作出更大的贡献。

二、中药新药开发的思路与程序

中药新药的研发应在中医药理论的指导下进行，其研发思路应突出中药的传统特色和现代科学技术的完美结合，并遵循科学研究和现代化生产的规律，按照一定的法定程序进行。

（一）中药新药开发的思路

中药新药的开发研究应本着"继承是基础，现代科学是手段，发展是目的，临床是后盾"的原则，正确处理继承与发扬的关系。即在继承的基础上不断发展提高，借鉴现代医药制剂理论和先进技术，充分认识理解中医药的科学性，不断在新工艺、新技术、新设备、新剂型、新辅料及其新标准等方面创新与实践，逐步开创出具有中国特色并与现代科学技术进步相适应的中药新药。中药新药的开发可以从以下方面进行。

1. 以理论创新为突破口　中药走向世界的基础是中药现代化，其关键是学术指导思想的现代化，其核心是提高新中药的科研能力和技术。中药制剂是在中医理论指导下，以中药饮片为原料，通过现代科学技术方法制成的各种制剂。中医药理论具有数千年中医临床的实践基础，是独特的医药理论体系。但中医药理论也必须在时代的进程中不断寻求创新与发展。在探求中医药理论体系的精髓并求得进步的同时，开展中药复方科学的创新性新药研究，并推动中医药理论的发展，阐明中药制剂防治疾病的机制，提高新制剂的竞争能力。

2. 从古方、验方研究中开发中药新药　一般古方和验方通常是千百年来临床经验的总结，许多方剂疗效确切，是新药研究的宝贵源泉。如通过临床、药理研究表明，青黛是治疗慢性粒细胞白血病"当归芦荟丸"的有效单味药，从中分得有效成分靛玉红，再经结构改造合成了"异靛甲"，其疗效更高，毒性更小。又如对民间用于治疗淋巴结核、皮肤癌等有效的验方（含砒霜、轻粉、蟾酥）逐一筛选，从复方到单味中药砒霜，又到化学纯三氧化二砷，研制成功"癌灵一号"注射液，用于白血病的临床治疗。

3. 中药新剂型、新技术与生产技术的研究　在研制开发中药新药的过程中，对中药活性成分的提取、浓缩与分离是中药制药的重要工序。目前存在温度高、时间长、有效成分及挥发性成分损失大、一步浓缩难以实现高相对密度的质量要求、设备易结垢、废液排放等问题。为了解决这些问题，开发了一系列先进的中药提取、浓缩与分离新技术，主要包括微波萃取、超临界萃取、液滴逆流萃取、大孔吸附、凝胶分子筛选、膜分离、超速离心、悬浮冷冻浓缩、渐进冷冻浓缩、自然外循环两相流浓缩、在线防挂壁三相流浓缩、反渗透、膜蒸馏、渗透蒸馏等技术。

药物释药系统（drug delivery system，DDS）的研究受到越来越多的重视，在对中药活性成分提取与分离纯化的研究基础上，利用制剂新技术，如脂质体、微囊化、固体分散技术和 β-环糊精包合等技术，开展缓控释、靶向给药系统的研究，使中药新药具有高效、低毒、速效、长效的作用。这方面的研究和开发具有很好的发展前景。

中药生产技术研究现代化是我国中药产业面临的主要问题，也是制约新药研制的瓶颈之一。应加大对新技术、新方法、新工艺等研究的投入，引进和消化已经成熟的先进生产和检测技术，使中药生产技术水平尽快达到产业化水平。发达国家药品生产实现了生产程控化、检测自动化、输送管道化、包装机电化，而我国中药生产处于从经验开发到工程化生产的过渡阶段，需要制定相关的工程化标准，明确企业工艺工程化的内涵，使中药生产技术及工艺逐步标准化。

4. 疑难杂症治疗用药的研究 现代医学已发现，世界上有上万种疾病，如肿瘤、心脑血管病、艾滋病、神经系统疾病，尤其是早老性痴呆症等是世界重要疑难疾病，成为新的研发热点。发挥中药治疗慢性疾病、疑难症及其保健的优势，选择西医西药缺乏肯定疗效的疑难病、慢性非传染性疾病和一些新生疾病等，开展中药新药的研究开发。

另外，中药新药开发中对于药品的安全性和有效性要辩证地对待。疗效是药品存在的根本，特别是对于一般药物难以治疗的急危重症，有毒药材往往能起到其他药品达不到的疗效，如砒霜、雷公藤等。

5. 新药材、饮片和中间产品的开发 中药制剂的原料可以包括中药材、中药饮片、中药提取物和中药有效成分。新中药材、中药饮片、中间产品等的开发，也可属于中药新药开发的范畴。为保证中药新药的有效性、安全性和质量可控性，应该提高原有药材、饮片、中间产品的生产工艺及其质量评价标准，而且应对新药材及其饮片进行系统开发研究，申报相应的新药材、新饮片及其制剂的生产批件。

6. 中药的二次开发 中药的二次开发包括名优传统中成药的二次开发，对已上市药品的改变原剂型、改变给药途经、增加新的适应证的开发，或将原复方中有效部位制成新的复方制剂等。

（1）名优传统中成药的二次开发 对于在中医临床历史上形成了诸多疗效确切的名优传统中成药，如六味地黄丸、安宫牛黄丸、桂枝茯苓丸、云南白药、季德胜蛇药等，在现代科学手段对这些名优中成药的药效学物质基础和作用机理进行深入研究的基础上，进行给药途径、剂型、疗效等多角度的二次开发，可取得理论上的突破和较好的市场效果。

（2）对已上市的药品改变原剂型的开发 改变传统剂型一般为提高药剂疗效、扩大应用范围。中药新剂型的开发研究既要与药性理论和中医临床紧密结合，又要充分重视药物的体内释放、生物利用度、药物代谢等现代研究结果，有的放矢。如金陵药业在脉络宁注射液的基础上，对其开展了新工艺、新技术、新剂型和新用途等二次开发，推出了脉络宁口服液及脉络宁氯化钠注射液等改剂型产品。

（3）中药有效部位开发 根据现代中药学研究，开发单味中药及中药复方的有效部位，可以在某种程度上显示中药创新药物的临床基础优势和特色。对有效部位中主要药效物质基础或者主要药效物质群的研究是中药复方化学研究的重点，是探明中药及其复方配伍规律、药效作用机制的基础。只有利用现代高科技手段，进行多学科的深入研究才能不断推出组方合理、工艺先进、高效安全、体现中医药特色的创新中药新药，并推动中药走向世界。

（4）中药或天然产物活性成分研究 对中药或天然药物深入进行化学与生理活性

的研究，从而发现临床上有用的原型药物。或以分离得到的活性物质作为先导化合物，经结构修饰和改造，寻找疗效更高、结构更为简单，并且便于大生产的、安全有效的候选化合物，进而开发出高效新药如青蒿素的研发，即为我们提供了宝贵的经验和教训。

7. 中药新药的保护　中药是中华民族宝贵的遗产，但是我国一些研发人员和企业长期专利保护意识淡薄、措施不力，致使许多珍贵的中药秘方、制备方法流失，甚至有的中药新开发产品完全没有知识产权保护。在当今中药市场竞争激烈的环境下，我国医药企业不但需提升自主知识产权创新能力，而且应该加大对中药产品的保护。研发人员和企业应根据自身的实际情况选择最适合的保护方法。中药新药的保护包括中药品种保护和中药技术专利保护，如包括产品、生产方法、工艺、用途、新化合物、中药材提取物、中药组方和制剂等均可申请专利保护。此外，《中药品种保护条例》自 1992 年 10 月 14 由国务院颁布，1993 年 1 月 1 日实施以来，在提高中药品种的质量和科技含量、增强中药品种在国内外市场的竞争能力、规范中药的生产和市场流通秩序、避免低水平重复等方面都成效显著。

具体中药新药的保护与专利内容详见本章第五节。

（二）中药新药开发的程序

新药开发过程是一个较复杂的过程。现代药物的开发是大兵团作战，需要不同学科专家（如生理学专家、生物化学专家、有机化学专家、药剂学专家、毒物学专家、药理学专家、临床专家等）的通力合作。中药的新药开发同样也是多学科人员共同完成的工程，期间包括处方筛选、制剂工艺、质量控制、药理毒理、药物代谢、临床、资料总结、专利设计、注册报批等多道工序。

1. 临床前研究　基础研究：按照新药分类要求，开展相应的基础研究，主要包括如下方面。

（1）**药物制剂研究**　包括处方、剂型、原料、制剂辅料、制备工艺、包装以及中试等。

（2）**质量标准研究**　包括原料、半成品与成品定性研究，及已知的有效成分、毒性成分、能反映药物质量的指标成分及其他物质的定量研究。

（3）**初步稳定性研究**　在质量标准研究内容的使用期限内即为初步稳定性研究的资料和依据。

（4）**药理学研究**　包括一般药理学、主要药效学及药代动力学研究。

（5）**毒理学研究**　包括急性毒性、长期毒性和特殊毒性研究。

2. 申报临床研究　完成上述中药新药临床前的研究内容后，进行资料总结，开展中药新药临床研究申请工作，主要包括如下内容。

（1）向当地省（自治区）或直辖市药品监督管理局送交"中药新药临床研究申请表"，同级药检部门进行复核后，再由省级药品监督管理局组织有关专家对"中药新药临床研究申请表"及相关资料进行初审，并对原始记录和研究现场进行实地考察。

（2）经省级药品监督管理局初审、考察合格后，向国家食品药品监督管理局呈报，由国家食品药品监督管理局新药评审中心组织有关专家进行评审，评审批准后即可获得临床研究批文。

3. 临床研究 应严格执行"药物临床试验质量管理规范"（GCP）。临床研究包括临床试验和生物等效性试验。

（1）临床试验 分四期，临床试验的病例数应当符合统计学要求和最低病例数要求。

Ⅰ期临床试验：主要研究药物对机体的反应性、耐受性、安全性和有效剂量，以及给药方案和注意事项。通过研究对象为正常人的志愿者，Ⅰ期临床试验的最低病例数（试验组）要求为 20～30 例。

Ⅱ期临床试验：主要研究药物的疗效和安全性，与已知有效药物进行比较，并作出评价。通过临床试验病例数和对照病例数不少于 100 例。

Ⅲ期临床试验：主要研究药物的疗效，并予以确认。一般Ⅲ期临床试验病例数不少于 300 例。

Ⅳ期临床试验：主要研究新药上市后，在广泛使用中的疗效反馈和不良反应收集。Ⅳ期临床试验的最低病例数（试验组）要求为 2000 例。

属注册分类 1、2、4、5、6 类的新药，以及 7 类和工艺路线、溶媒等有明显改变的改剂型品种，应当进行Ⅳ期临床试验。

（2）生物等效性试验 分为生物利用度比较试验和随机对照试验两类。

生物利用度比较试验：该类试验多数采用试验药物和对照药物的交叉设计试验，即在同一组受试者中先后进行试验药物和对照药物的药代动力学研究。试验的先后排序即随机分组，试验药物与对照药物试验间隔 1～2 周为宜。如可以测定其在血液中的分布浓度，可与适宜参比制剂共同进行相对生物利用度比较试验，以代替其临床试验。生物利用度比较试验一般为 18～24 例。

随机对照试验：难以开展生物利用度比较试验的药品、用进口原料药制成的制剂、国外已获准新增加适应证的药品等均与适宜参比制剂进行随机对照试验，并要求观察 60 对以上病例。

4. 申报生产

（1）完成药物临床研究后，可向当地省级药品监督管理局报送临床研究的全部资料，由省级药品监督管理局组织专家对上报材料进行初审和现场抽样考察。

（2）省级药品监督管理局初审、抽样考察后，再向国家食品药品监督管理局申报，由国家食品药品监督管理局组织有关专家对上报材料进行全面审评，合格后即颁发新药证书，对于具备相应生产条件的，同时颁发药品生产批准文号。

上述详细内容见本章的第二节、第三节、第四节和第五节。具体内容详见《药品注册管理办法》中的"中药、天然药物注册分类及申报资料要求"。

5. 中药新药的生产 新药生产、新开办药品生产企业、药品生产企业新建药品生产车间或者新增生产剂型的，其样品生产过程应当在取得《药品生产质量管理规范》认证证书的车间生产。《药品生产质量管理规范》是药品生产和质量管理的基本准则，适用于药品制剂生产的全过程和原料药生产中影响成品质量的关键工序。当前使用的是《药品生产质量管理规范》（2010 年修订版）。

第二节 中药新药的管理

中药新药的研发是关系到民众健康和生命安全的一项重要工作，是融合了中医药传统积累和现代科技的系统工程。国家对该项工作给予了高度重视和严格管理，以确保产品安全有效。在《中华人民共和国药品管理法》及相关法律法规中，对研制和开发中药新药做出了一系列具体规定。

一、药品管理法

为保证人民群众用药的安全有效、价格合理，国家有必要对药品的研制、生产、经营等环节，以及药品的质量、价格、广告等方面实施必要的监督管理。对药品实施监督管理，需要综合运用法律的、经济的和必要的行政手段，而法律的手段更具有权威性、强制性和稳定性的特点，是最为重要和有效的手段。

（一）《药品管理法》的历史与作用

早在改革开放的初期，我国就开始了药品管理法的起草工作。全国人大常委会于1984 年 9 月 20 日审议通过了新中国成立以来的第一部药品管理法，从 1985 年 7 月 1 日起施行，这是我国较早制定的经济法律之一。《药品管理法》的颁布施行，将药品的生产、经营活动和国家对药品的监督管理纳入了法制化的轨道。为了保证药品管理法的有效施行，依照《药品管理法》的有关规定，国务院先后发布了《药品管理法实施条例》等 9 部行政法规；1998 年以后，按照国务院机构改革方案新组建的国家药品监督管理局，又陆续修订或制定了一批有关药品监督管理的行政规章和规范性文件。依照《药品管理法》和相关的配套法规和规章，有关部门加强了对药品生产、经营活动的监督管理，打击生产、销售假劣药品的行为。经过各方面的共同努力，取得了比较明显的成效。对于依法规范药品生产、经营活动，打击制售假药、劣药的违法行为，保证人民群众用药的安全有效，促进医药事业的健康发展，发挥了重要作用。

针对近些年药品监督管理工作出现的一些严峻的新情况、新问题，为依法加强对药品的监督管理，国务院于 2000 年 7 月向全国人大常委会提出了关于提请审议药品管理法修正案（草案）的议案，九届全国人大常委会第十七次、第十九次和第二十次会议对草案进行了三次审议，全国人大法律委员会和全国人大常委会法制工作委员会根据常委会的审议意见和各方面的意见，经过反复调查研究，对草案进行了多次重要修改。在2001 年 2 月 28 日举行的九届全国人大常委会第二十次会议的全体会议上，委员们表决通过了新修订的《药品管理法》。新修订的《药品管理法》从 2001 年 12 月 1 日起施行。修改后的《药品管理法》为加强对药品的监督管理提供了法律依据。

《药品管理法》为保证药品质量，保障人体用药安全，维护人民身体健康提供了法律依据。其主要作用：明确了药品生产企业、药品经营企业及医疗机构在保证药品质量、保障人体用药安全方面各自的法定义务和责任；依法加强对药品价格的监督管理，建立合理的药品价格形成机制，使药品价格保持在合理水平；依法规范药品广告，防止对用药者造成误导；依法严厉惩治生产、销售假药劣药的行为等。

（二）《药品管理法》的主要内容

《药品管理法》一方面规定了对药品生产及经营单位的审批、新药的研究、药品的审批、药品价格、广告宣传、进出口药品及医院制剂等一整套管理规定和审批程序；另一方面，严禁非法生产药品，对生产、经营和使用伪劣药品的单位和个人追究法律责任。从法律上保障了药品正当生产、经营企业的合法权益，同时维护了人民群众利益。

《药品管理法》作为我国法律体系中重要组成部分，是所有药事部门进行药品监督管理的主要法律依据，其主要内容概括如下。

1. 药品管理纲领性规定

（1）国家发展药品的宏观政策　鼓励研究和创制新药；鼓励发展国家传统中药（民族药）和现代药；鼓励培育中药材，保护野生药材资源。

（2）药品立法的宗旨　加强药品监督管理，保证药品质量，保障用药安全，维护用药者的身体健康和用药合法权益。

（3）药品监督管理的体制　规定药品监督管理部门主管药品监督管理工作。国务院有关部门和地方各级人民政府有关部门在各自职责范围内负责与药品有关的监督管理工作。

（4）药品检验机构的限定　药品监督管理部门可以设置药品检验机构，也可以确定药品检验机构。

（5）确定适用范围（区域、对象和时间）　地区区域：中华人民共和国境内。对象：从事药品研制、生产、经营、使用和监督管理的单位和个人。时间：修订后的《药品管理法》自 2001 年 12 月 1 日起施行。

2. 药品生产和经营企业的管理

（1）药品生产和经营的法定程序　须在省、自治区、直辖市药品监督管理部门批准并发给"药品生产许可证"和"药品经营许可证"，企业可到工商行政管理部门根据上述两证办理登记注册。

（2）开办药品生产和经营必须具备的条件　《药品管理法》规定了开办药品生产和经营必须具备的人员、厂房、设施、仓库卫生环境条件、质量控制条件和规章制度等条件。

（3）"药品生产许可证"和"药品经营许可证"的法律要求　规定了有效期和生产范围。

（4）实施《药品生产质量管理规范》和《药品经营质量管理规范》　药品监督管理部门依据《药品生产质量管理规范》和《药品经营质量管理规范》的具体要求对药品生产、经营企业进行认证并发放认证证书。

（5）企业生产和经营药品遵守的规定　包括对药品生产销售、生产所需原料和辅料、质量检查以及委托生产等方面进行了详细明确的规定。

3. 医疗机构的药剂管理　包括关于医疗机构配备药学技术人员的规定、医疗机构配制制剂的规定、医疗机构购进药品的规定、医疗机构调配处方的规定以及医疗机构药品保管制度等详细明确的规定。

综上2和3所述，《药品管理法》规定，设立药品生产企业、药品经营企业以及医疗机构配制制剂，都必须符合法定条件，由药品监督管理部门分别发给"药品生产许可证"、"药品经营许可证"和"医疗机构制剂许可证"后，可取得生产、经营药品或配制制剂的资格；取得"药品生产许可证"的生产企业生产每一种药品，包括新药和仿制药，都须取得药品批准文号；取得制剂许可证的医疗机构配制每一种制剂，都要经过批准。药品进口，必须取得进口药品注册证。

此外，在药品研制、生产、经营各环节，必须分别执行相应的质量管理规范的制度。即药品生产必须执行药品生产质量管理规范（GMP），药品经营必须执行药品经营质量管理规范（GSP），药物的非临床研究应执行药物非临床研究质量管理规范（GLP），药物的临床试验应执行药物临床试验质量管理规范（GCP）。

4. 药品的管理　该部分内容是对药品管理提出了明确的、具体的、基本的要求，涉及新药研制和审批、药品生产批准文号的管理、国家药品标准、中药管理、特殊药品管理等多方面内容，是《药品管理法》的重要组成部分。

（1）国家药品标准　包括《中华人民共和国药典》和国务院药品监督管理部门颁布的药品标准。全国执行统一的国家药品标准制度（中药饮片炮制没有国家标准的，应执行省级政府药品监督管理部门制定的炮制规范）。

（2）中药管理的规定　实行中药品种保护制度；对于新发现的和从国外引种的药材必须经药品监督管理部门审核批准后方可销售。

（3）药品生产批准文号的管理规定　生产新药或者已有国家标准的药品必须经国务院药品监督管理部门批准，并取得批准文号。

（4）新药研制和审批的程序及有关规定　新药研制和审批的程序见图6-1。

此外，在对药品进行审批时对直接接触药品的包装材料要一并进行审批。

5. 禁止生产、销售假劣药的规定　假药以及所产生后果与假药相同或者相近者，均按照假药予以处理；劣药是指药品成分的含量不符合国家药品标准者。

6. 实行处方药和非处方药管理制度　国家对药品实行处方药与非处方药分类管理制度。处方药可以在国务院卫生行政部门和国务院药品监督管理部门共同指定的医学、药学专业刊物上介绍，但不得在大众传播媒介发布广告或者以其他方式进行以公众为对象的广告宣传。非处方药的标签，必须印有规定的标志。

7. 对直接接触药品的工作人员的管理规定　药品生产企业、药品经营企业和医疗机构直接接触药品的工作人员，必须每年进行健康检查。患有传染病或者其他可能污染药品的疾病者，不得从事直接接触药品的工作。

8. 药品监督管理　包括药品监督管理部门可以依法对药品价格实施监管的制度，

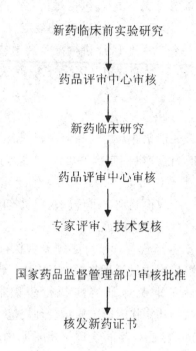

图 6-1　新药研制和审批程序

及对药品质量实行监督抽查并对抽查结果进行公告的制度；还包括药品监督管理部门可对有证据证明可能危害人体健康的药品及有关材料采取查封、扣押的行政强制措施。

（三）中药新药的管理

《药品管理法》中第二十一条表明，国家鼓励研究、创制新药。此外，也给出了研制和开发新药的具体规定。

1. 中药新药管理的意义　提高新药研究质量与水平，规范药品注册管理的程序，完善药品监督管理体制，保证药品研究的实验资料真实、规范，新药审批程序合法，新药质量标准科学合理。

2.《药品管理法》对中药新药管理的规定

（1）新药研制和审批程序及有关规定必须按照国务院药品监督管理部门的规定如实报送研制方法、质量指标、药理及毒理实验结果等有关资料和样品，经国务院药品监督管理部门批准后，方可进行临床试验。

（2）药物临床试验机构资格的认定办法由国务院药品监督管理部门、国务院卫生行政部门共同制定。

（3）对完成临床试验并通过审批的新药（国务院药品监督管理部门组织药学、医学和其他技术人员）进行审评。

（4）在对药品进行审批时对直接接触药品的包装材料一并进行审批。

（5）生产新药或者已有国家标准的药品，须经国务院药品监督管理部门批准，并发给药品批准文号；药品生产企业在取得药品批准文号后，方可生产该药品。

（6）制定新药品种不超过 5 年的监测期，且在监测期内不得批准其他企业生产和进口该新药品种，可以更好地对新上市的药品进行技术性监测、维护公众利益、保护公众的健康。

二、中药新药的注册分类与申报

新药的申报、审批与保护是新药研究与开发的主要环节，国家药品监督管理部门非常重视对新药申报与审批的监督和控制，具有一系列严格的要求和规定。

（一）中药、天然药物的注册分类

国家食品药品监督管理局于 2007 年 6 月 18 日颁布，自 2007 年 10 月 1 日起施行的《药品注册管理办法》（局令第 28 号）将中药、天然药物注册分为 9 类，具体规定如下。

1. 未在国内上市销售的从植物、动物、矿物等物质中提取的有效成分及其制剂　是指国家药品标准中未收载的从植物、动物、矿物等物质中提取得到的天然的单一成分及其制剂，其单一成分的含量应当占总提取物的 90% 以上。

2. 新发现的药材及其制剂　是指未被国家药品标准或省、自治区、直辖市地方药材规范（统称"法定标准"）收载的药材及其制剂。

3. 新的中药材代用品　是指替代国家药品标准中药成方制剂处方中的毒性药材或处于濒危状态药材的未被法定标准收载的药用物质。

4. 药材新的药用部位及其制剂　是指具有法定标准药材的原动、植物新的药用部位及其制剂。

5. 未在国内上市销售的从植物、动物、矿物等物质中提取的有效部位及其制剂　是指国家药品标准中未收载的从单一植物、动物、矿物等物质中提取的一类或数类成分组成的有效部位及其制剂，其有效部位含量应占提取物的 50% 以上。

6. 未在国内上市销售的中药、天然药物复方制剂　包括中药复方制剂，天然药物复方制剂，中药、天然药物和化学药品组成的复方制剂。

中药复方制剂应在传统医药理论指导下组方。主要包括：来源于古代经典名方的中药复方制剂、主治为证候的中药复方制剂、主治为病证结合的中药复方制剂等。

天然药物复方制剂应在现代医药理论指导下组方，其适应证用现代医学术语表述。

中药、天然药物和化学药品组成的复方制剂包括中药和化学药品，天然药物和化学药品，以及中药、天然药物和化学药品三者组成的复方制剂。

7. 改变国内已上市销售中药、天然药物给药途径的制剂　是指不同给药途径或吸收部位之间相互改变的制剂。

8. 改变国内已上市销售中药、天然药物剂型的制剂　是指在给药途径不变的情况下改变剂型的制剂。

9. 仿制药　是指注册申请我国已批准上市销售的中药或天然药物。

注册分类 1~6 的品种为新药，注册分类 7、8 按新药申请程序申报。

（二）中药新药申报资料项目

《药品注册管理办法》对新药审批有关问题和技术要求作出了具体规定，使新药研制工作逐步沿着科学化、规范化方向发展。

根据《药品注册管理办法》规定，新药申报资料包括以下内容。

综述资料：

1. 药品名称。

2. 证明性文件。

3. 立题目的与依据。

4. 对主要研究结果的总结及评价。

5. 药品说明书样稿、起草说明及最新参考文献。

6. 包装、标签设计样稿。

药学研究资料：

7. 药学研究资料综述。

8. 药材来源及鉴定依据。

9. 药材生态环境、生长特征、形态描述、栽培或培植（培育）技术、产地加工和炮制方法等。

10. 药材标准草案及起草说明，并提供药品标准物质及有关资料。

11. 提供植物、矿物标本，植物标本应当包括花、果实、种子等。

12. 生产工艺的研究资料、工艺验证资料及文献资料，辅料来源及质量标准。

13. 化学成分研究的试验资料及文献资料。

14. 质量研究工作的试验资料及文献资料。

15. 药品标准草案及起草说明，并提供药品标准物质及有关资料。

16. 样品检验报告书。

17. 药物稳定性研究的试验资料及文献资料。

18. 直接接触药品的包装材料和容器的选择依据及质量标准。

药理毒理研究资料：

19. 药理毒理研究资料综述。

20. 主要药效学试验资料及文献资料。

21. 一般药理研究的试验资料及文献资料。

22. 急性毒性试验资料及文献资料。

23. 长期毒性试验资料及文献资料。

24. 过敏性（局部、全身和光敏毒性）、溶血性和局部（血管、皮肤、黏膜、肌肉等）刺激性、依赖性等主要与局部、全身给药相关的特殊安全性试验资料和文献资料。

25. 遗传毒性试验资料及文献资料。

26. 生殖毒性试验资料及文献资料。

27. 致癌试验资料及文献资料。

28. 动物药代动力学试验资料及文献资料。

临床试验资料：

29. 临床试验资料综述。

30. 临床试验计划与方案。

31. 临床研究者手册。

32. 知情同意书样稿、伦理委员会批准件。

33. 临床试验报告。

（三）申报资料的具体要求

1. 申请新药临床试验，一般应报送资料项目1~4、7~31。

2. 完成临床试验后申请新药生产，一般应报送资料项目1~33以及其他变更和补充的资料，并详细说明变更的理由和依据。

3. 申请仿制药（中药、天然药物注射剂等需进行临床试验的除外），一般应报送资料项目2~8、12、15~18。

4. 进口申请提供的生产国家或者地区政府证明文件及全部技术资料应当是中文本并附原文；其中，质量标准的中文本必须按中国国家药品标准规定的格式整理报送。

5. 由于中药、天然药物的多样性和复杂性，在申报时，应当结合具体品种的特点进行必要的相应研究。如果减免试验，应当充分说明理由。

6. 中药、天然药物注射剂的技术要求另行制定。

7. 对于"注册分类1"的未在国内上市销售的从植物、动物、矿物等中提取的有效成分及其制剂，当有效成分或其代谢产物与已知致癌物质有关或相似，或预期连续用药6个月以上，或治疗慢性反复发作性疾病而需经常间歇使用时，必须提供致癌性试验资料。

申请"未在国内上市销售的从植物、动物、矿物等中提取的有效成分及其制剂"，如有由同类成分组成的已在国内上市销售的从单一植物、动物、矿物等物质中提取的有效部位及其制剂，则应当与该有效部位进行药效学及其他方面的比较，以证明其优势和特点。

8. 对于"注册分类3"的新的中药材代用品，除按"注册分类2"的要求提供临床前的相应申报资料外，还应当提供与被替代药材进行药效学对比的试验资料，并应提供进行人体耐受性试验以及通过相关制剂进行临床等效性研究的试验资料，如果代用品为单一成分，还应当提供药代动力学试验资料及文献资料。

新的中药材代用品获得批准后，申请使用该代用品的制剂应当按补充申请办理，但应严格限定在被批准的可替代的功能范围内。

9. 对于"注册分类5"未在国内上市销售的从单一植物、动物、矿物等中提取的有效部位及其制剂，除按要求提供申报资料外，尚需提供以下资料。

（1）申报资料项目第12项中需提供有效部位筛选的研究资料或文献资料；申报资料项目第13项中需提供有效部位主要化学成分研究资料及文献资料。

（2）由数类成分组成的有效部位，应当测定每类成分的含量，并对每类成分中的代表成分进行含量测定且规定下限（对有毒性的成分还应该增加上限控制）。

（3）申请由同类成分组成的未在国内上市销售的从单一植物、动物、矿物等物质中提取的有效部位及其制剂，如其中含有已上市销售的从植物、动物、矿物等中提取的有效成分，则应当与该有效成分进行药效学及其他方面的比较，以证明其优势和特点。

10. 对于"注册分类6"未在国内上市销售的中药、天然药物复方制剂按照不同类别的要求应提供以下资料。

（1）中药复方制剂，根据处方来源和组成、功能主治、制备工艺等可减免部分试验资料，具体要求另行规定。

（2）天然药物复方制剂应当提供多组分药效、毒理相互影响的试验资料及文献资料。

（3）处方中如果含有无法定标准的药用物质，还应当参照相应注册分类中的要求提供相关的申报资料。

（4）中药、天然药物和化学药品组成的复方制剂中的药用物质必须具有法定标准，申报临床时应当提供中药、天然药物和化学药品间药效、毒理相互影响（增效、减毒或互补作用）的比较性研究试验资料及文献资料，以及中药、天然药物对化学药品生物利用度影响的试验资料；申报生产时应当通过临床试验证明其组方的必要性，并提供中药、天然药物对化学药品人体生物利用度影响的试验资料。处方中含有的化学药品（单方或复方）必须被国家药品标准收载。

11. 对于"注册分类8"改变国内已上市销售中药、天然药物剂型的制剂，应当说明新制剂的优势和特点。新制剂的功能主治或适应证原则上应与原制剂相同，其中无法通过药效或临床试验证实的，应当提供相应的资料。

12. 对于"注册分类9"仿制药应与被仿制品种一致，必要时还应当提高质量标准。

13. 关于临床试验。

（1）临床试验的病例数应当符合统计学要求和最低病例数要求。

（2）临床试验的最低病例数（试验组）要求：Ⅰ期为20～30例，Ⅱ期为100例，Ⅲ期为300例，Ⅳ期为2000例。

（3）属注册分类1、2、4、5、6的新药，以及7类和工艺路线、溶媒等有明显改变的改剂型品种，应当进行Ⅳ期临床试验。

（4）生物利用度试验一般为18～24例。

（5）避孕药Ⅰ期临床试验应当按照本办法的规定进行，Ⅱ期临床试验应当完成至少100对6个月经周期的随机对照试验，Ⅲ期临床试验应当完成至少1000例12个月经周期的开放试验，Ⅳ期临床试验应当充分考虑该类药品的可变因素，完成足够样本量的研究工作。

（6）新的中药材代用品的功能替代，应当从国家药品标准中选取能够充分反映被代用药材功效特征的中药制剂作为对照药进行比较研究，每个功能或主治病证需经过2种以上中药制剂进行验证，每种制剂临床验证的病例数不少于100对。

（7）改剂型品种应根据工艺变化的情况和药品的特点，免除或进行不少于 100 对的临床试验。

（8）仿制药视情况需要，进行不少于 100 对的临床试验。

（9）进口中药、天然药物制剂按注册分类中的相应要求提供申报资料，并应提供在国内进行的人体药代动力学研究资料和临床试验资料，病例数不少于 100 对；多个主治病证或适应证的，每个主要适应证的病例数不少于 60 对。

不同类别新药的申报资料项目要求见表 6 -1。

表 6 -1　申报资料项目表

资料分类	资料项目	注册分类及资料项目要求										
		1	2	3	4	5	6.1	6.2	6.3	7	8	9
综述资料	1	+	+	+	+	+	+	+	+	+	+	−
	2	+	+	+	+	+	+	+	+	+	+	+
	3	+	+	+	+	+	+	+	+	+	+	+
	4	+	+	+	+	+	+	+	+	+	+	+
	5	+	+	+	+	+	+	+	+	+	+	+
	6	+	+	+	+	+	+	+	+	+	+	+
药学资料	7	+	+	+	+	+	+	+	+	+	+	+
	8	+	+	+	+	+	+	+	+	+	+	+
	9	−	+	+	−	▲	▲	▲	▲	−	−	−
	10	−	+	+	+	▲	▲	▲	▲	−	−	−
	11	−	+	+	−	▲	▲	▲	▲	−	−	−
	12	+	+	+	+	+	+	+	+	+	+	+
	13	+	+	±	+	+	+	+	+	+	+	+
	14	+	+	±	+	+	+	±	±	+	±	+
	15	+	+	+	+	+	+	+	+	+	+	+
	16	+	+	+	+	+	+	+	+	+	+	+
	17	+	+	+	+	+	+	+	+	+	+	+
	18	+	+	+	+	+	+	+	+	+	+	+
药理毒理资料	19	+	+	*	+	+	+	+	+	+	±	−
	20	+	+	*	+	+	±	+	+	+	±	−
	21	+	+	*	+	+	±	+	+	−	−	−
	22	+	+	*	+	+	+	+	+	+	±	−
	23	+	+	±	+	+	+	+	+	+	±	−
	24	*	*	*	*	*	*	*	*	*	*	*
	25	+	+	▲	+	*	*	*	*	*	−	−
	26	+	+	*	*	*	*	*	*	*	−	−
	27	*	*	*	*	*	*	*	*	*	−	−
	28		−	*								
临床资料	29	+	+	+	+	+	+	+	+	+	+	
	30	+	+	+	+	+	+	+	+	+	*	
	31	+	+	+	+	+	+	+	+	+	*	
	32	+	+	+	+	+	+	+	+	+	*	
	33	+	+	+	+	+	+	+	+	+	*	

说明：（1）"＋"指必须报送的资料；

（2）"－"指可以免报的资料；

（3）"±"指可以用文献综述代替试验研究或按规定可减免试验研究的资料；

（4）"▲"具有法定标准的中药材、天然药物可以不提供，否则必须提供资料；

（5）"＊"按照申报资料项目说明和申报资料具体要求。

三、中药新药的审批程序

国家对中药新药的注册有一整套严格的审批程序。新药从研发至生产全过程的所有环节（处方、原料、工艺、质量、药效、临床作用及其安全性等）均按有关要求进行严格审评，以保证药物的安全有效和质量可控。

（一）新药审批的有关规定

1. 新药的申报与审批，分为临床研究申报审批和生产申报审批。省级（食品）药品监督管理局负责初审，国家食品药品监督管理局复审。

2. 国家鼓励研究创制新药，对创制的新药、治疗疑难危重疾病的新药实行特殊审批。

下列情况实行快速审批：

（1）新的中药材及其制剂，中药或者天然药物中提取的有效成分及其制剂。

（2）未在国内外获准上市的化学原料药及其制剂、生物制品。

（3）抗艾滋病毒及用于诊断、预防艾滋病的新药，治疗恶性肿瘤、罕见病的新药。

（4）治疗尚无有效治疗手段的疾病的新药。

符合前款规定的药品，申请人在药品注册过程中可以提出特殊审批的申请，由国家食品药品监督管理局药品审评中心组织专家会议讨论确定是否实行特殊审批。

3. 多个单位联合研制的新药，应当由其中的一个单位申请注册，其他单位不得重复申请；需要联合申请的，应当共同署名作为该新药的申请人。新药申请获得批准后，每个品种，包括同一品种的不同规格，只能由一个单位生产。

4. 对已上市药品改变剂型但不改变给药途径的注册申请，应当采用新技术以提高药品的质量和安全性，且与原剂型比较有明显的临床应用优势。改变剂型但不改变给药途径，以及增加新适应证的注册申请，应当由具备生产条件的企业提出；靶向制剂，缓释、控释制剂等特殊剂型除外。

5. 在新药审批期间，新药的注册分类和技术要求不因相同活性成分的制剂在国外获准上市而发生变化。在新药审批期间，其注册分类和技术要求不因国内药品生产企业申报的相同活性成分的制剂在我国获准上市而发生变化。

6. 药品注册申报资料应当一次性提交，药品注册申请受理后不得自行补充新的技术资料进入特殊审批程序的注册申请或者涉及药品安全性的新发现，以及按要求补充资料的除外。申请人认为必须补充新的技术资料的，应当撤回其药品注册申请。申请人重新申报的，应当符合本办法有关规定且尚无同品种进入新药监测期。

（二）新药审批的流程

1. 临床研究申报审批流程

（1）申请人完成临床前研究后，应当填写《药品注册申请表》，向所在地省、自治区、直辖市药品监督管理部门如实报送有关资料。

（2）省、自治区、直辖市药品监督管理部门应当对申报资料进行形式审查，符合要求的，出具药品注册申请受理通知书；不符合要求的，出具药品注册申请不予受理通知书，并说明理由。

（3）省、自治区、直辖市药品监督管理部门应当自受理申请之日起 5 日内组织对药物研制情况及原始资料进行现场核查，对申报资料进行初步审查，提出审查意见。申请注册的药品属于生物制品的，还需抽取 3 个生产批号的检验用样品，并向药品检验所发出注册检验通知。

（4）省、自治区、直辖市药品监督管理部门应当在规定的时限内将审查意见、核查报告以及申报资料送交国家食品药品监督管理局药品审评中心，并通知申请人。

（5）接到注册检验通知的药品检验所应当按申请人申报的药品标准对样品进行检验，对申报的药品标准进行复核，并在规定的时间内将药品注册检验报告送交国家食品药品监督管理局药品审评中心，并抄送申请人。

（6）国家食品药品监督管理局药品审评中心收到申报资料后，应在规定的时间内组织药学、医学及其他技术人员对申报资料进行技术审评，必要时可以要求申请人补充资料，并说明理由。完成技术审评后，提出技术审评意见，连同有关资料报送国家食品药品监督管理局。

国家食品药品监督管理局依据技术审评意见作出审批决定。符合规定的，发给《药物临床试验批件》；不符合规定的，发给《审批意见通知件》，并说明理由。

2. 生产申报审批流程

（1）申请人完成药物临床试验后，应当填写《药品注册申请表》，向所在地省、自治区、直辖市药品监督管理部门报送申请生产的申报资料，并同时向中国药品生物制品检定所报送制备标准品的原材料及有关标准物质的研究资料。

（2）省、自治区、直辖市药品监督管理部门应当对申报资料进行形式审查，符合要求的，出具药品注册申请受理通知书；不符合要求的，出具药品注册申请不予受理通知书，并说明理由。

（3）省、自治区、直辖市药品监督管理部门应当自受理申请之日起 5 日内组织对临床试验情况及有关原始资料进行现场核查，对申报资料进行初步审查，提出审查意见。除生物制品外的其他药品，还需抽取 3 批样品，向药品检验所发出标准复核的通知。省、自治区、直辖市药品监督管理部门应当在规定的时限内将审查意见、核查报告及申报资料送交国家食品药品监督管理局药品审评中心，并通知申请人。

（4）药品检验所应对申报的药品标准进行复核，并在规定的时间内将复核意见送交国家食品药品监督管理局药品审评中心，同时抄送通知其复核的省、自治区、直辖市药品监督管理部门和申请人。

（5）国家食品药品监督管理局药品审评中心收到申报资料后，应当在规定的时间内组织药学、医学及其他技术人员对申报资料进行审评，必要时可以要求申请人补充资料，并说明理由。经审评符合规定的，国家食品药品监督管理局药品审评中心通知申请人申请生产现场检查，并告知国家食品药品监督管理局药品认证管理中心；经审评不符合规定的，国家食品药品监督管理局药品审评中心将审评意见和有关资料报送国家食品药品监督管理局，国家食品药品监督管理局依据技术审评意见，作出不予批准的决定，发给《审批意见通知件》，并说明理由。

（6）申请人应当自收到生产现场检查通知之日起6个月内向国家食品药品监督管理局药品认证管理中心提出现场检查的申请。

（7）国家食品药品监督管理局药品认证管理中心在收到生产现场检查的申请后，应当在30日内组织对样品批量生产过程等进行现场检查，确认核定的生产工艺的可行性，同时抽取1批样品（生物制品抽取3批样品），送进行该药品标准复核的药品检验所检验，并在完成现场检查后10日内将生产现场检查报告送交国家食品药品监督管理局药品审评中心。

（8）样品应当在取得《药品生产质量管理规范》认证证书的车间生产；新开办药品生产企业、药品生产企业新建药品生产车间或者新增生产剂型的，其样品生产过程应当符合《药品生产质量管理规范》的要求。

（9）药品检验所应当依据核定的药品标准对抽取的样品进行检验，并在规定的时间内将药品注册检验报告送交国家食品药品监督管理局药品审评中心，同时抄送相关省、自治区、直辖市药品监督管理部门和申请人。

（10）国家食品药品监督管理局药品审评中心依据技术审评意见、样品生产现场检查报告和样品检验结果，形成综合意见，连同有关资料报送国家食品药品监督管理局。国家食品药品监督管理局依据综合意见，作出审批决定。符合规定的，发给新药证书，申请人已持有"药品生产许可证"并具备生产条件的，同时发给药品批准文号；不符合规定的，发给《审批意见通知件》，并说明理由。改变剂型但不改变给药途径，以及增加新适应证的注册申请获得批准后不发给新药证书。靶向制剂，缓释、控释制剂等特殊剂型除外。

四、中药新药的监测

国家食品药品监督管理局根据保护公众健康的要求，可以对批准生产的新药品种设立监测期。监测期自新药批准生产之日起计算，最长不得超过5年。监测期内的新药，国家食品药品监督管理局不批准其他企业生产、改变剂型和进口。其监测内容包括以下方面。

1. 药品生产企业应当考察处于监测期内的新药的生产工艺、质量、稳定性、疗效及不良反应等情况，并每年向所在地省、自治区、直辖市药品监督管理部门报告。药品生产企业未履行监测期责任的，省、自治区、直辖市药品监督管理部门应当责令其改正。

2. 药品生产、经营、使用及检验、监督单位发现新药存在严重质量问题、严重或者非预期的不良反应时，应当及时向省、自治区、直辖市药品监督管理部门报告。省、自治区、直辖市药品监督管理部门收到报告后应当立即组织调查，并报告国家食品药品监督管理局。

3. 药品生产企业对设立监测期的新药从获准生产之日起 2 年内未组织生产的，国家食品药品监督管理局可以批准其他药品生产企业提出的生产该新药的申请，并重新对该新药进行监测。

4. 新药进入监测期之日起，国家食品药品监督管理局已经批准其他申请人进行药物临床试验的，可以按照药品注册申报与审批程序继续办理该申请，符合规定的，国家食品药品监督管理局批准该新药的生产或者进口，并对境内药品生产企业生产的该新药一并进行监测。

5. 新药进入监测期之日起，不再受理其他申请人的同品种注册申请。已经受理但尚未批准进行药物临床试验的其他申请人同品种申请予以退回；新药监测期满后，申请人可以提出仿制药申请或者进口药品申请。

6. 进口药品注册申请首先获得批准后，已经批准境内申请人进行临床试验的，可以按照药品注册申报与审批程序继续办理其申请，符合规定的，国家食品药品监督管理局批准其进行生产；申请人也可以撤回该项申请，重新提出仿制药申请。对已经受理但尚未批准进行药物临床试验的其他同品种申请予以退回，申请人可以提出仿制药申请。

第三节 中药新药的临床前研究

一、中药新药临床前研究的内容与方法

中药新药的临床前研究包括新药在进行临床试验之前的所有研究内容。临床前研究的结果经审评符合有关要求后，方可进行新药的临床试验研究，以保证受试者的生命安全和健康。

（一）处方研究

在开始进行临床前研究时，应慎重设计处方，该处方一经确定，即不能随意更改，否则就不能保证后续研究顺利进行。设计处方包括两个方面：一是根据特定病证选择药物配伍组成复方；二是根据方剂药物提取物（半成品）性质、剂型特点、临床要求、给药途径等因素选择适宜的制剂辅料。

1. 处方 坚持"辨证立法，以法统方，据方选药"的原则，处理好"理"与"法"、"方"与"药"的关系。"理"指以治疗某类疾病为目标，经过中医诊断找出病因，分析病机，确定为某种病证并辨别出某个或某几个证型（含病种）。"法"指针对病证的某个或某几个证型设立治疗法则。"方"指根据"法"找出对应处方为基本方，再结合临床该证或该病的主要症状、病因和病理进行分型、分期，对处方进行综合分析，加减药味。

中药新药研究开始时，对从医师或其他途径获得的原方应有正确分析，既尊重又不拘泥，应在坚持中医药理论指导和保证疗效的前提下，对处方进行深入的研究，如按照中药新药研制的要求对药味数量进行适当的化裁，对剂量进行适当的加减，使方简量小

利于研究。

2. 辅料　药用辅料不仅是原料药物制剂成型的基础，而且与制剂工艺过程的难易和药品的质量、稳定性与安全性、给药途径、作用方式与释药速度、临床疗效，以及新剂型、新药品的开发密切相关。中药药剂中所用辅料有两个特点：一是"药辅合一"，例如浓缩丸和半浸膏片一般不另加辅料，利用提取的清膏做黏合剂、药材粉末做填充剂和崩解剂，控制适宜的制剂条件即可；二是将辅料作为处方的一味药使用，如蜜丸中的蜂蜜，既是黏合剂，又具有补虚、润肺、润肠等功效。此外，辅料还有可能改变制剂的生物利用度，因此，中药制剂的辅料在选择时应综合考虑。

（二）制备工艺研究

制备工艺研究是中药新药研究中最重要的研究内容，决定了新药的安全性、有效性、质量可控性和制剂的稳定性。

1. 原料的选择与处理　中药的原料包括药材、中药饮片、提取物和有效成分。为保证中药新药的安全性、有效性和质量可控性，应对原料进行必要的前处理。原料的前处理包括鉴定与检验、炮制与加工。

（1）鉴定与检验　中药多为天然植物、动物、矿物。长期以来，由于中药品种繁多，来源复杂，即使是同一品种，由于产地、生态环境、栽培技术、加工方法等不同，质量也有差别，同时，中药饮片、提取物、有效成分等原料也可能存在一定的质量问题，这些均是造成中药质量不稳定的因素。现代研究表明，品种的生态环境、遗传因素及个体发育过程的多态性对药用植物体内次生代谢反应和次生代谢物的积累有较大的影响。中医用药很讲究"道地药材"，实质上，"道地药材"是指药材品种与生态环境的最佳统一。但随着自然条件的变迁和大力发展野生变家种、异地引种、驯化家养，特别是新技术、新方法的广泛运用，使传统中药品种原有的生态条件发生了较大变化，从而导致了"物虽非伪，而种则殊矣，药性异也"。如麻黄 *Ephedra sinica* Stapf 和中麻黄 *E. intermedia* Schrenk et C. A. Mey. 野生品与栽培品的麻黄碱与伪麻黄碱含量差异明显；桔梗的不同栽培品种的皂苷含量，蓝花型高于白花型；治疗肝炎的垂盆草，其有效成分垂盆草苷含量与产地海拔高度有关，当海拔在 600 米时含量为 0.06%，上升到 1680 米时为 0.013%。颠茄四倍体植株生物碱含量高于二倍体 153.6%，曼陀罗四倍体植株叶中生物碱的含量比二倍体要高许多，因此，临床上使用的不同倍性的同一药材品种，则可能导致临床效果的差异。另外，每一植物都有特殊的生物发育节律，采收时间也会影响药材质量。如 1 年生甘草含甘草酸为 5.49%，而 4 年生的为 10.52%；丹参的丹参酮 Ⅱ$_A$ 含量在 9 月为 0.04%，于 11 月间升至 0.11%，次年 1 月间又降为 0.07%。此外，中药本草品种的发展与变迁也影响药材质量，如青蒿在 1985 年版《中国药典》（一部）中为黄花蒿（*A. Annua*）和青蒿（*A. Apiacea*）两种，但黄花蒿为古本草正品，具有抗疟作用，而青蒿则不含抗疟成分。

因此，在中药新药研究过程中，应对中药材的生物属性及其变异规律有充分的认识，正确把握中药基原的相对一致性。在原料选择时，应注意多来源的药材一般应固定品种；品种不同致质量差异较大的，除固定品种外，还应提供品种选用的依据。随产地不同质量有较大变化的，应固定产地；随采收期不同质量明显变化的，应固定生长年限、固定采收季节，以保证药材质量相对的一致性。为保证制剂质量，应对原料进行鉴定和检验，检验合格方可投料。鉴定与检验的依据为法定标准，如目前没有法定标准的，按自行制定的质量标准；标准如有修订，应执行修订后的标准。药材和中药饮片的法定标准是国家药品标准和地方标准或炮制规范；提取物和有效成分的法定标准为国家药品标准。原质量标准过于简单，应自行完善标准。如药材标准未收载制剂中所测成分的含量测定项时，应建立含量测定方法，并制定含量限度，但要注意所定限度应尽量符合原料的实际情况，完善后的标准可作为企业的内控标准。对于《医疗用毒性药品管理办法》中的 28 种药材，应提供自检报告。涉及濒危物种的药材应符合国家的有关规定，并特别注意来源合法性。提取物和有效成分应特别注意有机溶剂残留的检查。

（2）炮制与加工　中药材必须经过炮制成饮片之后，才能入药，这是中医临床用药的一个特点，也是中医药学的一大特色。中药炮制与加工主要是指根据处方对药材的要求以及药材质地、特性的不同和提取方法的需要，进行净制、切制、炮炙、粉碎等。中药炮制加工是中医减毒增效、改变药性的有效方式。炮制与加工的方法和辅料也是影响中药质量的主要因素，炮制条件不同对中药的影响不同。因此，为保证中药制剂的安全性、有效性和质量的稳定性，药材炮制与加工方法和工艺过程的条件应相对规范固定，并制定科学合理的质量标准。

净制除去泥沙、灰屑、非药用部位等杂质及霉烂品、虫蛀品；切制综合考虑药材质地、炮炙加工方法、制剂提取工艺等确定类型和规格，同时对需经软化处理的切制控制时间、吸水量、温度等影响因素，以避免有效成分损失或破坏；炮炙应符合国家标准或各省、直辖市、自治区制定的炮制规范，如未收载，应自行制定科学、可行性炮炙方法和炮炙品的规格标准，提供相应的研究资料；粉碎药材应适应生产需求，说明粉碎粒度及依据，并注意出粉率。含挥发性成分的药材应注意粉碎温度，含糖或胶质较多且质地柔软的药材应注意粉碎方法，毒性药材应单独粉碎。

2. 提取与纯化工艺的研究　提取与纯化工艺为中药、天然药物制剂特有，是指根据临床用药和制剂要求，用适宜溶剂和方法从中药饮片中富集有效物质、除去杂质的过程，目的是提高疗效、减小剂量、便于制剂。中药提取与纯化的工艺路线是中药生产工艺科学性、合理性和可行性的基础和核心，是制剂安全性、有效性和质量可控性的前提。中药提取与纯化工艺一般应根据新药的注册类别、处方的特点、药材的性质、制剂的类型、临床用药要求、大生产的可行性和生产成本，以及环境保护的要求而确定，还要注意工艺的先进性、科学性。工艺的研究应遵循一般规律，注重个性特征的研究；根据用药理论与经验，分析各药味之间的关系，参考所含成分的理化性质和药理作用的研究基础，采用合理的试验设计和评价指标，确定工艺路线，优选工艺条件。

（1）提取与纯化工艺研究的考察与优化　提取、纯化条件研究时，考察内容应包括提取溶剂的种类、提取方法、各种提取参数的确定以及纯化方法的研究。考察与优化的重点是选择好评价指标，达到科学、客观、可量化的要求，以获得科学、合理的工艺条件及参数，保证制剂的安全有效。在提取纯化研究过程中，有可能引起安全性隐患的成分应纳入评价指标。由于中药、天然药物处方多为复方，所含成分复杂，有效成分往往不明确，以及有效成分的多样性或含量极低，使考察评价指标的选择较为困难。目前，使用的指标有如下几种：①处方中某药的一个或几个有效成分（或指标成分）或有效部位得率；②药效学指标或生物学指标；③水浸出物或有机溶剂浸出物得率；④上述①和③综合评价结果。

对有效成分和有效部位制剂，可以直接选择①，以相应的有效成分或（和）有效部位的得率、纯度作为评价指标，应注意有效部位提取、纯化的评价指标，除得率、含量等外，还应关注有效部位主要成分组成的基本稳定。但对于中药复方（包括单方）制剂，采用①难以全面反映制剂功效，不能真正评价药物工艺的合理性。采用②时，要求所选指标能代表制剂的主要功能主治，且可量化、重复性好、量效关系清楚。但目前符合这些要求的指标由于诸多原因寻找困难，使本方法难以实施。采用③，由于提取的成分不明确，得量的多少不能反映有效成分的提取量。因此，仍以使用④为多，以多个成分的提取效果和浸出物等几个指标的综合评价可以避免采用单一指标的片面性。此外，中药指纹图谱和药效结合的谱-效学指标可能成为较为合理的考察指标。该方法以中药指纹图谱为基础，以药物作用于机体的效应为主要内容，建立中药指纹图谱与中药质量疗效内在关系，解决特征化学成分与重要生物活性相关的量效关系，将其研究结果应用到提取、纯化工艺考察指标的确定上，可增加科学性、合理性。

提取与纯化所用溶剂应主要根据中药、天然药物的注册类别和药材有效成分的理化性质进行选择。以提取有效成分或有效部位为组成的新药，溶剂的选择应在保证成分提取完全的前提下，以达到纯度要求为目标，但应尽量避免使用一、二类有机溶剂（见《中国药典》2010年版二部附录ⅧP），必须使用时，应建立相应溶剂的检测方法，控制其残留量。中药复方制剂提取时，应考虑到中药有效成分的复杂性、多样性、多数情况下的未知性和中药成分有效与无效的相对性，在坚持中医药理论指导的前提下，根据与功能主治相关的有效成分的理化性质或不同溶剂提取物的药理作用，进行提取溶剂的选择研究。提取溶剂选定后，提取方法不同，影响提取效果的因素亦不同。因此，应根据所采用的提取方法与设备，考虑影响因素的选择和工艺参数的确定。

纯化工艺的采用与否及纯化方法的选择应根据拟制成的剂型与服用量、有效成分与去除成分的性质、后续制剂成型工艺的需要、生产的可行性、环保问题、确保生产工艺和药品质量的稳定等方面进行选择。尤其在制剂有效成分不明确的情况下，不应盲目地进行纯化。纯化应依据中药传统用药经验或有效成分的特性设计科学、合理、稳定、可行的工艺，尽可能多地富集有效成分，除去无效成分。

（2）浓缩与干燥工艺的考察与优化　浓缩、干燥的方法和程度，设备和工艺参数等因素都直接影响物料中成分的稳定性。应依据物料的理化性质、制剂的要求，影响浓缩、干燥效果的因素，选择相应工艺路线，使所得物达到要求的相对密度或含水量，以便于制剂成型。对含有热不稳定成分、易熔化物料的浓缩与干燥，尤其需要注意方法的选择，以保障浓缩物或干燥物的质量。

3. 制剂成型工艺的研究 中药制剂成型工艺是根据制剂处方、剂型研究的内容，对制剂原料与辅料进行加工制备处理，并采用客观、合理的评价指标进行筛选，确定适宜的制剂原料和辅料、方法、工艺和设备，制成具有一定剂型的终产品的过程。实际操作时，应根据药物的具体情况，借鉴传统组方、用药理论与经验，结合生产实际进行必要的研究，以明确具体工艺参数，做到工艺合理、可行、稳定、可控，以保证药品的安全、有效和质量稳定。制剂成型研究一般从剂型、辅料、制剂技术等方面入手。

（1）选定剂型 剂型影响制剂使用的顺应性、稳定性，同一种药物制成不同的剂型，起效时间、作用强度、作用部位、持续时间等会出现较大的差异。随着对药物体内过程认识的深入，改进传统剂型，增加药物的有效性、安全性，改善患者用药的顺应性也成为中药新药研究的重要内容之一。要选择适宜的剂型，保证"三小"——剂量小、毒性小、副作用小，"三效"——高效、速效、长效，"五方便"——生产、运输、贮藏、携带、使用方便，同时跟踪新剂型、新工艺、新技术、新辅料。目前，中药剂型的发展现状与中药制剂的特点，以及现阶段中药研究的水平分不开。处方量大限制了现代剂型在中药中的应用；有效成分的多样性，对有效成分认识不一致、对有效成分性质研究不深入，以及有效成分体内过程的未知也成为选择现代剂型的难点。因此，选择中药制剂剂型时，既要坚持创新，又要符合中药制剂的特点和目前中药研究的整体水平。

（2）选择辅料和筛选制剂处方 辅料除具有赋予制剂成型的作用外，还可能改变药物的理化性质，调控药物在体内的释放过程，影响甚至改变药物的临床疗效、安全性和稳定性等。辅料首先应符合药用要求，选择时一般应考虑以下方面：满足制剂成型、稳定、作用特点的要求，不与药物发生不良相互作用，避免影响药品的检测。考虑到减少服用量，提高顺应性，应在尽可能少的辅料用量下获得良好的成型性。

辅料选择应通过药物与辅料的配合试验完成，考察辅料对制剂成型性及体内过程的影响，同时观察其对主药的物理稳定性、化学稳定性与生物学稳定性的影响，根据药物、辅料的性质，结合剂型特点，采用科学、合理的试验方法和合理的评价指标进行。应考虑以下因素：临床用药的要求、制剂原辅料性质、剂型特点等。通过处方筛选研究，初步确定制剂处方组成，明确所用辅料的种类、型号、规格、用量等。

辅料选择还应与接下来的制剂处方筛选研究和制剂成型技术研究结合起来，综合考虑。制备一种剂型可有多种工艺路线，应根据半成品的理化性质和生物学特性进行选择。不同的工艺路线还可影响到辅料的用量，如颗粒剂制备时，有稠浸膏加辅料制粒法和干浸膏制粒法，干浸膏制粒法相对于稠浸膏制粒需要的辅料少，制成品量小，且成品总量易控制。而稠浸膏制粒没有制备干浸膏的干燥过程，有利于热敏性成分的不被破坏，需要根据具体情况作出选择与判断。

（3）制剂成型技术 需在一定设备条件下完成，特定的制剂技术和设备往往可能对成型工艺，以及所使用辅料的种类、用量产生较大影响，因此，应固定所用设备及其工艺参数，减少批间质量差异，保证药品的安全、有效及质量的稳定。尤其应结合拟申报生产企业的具体条件来确定，以防止由于生产设备的变更造成所制定的工艺不能适应于大生产的实际。为使实验室研究的成型工艺路线适应规模生产设备的要求，一般要通过中试，以调整成型工艺路线和技术参数，为成型设备选型提供依据。

（4）直接接触药品的包装材料　应符合《药品包装材料、容器管理办法》（暂行）、《药品包装、标签规范细则》（暂行）及相关要求，提供相应的注册证明和质量标准。选择时，应对同类药品及其包装材料进行相应的文献调研，证明选择的可行性，并结合药品稳定性研究进行相应的考察。在某些特殊情况或文献资料不充分的情况下，应加强药品与直接接触药品的包装材料的相容性考察。采用新材料，或特定剂型，在选择研究中除应进行稳定性实验需要进行的项目外，还应增加相应特殊考察项目。

4. 中试研究　中试研究是在实验室完成系列工艺研究后，采用与生产基本相符的条件进行工艺放大研究的过程。中试研究关系到药品的安全、有效和质量可控，在临床前研究中占有重要地位，是对实验室工艺合理性的验证与完善，是保证工艺达到生产稳定性、可操作性的必经环节。为保证质量标准的制定、稳定性考察、药理毒理和临床研究结果的可靠，所用样品都应是中试规模以上生产的产品。通过中试研究，可发现工艺可行性、劳动保护、环保、生产成本等方面存在的问题，以减少药品研发的风险。同时，中试将为大生产设备选型提供依据。

中试研究设备与今后生产设备的技术参数应基本相符。中试样品如用于临床研究，应当在符合《药品生产质量管理规范》条件的车间制备。由于剂型不同，所用生产工艺、设备、生产车间条件、辅料、包装等有很大差异，因此，在中试研究中要结合剂型，特别要考虑如何适应生产的特点开展工作，应注意以下问题。

（1）规模与批次　投料量、半成品率、成品率是衡量中试研究可行性、稳定性的重要指标。半成品率、成品率应相对稳定。一般投料量为制剂处方量（以制成1000个制剂单位计算）的10倍以上。装量大于或等于100ml的液体制剂应适当扩大中试规模；以有效成分、有效部位为原料或以全生药粉入药的制剂，可适当降低投料量，但均要达到中试研究的目的。中试研究一般需经过多批次试验，以达到工艺稳定的目的。申报临床研究时，应提供至少1批稳定的中试研究数据，包括批号、投料量、半成品量、辅料量、成品量、成品率等。变更药品规格的补充申请一般不需提供中试研究资料，但改变辅料的除外。

（2）质量控制　中试研究过程中应考察各关键工序的工艺参数及相关的检测数据，注意建立中间体的内控质量标准。与样品含量测定相关的药材，应提供所用药材及中试样品含量测定数据，并计算转移率。

（三）质量标准研究

安全、有效、质量可控是药品的基本要求。药品质量的可控性是药品的安全性和有效性的基础，任何药品均应建立相应的质量标准。中药制剂质量标准的建立必须在处方固定和原料质量稳定、制备工艺相对固定的前提下，用"中试"规模以上的产品研究制定，否则不能反映和控制最终产品质量。一般是在药理实验完成之后，药品送临床试验或验证之前，就必须完成药品质量规格的研究。

质量标准的内容包括名称、处方、制法、性状、鉴别、检查、含量测定、功能与主治、用法与用量、禁忌、注意、规格、贮藏、使用期限等一系列内容。质量标准的研究主要是定性、定量方法和标准的研究。定性研究通常是根据"性状"和"鉴别"以判断药品的真实性。定量研究是通过"含量测定"和"检查"以评价药品的优良度。

1. 鉴别研究 鉴别是对处方中饮片存在的确定，根据饮片的特征建立。原则上应对处方中所有的饮片进行专属性鉴别方法的研究，但是由于有些饮片基础研究尚不深入，使其鉴别比较困难。在难以对全部饮片建立鉴别方法时，可优先鉴别处方中的君药和臣药、贵重药、毒性药，并使可鉴别的饮片数占处方饮片种类总数的50%以上。

鉴别方法多采用专属性较好的显微鉴别和色谱鉴别，一般不宜采用专属性差的理化法和光谱法。色谱鉴别应采用阳性和阴性对照，对方法学进行验证。阳性对照可采用化学对照品和对照药材，当以非特征性的化学对照品为对照时，应同时建立以对照药材为对照的鉴别方法。对多基原的药材，应根据确定的药材品种，选用明确到"种"的对照药材。由于药材粉碎程度的不同可改变显微特征，药材粉末与提取清膏混合后一同干燥亦可使药材的显微特征发生变化，因此，在色谱法能较好鉴别的情况下，应尽量避免采用显微法鉴别。

2. 含量测定 含量测定是对制剂中饮片投入量的控制。理论上应对制剂中所有饮片建立含量测定方法，但目前很困难。因为，并不是所有的饮片均有适合的成分供含量测定。中药的有效成分是复杂的，成分种类及相互间的比例也影响药效，仅测定一种或几种有效成分的含量不能完全代表中药的作用，所以，含量测定方法亦不能完全反映制剂的有效性。但是含量测定方法仍然是质量标准中最重要的考察指标，可用来评价制剂质量是否稳定，也可作为制剂稳定性考察的重要依据。

新药均应研究建立含量测定方法，在不能对制剂中所有饮片建立含量测定方法的情况下，应选择对制剂的安全性、有效性有重要影响的饮片建立含量测定方法。可选择君药（主药）、贵重药、毒性药制定含量测定项目。当3种性质药材同时存在时，应考虑建立多个含量的测定方法。另外，如果所指定含量控制指标低于成品量的万分之一，应另增加一个含量测定指标或是与制剂疗效相关的浸出物测定。所测定的饮片成分应该是饮片与制剂疗效相关的有效成分，特别是当饮片有多种不同作用的有效成分时，应注意辨别选择。如果测定成分不是所测饮片的特征性成分，则应用其他的方法达到总体的专属性。例如，以绿原酸为含量测定指标不能说明原饮片是金银花还是菊花，所以，应同时建立金银花或菊花的鉴别方法。有效成分不明确的，应有指标成分的含量测定。

测定方法多采用色谱法和光谱法，其中色谱法应用比较广泛。含量测定方法学应按《中国药典》2010年版一部附录中"中药质量标准方法学验证指导原则"进行验证。含量限度至少应通过10批样品测定的数据来确定，具有科学性、广泛的代表性和可接受性。中药材、饮片含量限度应根据多个产区的测定结果，并参考道地产区药材的测定结果综合考虑而确定。中药复方制剂10批样品应是由不同批次饮片生产的，根据所测成分的转化率和制剂对所测饮片的质量要求确定含量限度。有效成分或指标成分一般规定含量限度的下限，毒性成分规定上限，既是有效成分又是毒性成分应规定一个区间。由于现行的质量标准多采用单一成分的含量测定，不符合中药多成分、多靶点、非线性多元交互作用的特点，因此，近年来开始了宏观的、多因素的非线性质量控制模式的研究。其中，指纹图谱已用于对中药质量的宏观定性鉴别和宏观定量评价，实现对中药制剂生产工艺全过程的质量控制和最终产品的质量评价。具体方法可参考相关专业书籍。

（四）稳定性研究

中药的稳定性是指中药（原料或制剂）的化学、物理及生物学特性随时间发生变化的程度。通过稳定性试验研究，可以考察中药在不同环境条件（如温度、湿度、光线等）下药品特性随时间变化的规律，以认识和预测药品的稳定趋势，为药品生产、包装、贮存、运输条件的确定和有效期的建立提供科学依据。

根据研究目的和条件的不同，稳定性研究内容可分为影响因素试验、加速试验和长期试验等。影响因素试验可采用一批小试规模样品进行；加速试验和长期试验应采用3批中试以上规模样品进行，所用包装材料和封装条件应与拟上市包装一致。考察项目分为物理、化学和生物学等。考察项目（或指标）应根据所含成分和（或）制剂特性、质量要求设置，应选择在保存期间易于变化，可能影响药品质量、安全性和有效性的项目。一般以质量标准及《中国药典》的制剂通则中与稳定性相关的指标为考察项目，必要时，应超出质量标准的范围选择稳定性考察指标。有效成分及其制剂应考察该物质的变化。有效部位及其制剂应关注其同类成分中各成分的变化。稳定性试验研究应采用专属性强、准确、精密、灵敏的分析方法，并对方法进行验证，以保证稳定性检测结果的可靠性。

药物的稳定性试验有阶段性特点，不同阶段有不同目的。它始于药品的临床前研究，贯穿药品研究与开发的全过程，在药品上市后还要继续进行稳定性研究。

1. 影响因素试验　该试验是在剧烈条件下探讨药物的稳定性、了解影响稳定性的因素及所含成分的变化情况。为制剂处方设计、工艺筛选、包装材料和容器的选择、贮存条件的确定、有关物质的控制提供依据，并为加速试验和长期试验应采用的温度和湿度等条件提供参考。影响因素试验应分别在高温、高湿和强光照射下进行。高温试验的试验条件为供试品在密封容器中，60℃放置10天；高湿试验是供试品在恒湿设备中，于25℃、RH 90% ±5%条件下放置10天；强光照射试验是供试品在装有日光灯的光照箱或其他适宜的光照容器内，于照度为4500lx ±500lx条件下放置10天；3种试验均应在0、5、10天取样检测。高温试验与0天比较，若供试品发生显著变化，则在40℃下同法进行试验；如60℃无显著变化，则不必进行40℃试验。高湿试验若吸湿增重在5%以上，则应在25℃、RH 75% ±5%下同法进行试验；若吸湿增重在5%以下，且其他考察项目符合要求，则不再进行此项试验。此外，根据药物的性质必要时应设计其他试验，探讨pH值、氧及其他条件（如冷冻等）对药物稳定性的影响。

2. 加速试验　该试验是在加速条件下进行的稳定性试验，其目的是在较短的时间内，了解原料或制剂的化学、物理和生物学方面的变化，为制剂设计、质量评价和包装、运输、贮存条件等提供试验依据，并初步预测样品的稳定性。加速试验一般应在40℃ ±2℃、RH 75% ±5%条件下进行试验，在试验期间分别于0、1、2、3、6个月末取样检测。半通透性的容器包装的液体制剂，如多层共挤 PVC 软袋装注射液、塑料瓶装滴眼液、滴鼻液等，试验应在 40℃±2℃、RH 20%±5% 下进行。膏药、胶剂、软膏剂、凝胶剂、眼膏剂、栓剂、气雾剂等可直接采用 30℃±2℃、RH 65%±5% 的条件进行试验。对温度敏感药物（需在 4℃~8℃冷藏保存）的加速试验可在 25℃±2℃、RH 60%±10% 条件下同法进行。

3. 长期试验 该试验是在接近药品的实际贮存条件下进行的稳定性试验，为制订药物的有效期提供依据。此外，有些药物制剂还应考察使用过程中的稳定性。一般在 25℃±2℃、RH 60%±10% 条件下，分别于 0、3、6、9、12、18 个月取样检测，也可在常温条件下进行。对温度特别敏感的药物可在 6℃±2℃ 条件下进行试验，取样时间点同上。

（五）临床前药效学研究

中药新药主要药效学研究应遵循中医药理论，运用现代科学方法，根据新药的功能主治，选用或建立与中医"证"或"病"相符或相近的动物模型和实验方法，对新药的有效性作出科学的评价。主要药效学研究应考虑下面几个问题。

1. 主要药效学研究设计的依据和要求 中药具有成分复杂、药理作用广泛的特点，应根据新药主治（病或证），设计直接证实主要药效的核心试验（或主要试验）为必做项目，一般选不同模型、方法、动物及给药途径的试验做 2~3 项。设计间接证实主要药效或次要治疗作用的外围试验（或辅助试验）为选做项目，根据新药的特点、功能主治及已有的临床经验，酌情选做其中几方面药效试验，每方面选做 1~2 项试验即可。绝大多数新药有效性的评价依据以核心试验结果为主，适当参考辅助试验结果，以便全面、准确地评价新药有效性。注意不能用外围试验取代核心试验。

（1）**试验方法选择** 药效实验方法主要分为体内试验和体外试验两大类，两者互相补充，可以从不同角度、不同深度研究中药新药药效，两种方法各有所长。体外试验包括离体器官、组织、细胞、酶、受体、细胞内信息及基因等实验，可以按要求严格控制实验条件，具有重复性好、用药量少、节省动物等优点，还可排除体内神经体液等各种内源性复杂因素的干扰，进行直接观察，获得结果较易分析。在 1 类和 5 类等中药新药的研制中，因含杂质较少，可以配合一定的体外试验。但在进行体外试验时，应充分估计到中药粗制剂中杂质和理化性质对实验结果的影响，如药液的酸碱度、各种电解质和鞣质等的干扰，所得结果常常不能反映临床疗效。例如，在试管内抗菌作用较强的中药，在体内常常不一定表现出强大的抗菌作用；某些中药含有大量钾离子、钙离子，其粗制剂对离体平滑肌、心肌可表现出明显的药理活性，但口服后不一定产生相应作用。

体内试验也称在体试验，比较接近于临床用药状态，适于综合性研究，所得结果较为可信，可以直接反映临床疗效。中医药学以整体思想为基础，重视宏观调控。中药具有多成分、多靶点、非线性多元交互作用的特点，整体试验能较全面地反映药物的作用，特别是中药新药 2 类药材、6 类复方制剂大多属于粗制剂，更应强调以体内试验为主。要证实新药具有某种药理作用必须通过体内试验证明有效，体外试验仅起辅助作用。具体试验方法请参考相关方法学书籍。

（2）动物模型和指标选择　新药药效学研究仅仅在正常动物身上进行还不够，还需要在各种动物病理模型上进行，因为病理模型能够模拟疾病状态，比正常动物更接近病人的机能状态，有些药物的药理作用在正常动物身上观察不到，如抗胃黏膜损伤药，抗菌、抗病毒药，抗恶性肿瘤药，解热、镇痛、抗炎药等均必须在相应的病理模型上才能观察到相应的作用。因此，在动物病理模型上进行的药效学实验在新药研究中占有重要地位。

病理模型的选择应首选符合中医临床证或病的动物模型。如研究补虚药对免疫功能的影响，应首选免疫功能低下的虚证模型，按照中医辨证施治原则"虚则补之"，凡是正气虚衰的病人，就有免疫功能低下的表现，用补益药可使其免疫功能增强。进一步根据药物类型，选择相应病理模型，如治疗脾虚证的新药，宜选用脾虚证的动物模型，治疗血虚证的新药，应选择血虚证的动物模型。但目前制造完全模拟中医病或证的病理模型尚有困难，现有模型与临床证候相去甚远，故研究中药新药也常常采用一般化学药物药效学研究常用的病理模型，如高血压、糖尿病、中风、冠心病、肝炎、肝硬化等病理模型。

观察指标应选用特异性强、敏感性高、重现性好、客观、定量或半定量的指标进行观察。如对治疗冠心病心绞痛的中药新药进行药效学研究时，要使用心肌缺血动物模型，在可供选择的多种模型中，以阻断小型猪或犬的冠状动脉制备的局限性心肌缺血模型与临床表现更为相似，比较合理，且可定位、定量、定性、较准确地评价药效，故作为首选的实验模型。

2. 不同类别新药药效学研究的要求　中药新药第1～5类、6（3）类及7类的主要药效研究，应从多方面证实其主要药效以及较重要的辅助治疗作用。而1类、5类和7类新药，因含杂质较少，应在更高的技术水平上，通过体内、体外多种试验方法论证其药效。6（1）类传统中药复方及11类已有国家标准的中成药制剂，可免做主要药效学试验。

3. 实验动物选择　应根据各种试验的具体要求，合理选择实验动物，对其种属、品系、性别、年龄、体重、健康状态、饲养条件及动物来源、合格证号，均应按试验要求严格选择，并详细记录。要做到合理选择需注意下列问题。

（1）选用与人体的结构、机能、代谢、疾病特点相近似的实验动物。如研究催吐药宜选用鸽子、犬、猫等动物，它们的呕吐反应敏感；不宜选用家兔和鼠类，因其无呕吐中枢或无呕吐反应。再如，进行降压药研究时，宜选用犬、猫和大鼠，它们对降压药反应较敏感，与人类接近；不宜选用家兔，因家兔血压不稳定，对有些药物不敏感。

（2）选用遗传背景明确，指标稳定且显著，解剖、生理特点符合实验目的要求的实验动物。

（3）宜选用2～3种动物进行药效试验。动物模型与临床有区别，特别是中医证候的动物模型与临床证候的差异更大。因此，虽然"动物点头"，但临床疗效不一定就好。人与动物既有共性又有差异，如在不同种属动物身上均得出与临床疗效相似的结果，可信度就大。故在进行药效研究时不要只选用 1 种动物，用 2~3 种动物的试验结果可信度更大。

此外，还应考虑实验动物品种、品系、质量，受试动物是否易得、是否经济、是否容易饲养和管理。如豚鼠易于致敏，对组胺非常敏感，适于做过敏试验；家兔对体温变化十分灵敏，常用于热源检查和解热试验；大鼠和狗常用于毒理学研究。不同品系动物对药物的敏感性也有差别，例如，A、C_3H、津白 II 小鼠易致癌，AKR、DBA/2、L615 易致白血病，C_3H 雌鼠乳腺癌自发率达 90%，AKR 小鼠白血病自发率达 65%。

4. 受试药物要求　受试药物应使用前述中试规模生产的产品，达到质量合格、稳定性好、质量可控的要求，剂型和质量标准应与临床用药基本相同。药效试验可选用不含赋形剂的中药提取物。6 类中药复方制剂处方必须固定，处方组成药味必须符合法定标准，且组方符合中医药理论，对中西药合方或方中含天然药材者，应进行组方分析。此外，受试药物应符合卫生标准，制剂来源、批号最好一致。

（六）临床前毒理学研究

临床前毒理学研究主要目的在于防止不安全药物进入临床试验，为临床确定治疗剂量提供依据，为确定临床禁忌提供参考。

安全性评价的内容包括：急性毒性研究，长期毒性研究，过敏性（局部、全身和光敏毒性）、溶血性和局部（血管、皮肤、黏膜、肌肉等）刺激性、依赖性等主要与局部、全身给药相关的特殊安全性研究，遗传毒性研究，生殖毒性研究，致癌研究。国家食品药品监督管理局文件规定，自 2007 年 1 月 1 日起，未在国内上市销售的化学原料药及其制剂、生物制品；未在国内上市销售的从植物、动物、矿物等物质中提取的有效成分、有效部位及其制剂和从中药、天然药物中提取的有效成分及其制剂；中药注射剂的新药非临床安全性评价研究必须在经过 GLP 认证，符合 GLP 要求的实验室进行。

1. 急性毒性试验　中药急性毒性试验是预测中药安全性的重要手段。通过急性毒性试验可了解中药的毒性反应、毒性强度。急性毒性试验是指在 1 日内 1 次或多次应用受试药物给予动物后，一定时间内产生的毒性反应及死亡情况。作为药物毒理学研究的重点之一，急性毒性试验结果不仅可以提示新药的急性毒性强度，提供药物可能的毒性靶器官以及可能的死亡原因，还可为进一步设置毒理学研究的剂量提供参考，为临床用药的安全及监测提供依据。急性毒性试验研究应考虑下面几个问题。

（1）**受试药物**　供安全性研究的样品一般应采用制备工艺稳定和临床试用质量标准的中试样品，并注明受试物的名称、来源、批号、含量（或规格）、保存条件及配制方法等。如不采用中试样品，应有充分理由。如果受到给药容量或给药方法限制，可采用提取物进行试验。

（2）**实验动物**　一般应采用哺乳动物，雌雄各半，也可根据临床用药情况选择相应的单一性别的动物。根据具体情况，选择啮齿类或非啮齿类动物，动物应符合 GLP 要求。由于所用动物数量大，用药剂量高，从经济节约角度考虑多用小鼠，也可用大鼠。

一般采用健康成年动物，品种清楚，健康活泼，来源于国家或省、市批准正规动物中心，并有合格证号。动物初始体重应在平均体重上下 20% 范围内浮动。如小鼠一般体重为 20g ±2g，同批试验小鼠体重相差不超过 2g。如受试药物拟应用于儿童，应考虑选用幼年动物。

（3）试验分组 除不同剂量组外，还应设空白组和（或）阴性组。

（4）给药途径 由于给药途径不同，药物吸收量、吸收速度不同，为尽可能观察动物的急性毒性反应，建议采用不同给药途径进行试验。对 1、5、7 等类新药，凡水溶性好的，急性毒性试验宜采用两种给药途径，其中一种应为推荐临床用药的给药途径，另一种最好采用静脉注射给药测定 LD_{50}。有的粗制剂无法通过注射途径给药，可考虑只用一种灌胃给药途径，试验时应禁食不禁水。如不采用拟临床途径给药，应充分说明理由。

（5）给药容量 小鼠禁食（12 ~ 16 小时）不禁水，按体重计算，灌胃不超过 40ml/kg，注射给药不超过 1ml/只。大鼠禁食（12 ~ 16 小时）不禁水，灌胃不超过 20ml/kg，腹腔注射 1.5ml/只，静脉、皮下注射不超过 1ml/只。

（6）观察时间 不同药物的中毒症状出现早晚不同，如为代谢产物引起的毒性，出现时间可能较晚，因此，急性毒性试验观察时间一般为 14 天，如遇迟发性或进行性反应时，还要适当延长。如观察时间不足 14 天，应充分说明理由。在此期间，应特别注意动物的饲养和管理，以排除非药物因素引起的死亡。

（7）观察指标 给药后应密切观察动物的体重变化、饮食、外观、行为、分泌物、排泄物、死亡及中毒反应（症状、严重程度、起毒时间、持续时间、是否可逆）等。判断出现的各种反应可能涉及的组织、器官或系统等。神经系统反应如中枢抑制、活动减少、萎缩不动或过度兴奋、躁动惊跳、步态异常、肌肉松弛或震颤等；自主神经系统症状，如流泪、流涎、腹泻、竖毛；呼吸系统反应，如呼吸频率、呼吸深度、呼吸性质异常。此外，如皮肤黏膜颜色有无充血、发绀、苍白等均应仔细观察并记录。

对濒死及死亡动物应及时进行大体解剖，其他动物在观察期结束后进行，当发现器官出现体积、颜色、质地等改变时，则对改变的器官进行组织病理学检查，并详细记录。

（8）结果处理与分析 根据所观察到的各种反应出现的时间、严重程度、持续时间等，分析各种反应在不同剂量时的发生率、严重程度。根据观察结果归纳分析，观察每种反应的"剂量－反应"及"时间－反应"关系。

急性毒性试验一般测定最大给药量、最大无毒性反应剂量、最大耐受量、致死量等反应剂量。最大给药量是指单次或 24 小时内多次（2~3 次）给药所采用的最大给药剂量。最大给药量试验是指在合理的给药浓度及合理的给药容量的条件下，以允许的最大剂量给予实验动物，观察动物出现的反应。最大无毒性反应剂量是指受试药物在一定时间内，按一定方式与机体接触，用灵敏的现代检测方式未发现损害作用的最高剂量。最大耐受量是指动物能够耐受的而不引起动物死亡的最高剂量。从获得安全性信息的角度考虑，有时对实验动物的异常反应和病理过程的观察、分析，较以死亡为观察指标更有毒理学意义。致死量是指受试药物引起动物死亡的剂量，测定致死量主要有最小致死量、半数致死量，在测定致死量的同时，应仔细观察死亡前的中毒反应情况。急性毒性试验一般应测定最大无毒性反应剂量和最大耐受量或（和）最小致死量或（和）半数致死量。如只能测定最大给药量，可不必进行其他毒性反应剂量的测定。

根据大体解剖中肉眼可见的病变和组织病理学检查结果，初步判断可能的毒性靶器官。如组织病理学检查发现有异常变化，应附有相应的组织病理学照片，检查报告应有检查者签名和病理检查单位盖章。说明所使用的计算方法和统计学方法，必要时提供所用方法合理性的依据。

（9）不同种类新药的急性毒性试验要求　中药、天然药物1～5类新药及中药注射剂由于其物质基础较传统中药发生了明显改变，或应用经验较少，一般采用两种给药途径、啮齿类和非啮齿类两种动物进行试验。6类新药中的天然药物复方制剂，中药、天然药物和化学药品组成的复方制剂应采用啮齿类和非啮齿类两种实验动物，按拟临床给药途径进行急性毒性反应的观察。增加新的适应证或者功能主治的品种，如需延长用药周期或增加剂量者，以及其他类别的药物可仅采用一种实验动物。如果受试药物通过药效学试验和急性毒性试验，证明了安全性和有效性后，表明有进一步研究的价值，则需做长期毒性试验。

2. 长期毒性试验　长期毒性试验的主要目的是预测受试物可能引起的临床不良反应，包括不良反应的性质、程度、剂量－反应关系、时间－反应关系、可逆性等；推测受试动物重复给药的临床毒性靶器官或靶组织；预测临床试验的起始剂量和重复用药的安全剂量范围；提示临床试验中需重点监测的指标；为临床试验中的解毒或解救措施提供参考信息。长期毒性试验研究应考虑下面几个问题。

（1）受试药物　与主要药效学、急性毒性试验要求一致。

（2）实验动物　中药、天然药物1～5类新药及中药注射剂长期毒性试验应采用两种实验动物（啮齿类和非啮齿类）。啮齿类常用大白鼠，非啮齿类常用犬或猴，应符合GLP要求。无特殊情况雌雄各半。一般为健康动物，必要时也可选用病理模型动物。大鼠年龄为6～9周，同批试验体重差异应控制在平均体重±20%的范围内。动物数量则依据给药时间长短而定。如给药时间在3个月之内，一般每个剂量组用雌雄各10只；如时间长于3个月，每组动物则需增加到40～60只，按体重、性别随机分组，每笼不超过5只，雌雄分笼饲养。试验前应观察1周，记录体重和食量。对1～5、6（3）、7类中药新药，或含有毒药材或大鼠长毒出现较严重毒性反应者常需做Beager犬的长毒试验，犬年龄为6～12个月，每组雌雄各3～6只。

（3）给药途径　原则上与临床拟给药途径相同，若不同应充分说明理由。

（4）给药频率　原则上应每天给药，且每天给药时间相同。试验周期3个月以上者，可每周给药6天。特殊类型药物可根据具体情况设计给药频率。

（5）给药期限　与拟定的临床疗程长短、临床适应证、用药人群有关，应充分考虑预期临床的实际疗程，通常为临床试验用药期的2～3倍。临床单次用药，给药期限为2周；临床疗程不超过2周，给药期限为1个月；临床疗程超过2周的，可以在临床前一次性进行支持药物进入Ⅲ期临床试验的长期毒性试验。如长期毒性试验拟定给药期限在3个月以上，可先对3个月中期试验报告进行评价，判断是否可进行临床试验，开始申报临床试验。在申报过程中继续完成长毒试验，最迟在Ⅲ期临床试验前完成。也可以不同给药期限的长期毒性试验分别支持药物进入Ⅰ、Ⅱ、Ⅲ期临床试验。并用临床试验获得信息帮助给药期限较长的毒性试验方案设计，降低开发风险。对有些疾病，如高血压、糖尿病、关节炎等需反复用药者，应按最长时间计算。大鼠最长为6个月，犬的长毒最长可达9个月，如此，每组动物数应适当增加。6（2）类中药制剂如处方中各味药材均符合法定标准，不含毒性药材，无十八反、十九畏等配伍禁忌，又未经化学处理（水、乙醇粗提除外）；难以测出LD_{50}；给药量大于20g/kg，临床用药不超过7天者，可免做长毒。若超过1周，可先进行一种动物（啮齿类）的长期毒性试验，当发现明显毒性时，再采用第二种动物（非啮齿类）进行研究。处方中含有毒性药材、无法定标准药材或有十八反、十九畏等配伍禁忌药材，则应进行两种动物（啮齿类和非啮齿类）的长期毒性试验。增加新的适应证或者功能主治的品种，如需延长用药周期或增加剂量者，应结合原品种的申报资料及处方组成的情况，确定是否需要进行长期毒性试验研究。外用药不含毒性药材者，可免做长毒试验，但需做刺激性、过敏性及光敏性试验。

（6）给药剂量与分组　大鼠长毒试验通常设3个剂量组，一个溶媒或赋形剂对照组。高剂量组原则上应使动物产生明显毒性反应，甚至个别动物死亡（毒性较低的中药，应尽量采用最大给药量）；低剂量组原则上应高于动物药效学等效剂量或预期的临床治疗剂量的等效剂量；中剂量组介于两者之间，且应高于主要药效学的高剂量组。组间剂量差采用等比级数为好。

以上仅是剂量设计的一般原则，应当根据实际情况进行合理的剂量设计，如出现未预期的毒性反应或不出现毒性反应时，可在设计更长时间的长期毒性试验时适当调整剂量。当受试物在饮食中或饮水中给予时，应能充分保证受试物的均一性、稳定性和定量摄入，提供相关的检测报告，并应根据动物生长和体重的变化情况而调整在饮食或水中的剂量。局部给药时，应尽可能保证给药剂量的准确性及与局部充分接触的时间。

（7）给药途径和容量　原则上应选择与推荐临床试验的给药途径一致。若临床用药为静脉注射给药，大鼠长毒试验可采用腹腔或皮下注射代替。口服给药应采用灌胃法。不主张掺食或饮用法给药，因为难以保证剂量准确。给药容量：大鼠为10～20ml/kg，每周称重1次，并根据体重调节给药量，每鼠每次总量不应超过5ml。各剂量组采用等容量不同浓度给药方法给药。

（8）观测指标　原则上除了一般的观察指标外，还应根据受试物的特点、在其他试验中已观察到的某些改变，或其他的相关信息（如方中组成成分有关毒性的文献），增加相应的观测指标。

一般观察：进食量、体重、外观体征和行为活动、粪便性状等。

血液学指标：红细胞（RBC）计数、白细胞（WBC）计数、白细胞分类、血红蛋白（Hb）、血小板总数（PLC）和凝血时间等。

血液生化指标：天门冬氨酸氨基转换酶（AST）、丙氨酸氨基转换酶（ALT）、碱性磷酸酶（ALP）、尿素氮（BUN）、肌酐（Crea）、总蛋白（TP）、白蛋白（ALB）、葡萄糖（GLU）、总胆固醇（T-CHO）、总胆红素（T-BIL）等。上述监测指标均采用国际法定单位表示。

非啮齿类动物还应进行体温、眼科检查、尿液检查、心电图检查等（一般为Ⅱ导联心电图）。

系统尸解和病理学检查，包括系统尸解、脏器系数测定和病理组织学检查。系统尸解应全面细致，发现异常器官应重点进行病理组织学检查并记录。脏器系数指每100g体重相当脏器的克数或毫克数。应对器官进行称重，包括心、肝、脾、肺、肾、肾上腺、甲状腺、睾丸、卵巢、子宫、脑和前列腺等。病理组织学检查时，高剂量组和对照组动物及尸检发现异常器官检查要仔细。其他剂量组可取材保留，当高剂量组发现有异常病变时再进行检查。检查脏器，1、5、7类新药检查上述各器官，再加胰腺、膀胱、淋巴结、给药部位和相关靶器官，如灌胃给药应增加胃、肠组织学检查。另根据中药的性、味、功能、主治等不同情况增加脏器。如口服药物，苦寒药占比重大者应加胃和十二指肠；全方中大寒、大热偏性明显者，应加甲状腺、肾上腺和垂体等内分泌器官。

（9）指标观察时间　一般观察每天1次，体重和进食量观察每周1次，其他各检测项目视给药周期长短而异。3个月以内者一般可在给药期结束后24小时，对以上各项指标做一次全面检查，留下部分（1/2～1/3）动物停药观察2～4周，做恢复期检查，以了解毒性反应的可逆程度和可能出现的延迟性毒性反应。给药周期在3个月以上者，可在试验中期对较少量动物做全面检查。对濒死或死亡动物应及时检查。

长期毒性试验结果经科学统计分析，并与其他药理毒理研究结果相互印证、说明和补充，针对非临床药效学研究结果和拟临床适应证进行有效性和毒性关系分析，综合评介，权衡利弊，考虑其开发前景。

3. 特殊毒理试验　包括致突变试验、生殖毒性试验和致癌试验。《新药审批办法》对各类型中药新药在特殊毒理试验方面要求如下。

（1）第1、2、4类新药需报送特殊毒理试验资料及文献资料；第3、5、7类中药新药，所含药材均有法定标准者可以不提供，否则必须提供。

（2）如经现代试验研究证明某中药含致突变药材或成分，应提供致突变试验资料或详细文献资料。

（3）避孕药、保胎药、性激素、调节生育药与影响子宫发育的药物，除按一般毒理学要求进行试验外，还应增做生殖毒性试验。

（4）其他类新药，如在试验中发现有致突变阳性者，或有影响生殖，或有细胞毒作用，或致癌可疑者，均应补做相应试验。

致突变试验　1、2、4类中药新药，除按药理、毒理学要求进行试验外，还需做基因突变试验、染色体畸变试验及动物微核试验。由于中药制剂有其特殊性，如成分复杂、不溶物较多、溶解性较差，以及pH等问题，体外试验不能说明问题，可只做体内试验。包括：①基因突变试验：微生物回复突变试验（Ames试验），哺乳动物培养细胞基因突变试验，果蝇伴性隐性致死试验。②染色体畸变试验：哺乳动物培养细胞染色体畸变试验，啮齿类动物显性致死试验，精原细胞染色体畸变试验。③啮齿类动物微核试验：啮齿动物微核试验，程序外 DNA 合成试验，SOS 显色反应。

生殖毒性试验 包括：①一般生殖毒性试验：如果处方中含有无法定标准的药材，或来源于无法定标准药材的有效部位，以及用于育龄人群并可能对生殖系统产生影响的新药（避孕药、性激素、治疗性功能障碍药、促精子生成药及致突变试验阳性或有细胞毒作用的新药），需进行遗传毒性试验。用于育龄人群并可能对生殖系统产生影响的新药（如避孕药、性激素、治疗性功能障碍药、促精子生成药、保胎药，以及遗传毒性试验阳性或有细胞毒作用等的新药），应进行生殖毒性研究。②致畸敏感期毒性试验。③围产期毒性试验。

致癌试验 包括：①短期致癌试验：新药结构与已知致癌物质有关；代谢产物与已知致癌物质相似；在长期毒性试验中发现有细胞毒作用或对某些脏器、组织细胞生长有异常显著促进作用的新药；致突变试验结果为阳性的新药，须进行致癌试验。如哺乳动物培养细胞恶性转化试验，动物短期致癌试验——小鼠肺肿瘤诱发短期试验。②动物长期致癌试验。

4. 制剂安全性试验 为了保证中药新药的质量和安全性，除进行必要的制剂理化性质检验外，还需要从药理学角度对制剂进行安全性检查，确保不良反应的强度不超过规定限度。这类试验统称制剂的安全性试验。

制剂的种类不同，安全性试验要求不同，如根据中药注射剂过敏反应比例高的特点，进行全身主动过敏试验和被动皮肤过敏试验，并根据具体药物的作用特点选择适宜的过敏试验方法。静脉注射剂要求做静脉刺激性试验、过敏性试验、溶血试验和热源试验。肌肉注射剂则要求肌肉刺激性试验，常用家兔股四头肌法。皮肤、黏膜外用药，则需做皮肤、黏膜刺激性试验和皮肤过敏试验，皮肤外用药还应进行光敏性试验。上述刺激性试验均应考虑一次及多次给药的观察。具体试验方法详见《中药新药研究技术要求》、《中药新药研制开发技术与方法》等参考书。

总之，新药毒性试验研究，有助于临床工作者全面了解和掌握新药，使人们既看到药物对疾病的治疗作用，也注意到药物可能出现的不良反应和毒性，做到合理用药、安全用药。

二、中药新药临床前研究实例

（一）穿心莲片的临床前研究

穿心莲片收载于《中国药典》2010 年版一部。

【药材来源】

本品来源于爵床科植物穿心莲 *Androgrphis paniculata*（Burm. f.）Nees 的干燥地上部分。秋初茎叶茂盛时采割，晒干，经提取、浓缩加工制成片剂。

【制备工艺】

取穿心莲，用85%乙醇热浸提取2次，每次2小时，合并提取液，滤过，滤液回收乙醇，浓缩至适量，干燥，加辅料适量，制成颗粒，干燥，压制成 1000 片（小片）或 500 片（大片），包糖衣或薄膜衣，即得（图 6 - 2）。

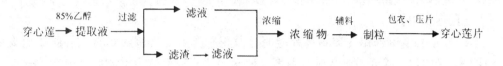

图 6 - 2　穿心莲片的制备工艺

【性状】

本品为糖衣片或薄膜衣片，除去包衣后显灰褐色至棕褐色；味苦。

【鉴别方法】

取（含量测定）项下的备用续滤液作为供试品溶液。另取穿心莲对照药材 0.5g，加甲醇 30ml，超声处理 30 分钟，滤过，滤液浓缩至约 5ml，作为对照药材溶液。再取脱水穿心莲内酯对照品，加甲醇制成每 1ml 含 1mg 的溶液，作为对照品溶液。照薄层色谱法试验，吸取上述 3 种溶液各 5μl，分别点于同一硅胶 GF$_{254}$ 薄层板上，以三氯甲烷 - 乙酸乙酯 - 甲醇（20：15：2）为展开剂，在 28℃ 以下展开，取出，晾干。置紫外灯（254nm）下检视，供试品色谱中，在与对照药材色谱和对照品色谱相应的位置上，显相同颜色的斑点；喷以 2% 3,5 - 二硝基苯甲酸乙醇溶液与 2mol/L 氢氧化钾溶液等体积的混合液（临用配制），立即在日光下检视。供试品色谱中，在与对照药材色谱和对照品色谱相应的位置上，显相同颜色的斑点。

【含量测定】

按高效液相色谱法测定。

色谱条件与系统适用性试验：以十八烷基硅烷键合硅胶为填充剂；以甲醇 - 水（60：40）为流动相；检测波长为 254nm；理论板数按脱水穿心莲内酯峰计算应不低于 2000。

对照品溶液的制备：取脱水穿心莲内酯对照品适量，精密称定，加甲醇制成每 1ml 含 0.1mg 的溶液，即得。

供试品溶液的制备：取本品 20 片，除去包衣，精密称定，研细，取 0.5g，置具塞锥形瓶中，精密加入甲醇 25ml，密塞，称定重量，浸泡 1 小时，超声处理（功率 250W，频率 33kHz）30 分钟，放冷，再称定重量，用甲醇补足减失的重量，摇匀，滤过，精密量取续滤液 10ml（剩余的续滤液备用），加在中性氧化铝柱（200 ~ 300 目，5g，内径为 1.5cm）上，用甲醇 20ml 洗脱，收集洗脱液，置 50ml 量瓶中，加甲醇至刻度，摇匀，即得。

测定法：分别精密吸取对照品溶液与供试品溶液各 10μl，注入液相色谱仪，测定，即得。本品每片含脱水穿心莲内酯（C$_{20}$H$_{28}$O$_4$），小片不得少于 4.0mg，大片不得少于 8.0mg。

【稳定性试验】

按照《中药新药临床研究指导原则》进行药物稳定性试验（略）。

【功能与主治】

清热解毒，凉血消肿。用于邪毒内盛，感冒发热，咽喉肿痛，口舌生疮，顿咳劳嗽，泄泻痢疾，热淋涩痛，痈肿疮疡，毒蛇咬伤。

【药理作用】

1. 抗心血管病作用 穿心莲片能明显改善垂体后叶素所致实验性心肌缺血大鼠心电图 ST 段偏移，降低心肌及血清中丙二醛水平，降低血清中乳酸脱氢酶和二羟丁酸脱氢酶的活性，对心肌缺血具有保护作用。能明显提高脑缺血－再灌注后海马结构中 SOD、GSH－Px、Ca^{2+}－ATP 酶、Na－K－ATP 酶活性及降低脂质过氧化物 MAD 含量，提示穿心莲内酯对脑缺血－再灌注损伤的海马结构有保护作用。

2. 抗肿瘤作用 穿心莲对人肝癌细胞株 HepG 的增殖有明显抑制作用，并随药物浓度的增加而作用增强。体外研究与动物实验均对胃癌、肝癌、肺癌、乳癌等有确切抗癌作用。动物实验证明，穿心莲片能明显延长荷瘤鼠的生存时间，有明显保护胸腺、恢复脾损伤的作用，使荷瘤鼠脾、胸腺指数恢复正常水平。

3. 抗炎作用 穿心莲对二甲苯、组织胺、醋酸等所致的小鼠皮肤或腹腔毛细血管通透性增高及大鼠蛋清足趾及巴豆油性肉芽囊渗液均有显著抑制作用，显示其较好的抗炎活性。此外，穿心莲片能抑制由细菌胞壁脂多糖（LPS）所致的 RAW264.7 细胞诱导型一氧化氮（NO）合酶的表达，从而下调 NO 的生物合成。

4. 调节免疫系统作用 穿心莲有提高机体免疫力作用，能促进 T 淋巴细胞表面受体吸附红细胞作用，从而提高 T 淋巴细胞的免疫功能。进一步的研究表明，穿心莲在高浓度具有抗炎活性，而在低浓度产生免疫刺激活性的现象，提示其具有双向调节的功能。

5. 抗病毒作用 穿心莲能强烈抑制 PCs 而表现出抗病毒活性。其作用机理是抑制病毒包膜糖基蛋白的裂解而阻止病毒入侵细胞，对细胞起保护作用。10mg/kg 的穿心莲药物可抑制 HIV－1 所致的细胞周期失调，使 HIV－1 感染者的 $CD4^+$ 淋巴细胞水平上升，起到抑制 HIV－1 的作用。

【毒理作用】

对小鼠的急性毒性试验显示，穿心莲片未发现明显的作用，对小鼠耐缺氧能力的影响较小，但服药剂量相当于穿心莲内酯达到 500mg/kg 时，血清中的尿素氮、肌酐有升高趋势，当剂量达 1000mg/kg 时，大鼠开始出现扭体、消瘦、体重减轻等症状，并伴随肾小管出血、小灶性水肿等症状，故推测穿心莲内酯全用药剂量为 250mg/kg。

【稳定性】

体外的稳定性试验显示，穿心莲内酯在不同条件下其稳定性不同，以 pH3～5 最为稳定，在 pH>10 时会发生明显的降解；而生物样品中，在小牛血清中最稳定，在小鼠肺匀浆中次之。

【药代动力学】

大鼠灌胃穿心莲片粉末的悬浮液后，采用 RP－HPLC 法测定脱水穿心莲内酯的浓度，结果显示，脱水穿心莲内酯的药代动力学行为符合开放型一室模型，主要血浆半衰

期 $t_{1/2}$ 为 4.980 分钟。

（二）妇血宁片的临床前研究

妇血宁是在继承中医药遗产的基础上结合近现代科学方法、以健康猪的猪蹄甲为原料研制开发的中药新药，是治疗功能性子宫出血的药物。

【药材来源】

为猪科动物猪 *Sus scrofadomestica* Brisson 蹄甲的提取物。

【制备工艺】

妇血宁片的制备工艺如图 6-3 所示。

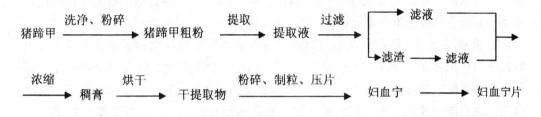

图 6-3　妇血宁片的制备工艺

【理化性质】

妇血宁是部分水解的角蛋白、肽类、氨基酸类、酶类、甾体化合物及无机盐等化学成分。用 Sephadex G-100 柱层析分离妇血宁在 pH 值为 7.0 的溶液中的水溶性部分，可得到分子量不同的 3 个组分。各组分均呈淡褐色，深浅略有不同。在 195～220 nm 有最大吸收峰，在 275 nm 处有低吸收峰，说明各组分均为多肽或蛋白质。用不同 pH 值的水溶液进行提取，其提取物均含分子量相近的多肽。

【质量标准】

1. 妇血宁为淡黄褐色的无定形粉末；味微咸、腥；有引湿性。妇血宁片为糖衣片，除去糖衣后显黄褐色。

2. 取妇血宁 0.2g，精密称定，按氮测定法测定，即得。按干燥品计算，妇血宁含氮量（N）不得少于 13.5%。

3. 按荧光分光光度法测定，妇血宁水溶液在紫外灯下呈淡黄色荧光，经荧光分光光度计扫描，其荧光吸收峰位于 450nm、激发光波峰于 380nm 处。将不同浓度的本品水溶液做荧光扫描，当浓度 <10mg/ml 时，荧光吸收强度与浓度成正相关。在 0.5～5mg/ml 范围内，测定本品浓度与其相应荧光强度的关系，证明其直线性关系良好。

4. 取妇血宁片 10 片，除去糖衣，精密称定，研细，精密称出适量（约相当于妇血宁 0.2g），按氮测定法测定，即得。妇血宁片总含氮量（N）不得少于妇血宁标示量的 12.5%。

【检验方法】

1. 取妇血宁 0.5g，加水 50ml，振摇，滤过，滤液按下列鉴别法试验：①取滤液 5ml，加双缩脲试液，显紫红色。②取滤液 2ml，加三氯醋酸试液，产生白色沉淀。

2. 取妇血宁片，除去糖衣，研细，称出适量（约相当于妇血宁 0.5g），照上述鉴别法试验，显相同的反应。①pH 值：取妇血宁适量，加水温热并使成 1% 的溶液，依法测定，pH 值应为 7.0～8.5。②干燥失重：取妇血宁，在 105℃ 干燥至恒重，减失重量不得超过 4.0%。③炽灼残渣：不得超过 13.5%。

【药理作用】

1. 对心血管和血液系统的影响　实验证明，妇血宁有直接兴奋心肌的作用，使血压先略升高而后明显下降，这种双相变化，可能对改善"功血"时子宫的血液供应有益；妇血宁可缩短凝血酶原激活时间而促进凝血过程和抑制纤溶活性，故对凝血障碍或纤溶亢进所致的凝血－纤溶失调起到调节平衡的作用，但不引起血液的高凝状态。研究表明，其多肽组分为凝血作用的有效物质之一。妇血宁还有促进血小板凝集的作用，这可能与其所含的胶原蛋白成分有关。

2. 兴奋子宫　动物实验证明，妇血宁可明显增加子宫收缩的频率和幅度，每 1mg 妇血宁的作用强度与垂体后叶素 1.8×10^{-5}u 相当。加大剂量，仅呈节律性收缩，不引起强直性收缩，这可能与妇血宁中兴奋和抑制子宫的物质共存有关。妇血宁节律性地兴奋子宫肌影响内膜的血管，使血管呈扩张和收缩地双相变化，从而改善"功血"子宫内膜血管血流障碍。

3. 对内分泌轴的调节　"功血"的主要发病原因系下丘脑－垂体－卵巢性分泌轴功能紊乱所致。妇血宁使更年期"功血"患者闭经，使其他年龄期"功血"患者的月经周期规律化。阴道细胞学检查可见有调整体内性激素水平的倾向，可能是妇血宁中的多肽对内分泌轴起调节作用，通过促进肾上腺束状带分泌糖皮质激素、抑制纤溶、减少血管通透性、稳定溶酶体膜等作用，从而改善或制止"功血"时的出血。

4. 抗炎　动物实验证明，妇血宁对小鼠腹腔毛细血管通透性增高、大鼠足肿胀、大鼠纸片性肉芽增生模型等都有不同程度的抗炎作用，减轻炎症反应或促使炎症修复，对急、慢性炎症均有抑制作用，并能抑制乳腺增生。其抗炎作用的机理可能与兴奋垂体－肾上腺皮质系统有关。

【毒理作用】

动物实验证明，妇血宁对 SD 大鼠、昆明种小鼠的体重、血象、肝肾功能等没有明显的毒副作用，慢性毒性试验也未见明显毒性反应。可见，妇血宁毒性很低，可临床长期服用。

第四节　中药新药的临床研究

一、中药新药临床研究的内容与方法

中药新药临床研究，目的是评价某一药物对某种或某些疾病的治疗或预防作用及安全性，其研究结论要回答该药物用于上述疾病是否具有临床实用价值及如何使用的问题，以决定该药能否广泛用于临床。中药新药临床试验需符合《中药新药临床研究指导原则》的法规要求，研究全过程应按照"药物的临床试验应执行药物临床试验质量管理规范（GCP）"进行科学管理，以保证试验质量并符合伦理学要求。现按照国家食品药品监督管理局（SFDA）临床研究指导原则的要求，对中药新药临床研究的内容与方法进行阐述。

（一）临床试验的研究内容

新药的临床研究是一个有系统、有步骤的过程，以早期小规模的临床研究结果，为后续规模大的目的性更强的临床试验提供重要信息，用以判断进一步临床研究的价值和有针对性地完善、调整后续的研究计划。基于此，按照《中药新药临床研究指导原则》的要求，中药新药临床试验的研究内容分为以下 4 期。

1. I 期临床试验　I 期临床试验是初步的临床药理学及人体安全性评价试验。包括人体耐受性试验和药代动力学试验，为给药方案提供依据。典型的 I 期临床试验是临床药理学试验。由于中药的特点，在无法进行药代动力学试验时，I 期临床试验主要是人体耐受性试验。

2. II 期临床试验　II 期临床试验是对新药有效性及安全性的初步评价，并为 III 期临床试验推荐临床用药剂量。典型的 II 期临床试验是探索性试验。

3. III 期临床试验　III 期临床试验是为了进一步评价新药的疗效及安全性，是扩大的多中心临床试验。典型的 III 期临床试验是验证性试验。在分析 II 期临床试验所获数据的基础上，III 期临床试验应验证药物对目标适应证和人群是安全、有效的，并为受益－风险评价以及药物获准上市提供足够依据，同时为撰写药物说明书提供所需的完整的信息。为此，III 期临床试验研究内容可涉及剂量－效应关系、更广泛的人群、疾病的不同阶段或合并用药、长期用药情况的研究等。

4. IV 期临床试验　IV 期临床试验是新药上市后的监测，是在临床广泛使用的条件下考查疗效和不良反应，应特别注意发现罕见的不良反应。通常 IV 期临床试验对于药物使用的合理化具有积极作用。IV 期临床试验可包括安全性研究、药物相互作用研究、流行病学研究等。需注意的是，IV 期临床试验应在获准上市许可的适应证范围内进行。

（二）临床试验的设计与方法

1. 临床试验的设计

（1）临床试验设计的基本原则　临床试验必须遵循对照、随机和重复的原则，这些原则是减少临床试验中出现偏倚的基本保障。

①对照。为了评价一个新药的疗效和安全性，必须有供比较的对照组。对照组是处于与试验组同样条件下的另一组受试者。对照组与试验组唯一的差别是试验组接受新药治疗，对照组则接受对照药物的治疗。设立对照组的主要目的是判断受试者治疗前后的变化（如体征、症状、检测指标的改变以及死亡、复发、不良反应等）是由试验药物，而不是其他因素（如病情的自然发展过程或者受试者机体内环境的变化）引起的。对照组的设置能科学地回答如果未服用试验药物会发生什么情况。

②随机。随机是指参加临床试验的每一个受试者都有相同机会进入试验组或对照组。随机化有利于避免试验组和对照组两组之间的系统差异，使得各种影响因素，不论是已知的还是未知的影响因素，在两组中分布趋于相似，有利于两组具有可比性，为统计分析提供必要的基础。

③重复。重复是指临床试验中各组的受试者应达到一定的数量（样本含量），以尽量减少临床试验中的偏倚，反映出所研究药物的疗效和安全性。样本量过少，所给出的安全性和疗效的信息量较少，结论缺乏依据，稳定性较差。样本含量过多，会增加实际工作中的困难以及造成不必要的浪费。因此，在研究方案实施前需据统计学要求，对样本含量作出估计，以保证在可靠性的条件下，以最少的受试者获得所需的试验结论。

（2）临床试验设计的基本方法

①随机化。临床试验的随机化主要包括分组随机和试验顺序随机，常采用分层、分段随机化方法。分层因素应根据试验目的和影响试验结果的因素来确定。除了考虑分层的因素外，还应考虑按分段（即医组）随机地安排受试者，这有助于增加每一段的可比性。当受试者的入组随时间有所变化时，按分段安排可使每段内、各处理组的样本大小完全符合试验方案的要求。分段的长度应对所有的研究者、申办者保密。当样本大小、分层因素及分段长度决定后，由生物统计学专业人员在计算机上使用统计软件产生随机数字表，申办者应根据生物统计学专业人员产生的随机表对试验用药品进行编码，经过编码后的药品已达到了处理的随机分配要求，不得随意变动。

②盲法。临床试验根据设盲的程度分为双盲（double - blind）、单盲（single - blind），不设盲的试验称为开放试验（open - label），一般应采用双盲试验，如果双盲不可行，则应考虑单盲试验。采用盲法或开放试验均应制订相应控制试验偏倚的措施，使已知的偏倚来源达到最小。目前，中药临床研究一般采用双盲法，双盲临床试验的双盲原则应自始至终地贯彻于整个试验之中。从方案制定、产生随机数编制盲底、根据盲底分配药物、受试者入组用药、研究者记录试验结果作出评价、监察员的检查、数据管理直至统计分析，都必须保持盲态。任何非规定情况所致的盲底泄露，称为破盲。

③多中心临床试验。是指由1个或几个主要研究者总负责，多个研究单位合作，按同一临床研究方案同时进行的临床试验。主要研究者所在的单位在我国俗称为组长单位或牵头单位。多中心试验必须在统一组织领导下，按一个共同制定的研究方案开展临床试验，多中心试验可以在较短的时间内搜集研究所需的受试者数，且搜集的受试者范围广，用药的临床条件广泛，试验的结果对将来的应用更具代表性。

（3）临床试验设计的基本类型　在临床试验设计方案中，统计设计类型的选择是至关重要的，因为它决定了样本含量的估计、研究过程及其质量控制。因此，研究者应根据试验目的和试验条件的不同，选择不同统计设计方案。新药临床试验设计中常用以下4种。

①随机平行组对照设计。随机平行组对照设计指将受试者随机地分配到试验的各组，同时进行临床试验。平行对照不一定只有试验组与对照组两个组别，可为试验药设置多个对照组，试验药也可按若干剂量分组。本设计的优点是贯彻随机化的原则，有利

于避免非处理因素的影响，增强了试验组和对照组的均衡可比性，有利于控制试验误差和偏性，更重要的是满足了统计学假设检验的要求。

②交叉设计。交叉设计是一种特殊的自身对照设计，将每个受试者随机地在两个或多个不同试验阶段分别接受指定的处理（试验药或对照药），这种设计有利于控制个体间的差异，减少受试者人数。最简单的交叉设计是 2×2 形式，对每个受试者安排两个试验阶段，分别接受两种药物处理，而第一阶段接受何种处理是随机确定的，第二阶段必须接受与第一阶段不同的另一种处理。每个受试者需经历如下几个试验过程，即准备阶段、第一试验阶段、洗脱期、第二试验阶段。在两个试验阶段分别观察两种药物的疗效和安全性。交叉设计资料分析时需检测延滞效应，即每个试验阶段处理因素对后一阶段试验的影响。每个试验阶段后需安排足够长的洗脱期，以消除该阶段的延滞效应对后一阶段试验的影响。

③析因设计。析因设计是通过试验用药品剂量的不同组合，对两个或多个试验用药品同时进行评价，不仅可检验每个试验用药品各剂量间的差异，而且可以检验各试验用药品间是否存在交互作用，或探索两种药物不同剂量的最佳组合。在临床试验中，评价联合用药效应时，可考虑用析因设计。

④成组序贯设计。成组序贯设计是把整个试验分成若干个连贯的分析段，每个分析段受试者数相等，且试验组与对照组的受试者数比例与总样本中的比例相同。每完成一个分析段，即对主要变量（包括有效性和安全性）进行分析，一旦可以得出结论（差异有统计学意义）即停止试验，否则继续进行。如果到最后一个分析段差异仍无统计学意义，则以差异无统计学意义结束试验。其优点是当处理间确实存在差异时，可较早地得到结论，从而缩短试验周期。

2. 受试者的选择与退出 选择合格的受试者，是中药新药临床试验的重要环节。受试者样本含量应符合国家药品监督管理局颁布的有关法规要求，临床试验的最低病例数（试验组）要求：Ⅰ期为 20～30 例，Ⅱ期为 100 例，Ⅲ期为 300 例，Ⅳ期为 2000 例。

（1）诊断标准 首先要确定诊断标准，中药新药的适应证，既有以中医疾病、证候为主者，也有以西医疾病为主者。所以，临床试验设计要求凡以中医病、证为研究对象者，先列出中医疾病和证候的诊断标准。以中医病、证为研究对象时，如果中医病证与西医病名相对应，则宜加列西医病名，并列出西医病的诊断标准及观测指标作为参考。如果中医病证不与西医病名相对应，则不必列出西医病名。在以西医病名为研究对象时，则先列出西医诊断标准，同时列出中医证候诊断标准。

（2）入选标准 方案中应预先明确制定入选标准，并严格执行。入选标准必须与临床试验的分期和试验目的相符合，包括疾病的诊断标准、证候诊断称准，入选前患者相关的病史、病程和治疗情况要求，其他相关的标准，如年龄、性别等。应注意的是，为了保障受试者的合法权益，患者签署知情同意书亦应作为入选的标准之一。

（3）排除标准 制定受试者排除标准，根据试验目的，可考虑以下因素，如年龄、并发症、妇女特殊生理期、病因、病型、病期、病情程度、病程、既往病史、过敏史、生活史、治疗史、家族史、鉴别诊断等方面的要求。受试者退出试验条件，包括研究者决定的退出（病情未得到控制，并发症及特殊生理变化、受试者依从情况、破盲或紧急揭盲、发生情况不良反应）、受试者自行退出等。

3. 临床试验的观测指标 观测指标是否合适，关系到能否准确评价新药疗效和安全性。在对中医"证"和"病"的治疗研究中，这个问题尤为突出。一般说来，中药新药临床研究的观测指标有人口学指标（年龄、性别、身高、体重、健康史、用药史、患病史等）、一般体格检查指标（如呼吸、心率、血压、脉搏等）、安全性指标（试验过程的不良反应事件、实验室数据、理化检查等）和疗效性指标（相关症状与体征，理化检查，特殊检查项目）4 类。其中，人口学指标反应受试样本的人口学特征，通常并非试验前的效应指标，故无需做试验后观察。

4. 临床试验对照组的选择 比较研究是临床试验的重要方法，说明一个新药的疗效和安全性，必须重视对照组的选择。临床试验中的对照组设置常有 3 种类型，即安慰剂对照、阳性药物对照和剂量对照。

（1）安慰剂对照 安慰剂是一种模拟药物，其外观如剂型、大小、颜色、重量等都与试验药尽可能保持一致，但不含有试验药物的有效成分。安慰剂对照常常是双盲试验，安慰剂对照可以是平行对照，也可以是交叉对照。安慰剂的使用有一定适应范围，并不是任何临床试验都适用。试验设计时应掌握其使用的前提是否符合伦理学要求，不损害受试者健康和加重病情。在急、危、重症的临床研究中，不适宜单纯应用安慰剂。

（2）阳性药物对照 在临床试验中采用已知的有效药物作为试验药的对照，称为阳性药物对照。阳性对照药物必须是公认安全有效的法定药物。在选择中药对照药时，应考虑新药与对照药在功能和主治上的可比性，还可以从便于设盲的角度加以选择。在选择化学药作为对照药时，在适应病种上应具有可比性。阳性药物对照可以是平行对照也可以是交叉对照。试验药与阳性药物对照之间的比较需要在相同条件下进行，阳性对照药物使用的剂量、给药方案必须是该药最优剂量和最优方案。

（3）剂量-反应对照 将试验药物设计成几个剂量，而受试者随机地分入一个剂量组中观察试验结果，这样的临床研究称为剂量-反应对照，它可以包括安慰剂对照，即零剂量化，也可以不包括安慰剂。剂量-反应对照主要用于研究剂量和疗效、不良反应的关系，或者仅用于说明疗效。剂量-反应对照有助于给药方案中优剂量的选择。

5. 临床试验的给药方案 给药方案主要涉及临床试验给药剂量、给药间隔时间、给药时机、疗程、合并用药、注意事项等内容。

（1）给药剂量 根据法规要求，临床试验应进行剂量研究。剂量-反应对照主要用于研究剂量和疗效、不良反应的关系，或者仅用于说明疗效。除此之外，大部分中药制剂的有效血药浓度很难确定，在需要进行剂量研究的时候，一般可根据 I 期临床试验结果、既往临床经验、文献资料，以及药理实验量效研究的结论，推算出临床用药有效剂量范围。在有效剂量范围内确定几个剂量组进行临床研究，找出适宜的临床给药剂量。

（2）给药时间 临床上给药的时间间隔，一般根据药物药代动力学试验结果确定。

在不能测定血药浓度的情况下，应参考药效和毒理试验结果、临床经验、病情缓急、药物特点等因素决定，有时需要通过临床试验确定。

（3）给药途径及疗程 临床试验研究者必须按照申办者的要求和临床试验批文选择正确途径，不能变更。中药治疗的疗程，是根据疾病的发展变化规律和药物研制目的、作用特点确定的。一般要考虑疾病的病因、病理、发生、发展及转归规律，药理、毒理研究结果，文献资料及临床经验，药物作用特点等，必要时可考虑在临床试验中进行疗程研究。

6. 安全性评价指标与方法 药品不良反应是指在按规定剂量正常应用药品的过程中产生的有害而非所期望的，但又与药品应用有因果关系的反应。临床试验中，试验药品的不良反应是通过对临床试验过程中发生的不良事件与试验用药品因果关系的判断来确定的。

（1）不良反应的类型 分为 A 型、B 型、C 型。A 型不良反应是由于药物的药理作用增强所致，可预测，通常与剂量有关，停药或减量后症状很快减轻或消失，发生率高，死亡率低，通常包括副作用、毒性作用等。B 型不良反应是与正常药理作用完全无关的一种异常反应，一般很难预测，常规毒理学筛选不能发现，发生率低，死亡率高。B 型不良反应又可分为药物异常性和受试者异常性两种。特异性遗传素质反应、药物过敏反应，以及致癌、致畸、致突变作用等均归属于 B 型不良反应。C 型不良反应一般发生在长期用药后，潜伏期长，没有清晰的时间联系，难以预测，C 型不良反应的发病机制不清，尚在探讨之中。

（2）不良反应的严重程度 包括轻度、中度、重度。轻度不良反应受试者可忍受，不影响治疗，不需要特别处理，对受试者康复无影响。中度不良反应受试者难以忍受、需要撤药或做特殊处理，对受试者康复有直接影响。重度不良反应危及受试者生命，致死或致残，需立即撤药或做紧急处理。

（3）不良反应观测要点和方法 要明确不良反应的观测指标，观察和记录不良事件的症状、体征、实验室检查结果，根据不良事件的严重程度所采取的处理措施和救治情况，详细记录不良事件的发生过程、处理情况和转归，判断药物与不良事件的因果关系，并统计不良反应发生率。

除上述临床试验的研究方法外，对临床试验的随访、试验的中止、伦理学要求均有详细的规定。

二、中药新药临床研究的实施与审评

中药新药的临床研究是在已完成实验研究的基础上，以人为受试对象，对新药的临床用药剂量、疗效、安全性及其体内代谢情况等进行系统研究，并对研究结果进行审评的过程。

（一）临床研究实施的要求

国家食品药品监督管理局制定的《药品注册管理办法》对新药临床研究的实施提

出了申报要求，内容包括：

1. 药物的临床试验，必须经过国家食品药品监督管理局批准，且必须执行《药物临床试验质量管理规范》。药品监督管理部门应当对批准的临床试验进行监督检查。

2. 申请新药注册，应当进行临床试验。临床试验分为Ⅰ、Ⅱ、Ⅲ、Ⅳ期。

3. 药物临床试验的受试例数应当符合临床试验的目的和相关统计学的要求，并且不得少于法规规定的最低临床试验病例数。罕见病、特殊病种等情况，要求减少临床试验病例数或者免做临床试验的，应当在申请临床试验时提出，并经国家食品药品监督管理局审查批准。

4. 药物临床试验批准后，申请人应当从具有药物临床试验资格的机构中选择承担药物临床试验的机构。

5. 临床试验用药物应当在符合《药品生产质量管理规范》的车间制备。制备过程应当严格执行《药品生产质量管理规范》的要求。申请人对临床试验用药物的质量负责。

6. 申请人可以按照其拟定的临床试验用样品标准自行检验临床试验用药物，也可以委托本办法确定的药品检验所进行检验。临床试验用药物检验合格后方可用于临床试验。药品监督管理部门可以对临床试验用药物抽查检验。

7. 申请人在药物临床试验实施前，应当将已确定的临床试验方案和临床试验负责单位的主要研究者姓名、参加研究单位及其研究者名单、伦理委员会审核同意书、知情同意书样本等报送国家食品药品监督管理局备案，并抄送临床试验单位所在地和受理该申请的省、自治区、直辖市药品监督管理部门。

8. 申请人发现药物临床试验机构违反有关规定或者未按照临床试验方案执行的，应当督促其改正；情节严重的，可以要求暂停或者终止临床试验，并将情况报告国家食品药品监督管理局和有关省、自治区、直辖市药品监督管理部门。

9. 申请人完成临床试验后，应当向国家食品药品监督管理局提交临床试验总结报告、统计分析报告以及数据库。

10. 药物临床试验应当在批准后3年内实施。逾期未实施的，原批准证明文件自行废止；仍需进行临床试验的，应当重新申请。

11. 临床试验过程中发生严重不良事件的，研究者应当在24小时内报告有关省、自治区、直辖市药品监督管理部门和国家食品药品监督管理局，通知申请人，并及时向伦理委员会报告。

12. 临床试验有下列情形之一的，国家食品药品监督管理局可以责令申请人修改试验方案、暂停或者终止临床试验：伦理委员会未履行职责的；不能有效保证受试者安全的；未按照规定时限报告严重不良事件的；有证据证明临床试验用药物无效的；临床试验用药物出现质量问题的；临床试验中弄虚作假的；其他违反《药物临床试验质量管理规范》的情形。

13. 临床试验中出现大范围、非预期的不良反应或者严重不良事件，或者有证据证明临床试验用药物存在严重质量问题时，国家食品药品监督管理局或者省、自治区、直辖市药品监督管理部门可以采取紧急控制措施，责令暂停或者终止临床试验，申请人和临床试验单位必须立即停止临床试验。

（二）临床研究结果申报资料的内容

新药按要求进行临床研究结束后，其研究结果须向国家药品监管部门申请审评，其申报资料的内容包括临床试验资料的综述、临床试验计划与方案、临床研究者手册、知情同意书样稿、伦理委员会批准件及临床试验报告。

1. 临床试验资料的综述 本部分内容为支持新药生产上市的所有临床试验资料的概要式总结。临床试验报告应作为重点内容。需要提供临床试验设计、试验过程、试验结果的重要内容，还需在此基础上，对受试药物的疗效和安全性以及风险和受益之间的关系作出评价。

2. 临床试验计划与方案 临床试验方案是指导参与临床试验所有研究者如何启动和实施临床试验的研究计划书，也是试验结束后进行的资料统计分析的重要依据，所以临床试验方案常常是申报新药的正式文件之一，同时也是决定新药临床试验能否成功的主要因素。

临床试验计划与方案包括首页、方案摘要、目录、缩写语表、研究背景资料、试验目的及观测指标、试验总体设计、受试者选择和退出（包括诊断标准、入选标准、排除标准、受试者退出试验的条件和步骤、中止试验的条件、剔除或脱落病例标准）、治疗方案（试验药品、受试者的治疗）、临床试验步骤、不良事件的观察、有效性与安全性评价、数据管理、期中分析、统计分析、试验的质量控制和保证、伦理学要求、资料保存、参考文献、主要研究者签名和日期等。

3. 临床研究者手册 临床研究者手册是指试验药物在人类受试者中的与研究相关的该试验药物的临床和非临床资料的汇编。研究手册包含下列内容：试验药物的物理、化学和药理性质，动物实验及已经进行的临床试验资料，试验可能的风险及不良反应，特殊的试验方法、观测方法及注意事项，过量使用时可能出现的后果及治疗方法等。通过研究者手册，研究者可以清晰地理解该试验及试验药物的全貌。在评价不良事件与试验药物的因果关系时，研究者手册最为重要。

4. 知情同意书样稿与伦理委员会批准件 提供给每位受试者"受试者知情同意书"的样稿，同时提供经试验负责单位的伦理委员会批准的临床试验方案的批准文件。

5. 临床试验总结报告 临床试验总结报告是通过临床试验实施后，用文字对试验药物作用在合格受试对象身上所产生的效应，所做的系统而又概括的表达和总结，此部分是整个临床研究的重要组成部分。临床报告包括报告封面、签名页、报告目录与缩略语、伦理学声明、报告摘要及报告正文。其中，报告正文为整个临床报告的最为重要的核心部位，是对整个临床试验的设计及方法的阐述，报告正文包括以下内容。

（1）试验题目 进行临床试验的中药品种的名称。

（2）引言 一般包括受试药品研究背景，研究单位和研究者，目标适应证和受试人群、治疗措施，受试者样本量，试验的起止日期，SFDA 批准临床试验的文号，制定试验方案时所遵循的原则、设计依据，申办者与临床试验单位之间有关特定试验的协议或会议等应予以说明或描述，简要说明临床试验经过及结果。

（3）试验目的　应提供对具体试验目的的陈述（包括主要、次要目的）。具体说明本项试验的受试因素、受试对象、研究效应，明确试验要回答的主要问题。

（4）试验管理　对试验的管理结构和实施 GCP 的情况进行描述。管理结构包括主要研究者、主要参加人员、指导委员会、管理/监察/评价人员、临床试验机构、统计分析人员、中心实验室设施、合同研究组织（C. R. O.）及配送管理等。

（5）试验设计

①试验总体设计及方案的描述。试验的总体设计和方案的描述应清晰、简洁。包括下列方面：治疗方法（药物、剂量和具体用法）、受试对象及样本量、设盲方法和程度（非盲、单盲、双盲等）、对照类型、研究设计（平行、交叉）、分组方法（随机、分层等）、试验各阶段的顺序和持续时间（包括随机化前和治疗后、撤药期和单盲、双盲治疗期，应指明患者随机分组的时间，尽量采用流程图的方式以直观表示时间安排情况）、数据稽查及安全性问题或特殊情况的处理预案、期中分析情况。

②试验设计及对照组选择的考虑。应阐明所设对照的确定依据及合理性。对试验设计中涉及的药物的清洗期、给药间隔时间的合理性的考虑应进行说明。如果未采用随机化分组，则应详细解释和说明用以有效克服系统选择性偏倚的其他技术措施。如果研究中不设对照组，应说明原因。

③研究对象的选择。确定合理可行的入选标准、排除标准和剔除标准。根据研究目的确定入选标准，说明适应证范围及确定依据，选择公认的诊断标准，注意疾病的严重程度和病程、病史特征、体格检查的评分值、各项实验室检验的结果、既往治疗情况、可能影响预后的因素、年龄、性别、体重、种族等。从安全性和试验管理便利性考虑的排除标准应进行说明，并注意排除标准对整个研究的通用性及安全有效评价方面的影响。事先确定的剔除标准应从治疗或评价的角度考虑，并说明理由。

④试验过程。详细描述试验用药在临床试验中的应用过程及其相关事宜。列出试验用药的名称、剂型、规格、来源、批号、有效期及保存条件，对特殊情况的对照药品应进行说明和评价。对试验用药的用法用量应详细描述。详细描述随机化分组的方法和操作，说明随机号码的生成方法。描述盲法的具体操作方式（如何标注瓶签、编盲过程、设置应急信件，双模拟技术等）、紧急破盲的条件、数据稽查或期中分析时如何确保盲法的继续、无法设盲或可以不设盲的合理理由并说明如何控制偏倚。描述除试验药品外的其他药品的使用、禁用、记录情况及其规定和步骤，并评价其对受试药物的结果观察的影响，阐明如何区分和判断其与受试药物对观察指标的不同效应。描述保证受试者良好依从性的措施（如药品计数、日记卡、血/尿等体液标本药物浓度测定、医学事件监测等）。

⑤有效性和安全性指标。包括具体的有效性和安全性指标、实验室检查项目、测定时间安排、检测方法、负责人员、流程图、注意事项、各种指标的定义及其检测结果（如心电图、脑电图、影像学检查、实验室检查等）。说明不良事件数据的获得方法，

实验室检查发现的不良事件的判断标准及其处理等。判断疗效的主要终点指标应清晰阐述，并提供相应的确定依据（如出版物、研究指导原则等）。

⑥数据质量保证。对保证指标测量的数据达到准确可靠的质量控制过程进行简要阐述，包括监察/稽查的情况、数据录入的一致性、数值范围和逻辑检查、盲态审核及揭盲过程等。

⑦统计处理方案及样本量确定。应明确列出统计分析集（按意向性分析原则确定的全分析集 FAS、符合方案集 PPS、安全性数据集）的定义、试验比较的类型（如优效性、等效性或非劣效性检验）、主要指标和次要指标的定义、各种指标的统计分析方法（为国内外所公认的方法和软件）、疗效及安全性评价方法等。

⑧期中分析。说明有无期中分析，如进行期中分析，应按照所确定的试验方案进行并说明 α 消耗函数的计算方法。

（6）结果与讨论

①受试人群分析。使用图表表述所有进入试验的受试者的总人数，提供进入试验不同组别的受试者人数、进入和完成试验每一阶段的受试者人数、剔除或脱落的受试者人数；分析人口统计学和其他基线特征的均衡性，以主要人口学指标和基线特征数据进行可比性分析，一般包括全数据集的分析和符合方案数据集的分析，或以依从性、并发症、基线特征等分类的数据集的分析；分析依从性，应说明依从性分析的方法和结果，说明依从性状况对试验结局的影响。分析和说明合并用药、伴随治疗情况，分析受试者被剔除或脱落的原因（可采用列表方式表述）。

②试验方案的偏离。所有关于入选标准、排除标准、受试者管理、受试者评估和研究过程的偏离均应阐述。

③有效性评价。建议采用全数据集和符合方案数据集分别进行疗效分析，应对所有重要的疗效指标进行治疗前后的组内比较，以及试验组与对照组之间的比较。中药应进行证的疗效分析，应分析合并用药、伴随治疗对试验结局的影响，应注意随访结果分析。多中心研究的各中心应提供多中心临床试验的各中心小结表，内容应包括该中心受试者的入选情况、试验过程管理情况、发生的严重和重要不良事件的情况及处理、各中心主要研究者对所参加的临床试验的真实性的承诺等。临床试验报告需要进行中心效应分析。

④安全性评价。安全性分析包括 3 个层次：首先，应说明受试者用药的程度（试验药物的剂量、用药持续时间、受试者人数）。其次，应描述较为常见的不良事件和实验室指标改变，对其进行合理地分类及组间比较，以合适的统计分析比较各组间的差异，分析影响不良反应/事件发生频率的可能因素（如时间依赖性、剂量或浓度、人口学特征等）。最后，应描述严重的不良事件和其他重要的不良事件。应注意描述因不良事件（不论其是否被否定与药物有关）而提前退出研究的受试者或死亡患者的情况。

（7）参考文献与附件　列出有关的参考文献目录，并提供 SFDA 的临床研究批件，最终的病例报告表（样张），药品随机编码（如果是双盲试验应提供编盲记录），独立伦理委员会批件、知情同意书样稿、阳性对照药的说明书、质量标准，受试药品的说明书，盲态核查报告及揭盲和紧急破盲记录，统计计划书和统计分析报告，临床监察员的最终监察报告，严重不良事件及主要研究者认为需要报告的重要不良事件的病例报告，临床试验的流程图，多中心临床试验的各中心小结表。

三、中药新药临床研究实例

中药新药临床研究的实施，要根据国家的法规政策及其试验相关文献进行试验方案的设计，目前常用的依据包括《中华人民共和国药品管理法》、《药品注册管理办法》、《药品临床试验管理规范》、《中药新药临床研究指导原则》、《ICH 临床试验指导原则》以及其他临床试验的参考文献和试验药品的处方组成、功能主治、药效学、毒理学研究资料等。现就中药新药治疗中风病的临床研究案例进行分析。

中风病又名卒中，是以突然昏倒、半身不遂、口舌歪斜、言语謇涩或不语、偏身麻木为主症，并具有起病急、变化快、如风邪善行数变的特点，好发于中老年的一种疾病。本病相当于西医学的急性脑血管病，按病理分为出血性中风和缺血性中风。

（一）病例选择

为了保证临床研究结果能客观、真实地反映药物的临床试验状况，对受试病例的选择有一系列严格的规定。

1. 诊断标准

（1）疾病诊断标准

①中医诊断标准。根据国家中医药管理局脑病急症科研协作组起草制定的《中风病诊断疗效评定标准》（试行）确定。主症：偏瘫，神识昏蒙，言语謇涩或不语，偏身感觉异常，口舌歪斜。次症：头痛，眩晕，瞳神变化，饮水发呛，目偏不瞬，共济失调；急性起病，发病前多有诱因，常有先兆症状；发病年龄多在 40 岁以上；具备 2 个主症以上，或 1 个主症 2 个次症，结合起病、诱因、先兆症状、年龄即可确诊，不具备上述条件，结合影像学检查结果亦可确诊。

②疾病分期标准。急性期为发病 2 周以内，最长可至 1 个月，恢复期为发病 2 周至 6 个月，后遗症期发病 6 个月以后。

③西医诊断标准。参照 1995 年中华医学会第四次全国脑血管病学术会议修订的《各类脑血管疾病诊断要点》，包括 4 种诊断标准。其一，短暂性脑缺血发作。为短暂的、可逆的、局部的脑血液循环障碍，可反复发作，少者 1~2 次，多至数十次，多与动脉粥样硬化有关，也可以是脑梗死的前驱症状；可表现为颈内动脉系统和（或）椎－基底动脉系统的症状和体征；每次发作持续时间通常在数分钟至 1 小时左右，症状和体征应该在 24 小时以内完全消失。其二，蛛网膜下腔出血。主要指动脉瘤、脑血管畸形或颅内异常血管网症等出血引起，发病急骤，常伴剧烈头痛、呕吐；一般意识清楚或有意识障碍，可伴有精神症状，多有脑膜刺激征兆，少数可伴有颅神经及轻偏瘫等局灶体征；腰穿脑脊液呈血性，CT 应作为首选检查，全脑血管造影可帮助明确病因。其三，脑出血。常于体力活动或情绪激动时发病，发作时常有反复呕吐、头痛和血压升高，病

情进展迅速，常出现意识障碍、偏瘫和其他神经系统局灶症状，多有高血压病史；CT应作为首选检查，腰穿脑脊液多为血性和压力增高。其四，脑梗死。主要包括动脉粥样硬化性血栓性脑梗死、脑栓塞、腔隙性梗死、无症状性脑梗死等。

（2）中医证候诊断标准

①证候。根据国家中医药管理局脑病急症科研协作组起草制定的《中风病诊断疗效评定标准》（试行）制定。包括以下几个证型：其一，风痰火亢证。主症为半身不遂，口舌歪斜，言语謇涩或不语，感觉减退或消失，发病突然；次症为头晕目眩，心烦易怒，肢体强急，痰多而黏，舌红，苔黄腻，脉弦滑。其二，风火上扰证。主症为半身不遂，口舌歪斜，言语謇涩或不语，感觉减退或消失，病势突变，神识迷蒙等；次症为颈项强急，呼吸气粗，便秘，尿短赤，舌质红绛，舌苔黄腻而干，脉弦数。其三，痰热腑实证。主症为半身不遂，口舌歪斜，言语謇涩或不语，感觉减退或消失；次症为头痛目眩，咳痰或痰多，腹胀便干便秘，舌质暗红，苔黄腻，脉弦滑或偏瘫侧弦滑而大。其四，风痰瘀阻证。主症为半身不遂，口舌歪斜，言语謇涩或不语，感觉减退或消失；次症为头晕目眩，痰多而黏，舌质暗淡，舌质薄白或白腻，脉弦滑。其五，痰湿蒙神证。主症为半身不遂，口舌歪斜，言语謇涩或不语，感觉减退或消失，神昏痰鸣；次症为二便自遗，周身湿冷，舌质紫暗，苔白腻，脉沉缓滑。其六，气虚血瘀证。主症为半身不遂，口舌歪斜，言语謇涩或不语，感觉减退或消失；次症为面色㿠白，气短乏力，自汗出，舌质暗淡，舌苔白腻或有齿痕，脉沉细。其七，阴虚风动证。主症为半身不遂，口舌歪斜，言语謇涩或不语，感觉减退或消失；次症为眩晕耳鸣，手足心热，咽干口燥，舌质红瘦，少苔或无苔，脉弦细数。

②症状分级量化。对中风病主症以外的中医相关症状分别制定分级量化标准，一般按照症状轻、中、重的不同程度，进行量化计分。可根据受试药物的功能主治，确定相应的观察指标。常见中风症状的分级量化标准详见表6-2。

③神经功能缺损程度的评价标准。可采用国际公认的卒中患者临床神经功能缺损程度评分标准进行评定。

表6-2　中风病症状分级量化表

症状	轻	中	重
头晕目眩	偶尔出现	经常出现，尚可忍受	频繁出现，难以忍受
头痛	偶尔出现，程度轻微	经常出现，尚可忍受	频繁出现，疼痛难忍
心烦易怒	略感心烦	烦躁不安	烦躁易怒
肢体强急	肌张力略高	肌张力较高，但能伸展	肢体强痉拘急
颈项强急	轻度抵抗	中度抵抗	重度抵抗
肢体麻木	偶有麻木，程度轻微	持续麻木，尚可忍受	持续麻木，难以忍受
痰多	偶有咳痰	咳痰较多	痰涎壅盛或喉中痰鸣
气短乏力	偶有气短	动则气短	安静时即感气短
自汗	安静时汗出	偶尔汗出	动则汗出

症状	轻	中	重
便干便秘	大便干，每日1次	大便干，2~3日1次	大便干硬，数日不行
口干口渴	口干微渴	口干欲饮	咽干口燥
舌质红	微红	较红	红绛
舌质暗	略暗	较暗	紫暗
舌苔黄腻	薄黄腻	黄腻	黄厚腻

2. 纳入标准 纳入标准的病例应该符合中风病中西医诊断标准，符合中医证候诊断标准，根据各期临床试验目的以及本病的特点确定受试年龄范围，签署进入研究的知情同意书。

3. 排除标准 包括短暂性脑缺血发作，检查证实由脑肿瘤、脑外伤、脑寄生虫病、代谢障碍、风湿性心脏病、冠心病及其他心脏病合并房颤引起脑栓塞者；妊娠或哺乳期妇女，对本药成分过敏者；合并有肝、肾、造血系统和内分泌系统等严重原发性疾病及精神病患者。

4. 病例剔除、脱落及中止试验标准 纳入后发现不符合纳入标准的，或未按试验方案规定用药的病例，需予剔除；纳入病例发生严重不良事件、出现并发症不宜继续接受试验者；盲法试验中被破盲的病例，自行退出或未完成整个疗程而影响疗效或安全性判断的病例，均应视为脱落。中止试验标准为临床试验中出现严重不良反应者应中止试验，出现严重并发症或病情迅速恶化者应中止试验。

（二）观测指标

1. 安全性观测 包括一般体检项目，血、尿、便常规检查，心、肝、肾功能检查。

2. 疗效性观测 包括中医证候学的观察（包括症状、舌脉象的观察）、神经系统症状体征的观察、头颅CT扫描、脑脊液检查、血液流变学检查、经颅多普勒（TCD）检查、头颅核磁共振检查。中医证候学的观察、神经系统症状体征的观察、头颅CT扫描必做，其他指标各医疗科研单位可根据试验需要及条件选做。

（三）试验方法要点

中风病的临床疗效与患者的年龄、既往病史、病程长短、病灶的部位及范围、伴发疾病情况等因素有关，在试验分组时应严格贯彻随机化原则，以避免试验组与对照组之间的系统差异。为了增加各组的可比性，也可采用分层随机化的方法。

中风病新药临床试验应尽量做到盲法对照，在具备条件的情况下应采用双盲试验，如条件不具备时，也可进行单盲试验。若试验过程中出现严重的不良事件，或患者病情加重，需要抢救时，可以进行紧急揭盲，临床试验方案中应对紧急揭盲的条件、方法等作出规定。中风病的疗程一般较长，应根据新药的试验目的、治疗范围及所要达到的疗效指标，并参照新药临床前药效毒理学试验的结果确定临床试验的疗程。若受试对象为

"中风急性期"患者，可直接进入临床试验，若为恢复期或后遗症期，应在受试准备期进行药物的洗脱，以避免其他药物治疗效应的影响。

在中风病新药临床试验中，应使用单一的受试药，除受试药物以外应避免其他措施的干预，并保持各组其他条件的均衡可比性。如因病情需要，必须合并使用其他药物时，应明确合并用药的目的及对试验药物效应评价的影响，并注意控制合并用药的组间均衡性。

如中风病急性期往往病情复杂，伴发疾病较多，需要规定合并用药的条件、药物种类、剂量、使用时间等，如脱水、降血压、降血糖、降血脂及抗生素等药物的使用，应尽量做到标准化，在评价受试药的有效性与安全性时应考虑到合并用药的效应。

在中风病的临床试验中，注意分析合并用药与不良反应的关系，密切观察药物对老年人的不良反应，如对精神行为、肝肾功能的影响等。

根据中风病新药临床试验的目的确定是否需要随访，如果试验中有不良反应发生，应随访至完全正常为止。

（四）疗效判定

1. 对治疗前后患者的神志、言语、肢体运动功能等主症进行综合评定　参照中华医学会第四次全国脑血管病学术会议通过的疗效评定标准。

（1）临床疗效评定的依据　①神经功能缺损积分值的减少（功能改善）。②患者总的生活能力状态（评定时的病残程度），分为7级：0级为能恢复工作或操持家务；1级为生活自理，独立生活，恢复部分工作；2级为基本独立生活，小部分需人帮助；3级为部分生活活动可自理，大部分需人帮助；4级为可站立步行，但需人随时照料；5级为卧床，能坐，各项生活需人照料；6级为卧床，有部分意识活动，可喂食；7级为植物人状态。

（2）临床疗效评定分级标准　①基本痊愈：功能缺损评分减少90%～100%，病残程度0级。②显著进步：功能缺损评分减少46%～89%，病残程度1～3级。③进步：功能缺损评分减少18%～45%。④无变化：功能缺损评分减少或增加在18%以内。⑤恶化：功能缺损评分增加18%以上。

2. 中医证候疗效判定

（1）临床痊愈　中医临床症状、体征消失或基本消失，证候积分减少≥95%。

（2）显效　中医临床症状、体征明显改善，证候积分减少≥70%。

（3）有效　中医临床症状、体征均有好转，证候积分减少≥30%。

（4）无效　中医临床症状、体征均无明显改善，甚或加重，证候积分减少不足30%。

（五）观察、记录、总结、数据处理、统计分析的要求

按临床设计的要求，统一表格，作出详细记录，认真写好病历，应注意观察不良反应或未预料的毒副作用。试验结束后，不能任意涂改病历，各种数据必须做统计学处

理。

综上，药物的作用是一种客观存在，药物临床试验的目的就在于发现、认识这种作用。事实上，认识药物作用不仅在于认识药物作用中共性的东西，更在于认识药物作用的个性方面。不同药物在作用机制、作用靶点、作用表现、作用范围、作用强度、作用时效等方面各有特点，由此决定了其各自不同的临床应用范围、使用方法、应用层次、使用注意等。中药制剂尤其应注意适应证候方面的不同。中药新药临床试验设计要根据既往临床经验及非临床研究结果的提示，充分考虑受试药物可能的作用特点，从实际出发，恰当合理地制定具体的试验方案，以便不仅能认识药物作用的共性，更能认识药物作用的个性。因此，即便是对于预期用于同一种疾病的不同新药，也可能采用不同的试验方案进行全面客观的临床评价。针对中药的特点，国家食品药品监督管理局发布的《中药新药临床研究指导原则》制定了 18 个系统 79 种病证的临床研究的指南，为中药新药的临床研究提供了参考。

第五节　中药新药的生产与保护

一、中药新药的生产

新药生产应当在取得《药品生产质量管理规范》认证证书的车间生产；新开办药品生产企业、药品生产企业新建药品生产车间或者新增生产剂型的，其样品生产过程应当符合《药品生产质量管理规范》的要求。

《药品生产质量管理规范》（good manufacture practice，GMP）是药品生产和质量管理的基本准则，适用于药品制剂生产的全过程和原料药生产中影响成品质量的关键工序。大力推行药品 GMP，是为了最大限度地避免药品生产过程中的污染和交叉污染，降低各种差错的发生，是提高药品质量的重要措施。世界卫生组织，20 世纪 60 年代中开始组织制订药品 GMP，中国则从 80 年代开始推行。1988 年，原卫生部颁布了我国第一部法定的 GMP，并于 1992 年作了第一次修订。1998 年，原国家药品监督管理局再次修订了 GMP，并于 2010 年进行再次修订。当前使用的是《药品生产质量管理规范》（2010 年修订版）。

几十年来，推行药品 GMP 取得了一定的成绩，一批制药企业（车间）相继通过了药品 GMP 认证和达标，促进了医药行业生产和质量水平的提高。实施 GMP 的重要意义在于：有利于企业新药和仿制药品的开发；有利于换发 "药品生产企业许可证"；有利于提高企业和产品的声誉，提高竞争力；有利于药品的出口；有利于提高科学的管理水平，促进企业人员素质提高和增强质量意识，保证药品质量；有利于企业提高经济效益；有利于为制药企业提供一套药品生产和质量所遵循的基本原则和必需的标准组合，促进企业强化征税管理和质量管理，有助于企业管理现代化，采用新技术、新设备，提高产品质量和经济效益。

人（human）、机器设备（machine）、物料（material）、方法（method）和环境

（environment）是影响产品质量的五大因素。实施 GMP 的目标就是要把影响药品质量的人为差错减小到最低程度；要防止一切对药品的污染和交叉污染，防止产品质量下降的情况发生；要建立健全企业的质量管理体系，确保药品 GMP 的有效实施，以生产出高质量的药品。当然，GMP 有效实施的证明，就是通过药品 GMP 认证，就是以产品的质量检验合格来证明。

（一）GMP 管理的指导思想与基本要求

GMP 是依据《中华人民共和国药品管理法》制定的，具有法律的强制性质。只有切实按照所规定的 GMP 去做，才能生产出符合一定质量的药品，减少医药事故的发生，充分体现了管理的法制观念。同时，GMP 在本质上是以预防为主的预防型质量管理，充分体现了管理的科学理念。

1. GMP 管理的指导思想　包括为用户服务的思想，系统管理的思想，预防为主的思想，对质量形成的全过程进行控制的思想，技术与管理并重的思想，用事实和数据说话的思想，强调人员素质的管理思想。

2. GMP 的基本要求　包括对产品质量的产生、形成和实现的全过程进行质量管理；全员参与质量管理要求；企业各部门承担质量责任要求；企业管理由企业最高管理者承担责任要求；教育培训置于重要地位要求。

根据药品的特殊性，GMP 还强调卫生管理、无菌管理、核对检查和验证管理等。对药品生产过程进行控制，使产品达到"内控标准"的要求；对厂房、设施、设备进行控制，达到"合适的"要求；对物料进行控制，达到"合格的"要求；对生产方法进行控制，要"经过验证"；对检验的监测手段进行控制，使手段具有"可靠性"；对售后服务进行控制，使之"完善健全"；对生产人员、管理人员进行控制，使之"训练有素"。使质量体系与 GMP 一致；GMP 文件化是制药企业通过 GMP 认证的前提。

（二）GMP 的主要内容

2010 年版《药品生产质量管理规范》主要有以下内容。

1. 总则　指出制定本规范依据及适用范围。

2. 质量管理　包括产品原则、质量保证、质量控制、质量控制的基本要求、质量风险管理。企业应当建立符合药品质量管理要求的质量目标，将药品注册的有关安全、有效和质量可控的所有要求，系统地贯彻到药品生产、控制及产品放行、贮存、发运的全过程中，确保所生产的药品符合预定用途和注册要求。是对药品生产企业的质量管理部门的任务、领导、人员及职责的规定。

3. 机构与人员　包括原则、关键人员、培训、人员卫生。明确药品生产企业应建立的机构及其职责及对企业有关人员的要求。

4. 厂房与设施　包括原则、生产区、仓储区、质量控制区、辅助区。提出厂房的选址、设计、布局、环境、建造、改造和维护必须符合药品生产和管理要求。

5. 设备　包括原则、设计和安装、维护和维修、使用和清洁、校准、制药用水。

对设备的设计、选型、安装、改造和维护使用和管理作了明确的规定。

6. 物料与产品　包括对原辅料、中间产品和待包装产品、与药品直接接触的包装材料、药品上直接印字所用油墨盒、进口原辅料、特殊管理的物料和产品及退货的要求和管理。

7. 确认与验证　企业应当确定需要进行的确认或验证工作，以证明有关操作的关键要素能够得到有效控制。确认或验证的范围和程度应当经过风险评估来确定。

8. 文件管理　包括原则、质量标准、工艺规程、批生产记录、批包装记录、操作规程和记录。文件是质量保证系统的基本要素，企业必须有内容正确的书面质量标准、生产处方和工艺规程、操作规程以及记录等文件。

9. 生产管理　包括原则、防止生产过程中的污染和交叉污染、生产操作、包装操作。对药品生产过程的要求：所有药品的生产和包装均应当按照批准的工艺规程和操作规程进行操作并有相关记录，以确保药品达到规定的质量标准，并符合药品生产许可和注册批准的要求。

10. 质量控制与质量保证　包括质量控制实验室管理、物料和产品放行、持续稳定性考察、变更控制、偏差处理、纠正措施和预防措施、供应商的评估和批准、产品质量回顾分析、投诉与不良反应报告。是对质量控制实验室的人员、设施、设备和文件的要求。

11. 委托生产与委托检验　包括原则、委托方、受托方、合同。委托方和受托方必须签订书面合同，明确规定各方责任、委托生产或委托检验的内容及相关的技术事项。

12. 产品发运与召回　包括原则、发运、召回。对企业产品召回系统的要求，必要时可迅速、有效地从市场召回任何一批存在安全隐患的产品。

13. 自检　包括原则、自检。质量管理部门应当定期组织对企业进行自检，监控本规范的实施情况，评估企业是否符合本规范要求，并提出必要的纠正和预防措施。

14. 附则　对本规范的用语、附录、解释、实施日期作了说明。

企业在实施 GMP 过程中，首先要依据 GMP 建立完善的组织机构，明确各职能部门具体职责。建立 GMP 认证工作领导小组，组长应由法人代表或法人代表授权的总工程师担任，成员包括各职能部门骨干，负责软硬件系统的改造、完善、整理等工作。组织员工认真学习、正确理解 GMP 精神。配备一定资源，加强软件建设。按照 GMP 要求编写好各种管理规章制度、生产管理和质量管理的各种文件，完善批生产记录和各种表格。加强培训，提高人员素质。加强学习与交流。

二、中药新药生产的申报

依据《药品管理法》和《药品管理法实施条例》的规定，申请人完成药物临床试验后，应当填写《药品注册申请表》，向所在地省、自治区、直辖市药品监督管理部门报送申请生产的申报资料，并同时向中国药品生物制品检定所报送制备标准品的原材料及有关标准物质的研究资料。申报资料包括综述资料（资料 1～6），药学研究资料（资料 7～18），药理毒理研究资料（资料 19～28），临床研究资料（资料 29～33）。具体内容详见《药品注册管理办法》对于中药、天然药物注册分类及申报资料的要求。

省、自治区、直辖市药品监督管理部门对申报资料进行初审。抽取 3 批样品安排省级药检所进行复核，组织省级药品审评委员会进行审评。根据各有关专家的技术审评意见和药检所的复核结果，提出初审意见和核查报告，并上报国家食品药品监督管理局药品审评中心。

复审是 SFDA 药品审评中心收到申报资料后，在规定的时间内组织药学、医学及其他技术人员对申报资料进行审评。SFDA 依据初审意见和初审全部技术资料，提出是否正式受理意见，或者向初审单位或申请者单位提出要求补充资料的通知。经审评符合规定的，SFDA 通知申请人在 6 个月内申请生产现场检查。SFDA 现场检查生产工艺的可行性，同时抽取 1 批样品送药品检验所进行该药品标准复核。SFDA 依据技术审评意见、样品生产现场检查报告和样品检验结果，形成综合意见，并做出审批决定。符合规定的，发给新药证书，申请人已持有"药品生产许可证"并具备生产条件的，同时发给药品批准文号；不符合规定的，发给《审批意见通知件》，并说明理由。

国家食品药品监督管理局根据保护公众健康的要求，可以对批准生产的新药品种设立监测期。监测期自新药批准生产之日起计算，最长不得超过 5 年。药品生产企业应当考察处于监测期内的新药的生产工艺、质量、稳定性、疗效及不良反应等情况，并每年向所在地省、自治区、直辖市药品监督管理部门报告。药品生产、经营、使用及检验、监督单位发现新药存在严重质量问题、严重或者非预期的不良反应时，应当及时向省、自治区、直辖市药品监督管理部门报告。新药进入监测期之日起，SFDA 已经批准其他申请人进行药物临床试验的，可以继续办理该申请；不批准其他企业生产、改变剂型和进口，已经受理但尚未批准药物临床试验的其他同品种申请予以退回，新药监测期满后，可以提出仿制申请。有关药品生产、经营、使用、检验或者监督的单位发现新药存在严重质量问题、严重或者非预期的不良反应时，必须及时向省、自治区、直辖市（食品）药品监督管理部门报告。

三、中药新药的保护

中药在中国有几千年的使用历史，是中华民族优秀文化的瑰宝，但由于长期专利保护意识淡薄、措施不力，致使许多珍贵的中药秘方流失国外。例如，日本早在 20 世纪70 年代便选择我国 210 个经典古方批准为医疗用药，仅 1994 年，其产品日本国内产值已达 15 亿美元，超过了我国当年中成药年销售总额。其中，在我国六神丸的基础上研制出的"救心丸"，一个品种的年销售额就超过 1 亿美元。我国加入世界贸易组织后，医药产业将向国外企业和商家打开大门，国内外药品、保健品市场的竞争将更加激烈。企业需提升自主知识产权创新能力，加大对自身中药产品的保护。对提高企业权益，做大做强中药产品具有重大意义。总的来说，中药新药的保护包括中药品种保护和中药技术专利保护。企业应根据自身的实际情况选择最适用的生产技术保护方法。

（一）中药专利保护

专利保护是知识产权保护最重要的法律手段，在中药产品保护中扮演越来越重要的角色。发明创造根据其所保护的内容可分为发明专利、实用新型专利和外观设计专利。就中药领域而言，主要包括如下几个方面。

1. 发明专利 发明专利包括产品专利、方法专利和用途专利；生产专利包括有药用作用的新化合物单体、中药材提取部分、中药组方和制剂等；方法专利包括上述产品的制备方法和质量控制方法，中药材的加工炮制工艺、提取工艺、种植栽培工艺等；用途专利包括新药物的适应证和已知中药的新适应证等。

2. 实用新型专利 实用新型是指对产品的形状、构造或者其结合所提出的适于实用的新的技术方案。在中药领域，实用新型专利可为医疗器械及中药生产、检测设备等。

3. 外观设计专利 外观设计是指对产品的形状、图案或者其结合以及色彩与形状图案的结合所做出的富有美感并适于工业应用的新设计。中药领域的外观设计专利主要包括药品的外包装、药品的物理形状或外形图案等。

发明专利的申请流程：准备申请→正式提出申请→初步审查→公开→实质审查→授予专利权。实用新型和外观设计的申请流程：准备申请→正式提出申请→初步审查→授予专利权。国家知识产权局是我国唯一有权接受专利申请的机关。申请专利时提交的法律文件必须采用书面形式，并按照规定的统一格式填写。从专利申请流程可以看出，一件发明或实用新型或外观设计若想最终获取专利权，从准备申请到最终授权整个程序相当复杂，历时至少两年，有时甚至达到6~7年之久。发明专利的保护期限一般为20年。

中药产品和其他产品一样，只有具备新颖性、创造性、实用性，才有可能获得专利保护。但是很多中药配方古籍上大都早有记载，对处方进行适当加减，难以确定其是否具有新颖性、创造性。因此，可根据实际情况，采取不同的方式申请专利。例如，可以对中药的有效成分申请专利。以这种方式申请，须提供药物的活性成分、标准、药理研究及临床数据。也可以根据成分的理化性质，采用现代分离手段将复方中药分离为各个有效部分，对中药的有效部位群及其制备工艺进行保护。中药的专利申请须注意创造性。在创造性的判断中，将新药技术方案同相近药品的技术方案进行特征分析和对比，看是否与现有技术有实质性区别，并考察该改进措施是否产生了意外的突出效果和显著性的进步，如产生了新的医疗用途、原有疗效显著增加、毒副作用大大降低或生产成本下降等，都可认为具有创造性。

（二）中药品种保护措施

中药品种保护的法律依据是国务院颁发的《中药品种保护条例》。该条例对中国的企业影响很大，促进了我国中药药品质量的提高，避免中药企业间重复生产的恶性竞争，促进了我国中药行业的发展。《中药品种保护条例》实施以前，国内销售过亿元的中药企业很少，而目前已有45个获中药保护的单一品种销售额超过亿元，多个超过10亿元。全国中药企业50强中，45家都有中药保护品种。由于中药品种保护申请条件远低于专利，而保护时间又基本与专利相当甚至更长，自1993年《中药品种保护条例》实施以来，中药品种保护措施一直受到中药企业青睐。

实施中药品种保护政策的宗旨是提高中药品种的质量，保护中药生产企业的合法权益，促进中药企业的发展。国家鼓励研制开发临床有效的中药品种，对质量稳定、疗效确切的中药品种实行分级保护制度。

申请中药品种保护必须具备一定的条件。根据《中药品种保护条例》第六条规定，中药药品对特定疾病有特殊疗效，或者相当于国家一级保护野生药材物种的人工制成品，以及用于预防和治疗特殊疾病的，可以申请一级中药品种保护；如果中药药品属于《中药品种保护条例》第六条规定的品种或者已经解除一级保护的品种，或者对特定疾病有显著疗效的，从天然药物中提取的有效物质及特殊制剂的，可以申请二级中药品种保护。获得中药品种一级保护的品种，保护期限最长可达 30 年；获得二级保护的品种，保护期限为 7 年。保护期满后如果需要，中药企业可以按照有关规定申请适当延长，但每次延长的保护期限不得超过第一次批准时的保护期限。被批准保护的中药品种，在保护期内限于由获得"中药保护品种证书"的企业生产；擅自仿制中药保护品种的，由卫生行政部门以生产假药依法论处。

中药品种保护措施也存在缺陷。首先，在取得药品新药证并且新药保护期将满前 6 个月，权利人才能申报中药品种保护。因此，中药品种保护措施无法囊括中药技术开发的前期研究活动。其次，中药品种保护措施非技术垄断性保护措施，其他企业只要独立研制或以正当方式取得相同或者相似的产品，同样可以得到生产许可，同样可以获得中药品种保护。第三，中药品种保护会受到专利保护措施的影响。如果其他企业对申请中药品种保护措施的产品申请了专利，即使申请中药品种保护措施的企业获得了新药证书，也无法获得中药品种保护批准。第四，中药品种保护措施，所保护的对象仅仅是中药品种，中药的生产方法、专用器械等不被保护，而且只有没有申请专利保护的品种才能申请中药品种保护。

国家食品药品监督管理局依据国务院颁布的《中药品种保护条例》进一步制定了《中药品种保护指导原则》（2009 年版）。该原则强调中药保护品种的可保护性，突出保护先进的理念，提高延长保护期技术门槛，鼓励中药新药研究开发。该指导原则有利于促进中药保护品种质量和水平的不断提高，带动中药产业的发展。

（三）中药商业秘密的保护

商业秘密主要指不为公众所知悉，能为权利人带来经济利益，具有实用性并经权利人采取保密措施的技术信息和经营信息，如未申请专利的秘方、新药配方、炮制方法、制剂技术、复方配伍比例、中草药种植培育技术、鉴定技术等。《中华人民共和国保守国家秘密法》、《科学技术保密规定》、《中华人民共和国反不正当竞争法》与《关于禁止侵犯商业秘密行为的若干规定》对我国中药商业秘密进行保护。

中药商业秘密的权利主体指依法对商业秘密享有所有权或者使用权的公民、法人或者其他组织。商业秘密可以为多个权利主体同时拥有和使用，只要获得及使用手段合法，如自主研究开发，或者通过反向工程破译他人的商业秘密等。

在国家中医药管理局对 120 家中成药重点企业及其 401 个重要中成药品种的调查

中，企业对 61.8% 的中成药品种采取了技术秘密措施。国内多数中药企业将其中药产品配方作为技术秘密进行保护。其中，云南白药、片仔癀、安宫牛黄丸、六神丸、华佗再造丸、龟龄集是 6 个国家级保密处方。中药商业秘密保护期限与效力受到权利人保密能力的影响。与一般专利不同，国家保密配方没有解密期限。

四、中药新药保护实例

以中药脉络宁注射液为例，其采用的保护方法包括中药品种保护、发明专利、外观设计专利、商标以及国家秘密技术项目等措施进行综合保护。在脉络宁注射液专利基础上，进一步申请了脉络宁口服液及脉络宁氯化钠注射液等改剂型产品。通过新工艺、新技术、新剂型和新用途等脉络宁注射液的二次开发研究，申请了一系列新方法、新用途的专利，构筑了产品专利保护网络。

以当归芦荟丸为例，临床发现其可用于慢性粒细胞性白血病的治疗。企业可以根据这一作用开发服用更方便有效的新制剂，申请药物制剂专利。可以通过临床或药理的比较研究，从当归芦荟丸的 11 味药的组合中寻找优化配比的精简组合；或者以核心药物青黛为主，配伍组合其他中药，从而申请新的药物组合专利。还可以进一步对青黛的提取物及其主要单体成分靛玉红申请抗白血病的专利保护。围绕关键活性成分靛玉红，企业可以进一步构建其专利保护网络。如通过化学修饰的手段，对靛玉红的化学衍生物进行保护；通过化学合成的方法大规模化学合成靛玉红，申请靛玉红的制备工艺专利；通过开发新制剂，申请靛玉红的制剂专利；通过药理学研究，寻找靛玉红的新医药用途，申请用途专利，以及检测和质量控制专利。制药企业在产品的保护时应采取灵活多样的综合性保护策略，充分利用商业秘密保护、中药品种保护和专利保护的方法和手段，实现产品保护利益最大化。

第七章 以中药资源为原料的食品开发

第一节 含中药食品开发的思路与程序

一、含中药食品的概念与分类

含中药食品是指在中医药理论指导下，在食物中加入某些中药原料，并经过专门设计加工而成的食品。含中药食品除了可提供一定的人体营养需求外，一般还具有调节和改善新陈代谢、预防或减少疾病的功能。

含中药食品因具有较好的保健功能，一般被归入保健食品管理，也有仅以原卫生部颁布的既是食品又是药品的名单内中药为原料加入制成普通食品的，则可按普通食品管理。普通食品不限食用人群，可提供营养，但不可宣称保健功能，对食用量一般不作规定。保健食品限于特定人群食用，具有调节机体功能，但不能用于治疗疾病，对人体不产任何急性、亚急性或慢性危害，可以长期限量食用。

国际上对于保健食品并无统一命名，各国的提法略有差异，在欧美各国被称为"健康食品（health food）"，在日本被称为"功能食品（functional food）"。我国原卫生部在1996年3月15日正式定名为保健食品。近年来，保健食品在世界各地发展增长的速度都很快。

《保健食品注册管理办法》（试行）于2005年7月1日正式实施，对保健食品进行了严格定义：保健食品是指声称具有特定保健功能或者以补充维生素、矿物质为目的的食品，即适宜于特定人群食用，具有调节机体功能，不以治疗疾病为目的，并且对人体不产生任何急性、亚急性或者慢性危害的食品。

保健食品分为两大类：一类以健康人为食用对象，以增进人体健康和各项体能为目的，即所谓狭义健康食品或称日常保健食品，它是根据各种不同的健康消费群体如婴幼儿、中老年人、学生、孕妇等的生理特点和营养机能调控的需要而设计的，旨在促进生长发育和维持各种机能活力，强调其成分能充分发挥身体防御功能和调节生理节律的工程化食品。另一类保健食品主要供给健康异常的人食用，以防病为目的的"特种保健食品"，它着眼于某些特殊消费群体，如糖尿病患者、肿瘤患者、心脑血管病患者和肥胖者等特殊身体健康状况的人，强调食品在预防和促进康复方面的调节功能，旨在解决"饮食与健康"问题。目前，国际上所热衷研究开发的此类保健食品主要有抗衰老、抗肿瘤、预防心脑血管疾病、调节血糖、减肥和美容护肤等。

保健食品与一般食品、药品有着本质的区别。一般食品无特定的食用人群及食用量的规定，不强调特定功能（食品的第三功能）。在一般食品中通常也含有生理活性物质，由于含量较低，在人体内无法达到调节机能的浓度，不能实现功效作用，对人体不产生任何急性、亚急性、慢性或其他潜在的健康危害，一般食品的标签不得标示保健功能，且批准文号为"卫食准字"。

保健食品归属于食品范畴，但是具有特定的保健功能。作为食品的一个种类，保健食品具有一般食品的共性，能提供人体生存必需的基本营养物质（食品的第一功能），具有特定的色、香、味、形以增进食欲（食品的第二功能），除此之外，保健食品还含有一定量的功效成分即生理活性物质，能调节人体的生理活性机能，具有特定的功能（食品的第三功能），保健食品中的生理活性物质是通过提取、分离、浓缩，或是添加了纯度较高的某种生理活性物质，使其在人体内达到产生作用的浓度，从而具备了食品的第三功能。保健食品有着丰富的内涵，是食品三大功能的完善体现和结合。保健食品可以是一般食品的形态，也可以使用片剂、胶囊等特殊剂型。保健食品一般有特定的食用范围（特定人群），标签说明书可以标示保健功能，批准文号为"国食健字"。

保健食品与药品的主要区别是保健食品不以治疗为目的，可以声称保健功能，但不能有任何毒性，能够长期食用；而药品是治疗疾病的物质，有明确的治疗目的，有确定的适应证和功能主治，可能有不良反应，有规定的使用期限。保健食品的本质仍然是食品，虽有调节人体某种机能的作用，但它不是人类赖以治疗疾病的物质。对于生理机能正常，想要维护健康或预防某种疾病的人来说，保健食品是一种营养补充剂；对于生理机能异常的人来说，保健食品可以调节某种生理机能，有益于健康恢复。

二、含中药食品开发的现状与发展

我国自古就有药食同源之说，在食品中加入可食用中药是我国独特的文化遗产之一，将食物的营养与药物的功能相结合以发挥营养保健、调理康复的作用极为普遍，被称做"药膳"、"食疗"、"食养"或"食补"。古代流传下来有名的食疗著作就有300多部，现存最早的中医理论经典《黄帝内经》中就提出了食养的概念，唐代名医、药王孙思邈在《备急千金要方》中提出的药食同源品种达154种，后来，他的学生又发展到了214种。宋代陈直的《养老奉亲书》、元代忽思慧的《饮膳正要》等专著中都有关于食疗的记载，在《食疗本草》专著中记载了薏苡仁、芡实、大枣、枸杞、百合、龙眼、核桃、山药、芝麻、莲米等300多种可食性药物。在《神农本草经》、《本草纲目》等记载的动植物药材中，很多都是药食两用的日常食物，其中的活血化瘀、舒经通络、益气养血、滋阴补阳、健脾和胃、疏肝理气、清肝明目、补肾壮阳、清热解毒等功效都是具有代表性的养生保健功效，这些著作对于含中药食品作了多方面的论述，对各类中药在民间的食用习惯、毒副作用等均有较详细的描述，并提出了合理的膳食原则，这些都为含中药食品的开发提供了坚实的理论依据。饮食养生传统已被中国民众普遍接受，各种药膳及宫廷御用补品即是含中药食品的雏形，它们经历了千百年的验证，是非常宝贵、值得发扬传承的财富。含中药食品的研制受到中医学的养生保健理论影响，具有很大的发展空间和优势。

含中药食品是具有中国特色的保健食品，是传统中医食疗与现代新技术相结合的产品，利用中药来开发新型食品，是人类对保健新概念的发展和再认识。从目前已经通过原卫生部审批的保健食品分析来看，无论是在组方设计原则上，还是在制作工艺上，大多数产品都与中医中药传统食疗有关，可以认为现代保健食品是植根于中医药和饮食养生理论这块沃土上的新枝，中药中的营养因子正逐渐为现代医学所认识和解析。

在过去较长一段时期，我国的保健食品研发进展较为缓慢。研发的技术手段相对滞后，功效成分定位不准确，存在着构效关系、量效关系、生物活性成分与功效作用的相关性、药理作用机制、体内代谢过程不明了等问题。在生产方面，工艺较为简单落后、功效成分含量低、产品质量不稳定。中药保健食品原料众多，来源复杂，产地各异，不同的地理、气候条件，以及在采收、加工、运输及贮藏等环节上的疏漏均可能导致产品在安全、有效和质量稳定等方面出现隐患和问题。对于那些添加非食品原料或非食品成分（除监管部门规定的允许药食两用的除外）而生产的食品，不属于保健食品的范畴，应予以坚决取缔和打击。

我国保健食品的兴起是在20世纪80年代末到90年代初。目前，保健食品已成为人们重要的消费品，中医药作为传统的医药卫生和养生文化，是保健食品研制的重要理论基础和物质来源。目前，国际上许多国家政府对保健食品的研究开发高度重视，开发造福于人类健康的保健食品已成为世界上最有前途、最有生气的行业之一，研制开发含中药食品要坚持以中医药理论为指导、以预防和减少疾病为目的、以特定人群为服务对象的原则，挖掘从古代沿用下来的可食用中药材，研制出具有安全性、保健性和营养合理性的中药保健食品，将是今后主要的研究方向和发展趋势，开发具有中国特色的保健食品可以促进民族产业和中医药现代化的不断发展。

三、含中药食品开发的思路与程序

含中药食品是我国具有特色和优势的一个重要领域，在食品和健康事业中占有重要地位，具有营养和保健的双重效用。有报道说，人类疾病中超过3/4是由于饮食不当而引起的，因此，人们对食品的要求越来越高。随着生活水平和保健意识的日益提高，"天然、营养、保健和时尚"成为人们对新型保健食品的追求目标。

（一）含中药食品的开发思路

中药保健食品是在中医药理论指导下研制的具有特定中医药保健功能的食品。这类保健食品的保健功能除了体现原卫生部《保健食品功能学评价程序和检验方法》所规定的各种功能外，还体现中医药理论的特定功效，属于中医药养生和中医防治理论的范畴。对于特定的疾病人群，中药保健食品虽然不以治疗为目的，但可以辅助治疗康复。

总之，中药保健食品必须有特定的人群适用范围，各种特定的功能作用才有科学性和针对性。

要开发出品质优、市场大的含中药食品，并且希望在较快时间内完成，这就需要有一个明确的研究开发思路和程序。

1. 选题科学，符合社会需要　选题是指在研究项目范围内选择研究课题的过程，也是一个发现问题、提出问题的过程，是立题的先决条件与基本依据。含中药保健食品的研制与开发是以保健为主要目的，除应坚持选题的科学性、创新性、可行性原则以外，还要考虑到企业投产后市场接受性与经济效益。发现与提出一个创新性的课题，常常伴随着新的思路、方法与见解。选题得当与否，往往是含中药保健食品研制与开发能否成功的关键，直接影响产品开发的前景，企业的社会与经济效益。

科学性主要体现在选题是否有科学依据、组方是否合理有效、是否符合中医药理论、制剂工艺是否合理、质量标准是否符合部颁标准等。原料选择要考虑是否符合营养、功效、安全的要求，是否容易加工等。而配方更要讲究，是从化学和生物化学角度考察不同配方原料是否会发生不利的化学反应或产生对人体有害的物质，能否产生口味劣变或颜色劣变，即是否发生相克、相畏或相反等现象。特别是同时具有多个功效成分时，它们之间能否功能作用抵消，添加什么样的添加剂更合适等。生产工艺方面，采用什么工艺更合理，更能最大限度地保持营养和功效成分，这些都需要经过科学的实验方法来确定。

含中药保健食品开发的社会效益体现在为社会提供一种高效低毒、安全的新产品，为促进人类健康发挥应有的作用，前提是要被市场所接受。如果一个保健食品的口味不好，往往不能为广大群众所接受，那么即使营养价值再高，功能再好，市场销售也不会好。

要注意开发功能显著、药材资源丰富、成本不高的产品，要准确掌握市场信息动态。例如，目前人口老龄化现象已引起社会广泛关注，如何挖掘延缓衰老、强身驻颜的含中药保健食品就是一个有开发前景的课题。

2. 突出产品特点　中药保健产品是在中医药理论指导下进行研究开发的，具有中国特色和独特的作用。开发新产品，应突出其特色，要选择既有滋补、保健功能，又有独特风味的品种进行开发。要有创新性，体现在组方、剂型工艺、药理药效、质量标准、新技术、新设备等多方面要有新的突破和创意。用现代科学技术对保健食品成分研究，既对已知营养素、功能成分的功能作用进行研究，又对未知功能成分探索。新产品开发应首选人们迫切需求、功效独特而且新颖时尚的保健食品。

3. 技术与法规相结合　除了考虑方法科学、指标先进等技术问题外，还要结合相关的法规综合设计、制订研究方案，以便能顺利通过审评，使新产品尽快投放市场。开发保健食品，应采用安全性有保障的药食两用的中药作为原料，不片面追求新奇，尤其要禁止使用濒危物种和违禁药物。多借鉴现代食品科学发展的最新研究成果，按照食品的各项国际标准，以营养学为主，功效学为辅，对药食同源的含中药产品进行成分分析，开发研制出安全有效、质量可控的含中药食品。

4. 社会效益和经济效益 效益往往成为新产品开发成功的关键。社会效益体现在为社会提供一种安全有效的保健食品，为促进人类健康发挥应有的作用，在保证社会效益的基础上还要有经济效益。经济效益是企业立足之本，要考虑到企业投产后的市场需求与经济效益，产品开发应注意在保证社会效益的基础上追求经济效益。要符合社会需要，在开发新产品之前，首先要进行市场调查，包括目标市场、市场容量、竞争状况、产品价格等。在保证产品确有效果的前提下，选择市场需求量大、竞争产品少、价格适中的品种进行研究开发，将获得更大的利益。

5. 研究方案的可行性 要结合产品的审批要求，设计出一套科学、完整的研究方案。选好研究内容和方法，制订一个详细的实施计划，以便工作有计划、规范化、高效率地进行。为了体现研发队伍、研究方案和技术路线的合理性、可行性，课题组人员要由多学科组成，从专业结构和知识层次上考虑，具体实施时要严格、规范操作，及时、准确记录，严密分析处理，保证实验结果客观、可靠。研究还需要一定的条件保证，如设备经费、药材资源、质量标准是否符合部颁标准等。要注意开发疗效显著、药材资源丰富、成本不高的产品。

6. 申报与审批 研究工作完成后，应及时整理报批资料，向有关审批部门提出申报要求，由审批单位组织有关专家进行资料初审、产品检验、论证等。再由审批单位报上一级继续审评，最后发给批准文号。

7. 投产与销售 企业单位取得生产文号后，即可正式投产。投产前要进一步摸索工艺，使实验工艺能适应大生产的需要，同时还要进一步观察疗效、安全性及质量稳定性。产品要按有关法规的要求，及时开展广告宣传等各种正当竞争手段，尽快拓宽市场。

（二）中药保健食品的发展方向

1. 加强功效成分的研究，准确定位功能 加强中药保健食品的前瞻性、战略性、创新性研究是中药保健食品发展方向。在新的保健食品研发过程中应借鉴现代科技手段和方法，对有效成分进行分析，发现一些结构新颖、功效特异的中药保健食品活性因子，进而揭示原料中的活性成分，准确定位功效成分，明确量效关系，开发出适应国内外市场需求，质量要求与国际接轨，被广泛认同和接受的新型中药保健食品。

2. 加强中药保健食品的理论研究 中药保健食品研制要充分利用和发挥中医传统食疗优势，配方合理，突出整体协调作用，发挥中医药学的特点和优势，在传统的养生食疗基础上发扬光大、突破创新。同时，加强中医整体观理念与辨证论治方法的研究，体现出中药保健食品辨证论食与整体调节的理念。

3. 采用高新技术研究生产 未来中药保健食品的核心竞争力必将取决于科技含量，中药保健品企业只有不断更新技术和提高技术含量，使产品从低水平重复、低层次的价格战及广告战中走出来，转向高层次的技术战、服务战，满足消费者需求，才有可能在保健食品市场上立于不败之地。中药保健食品行业在研制时要按中国国情，结合国际标准改进生产装备，完善工艺，更新改造中小企业的落后技术装备，解决生产工艺滞后问题，以高新技术为主导，要注重现代生物工程、膜分离、超临界萃取、微波、微胶囊、超细微粉、低温冷冻干燥等高新技术的应用，以提高产品的附加值和技术含量。与此同时，积极培养专业技术人才，促进科研成果的转化，进而推动中药保健食品行业的快速发展。

4. 建立含中药食品的完整的管理体系

（1）建立中药食品的完整的科学管理体系　在保健食品审批过程中，要尽快形成一套完善的验证系统，包括中医现代化系统，中药质量、毒理安全及临床功效评估验证系统，实验分析方法的标准化系统和配套系统，从而保证保健品审批程序更为科学规范，进而与国际接轨。

保健食品应有营养、功效成分的含量及符合食品的通用卫生标准，不能明确功效成分的则必须有与保健功能相关的主要原料，并应进行食品安全性毒理学评价及功能学评价，然后按程序申报，经国家卫生部门审批。

（2）认识食品与药品的本质区别　明确保健食品概念，认识食品与药品的本质区别，不能把保健食品简单理解成加药食品。食品与药品的本质区别在于是否存在毒副作用，药物在治病的同时会出现程度不同的副作用，而保健食品则绝不能带任何毒副作用，且要求满足食用者心理和生理要求。目前，市场上一些所谓的保健食品带有明显异味，也没有标明任何功能成分，如果把添加各种中草药的食品当做保健食品让人们大量食用，药物中的毒副成分就可能会在体内积聚，如果一些消费群体本身体质虚弱，对毒副成分抵抗力差，很有可能出现事与愿违的情况。同时，保健食品也不是药品，把保健食品当药使用会贻误病情。美国食品与药物管理局早已通过一项药物管理法，从 1994年 1 月 1 日起对中草药进行严格管制，各种中草药除了要进行动物实验外，还要进行 3个阶段的人体试验，这一管理办法适用于含中草药的食品添加剂及加工食品。

（3）发现并解决目前保健食品存在的问题　目前，我国保健食品的现状出现了许多令人担忧的问题，将保健食品混同于一般食品或药品进行宣传，是一些保健食品生产企业进行违法宣传的惯用手段。在保健食品快速发展过程中，由于研究和生产尚未纳入科学轨道，保健食品出现了一哄而上、鱼目混珠、粗制滥造，甚至危害人体健康的现象，损害消费者利益，给整个行业造成不良影响。

我国保健食品大多数缺乏功能学评价及安全性毒理学评价资料，产品中更无有效成分及其含量标识，缺乏严格的管理方法、生产标准、审批制度和功能学评价机构及广告宣传管理。一些企业不负责任的商业广告宣传，已成为消费者正确选择保健食品的一大障碍。有些企业在产品研究申报时，原料中加足了保健有效成分，而在批量生产时，投入的有效成分微乎其微；有的企业因受生产技术条件的限制，产品质量难以保证；还有些经销单位销售过期或假冒的保健食品。

自从 2005 年国家食品药品监督管理局出台《保健食品广告审查暂行规定》后，保健食品广告监管才有法可依。但是，部分保健食品企业仍然无视法规，违背《保健食品广告审查暂行规定》，篡改审批内容，扩大适用人群，夸大产品功效，使用消费者名义宣传，断言或保证产品功效，以新闻报道形式发布广告，未标明应标注内容，进行违法宣传。所以，加大对保健食品广告市场的监管力度成为了当务之急。总之，在人们注重天然、回归自然的今天，与中医同源的含中药食品，将会在传承中医药理论基础上，更多地汲取现代营养健康意识，立足于我国的现有资源，以天然绿色的兼具"食疗"、"食养"的中国特色为基础，注重国际上保健食品着重差异性和适应性，顺应个性化、系列化潮流，建立统一规范的质量评价体系，将会真正为中医食疗学带来勃勃生机，形成独特的、有竞争力的保健食品行业。保健食品是一项涉及多部门、多学科、多行业的新兴产业，为使其协调、持续、良好地发展下去，各有关部门应共同努力，加大发掘中医食疗宝库的力度，研究出具有中国特色的保健食品。

第二节　含中药普通食品的研究与开发

民以食为天，食物就像水和空气一样是维持人体正常生理功能最重要的物质基础，它为人们提供维持生命所需要的营养物质，同时也提供美味享受，有些食物还具有调节机体功能的作用，如大枣、赤小豆、山楂、核桃、杏仁、蜂蜜、小茴香、南瓜子等，不仅是人们经常食用的营养丰富的可口食物，而且还具有一定的药效，具有中药特有的"药食同源"的特点。

一、含中药普通食品的研究

含中药普通食品是指在供人们食用或饮用的普通食品中添加了药食两用的食品或中药，这些添加物在我国有食用传统，民间广泛食用，但同时又是在中医临床中使用的物品。

含中药普通食品在我国有十分悠久的应用历史，其"药食同源"、"食补"、"食疗"等思想早已作为一种饮食文化和保健意识深深地植根于普通百姓心中。实际上，饮食的出现要比医药早得多，因为人类为了生存、繁衍后代，就必须摄取食物，以维持身体代谢需要。经过长期的生活实践，人们逐渐了解了哪些食物有益，可以食用；哪些有害，不宜食用。通过讲究饮食，使某些疾病得以医治，而逐渐形成了药膳、食疗的思想和传统。目前，在中药普通食品研究中，既保留了传统的中药普通食品的"药性"，又融入了现代医学、营养学、生理生化学、食品科学和食品工程学等多门学科。

（一）中医药传统理论和实践的指导

中国人几千年来的生活体验，已经把食物和医药融为一体，演化出"药食同源"的文化，诸多古代医药文献中记载了药食同源的理论与实践。我国传统中医学重视预防，而预防之道在于遵循自然治疗之原则，因此，含中药普通食品在保健养生上须求其所宜、避其所忌，十分重视对症使用。所以，在研究中应选择适当的中药原料，开发具有多种针对性的普通食品，以满足市场需要。

按药食同源的观点，食品也和中药一样，有其补泻、温凉等特点，了解食物的这些特点，才能针对体质的寒热、虚实加以区别应用。

1. 补泻性质 补性食品可以增强人的抵抗力，增强元气，适宜虚弱体质者食用，而实证体质者服用则反易造成便秘、排汗不畅，病毒积存体内，引发高血压、发炎、中毒等不良症状，如龙眼肉、枸杞子等；泻性食品则可协助将病毒由体内排出，改善实证体质者的便秘、充血、发炎等症状，而体质虚弱者则可能会因食用过多而造成下痢，身体更虚弱，降低对病毒的抵抗力，如决明子等。

2. 温凉性质 温性食品可以使身体产生热能，增加活力，改善其衰退、萎缩、贫血等不良机能，若热性体质者食用则会产生兴奋过度或机能亢进，从而造成失眠、红肿、充血、便秘等情况，如肉豆蔻、肉桂、丁香等；凉性食品可以使精神镇静，对身体有清凉及消炎的作用，改善亢进的身体机能，抑制兴奋性，消除炎症、肿胀、充血等症状，若寒性体质者过度食用则会使寒证及贫血等症状更严重，如蒲公英、槐花、金银花等。此外，日常食用的蔬果中，温性食品如韭菜、大葱、大蒜、辣椒、姜、胡椒、南瓜、大头菜、荔枝、番石榴、木瓜；凉性食品如芹菜、菠菜、白菜、空心菜、番茄、萝卜、丝瓜、苦瓜、黄瓜、海带、西瓜等，平时可以根据自身情况及时令变化适时选择适宜的食物进行调补，以达到调理身体寒热虚实的作用。

传统食疗是在中医理论的指导下，研究食物对于健身养生与调节生理功能的实践，注重辨证论治，但由于大多数来自于实践经验，缺乏现代科学实验的分析和论证，与现代营养学存在着较大的差异，它的发展受到一定的限制。

（二）现代科学在含中药普通食品研发中的应用

含中药普通食品由于具有对身体的生理调节功能，所以又属于功能食品范畴。自20世纪60年代，日本提出功能食品的概念以来，功能食品在世界上发展迅猛，尤其在日本、欧美等发达国家，功能食品已成为重要的食品产业。我国自20世纪80年代以来，功能食品产业也获得了长足的发展。参考功能食品的分类方法，含中药普通食品根据功能大致可以分为增强体质、辅助改善病症、调节生理功能和抗衰老等几类，如增强体质类的紫苏子可以降低过敏反应，山药、枸杞等可以增加免疫力；辅助改善病症类的山楂、槐花、菊花等可以改善高血压症状，葛根、山楂等可以改善心脏病症状，芍药、枸杞子等可以改善糖尿病症状，真菌类可以预防肿瘤，决明子、山楂、杏仁等可以控制胆固醇；龙眼肉、大枣、阿胶等可以调节造血功能，酸枣仁、茯苓、龙眼肉等可以调节神经中枢，鸡内金、山楂、橘皮、砂仁、佛手、薏苡仁等可以调节消化功能；而蜂蜜等可以抗衰老。从食品组成成分、生产和加工形式看，含中药普通食品属于纯天然食品。

在传统食疗经验的实践基础上，对其所含有的活性成分进行化学、药理等方面的分析研究，从科学的角度阐明其作用的物质基础，可以更有效地促进其在医疗保健方面的作用。如酸枣仁中三萜皂苷具有镇静、镇痛、催眠、抗惊厥等作用；决明子中含有的游离蒽醌及结合蒽醌具有降压、降血脂、抗菌、治疗便秘等作用。

目前，我国对含中药普通食品的研究多集中在根据食品中的各类营养素功能来推断食品的生理调节功能，少数是通过人体及动物实验证明食品中某些营养素对人体具有某种生理调节功能而设计生产食品，但具体生理活性物质的成分、化学结构、含量及作用机制等方面的研究相对较少。此外，由于中药立法在我国尚处于初级阶段，相关法律跟进、完善具有滞后性，导致很多传统食疗配方或具有药食同源特点的食品或中药由于暂未列入普通食品或新资源食品范畴而不能以普通食品的身份进入市场，从而影响了含中药普通食品产业的发展。需要相关法律的完善以及药理毒理等安全性试验相配合，才能最终改变这一局面。

（三）含中药普通食品研究与开发的现状

随着人们生活水平不断提高和生产技术的发展，人们对食品的质量和品种要求日益增长，人们不再满足于单纯吃饱，更关注食品的安全、卫生、健康、营养。所以，如何深入发掘含中药普通食品的价值，更好地满足人们对饮食与健康的需要，为社会创造更大的经济价值具有重要的意义。

1. 挖掘具有特殊调补功效的含中药普通食品　通过药理毒理等相关试验，对民间传统使用的具有保健价值的中药材或食品进行安全性评价，证明其食用安全性，使其以新资源食品的身份进入含中药普通食品范畴，不但可以促进相关药食同源产品名单的更新，而且对《食品安全法》也是一个补充，从而从法律上保护和促进了很多传统的具有保健价值的中药材或保健配方能合法地进入普通食品范畴，不但防止了传统保健配方的遗失，满足了人们对食疗保健方面的需要，同时也使食疗传统文化与市场紧密结合，促进了含中药普通食品产业化的发展。如夏枯草成为可做凉茶的新资源食品后，成功地使岭南凉茶这一传统饮食文化与市场紧密结合，使国内凉茶市场突破了瓶颈，成为人们夏日必备的消暑饮料，尤其是在吃火锅、麻辣油腻等刺激性食物后更是不可缺少。再者，像一些昆虫类食品如蚕蛹、蝎子、蝗虫等被批准进入新资源食品或普通食品后，大大地丰富了含中药普通食品的种类，其蛋白质含量高、氨基酸种类齐全、维生素和微量元素丰富，以及含有多种生理活性物质等特点，越来越受到普通百姓的认可和欢迎。

2. 利用现代高新技术开发高品质的含中药普通食品　随着科学技术的发展，食品的生产集中了许多高新技术，如膜分离技术、CO_2超临界萃取技术、生物工程和基因工程（酶应用、重组 DNA、细胞融合、组织培养）技术、低温粉碎技术、低温真空技术、微胶囊技术、重组仿生技术、高压灭菌技术、保鲜技术等。这些新技术、新工艺、新设备的应用可以最大限度地保留营养素及活性成分的活力，提高它们在含中药普通食品中的稳定性。此外，加强营养素及活性成分的结构、安全性评价、构效和量效关系的研究，从分子、细胞、器官水平上研究其作用机理和毒性作用，同时积极从天然的含中药普通食品或原料中寻找新的营养素及活性成分，从而扩大含中药普通食品的保健价值。如利用硒元素强化培植生物转化技术，培育出富硒茶、富硒灵芝、富硒枸杞、富硒蜂蜜等含中药普通食品，这些食品具有保护肝脏、增强机体免疫力、预防肿瘤、糖尿病及心脑血管疾病等作用。又如，通过微生物发酵技术，将米糠、发芽糙米等普通食品转化为富含 γ-氨基丁酸（GABA）的食品后，具有很好的降压、改善脑机能、保肝、改善肾功能等多种保健作用。

二、含中药普通食品的原料与质量控制

普通食品的原料主要为植物性食品原料和动物性食品原料。植物性食品在各种食品中是最基本的和最重要的，它的营养如谷类、薯类富含糖质，是主要的热能来源；豆类及其他作物种子是蛋白质、脂质的主要来源；蔬菜、水果、海藻、食用菌类是无机质和维生素的主要来源。除了植物性食品外，还有动物性食品，主要包括肉类、蛋类、乳制品、鱼贝类等。

含中药普通食品是指在上述普通食品原料的基础上添加一至数味药食两用的中药，以达到增强体质、调补身体的目的。含中药普通食品必须满足食品的所有条件，它不同于含中药保健食品，更不同于药品。具体表现在 3 个方面：①看批准文号：含中药普通食品属于普通食品范畴，普通国产食品只有卫生许可证号，其标示为"×（批准省市简称）卫食字［××××］第××××号"。含中药保健食品属于保健食品范畴，其批号为上下两行，上行为"国食健字××××"，下行为"国家食品药品监督管理局批准"。药品的批号为"国药准字"开头。②看标志：保健食品的标志为天蓝色的保健食品专业标志（俗称"小蓝帽"），与保健食品批号并列或上下排列；含中药普通食品无此标志。③看标签说明：含中药保健食品的标签上标有配料名称、功效成分、保健作用、适宜人群、食用方法等内容。药品的标签上标有主要成分、功能与主治、用法、用量与禁忌等。含中药普通食品不应出现功效、保健作用等内容，一般不限定人群，对食用量不作规定。

（一）含中药普通食品原料的界定

国家主管部门对在普通食品中添加的中药原料具有严格规定，其主要原则是安全无毒、符合民间的饮食习惯且对服用者健康有利。

1. 原卫生部于 2002 年发布《关于进一步规范保健食品原料管理的通知》，规定"既是食品又是药品的物品名单"，共 87 个，主要是中国传统上有食用习惯、民间广泛食用，但又在中药临床中使用的物品。物品名单如下：

丁香、八角茴香、刀豆、小茴香、小蓟、山药、山楂、马齿苋、乌梢蛇、乌梅、木瓜、火麻仁、代代花、玉竹、甘草、白芷、白果、白扁豆、白扁豆花、龙眼肉（桂圆）、决明子、百合、肉豆蔻、肉桂、余甘子、佛手、杏仁（甜、苦）、沙棘、牡蛎、芡实、花椒、赤小豆、阿胶、鸡内金、麦芽、昆布、枣（大枣、酸枣、黑枣）、罗汉果、郁李仁、金银花、青果、鱼腥草、姜（生姜、干姜）、枳椇子、枸杞子、栀子、砂仁、胖大海、茯苓、香橼、香薷、桃仁、桑叶、桑椹、橘红、桔梗、益智仁、荷叶、莱菔子、莲子、高良姜、淡竹叶、淡豆豉、菊花、菊苣、黄芥子、黄精、紫苏、紫苏子、葛根、黑芝麻、黑胡椒、槐米、槐花、蒲公英、蜂蜜、榧子、酸枣仁、鲜白茅根、鲜芦根、蝮蛇、橘皮、薄荷、薏苡仁、薤白、覆盆子、藿香。

上述名单中的中药可作为生产普通食品的原料，也可以作为生产保健食品的原料。

2. 原卫生部在 2007 年、2009 年分别发布《关于"黄芪"等物品不得作为普通食品

原料使用的批复》及《关于普通食品中有关原料问题的批复》，规定原卫生部在 2002 年公布的"可用于保健食品的物品名单"中所列物品仅限用于保健食品，共114 个，物品名单如下：

人参、人参叶、人参果、三七、土茯苓、大蓟、女贞子、山茱萸、川牛膝、川贝母、川芎、马鹿胎、马鹿茸、马鹿骨、丹参、五加皮、五味子、升麻、天门冬、天麻、太子参、巴戟天、木香、木贼、牛蒡子、牛蒡根、车前子、车前草、北沙参、平贝母、玄参、生地黄、生何首乌、白及、白术、白芍、白豆蔻、石决明、石斛（需提供可使用证明）、地骨皮、当归、竹茹、红花、红景天、西洋参、吴茱萸、怀牛膝、杜仲、杜仲叶、沙苑子、牡丹皮、芦荟、苍术、补骨脂、诃子、赤芍、远志、麦门冬、龟甲、佩兰、侧柏叶、制大黄、制何首乌、刺五加、刺玫果、泽兰、泽泻、玫瑰花、玫瑰茄、知母、罗布麻、苦丁茶、金荞麦、金樱子、青皮、厚朴、厚朴花、姜黄、枳壳、枳实、柏子仁、珍珠、绞股蓝、胡芦巴、茜草、荜茇、韭菜子、首乌藤、香附、骨碎补、党参、桑白皮、桑枝、浙贝母、益母草、积雪草、淫羊藿、菟丝子、野菊花、银杏叶、黄芪、湖北贝母、番泻叶、蛤蚧、越橘、槐实、蒲黄、蒺藜、蜂胶、酸角、墨旱莲、熟大黄、熟地黄、鳖甲。

这些品种经 SFDA 批准可以在保健食品中使用，一般不得作为普通食品原料生产经营。

3. 原卫生部于 2007 年发布了《新资源食品管理办法》，对新资源食品进行了界定，明确规定凡属于新资源食品的如需开发用于普通食品的生产经营，应按照《新资源食品管理办法》的规定申报批准，并发布了"新资源食品名单"，具体名单如下：

（1）中草药和其他植物 人参、党参、西洋参、黄芪、首乌、大黄、芦荟、枸杞子、巴戟天、荷叶、菊花、五味子、桑椹、薏苡仁、茯苓、广木香、银杏、白芷、百合、山苍子油、山药、鱼腥草、绞股蓝、红景天、莼菜、松花粉、草珊瑚、山茱萸汁、甜味藤、芦根、生地、麦芽、麦胚、桦树汁、韭菜子、黑豆、黑芝麻、白芍、竹笋、益智仁。

（2）果品类 大枣、山楂、猕猴桃、罗汉果、沙棘、火棘果、野苹果。

（3）茶类 金银花茶、草木咖啡、红豆茶、白马蓝茶、北芪茶、五味参茶、金花茶、胖大海、凉茶、罗汉果苦丁茶、南参茶、参杞茶、牛蒡健身茶。

（4）菌藻类 乳酸菌、脆弱拟杆菌（BF -839）、螺旋藻、酵母、冬虫夏草、紫红曲、灵芝、香菇。

（5）畜禽类 熊胆、乌骨鸡。

（6）海产品类 海参、牡蛎、海马、海窝。

（7）昆虫爬虫类 蚂蚁、蜂花粉、蜂花乳、地龙、蝎子、壁虎、蜻蜓、昆虫蛋白、蛇胆、蛇精。

（8）矿物质与微量元素类 珍珠、钟乳石、玛瑙、龙骨、龙齿、金箔、硒、碘、氟、倍半氧化羧乙基锗（Ge -132）、赖氨酸锗。

（9）其他类 牛磺酸、SOD、变性脂肪、磷酸果糖、左旋肉碱。

从以上法规可以看出，原卫生部发布的"既是食品又是药品的物品名单"中所涉及的中药可以作为普通食品直接添加到含中药普通食品中，而其他具有药食同源特点但界限模糊的中药在未经原卫生部批准的前提下，不得作为普通食品原料生产经营。这些药食两用的中药有些属于新资源食品名单中的中药，有些不属于新资源食品的中药可以通过食品安全性试验后申请成为新资源食品，然后再根据《新资源食品管理办法》的规定申报其开发用于普通食品的生产经营，这就为很多传统民间食用的药食两用但目前暂不属于"既是食品又是药品的物品名单"中的中药进入普通食品范畴创造了条件。此外，新资源食品并非一成不变，原卫生部根据新资源食品的使用情况，适时公布新资源食品转为普通食品的名单，作为普通食品管理的"新资源食品名单"把新资源食品划入普通食品之列，如油菜花粉、玉米花粉、松花粉、向日葵花粉、紫云英花粉、荞麦花粉、芝麻花粉、高粱花粉、魔芋、钝顶螺旋藻、极大螺旋藻、刺梨、玫瑰茄、蚕蛹等。

（二）含中药普通食品的质量控制

食品是人类赖以生存的第一条件，其质量的好坏直接影响人们的身体健康，含中药的普通食品由于添加了中药成分更应确保其食用安全性。

含中药普通食品的质量控制就是为了保护消费者，确保食品在生产、加工、贮存和销售过程中的安全、卫生及适于人类食用，并由国家或地方主管部门实施的强制性法律行为。

1. 原料的质量控制　制定监控程序，严格把好质量关。原料质量验收员要对每一批每一品种做好抽样检验和验收记录，供应商需提供出厂质检报告和产品合格证明。对于不合格产品开具不合格处理单，进行退货处理，拒收进货检验结论与标准不符的原料。对供应商每年进行实地考察一次，评价供应商供货情况，每半年对每一供应商的原料送检化验一次，另外，对每个供应商的首批原料要送检化验。此外，对普通食品中添加的中药或药食两用食品必须是原卫生部"既是食品又是药品的物品名单"中的中药，其他中药在未经安全性评价的前提下不得作为生产普通食品的原料添加。

2. 加工过程中的质量控制　在原料领用、配料、投料、搅拌、加工等过程中，可能会有外来异物进入，所以在这些工序操作过程中都应避免出现潜在的生物性、化学性、物理性危害。在包装过程中，一定要注意生产包装设备和环境卫生，在该操作车间，操作人员要二次更衣，每两小时对操作台进行清理、清洁工作，休息期间打开紫外灯进行空间灭菌消毒，每天对环境微生物进行检测，确保操作环境的清洁，避免微生物对产品污染。

3. 流通分配过程中的质量控制　食品在流通分配过程中的保藏主要有常温保藏和冷藏保藏，所以运输工具或运输箱的类型必须符合食品本身的性质和规定运输方式的要求。为了不造成交叉污染，运输食品的运输工具和集装箱应保持良好的清洁工作状态。当使用同一运输工具和集装箱运输不同种类食品或非食品时，必须将不同食品或将食品与非食品进行有效分开，在整货前应对运输工具和运输箱进行清洁，必要时还应进行消毒。在某些情况下，尤其是大批量运输时，运输箱和运输工具应指定和标明"仅限食品使用"，而且只能按指定的用途来使用。

随着先进的管理理念不断引入食品领域，含中药普通食品在质量控制方面不断获得新的发展。如利用 GMP 管理模式对整个食品生产全过程制定一系列控制措施、方法和技术要求，从而建立起一套重视生产过程中产品品质与质量安全的自主性管理体制，或者说是一种具体的产品质量保证体系。

除此之外，近年来发展起来的一种先进的现代食品卫生质量控制系统（HACCP）即危害分析和关键控制点。这一系统的基础理论是食品的微生物、化学和物理危害等状态是食品整个生产过程的一系列环节中各种因素（包括从原材料生产、加工到成品经营、销售及售后使用等）的综合结果。因此，只有当我们全面考虑这一全过程的所有环节，食品的微生物安全性才能得到保证。所以，HACCP 提出，必须加强食品生产过程的各个环节，特别是那些敏感、薄弱的环节（即关键控制点）的监督、检测，以便随时发现问题，实现反馈控制，从而尽早发现及时排除一切可能出现的危害，确保食品卫生安全。由于 HACCP 以一种全面、连续的观点，对食品的卫生质量做出评价和控制，大大提高了食品卫生安全系数。因而，自它出现以来，已越来越受到世界各国食品生产及卫生质量监督管理部门的重视。实施 HACCP 所需要的各种检测方法和仪器正在积极进行研究，预计 HACCP 将被列入国际食品法中。此外，日本食品工业还将推行制造过程综合卫生控制（CSCMP）认证体系，CSCMP 是 HACCP 体系及 GMP 制度的融合。

在技术方面，随着新技术、新设备的不断使用，在含中药普通食品的原料和产品的检测方面也取得了重大突破。传统的食品真伪优劣鉴别方法主要是通过测定食品中某个标识成分的含量，再与同类型的真实样品的文献记载的含量进行比较，这种方法耗时、成本高。随着掺伪技术的提升，掺入的物质在外观、物理化学性质上非常相似，同时食品本身成分复杂，传统方法难以得出正确结果。另外，食品的成分常常随产地、采收时间、食品的种类有很大差异，这也为食品真伪鉴别带来了困难。20 世纪 80 年代以后，化学计量学结合原子吸收、原子发射、红外、色谱、质谱等分析技术在食品掺伪分析中得到广泛应用。目前，能够非常有效地处理大量数据的统计方法有主成分分析（PCA）、聚类分析（CA）、简易分类算法（SMICA）、偏最小二乘（PLS）、线性判别（LDA）和人工神经网络（ANN）等。

三、含中药普通食品的申报与审批

含中药普通食品属于普通食品范畴，所有对这类食品的申报和审批应该符合普通食品的必备条件。其添加的中药应为原卫生部发布的"既是食品又是药品的物品名单"中的中药。不属于名单中的中药但已被列入"可作为普通食品管理的新资源食品名单"的，作为普通食品管理，对于属于"可作为普通食品管理的新资源食品名单"的中药需按照《新资源食品管理办法》的规定进行申报和审批。

（一）食品生产加工企业申请"食品生产许可证"应当符合的条件

1. 符合法律、行政法规及国家有关政策规定的企业设立条件，持有卫生部门核发的食品卫生许可证和工商部门核发的营业执照。

2. 必须具备保证产品质量的环境条件。

3. 必须具备保证产品质量的生产设备、工艺装备和相关辅助设备，具有与保证产品质量相适应的原料处理、加工、贮存等厂房或者场所。

4. 食品加工工艺流程应当科学、合理，生产加工过程应当严格、规范，防止生食品与熟食品，原料与半成品、成品，陈旧食品与新鲜食品等的交叉污染。

5. 食品生产加工所用的原材料、添加剂等应当无毒、无害，符合相应的强制性国家标准、行业标准及有关规定。

6. 必须按照合法有效的产品标准组织生产。食品质量必须符合相应的强制性标准以及企业明示采用的标准和各项质量要求。

7. 食品生产加工企业法定代表人和主要管理人员必须了解与食品质量安全相关的法律法规知识；必须具有与食品生产相适应的专业技术人员、熟练技术工人和质量检验人员，并持证上岗。从事食品生产加工的人员必须身体健康，没有影响食品质量安全的传染病和其他疾病。

8. 应当具有与所生产产品相适应的质量检验和计量检测手段。企业应当具备产品出厂检验能力，检验、检测仪器必须经检定合格后方可使用。不具备出厂检验能力的，必须委托符合法定资格的检验机构进行产品出厂检验，并签订委托检验协议。

9. 食品生产加工企业应当建立健全内部产品质量管理制度，实施从原材料进厂到产品出厂的全过程质量管理，严格实施岗位质量规范、质量责任以及相应的考核办法，实行质量否决权。

10. 贮存、运输和装卸食品的容器包装、工具、设备必须无毒、无害，保持清洁，防止对食品造成污染。

11. 食品包装材料必须清洁、无毒、无害，符合国家法律法规的规定及强制性标准要求。标识中内容必须真实，符合国家法律法规的规定，并符合相应产品标准的要求，且不得出现功效、保健作用等内容。

（二）"食品生产许可证"的申请

1. 食品生产加工企业可以到企业所在地的市（地）级质量技术监督部门提出办理"食品生产许可证"的申请，也可以到省级质量技术监督部门提出办证申请。持国家工商行政管理部门颁发营业执照的企业，应当到省级质量技术监督部门提出办理"食品生产许可证"的申请。

2. 食品生产加工企业凡具有营业执照的，必须单独申请"食品生产许可证"。隶属于集团公司和经济联合体并有营业执照的分公司或生产厂点，必须独立申请"食品生产许可证"；没有营业执照的分公司、生产厂点可以由集团公司统一申请"食品生产许可证"，但是其所有的生产厂点必须在申请书上注明。

3. 出口食品生产加工企业，其产品在中华人民共和国境内销售的，应当按照本规定，取得"食品生产许可证"。

4. 食品生产加工企业申请"食品生产许可证"必须按照规定要求填写《食品生产许可证申请书》，并提交工商营业执照、食品卫生许可证、企业代码证（复印件），企业厂区布局图和生产工艺流程图，企业产品标准（以上材料一式三份），企业质量管理文件一份。每个企业每个申证单元分别填写申请书。

（三）"食品生产许可证"的受理和审查

1. 省级质量技术监督部门按照国家质检总局的部署，统一组织实施受理"食品生产许可证"申请、审查申请取证企业的生产必备条件、审核审查结论等工作。

2. 省、市质量技术监督部门负责组织审查组，并对审查组的工作进行监督管理。

3. 省级、市（地）级质量技术监督部门接到企业申请材料后，组织审查组完成书面材料的审核工作并通知企业。

4. 对于书面材料审查合格的企业，省质量技术监督部门组织审查组和检验机构对企业的生产必备条件、检验能力进行现场审查，对现场审查合格的企业，由审查组现场抽封样品。

5. 经审查符合发证条件的，由省级质量技术监督部门统一汇总，并上报国家质检总局。

6. 经审查不符合发证条件且企业没有提出异议的，质量技术监督部门书面通知企业，企业自接到《食品生产许可证审查不合格通知书》之日起，应当认真整改，两个月后方可再次提出取证申请。

7. 以集团公司和经济联合体统一申请"食品生产许可证"的，其所有生产厂点都应当进行审查，并且每个生产厂点全部要达到要求后，方可给予审查合格的结论。

8. 对于已获得出入境检验检疫机构颁发的"出口食品厂卫生注册证"的企业，或者已经通过 HACCP 体系评审的企业，审查组在进行现场审查时，可以简化或者免于生产必备条件审查。

9. 企业营业执照注册地和生产地非同省份的，由企业营业执照注册地的省级质量技术监督部门负责受理企业申请，并致函企业生产场所所在地的省级质量技术监督部门；生产场所所在地的省级质量技术监督部门负责在规定的时间内组织申证企业必备条件审查和发证检验，并将审查结论反馈给企业营业执照注册地的省级质量技术监督部门。

（四）"食品生产许可证"的颁发

1. 国家质检总局收到省级质量技术监督部门上报的符合发证条件的企业名单后，在 10 个工作日内核准批复。

2. 省级质量技术监督部门根据国家质检总局的批复，将"食品生产许可证"发给符合发证条件的生产企业。企业营业执照注册地和生产场所非同省份的，由营业执照注册地的省级质量技术监督部门将"食品生产许可证"发给符合发证条件的生产企业。

3. "食品生产许可证"有效期一般为 3～5 年。不同"食品生产许可证"的有效期限在相应的《实施细则》中规定。

第三节　含中药保健食品的研究与开发

含中药保健食品是在保健食品的组方中加有按规定可允许使用的中药原料的保健产品。含中药保健食品适宜于特定人群食用，具有安全性和功能性两大特点，对人体不产生任何急性、亚急性或慢性危害，具有一定的身体调节作用。含中药保健食品与药品有严格的区分，不能治疗疾病，不能取代药物对病人的治疗作用。

一、含中药保健食品的研究

含中药保健食品的研究与普通食品有诸多差异。首先，围绕保健食品声称的保健功能必须进行一系列必要的实验研究。同时，在适应人群、服用剂量、安全性及质量标准等方均必须进行较深入的研究。

（一）含中药保健食品的组方原则

1. 以中医药理论为指导　中医药有数千年的悠久历史，在长期的实践中形成独特的理论体系。因此，含中药保健食品的组方设计，应以中医药理论为指导，即整体观念、辨证论治以及中药的药性理论，并重视中药的现代科学研究成果，以体现中医药精髓与现代科学的完美结合。

2. 注意调护脾胃，预防为主　脾胃是人体脏腑中的重要器官，为"后天之本"、"气血生化之源"。中医调护脾胃的常用方法是在方剂中加入具有消导、温中、理气、芳香化浊作用的中药，以增进脾胃的受纳、运化的功能。坚持以预防为主的原则，使机体内环境保持相对的平衡，从而避免疾病的发生，故中药保健食品的组方应该具备性味平和、安全无毒、功能显著的特点，适用于长期服用。

3. 注意饮食宜忌　中药配伍讲究"十八反"与"十九畏"，饮食疗法中也同样有饮食宜忌原则。在设计含中药保健食品时应注意食物与食物、食物与中药、中药与中药之间的配伍禁忌，虽然古代文献中记载的某些配伍禁忌尚缺乏实验依据，但可以作为参考。

4. 符合市场需要　研制开发含中药保健食品在组方设计上要考虑到国际、国内市场的需要，有针对性地开展研究工作。重点开发容易发挥中医药优势，用于预防疾病、调理康复等具有特色功能的常用产品，要结合现代生活所带来的新的健康问题，如空调综合征、慢性疲劳综合征的防治等。组方应符合国际惯例和拟进入国家的当地法规，剂型应顺应进口国家的习俗等，选择人们迫切需要、功效独特、形式新颖的中药保健食品，使其顺利进入国际、国内市场。

5. 突出产品特点　含中药保健食品的研制应突出其特色，选择既有滋补、保健功能又有特色的品种进行开发。例如，可采用中药材新的药用部位、中药材人工制成品、新发现的中药材、中药材中提取的单一成分或有效部位等，单独使用或组成复方。对于这类产品的开发，首先应完善组方中各组成原料的质量标准，再结合中医药理论进行组方，可以组织有经验的医生、科研人员，根据临床和市场的需要，选定药味拟定新组方。这类组方的特点是理论性强，且有一定的临床实践经验可借鉴，但需要对其进行功能学、安全性评价，研制开发的前期工作量比较大。

目前，国际市场对含中药保健食品研发的兴趣日渐高涨，欧美国家将银杏叶的某些提取成分制成口香糖、巧克力等保健食品。因此，对于当前的保健食品科研、生产厂家而言，当务之急是要加强深层次研究，开发出有科技含量的含中药保健食品。

6. 严格遵守法规　保健食品在我国有严格的界定，《保健食品管理办法》及随后颁发的一系列规定、标准等法规性文件使保健食品的研制和生产有法可依，任何单位和个人在研制和开发保健食品时都要严格遵守国家对保健食品研制等所指定的法规要求进行组方设计、制订方案，才能顺利通过评审，使新产品尽快投放市场。

7. 提高研制生产效率　配方应尽量简单，配方中所用的食品原料和配料应该是容易采购的，最好不要采用需要长距离运输的原料；制备加工不要太复杂，设备尽量简化，应采用比较先进的技术工艺和设备。

研制含中药保健食品还应注意以下问题。

（1）**规范性**　严格按照政府颁发的各项规定、标准等法规性文件依法办事。

（2）**科学性**　指保健食品研制时配方、原料选择、添加剂加入、功效成分确定、生产工艺设计都应科学合理。

（3）**市场接受性**　有些保健食品原料可能带有人们不易接受的异味或口感，需要在研制时进行适当的加工处理或调制。

（4）**生物利用率**　指保健食品的营养性以及在体内消化吸收和可利用程度。

（5）**价格**　无论是在国内还是国外销售，都要考虑消费者可以接受的价格。

（6）**耐贮藏性**　具有较长时间的保质期和容易贮藏是产品具有生命力的重要环节。

（7）**效率**　从配方设计、原料配料采购、加工程序、生产线技术工艺和设备等各个环节着手提高工作效率。

（8）**功能性**　从原料选择、配方组成到生产工艺等都要从功能性出发，确保所设计的保健食品功能明确、有效。在设计功能时切忌太多，功能太多往往会给功能学评价造成麻烦。原卫生部曾规定保健食品的功能不超过2项。

含中药保健食品的研制与开发是一个综合课题，不仅涉及含中药保健食品本身，还要考虑到市场、销售和贮运。因此，在设计时须进行认真考察，查阅有关文献，考察资源和市场，有针对性地开发适销对路的产品。

（二）含中药保健食品的研究方法与设计

1. 可行性分析　首先要进行市场调查，包括目标市场、市场容量、竞争状况、消费者可能接受的价格等。尽量选择市场需求量大、竞争产品少、价格适中的品种进行开发，还要进行经济效益预测，包括制造成本、保本点和投资收益率。保本点是指能收回投资而实现有效销售的最小量。根据保本点可推算出新产品给企业带来的经济效益。生产能力和市场销量大于保本点就盈利，差值越大，盈利越多，反之则亏损。

此外，还要保证功能稳定，如果按规定方法使用后不能收到说明书上标示的保健功能，即使暂时有一定市场，也会很快失去。

2. 立题 是指经科学论证后对研究课题的确定。立题实际上是一个确立课题的过程，应按照科研课题管理的有关规定，确定研究方案、制订实施计划、落实研究经费、组织研究人员。

除由国家、地区或部门根据事业发展的规划要求下达的研究任务或基金资助课题以外，还有相当大一部分是属于自选课题。自选课题是指研究者在科研实践中自行选定的研究课题，需要事先做一些预试验进行可行性论证，此类课题若以产学研合作联合开发的模式进行往往进展较顺利，可收到较好效果。

3. 方案设计 在进行研究工作之前，先要查阅大量文献，根据有关学科的专业知识，结合产品的审批要求，设计出一套科学、完整的研究方案。如处方筛选、制备工艺、质量标准、功能性检测等。要明确研究目的和要求，选好研究内容和方法，并制订出一个详细的实施计划，以便研究工作有计划、规范化、高效率地进行。同时，还要注意引进现代新技术、新手段，在遵循中医传统理论的基础上，积极采用化学、药理学、生理学、生化学、分子生物学等现代科学技术和手段。

4. 组织实施 根据工作需要，各专业、各层次研究人员合理组合，落实足够的工作时间，所需研究经费必须按计划分阶段及时提供，以便按计划开展各项研究工作。在研究过程中，各方面的工作均应按事先制订的计划进行，各项工作要按总体要求同步进行。在具体实施时要严格规范操作，及时准确记录，严密处理分析，以保证实验结果客观、可靠。在研究工作期间，如果某个方面学术上进展与本研究密切有关，或法规有所调整，则研究工作必须及时作相应的修改或补充。

二、含中药保健食品的原料与质量控制

2002 年 3 月 1 日，原卫生部公布了《关于进一步规范保健食品原料管理的通知》，对药食同源物品、可用于保健食品的物品和保健食品禁用物品做出具体规定，对可使用品种的质量控制提出了明确要求，这些都是含中药保健食品研究时必须遵守的法规。

（一）含中药保健食品的原料

保健食品可使用原料包括：①普通食品的原料；②既是食品又是药品的物品（87个）；③可用于保健食品的物品（114个）。一个产品中使用的动植物物品不得超过14个。其中，"既是食品又是药品的物品名单"外的动植物物品不超过4个。两个名单（87 +114 个）外的动植物物品不得超过1个。

保健食品禁用物品共 59 个，物品名单如下：

八角莲、八里麻、千金子、土青木香、山莨菪、川乌、广防己、马桑叶、马钱子、六角莲、天仙子、巴豆、水银、长春花、甘遂、生天南星、生半夏、生白附子、生狼毒、白降丹、石蒜、关木通、农吉痢、夹竹桃、朱砂、米壳（罂粟壳）、红升丹、红豆

杉、红茴香、红粉、羊角拗、羊踯躅、丽江山慈菇、京大戟、昆明山海棠、河豚、闹羊花、青娘虫、鱼藤、洋地黄、洋金花、牵牛子、砒石（白砒、红砒、砒霜）、草乌、香加皮（杠柳皮）、骆驼蓬、鬼臼、莽草、铁棒槌、铃兰、雪上一枝蒿、黄花夹竹桃、斑蝥、硫黄、雄黄、雷公藤、颠茄、藜芦、蟾酥。

此外，生大黄、三黄（黄芩、黄连、黄柏）、石菖蒲、天花粉、蚓激酶、急性子、钩藤、半枝莲、白花蛇舌草、鹅不食草、王不留行、脱氢表雄酮、水飞蓟素、漏芦、路路通、生长激素等一般也不能用于保健食品。

为了保护野生动植物，原卫生部规定，禁止使用国家一级和二级保护野生动植物及其产品作为原料生产保健食品。受保护的野生动植物是指根据《中华人民共和国野生动物保护法》、《中华人民共和国野生植物保护条例》等国家有关野生动植物保护法律法规，由国务院及其农业（渔业）、林业行政主管部门发布的国家保护的野生动物、植物名录中收入的野生动物、植物品种。

原卫生部还规定，禁止使用人工驯养繁殖或人工栽培的国家一级保护野生动植物及其产品作为原料生产保健食品。使用人工驯养繁殖或人工栽培的国家二级保护野生动植物及其产品作为原料生产保健食品，应提供省级以上农业（渔业）、林业行政主管部门的批准文件。使用国家保护的、有益的或者有重要经济、科学研究价值的陆生野生动物及其产品作为保健食品成分的，应提供省级以上农业（渔业）、林业行政主管部门依据管理职能批准的开发利用的证明。使用林业植物新品种保护名录中植物及其产品作为保健食品成分的，如果该种植物已获"品种权"，应提供该种植物品种权所有人许可使用的证明；如果该种植物尚未取得品种权，应提供国务院林业主管部门出具的证明。对于进口保健食品中使用《濒危野生动植物种国际贸易公约》名录中动植物及其产品的，应提供国务院农业（渔业）、林业行政主管部门批准文件、进出口许可证及海关的证明文件。

从保护生态环境出发，不提倡使用麻雀、青蛙等作为保健食品原料。为防止草地退化，政府规定，采集甘草、肉苁蓉和雪莲等需经政府有关部门批准，并限制使用。如使用甘草，要求甘草供应方面提供由省级经贸部门颁发的甘草经营许可证（复印件）和与甘草供应方签订的甘草供应合同。

（二）保健食品功效或标志性成分的质量控制

保健食品质量检测项目除了感官、毒理、营养、理化、微生物等指标之外，必不可少的重要项目就是其生物活性物质及其保健功效。功效成分就是该保健食品中原材料的生物活性物质，要明确其名称、作用及其定性定量检测方法。

保健食品产品质量标准是产品内在质量的反映，是企业产品生产和市场流通中判定产品是否合格的依据，也是产品质量优劣的体现。有了量化指标，才能保持保健食品的稳定，使消费者更科学、更合理地食用，避免摄入过多或不足。建立的质控方法要针对有效成分建立，只有这样才能保证该保健食品制剂的质量和功效。

对保健食品中功能性和标志性成分功效的要求原则有如下几条：

1. 所有以保健食品名义申报的产品，除了作为一般食品的要求外，一律都要经过功能性或标志性成分功效检测。

2. 检测方法与结果须经得起现代科学的检验，证明是合理和可信的。

3. 保健功效的检测，一定要通过整体实验（动物或人体），而不得以体外实验充数。

4. 人体实验观察要符合科学、道德和法制的要求，符合卫生部门的有关规定。

5. 用动物实验做保健功效检测时，必须证明所用动物符合我国各级科研部门关于实验动物质量与分级的规定；论证实验结果外延于人的可能性；论证剂量分组、动物数量、实验期间、实验条件、对照物与参照物等实验设计的合理性。

功能或标志性成分常用的测定方法有重量法、分光光度法和薄层层析扫描法（TLCS）和高效液相色谱法（HPLC）等。产品生产时为了更好地控制产品的内在质量，除了以定量指标作为质量标准控制稳定产品质量外，根据需要还可以用其他重要成分作为内控指标来制定质量标准，更好地保证产品质量的稳定性。所以，很多保健食品生产企业都采用紫外分光光度法对有效成分总含量进行测定，再用 HPLC 法对某些具体成分进行精密分析并测定其含量，从而制定更为稳定、可靠的质量标准。

由于产品繁多、作用各异、技术复杂，目前，健食品中生物活性物质与保健功效检测是全世界都在深入研究的问题。很多企业在确定功能成分时，概念模糊，较难真正地把握功效成分，至于功效成分的构效关系、量效关系及作用机制更是难以阐述清楚。此外，功效成分往往含量很少，在大量干扰物质存在的情况下增加了功效成分检测方法的复杂性。因此，针对保健食品中功效成分的检测方法，尚有诸多不足之处，有待逐步完善和改进。

（三）保健食品安全性毒理学评价

原卫生部于 2003 年颁布的《安全性毒理学评价程序》（以下简称《程序》）规定了保健食品安全性毒理学评价的统一规程。安全性毒理学评价程序适用于保健食品的安全性评价，是对保健食品进行功能学评价的前提。对于保健食品或其功效成分，首先必须保证其食用安全性。

该《程序》适用于评价食品生产、加工，保藏、运输和销售过程中使用的化学和生物物质以及在这些过程中产生和污染的有害物质；适用于食物新资源及其成分和新资源食品的安全性评价，也适用于食品中其他有害物质的安全性评价。本《程序》对实验动物的种属、性别、数量、剂量分组、受试物处理、动物与人的等效剂量、试验方法、试验期、观察检测指标、结果判定等都有明确的方法规范。承担此项试验的机构必须是原卫生部指定的技术权威单位，严格执行《程序》的规定，否则检测结果无效。

1. 毒理学评价的意义 保健食品毒理学质量控制主要应从以下两个方面考虑。

第一是保健食品中有害成分物质和污染物。包括生物性污染物、农药、重金属、腐败变质产物、不符合卫生要求的容具包装材料转入物质、不适当的添加剂和原材料中残余物等化学性有害物质，以及来自外界、原材料或工艺过程的放射性污染等。要按照

《保健食品通用卫生要求》的卫生标准，对该保健食品进行食品卫生质量控制。

第二是食品毒理学指标。由于对保健食品中来自原材料或工艺过程的成分物质未必完全了解，特别是对人体可能产生的危害，包括个别成分或多种成分联合的危害作用，有害物质的危害表现形式，与剂量、效应关系等，都不是单纯对这些物质的定性定量检测就可以明确的，而是必须要进行现代食品毒理学试验，方可提供食用安全性的证明。检测要求和项目指标，要依照中华人民共和国国家标准《食品安全性毒理学评价程序和方法》的规定进行。

2. 毒理学评价的 4 个阶段

（1）第一阶段　急性毒性试验。包括经口急性毒性（LD_{50}）、联合急性毒性、一次最大耐受量试验。

（2）第二阶段　遗传毒性试验、30 天喂养试验、传统致畸试验。遗传毒性试验的方法组合必须考虑原核细胞和真核细胞、生殖细胞与体细胞、体内和体外试验相结合的原则，至少从鼠伤寒沙门菌/哺乳动物微粒体酶试验（Ames 实验）、小鼠骨髓微核实验、V79/HGPRT 基因或 TK 基因突变试验、小鼠精子畸形试验或睾丸染色体畸变试验 4 项中选择 3 项进行检验。短期喂养试验应进行 30 天喂养试验，如受试物需进行第三、四阶段试验，则可不进行本项试验。

（3）第三阶段　亚急性毒性试验。包括 90 天喂养试验、繁殖试验和代谢试验。

（4）第四阶段　慢性毒性试验（包括致癌试验）。慢性毒性试验的目的是了解经长期接触受试物后出现的毒性作用，尤其是进行性或不可逆的毒性作用，以及致癌作用。最后确定最大无作用剂量，为受试物能否应用于保健食品的最终评价提供依据。

3. 对受试物的要求

（1）以单一已知化学成分为原料的受试物，应提供受试物（必要时包括其杂质）的物理、化学性质（包括化学结构、纯度、稳定性等）。含有多种原料的配方产品，应提供受试物的配方，必要时应提供受试物各成分含量，功效成分或标志性成分的物理、化学性质（包括化学名称、结构、纯度、稳定性、溶解度等）和检测报告等资料。

（2）原料来源、生产工艺、人的可摄入量、使用说明书等有关资料。

（3）受试物应是符合既定配方和生产工艺的规格化产品，其组成成分、比例和纯度应与实际产品相同。

4. 保健食品毒性试验的原则　以普通食品和原卫生部规定的药食同源物质以及允许用做保健食品的物质以外的动植物或动植物提取物、微生物、化学合成物等为原料生产的保健食品，应对该原料和用该原料生产的保健食品分别进行安全性评价。该原料原则上应按以上 4 种情况确定试验内容。用该原料生产的保健食品原则上须进行第一、二阶段的毒性试验，必要时进行下一阶段的毒性试验。

当国内外均无食用历史的原料或成分作为保健食品原料时，应对该原料或成分进行 4 个阶段的毒性试验。

仅在国外少数国家或国内局部地区有食用历史的原料或成分，原则上应对该原料或成分进行第一、二、三阶段的毒性试验，必要时进行第四阶段毒性试验。

若根据有关文献资料及成分分析，未发现有毒或毒性甚微不至于构成对健康损害的物质，以及较大数量人群有长期食用历史而未发现有害作用的动植物及微生物等，可以先对该物质进行第一、二阶段的毒性试验，经初步评价后，决定是否需要进行下一阶段的毒性试验。

凡以已知的化学物质为原料，国际组织已对其进行过系统的毒理学安全性评价，同时申请单位又有资料证明我国产品的质量规格与国外产品一致，则可对该化学物质先进行第一、二阶段毒性试验。若试验结果与国外产品的结果一致，一般不要求进行进一步的毒性试验，否则应进行第三阶段毒性试验。

在多个国家广泛食用的原料，在提供安全性评价资料的基础上，进行第一、二阶段毒性试验，根据试验结果决定是否进行下一阶段毒性试验。

以原卫生部规定允许用于保健食品的动植物、动植物提取物或微生物（普通食品和原卫生部规定的药食同源物质除外）为原料生产的保健食品，应进行急性毒性试验、三项致突变试验和30天喂养试验，必要时进行传统致畸试验和第三阶段毒性试验。

以普通食品和原卫生部规定的药食同源物质为原料生产的保健食品，分以下情况确定试验内容。

（1）以传统工艺生产且食用方式与传统食用方式相同的保健食品，一般不要求进行毒性试验。

（2）用水提物配制生产的保健食品，如服用量为原料的常规用量，且有关资料未提示其具有不安全性，一般不要求进行毒性试验；如服用量大于常规用量时，需进行急性毒性试验、三项致突变试验和30天喂养试验，必要时进行传统致畸试验。

（3）用水提以外的其他常用工艺生产的保健食品，如服用量为原料的常规用量时，应进行急性毒性试验、三项致突变试验；如服用量大于原料的常规用量时，需增加30天喂养试验，必要时进行传统致畸试验和第三阶段毒性试验。

（4）用已列入营养强化剂或营养素补充剂名单的营养素化合物为原料生产的保健食品，如其原料来源、生产工艺和产品质量均符合国家有关要求，一般不要求进行毒性试验。

针对不同食用人群和（或）不同功能的保健食品，必要时应针对性地增加敏感指标及敏感试验。

（四）保健食品生产规范及企业质量标准

1. 中国保健食品生产企业必备的条件

（1）与一般食品企业一样，要持有工商管理部门发给的生产许可证和卫生行政部门发给的卫生许可证。

（2）企业的厂区、设备、工艺流程和从业人员的卫生条件，要符合国家标准 GB 14881−94《食品企业通用卫生规范》的要求。

（3）在保健食品生产企业中应制定并推行 GMP 与 HACCP 制度。

2. 产品生产过程中的质量控制

（1）原材料的采购 按照 GMP 要求，在订购前，对供应商进行严格的审核及筛选，保证供应商资质符合要求。在物料采购时进行含量、理化、微生物等检测，保证进厂的物料均合格。

（2）生产过程 专业的质量管理人员，对生产各个工序进行 24 小时的监控，保证严格按照工艺要求和标准作业程序（SOP）规范进行。注意关键控制点、完整的生产记录，绝不让不合格产品流入下个工序。

（3）成品检测 每一批产品在出库前必须进行检测，检测的指标包括有效成分与标示量、理化指标、重金属、微生物等。

（4）稳定性试验考察 每批产品均做留样考察。采用市售包装形式，按加速试验和长期试验的条件考察产品质量变化，为制定产品的有效期和改进产品工艺提供依据。

（5）生产环境 定期对车间环境进行检测，包括沉降菌及尘埃粒子的检测，保证车间环境符合 GMP 的要求。

（6）品质保证（QA） 专业的 QA 队伍，以产品质量为对象，对与形成产品质量有关的生产制造过程进行监控，确保向客户提供符合规定的产品和满意的服务。

（7）质量控制（QC） 专业的 QC 队伍，能进行各种常规检测以及特殊检测。

3. 产品企业质量标准编写内容概要 我国生产企业在进行保健品申报、生产时，必须有自己的企业质量标准，生产的保健食品必须严格按照企业标准进行生产、检验。内容概要如下。

（1）产品质量标准（企业标准）编写格式 符合 GB/T1.1 -2000《标准化工作导则》有关标准的结构和编写规则的规定。进口保健食品质量标准中文文本应按 GB/T 1.1 -2000《标准化工作导则》的要求编制。

（2）产品质量标准内容 包括资料性概述要素（封面、目次、前言）、规范性一般要素（产品名称、范围、规范性引用文件）、规范性技术要素（技术要求、试验方法、检验规则、标志、包装、运输、储存、规范性附录）以及质量标准编写说明。

（3）注意事项

①规范性引用文件的排列：按国家标准、行业标准、地方标准、国内有关文件的顺序书写。国家标准按标准顺序号大小排列，全文引用时不注年号，如质量标准中"标志"内容引用 GB16740 -1997 中第 8 章标签的规定，引用 GB16740 文件时，需注年号，引用年号应按最新版本标准。

②技术要求内容：包括原料要求、感观要求、功效成分或标志性成分、理化指标、微生物指标、净含量及偏差。

功效成分或标志性成分的选择及指标值的确定应在产品的研制基础上进行。若产品仅有 1 种功效成分或标志性成分，可直接以文字陈述其规定；若有两种或两种以上功效成分或标志性成分，需列表标示其项目和指标。

质量标准编制说明中应详细提供功效成分或标志性成分值的确定依据及理由。

③质量标准中一般卫生要求（理化指标及微生物指标）：须按照《保健（功能）食

品通用标准》GB16740 规定加以确定，微生物指标中致病菌项目应分别列出。

除上述一般要求外，根据产品剂型、原料及工艺的不同，还应参照《保健食品检验与评价技术规范》中产品指标检测项目附表的规定。

④计量单位及数值的表示：理化指标计量单位须符合我国法定计量单位的规定。

⑤规范性附录：未制定国家标准或部颁标准的功效成分或标志性成分、检验方法或原料质量要求，应在规范性附录中给出规定。

⑥编制说明：对制定企业标准各项指标、试验方法的依据加以说明，对于未制定国家标准或部颁标准（规范）的检验方法应补充说明方法的来源。

4. 检测方法规范　以上标准的内容主要是根据《保健（功能）食品通用标准》（GB16740 -1997）与《保健食品通用卫生要求》来编写。

（1）外观和感官特性保健（功能）食品　应具有类属食品应有的基本形态、色泽、气味、滋味、质地。不得有令人厌恶的气味和滋味。

（2）功能要求　保健（功能）食品至少应具有调节人体机能作用的某一种功能，功能范围一般在国家规定的 27 种范围之内。

（3）理化要求　①净含量：单件定量包装产品的净含量与其标签标注的质量、体积之差不得超过规定的负偏差。②重金属及其他有害物质的限量：应符合类属产品国家卫生标准的规定。无与之对应的类属产品，铅、砷、汞的限量应符合规定，检测规范严格按照 GB/T 5009.12、GB/T 5009.13 和 GB/T 5009.17 规定的方法检验。③微生物指标的限量：应符合类属产品国家卫生标准的规定。无与之对应的类属产品，微生物限量应按其产品形态符合规定。其中菌落群数按照 GB/T 4789.2，大肠菌群按照 GB/T 4789.3，真菌和酵母按 GB/T 4789.15，致病菌按 GB/T 4789.4、GB/T 4789.5、GB/T 4789.10、GB/T 4789.11 规定的方法进行检测。

三、含中药保健食品的申报与审批

含中药保健食品的申报和审批有一整套严格的程序和审评标准，这是保证产品质量和安全有效所必需的。

（一）申报材料

1. 提交资料　申请"保健食品批准证书"时，申请者必须向其所在省、市、自治区、直辖市卫生厅（局）提交下列资料。

（1）保健食品申请表。

（2）保健食品的配方、生产工艺及质量标准。

（3）毒理学安全性评价报告。

（4）保健功能评价报告。

（5）保健食品的功效成分名单，以及功效成分的定性定量检验方法、稳定性试验报告。在现有技术条件下，不能明确功效成分的，则需提交食品中与保健功能相关的主要原料名单。

（6）产品的样品及其卫生学检验报告。

（7）标签及说明书（送审样）。

（8）国内外有关资料。

（9）根据有关规定或产品特性应提交的其他资料。例如，以菌类经人工发酵制得的菌丝体或菌丝体与发酵产物的混合物为原料的（如冬虫夏草菌丝体），必须提供所用菌株的鉴别报告及稳定性报告。以微生物类为原料的（如双歧杆菌、乳酸杆菌等），必须提供菌株的鉴定报告及菌株的稳定性试验报告。菌株不得有退化变异现象，同时应提供菌株是否有耐药因子等有关问题的资料。以藻类（如螺旋藻）、动物及动物器官（如蚂蚁）等为原料的，必须提供品种鉴定报告。以从动植物中提取的单一有效物或生物、化学合成物为原料的，需提供物质的理化性质、毒理学试验报告及在产品中的稳定性试验报告等资料，并尽可能地提供该物质的化学结构式。对具有抗疲劳、促进生长发育等作用的产品，需提交有关兴奋剂和激素水平的检验报告。

2. 应包括内容 根据上述规定，申报资料中还应包括下列内容。

（1）产品名称应当准确、科学，不得使用人名、地名、代号及夸大或容易误解的名称，不得使用产品中非主要功效成分的名称。

保健食品的名称可以采用主要配方原料或主要功效成分、主要功能作用、产品形态的组合命名，也可以商品名称命名。名称要简洁、通俗。

（2）申报资料最好包括产品的一个概括说明。包括国内外有关研究概况、配方依据以及功能作用机制，以便使审查人员对产品有一个概括的了解。最好附一份国内外文献资料的综述。

3. 填写申请表注意事项 保健食品申请表必须按照原卫生部统一印发的表格进行填写，要求内容真实、字迹清楚、格式正确，一般应打印，不得涂改。具体注意事项如下。

（1）保健食品名称应与其他申报资料一致，不得简化，其名称符合《保健食品管理办法》的规定。

（2）要求填写申请单位的全称，不得使用简称或与签章不一致。

（3）必须提供产品配方中全部原料及辅料（包括食品添加剂）的准确名称和含量（比例）。各种原料按其使用量大小顺序排列，食品添加剂列于其后。

（4）无具体功效保健食品应标明产品中发挥主要作用的原料名称及含量（用百分比表示）。有具体功效成分的应标明产品中功效成分的名称及含量，其含量标注方式为"每100g或每100ml含"或"每份食用量（每支、每千克、每粒等）含"。有两种或两种以上功效成分的，应按功效作用的大小顺序列出各功效成分的名称和含量。

（5）已由原卫生部公布的保健功能项目，必须按原卫生部要求填写标准功能用语，不得超出标准功能用语另行表达。未经原卫生部公布的保健功能项目，应用简练、准确和概括性的词句表达要申报的保健功能。

（6）其他项目填写应简洁、准确、充分地反映申报产品的性能。生产工艺应完整，并突出关键技术和关键工艺。功能评价应正确反映功能学评价的客观结果和结论。毒性试验应实事求是地填写评价结果，并与毒理安全性评价报告相一致。

（二）申报程序

1. 国内保健食品的申请者，首先向省级食品药品监督管理局提出申请，填写《保健食品注册申请表》（申请表可从国家食品药品监督管理局网站或国家食品药品监督管理局保健食品审评中心网站下载），并报送《保健食品管理办法》所规定的申报资料和样品。

2. 省级食品药品监督管理局经初审受理后，将检验通知书及样品送交检验机构进行检验，并由检验机构出具检验报告。

3. 检验合格者，将申报资料、省局审查意见及检验机构检验报告等文件资料报送国家食品药品监督管理局。并由国家食品药品监督管理局及保健食品审评中心进行技术审评和行政审查。

4. 保健食品审评中心对审评中有关问题发出补充资料通知书，申报人必须在 5 个月内提交补充资料。

5. 审查合格者，由国家食品药品监督管理局发放国产保健食品批准证书。

（三）含中药保健食品的审评

含中药保健食品的审评包括以下方面的内容：①保健食品名称的审查。②保健食品申请表的审查。③保健食品配方的审查。④生产工艺审查。⑤质量标准审查。⑥安全性毒理学评价报告的审查。⑦保健食品功能学评价报告的审查。⑧功效成分资料的审查。⑨产品稳定性资料的审查。⑩产品卫生学检验报告的审查。⑪标签及说明书审查。⑫国内外有关资料审查。

保健食品在审批时必须符合下列要求：①经必要的动物和（或）人群功能试验，证明其具有明确、稳定的保健作用。②各种原料及其产品必须符合食品卫生要求，对人体不产生任何急性、亚急性或慢性危害。③配方的组成及用量必须具有科学依据，具有明确的功效成分。如在现有技术条件下不能明确功效成分，应确定与保健功能有关的主要原料名称。④标签、说明书及广告不得宣传疗效。

申请生产保健食品时，必须提交下列资料：①有直接管辖权的卫生行政部门发放的有效食品生产经营卫生许可证。②"保健食品批准证书"正本或副本。③生产企业制定的保健食品企业标准、生产企业卫生规范及制定说明。④技术转让或合作生产的，应提交与"保健食品批准证书"的持有者签定的技术转让或合作生产的有效合同书。⑤生产条件、生产技术人员、质量保证体系的情况介绍。⑥三批产品的质量与卫生检验报告。

第八章　以中药资源为原料的化妆品开发

第一节　含中药化妆品开发的思路与程序

一、含中药化妆品的概念与分类

化妆品系指以涂擦、喷洒或其他类似方法，散布于人体表面任何部位（如皮肤、毛发、指甲和口唇等），以达到清洁、消除不良气味、护肤、美容和修饰目的的日用化学工业产品。要求对使用部位作用缓和，不包括牙膏、香皂等。一般分为特殊用途化妆品和非特殊用途化妆品。特殊用途化妆品是指用于育发、染发、烫发、脱毛、美乳、健美、除臭、祛斑、防晒的化妆品；除此以外的化妆品称为非特殊用途化妆品，如清洁类、护肤类、发用类、芳香类等。

以中药资源为原料的化妆品，简称含中药化妆品，又称为中药化妆品，系指配方中添加了中药、中药提取物或中药活性成分而制成的化妆品，根据化妆品的使用目的，可以分为特殊用途化妆品或者非特殊用途化妆品。中药特殊用途化妆品除一般以化妆为主要目的外，还借助中药的作用发挥嫩肤、祛斑、祛痘、美白、黑发、生发、洁齿、护齿等特殊作用。中药化妆品应具有安全性、功效性、稳定性及舒适性这4个方面的基本品质要求。

中药化妆品的研究和开发已经形成了一门新兴的综合性学科，其主要研究内容包括中药化妆品的配方组成、工艺制造、质量控制、性能评价、安全使用和科学管理等。中药化妆品的研发不仅与物理化学、分析化学、生物化学、中药学、中药制剂学、药理学、毒理学有关，还涉及营养学、皮肤医学、色彩学、心理学、管理学、综合美学等相关学科。

含中药化妆品种类繁多，具体概括如下。

（一）按产品用途分类

分为清洁类、护理类、营养类、芳香类、美化类、特殊用途类等6大类。

1. 清洁类　系指去除皮肤、毛发上污垢的化妆品。如清洁霜、洗面奶、净面涂膜、洗发香波等。

2. 护理类　系指保护皮肤和毛发的化妆品，以抵御风寒、烈日、紫外线辐射，防止皮肤开裂等化妆品。如乳液、雪花膏、防晒霜、护发素、发乳等。

3. 营养类　系指营养皮肤、毛发的化妆品，可发挥保护皮肤角质层的含水量，减少皮肤细小皱纹的产生以及促进毛发生理机能的化妆品。如含维生素、中草药及生物制品的化妆品，例如人参营养霜、丝肽营养霜等。

4. 芳香类　系指用于身体或毛发散发芳香气味的化妆品，如香水、花露水等。

5. 美化类　系指美化面部、皮肤及毛发，给人以清新、焕发美感的化妆品。如粉底霜、粉饼、唇膏、香水、喷发胶、指甲油等。

6. 特殊用途类　系指具有祛斑、防晒、染发等功能的化妆品，如雀斑霜、粉刺霜、去头屑洗发水等。

（二）按使用部位分类

分为护肤美容类、美发类、美体类、美甲类、口唇类等。

1. 护肤美容类　系指能清洁、保护、营养、修饰美化面部或治疗面部肌肤的化妆品，如洗面奶、乳液、膏霜、黄芪祛斑霜、人参防皱霜等。

2. 美发类　系指能清洁或调理、柔软、营养头发，防止头发脱落、促进头发生长、治疗头发创伤和头发疾病等作用的化妆品。如洗发液、人参香波、护发素、首乌发乳、弹力素等。

3. 美体类　系指具有瘦身等功能的化妆品，如健美减肥霜等。

4. 美甲类　系指能美化指（趾）甲的化妆品，如洗甲液、指甲油、指甲硬化剂等。

5. 口唇类　系指能清洁、滋润、美化口唇的化妆品，如唇部卸妆液、润唇膏、唇彩、唇线笔等。

（三）按剂型分类

分为乳化剂、混悬剂、粉剂、膏剂等诸多类别。

1. 乳剂　如润肤霜、营养霜、雪花膏、乳液、发乳等。

2. 混悬剂　如香粉蜜、增白粉蜜等。

3. 粉剂　如香粉、爽身粉、痱子粉等。

4. 膏剂　如洗发膏、护发素等。

5. 水剂　如化妆水、香水、花露水、祛臭水、收缩水等。

6. 油剂　如发油、防晒油、浴油等。

7. 锭剂　如唇膏、眼影膏等。

8. 块状剂　如粉饼、酮脂等。

9. 胶剂　如指甲油、面膜、发胶等。

10. 其他　如喷雾发胶、摩丝、唇线笔等。

还有其他的分类方法，如按照使用时间、季节分为冬用型、夏用型以及早霜、午霜、晚霜等；按照皮肤、毛发属性分为中性、油性、干性化妆品等。总之，化妆品种类繁多，且各类间又相互交叉。

二、含中药化妆品开发的现状与发展

化妆品已成为人们日常生活的必需品，并随着人们生活水平的提高需求量越来越大，质量要求也越来越高。美国是全球最大的化妆品市场，积聚了雅诗兰黛、宝洁、露华浓等知名品牌。我国化妆品产业发展势头强劲，2007 年、2008 年、2009 年化妆品市场销售额分别为 1200 亿美元、1300 亿美元及 1400 亿美元。据某知名消费品调研公司的调研数据显示，2010 年，我国化妆品消费总额较上年大幅增长，其中尤以男性化妆品增长迅速，同比增长率为 138%。中国已成为世界第三大化妆品消费国，仅次于日本和美国。我国化妆品市场的产品结构主要是护肤品（40%）、洗护发和香水（40%）、美容类（15%）及其他类（5%），在目前国外诸多知名品牌化妆品垄断市场的情况下，具有中国特色的国产品牌化妆品的研发愈显重要。随着世界范围的"回归自然"潮流以及对化学合成化妆品原料危害性认识的加深，化妆品工业掀起了开发天然保健化妆品的热潮，并逐渐成为当前国际化妆品工业发展的方向和潮流，这给中药化妆品发展带来了前所未有的大好机遇。

含中药化妆品在我国已有数千年的历史。中药化妆品的发展史与中医美容的历史密不可分。根据《中华古今注》中的文字记载，早在殷纣王时期，人们就已开始使用当地生产的红兰花叶，捣成汁，凝作脂来饰面。春秋战国时期的《山海经》中记载了多种美容中药，如"荀草——服之美人色"、"天婴——可以已痤"等。到了秦汉魏晋时期，美容用中药及方剂不断被记载流传。《神农本草经》是我国第一部药学专著，记载了 365 味中药，根据药物性味、功用与主治的不同分为上、中、下三品，其中具有美容保健或治疗作用的药物有 160 余种，如"白瓜子，味甘平，主令人悦泽，好颜色"、白芷"长肌肤、润泽颜色，可做面脂"，白僵蚕可"灭黑䵟，令人面色好"等。晋代《肘后方》收载美容方剂 147 首，且书中列有美容专篇。到了隋代，出现了第一部中药化妆品的专著——《妆台方》，说明当时的中药保健化妆品发展水平已有相当的程度。我国唐代社会安定，经济繁荣，口脂、面脂、手膏等中药保健化妆品也在日常生活中被广泛应用，《外台秘要》、《千金要方》、《千金翼方》等医籍收集了大量美容方剂，并记载了大量关于中药美容的论述。如《外台秘要》列有美容专卷，分类详细，计有 28 类，200 多个方剂；《千金要方》收集美容方剂 81 首，并设有"面药"专章。其后，宋代《太平圣惠方》、《圣济总录》，元代《御药院方》，明代《鲁府禁方》、《普济方》、《本草纲目》等，都收载了大量古代药物美容的宫廷秘方。尤其是明代李时珍的《本草纲目》，集历代美容药方之大全，共收载美容中药 500 余种，并详细介绍了中药的功能和主要使用方法，为历代中药美容研究及中药化妆品开发提供了参考和依据。

中医药美容是中医药的重要组成部分。中医认为，人的肤质、颜面和人体的体质健康有密切关系，提出"养颜容肌，祛风通络，行滞祛斑，活血化瘀"的概念，中医临床通过内调、外敷，有时配合针灸、穴位按摩等可有效解决皮肤的各种问题，如黄褐斑、雀斑、痤疮、颜面灰暗等；历代中医药古籍中收载和记录了大量具有美容作用的中药和方剂，因此，吸引了大量的科研人员从事中药化妆品的研究与开发。目前，我国、日本和欧美一些国家已研制生产的化妆品中含天然药物达几十种之多。主要原料为我国的传统中药，如人参、珍珠、白芷、田七、首乌、当归、刺五加、升麻、花粉、芦荟、桔梗、薏苡仁、槐花、松针、侧柏叶、银耳、甲壳质、透明质酸、海藻类等。开发的品种有芦荟系列、沙棘系列、花粉系列、丝肽系列、人参系列、珍珠系列等产品。除植物提取液外，动物（如鸡冠）提取液和海洋生物提取液也越来越多地用于化妆品中，如牡蛎提取液、鱼脂肪等，均已用于各种营养性化妆品。目前，多家药企纷纷加大对旗下中草药化妆品系列的投入，国内有很多中药化妆品品牌的市场认可度也在不断增加，品牌形象开始逐步深入人心。

当前，国内外化妆品企业广泛关注中药化妆品的研究与开发，我们应立足国内化妆品市场，积极开拓国际市场，大力发展独具优势的中药化妆品产业。我国拥有大量中药原料，应充分利用中药资源，加强中药化妆品的基础研究，利用现代提取纯化技术、制剂技术、分析检测技术等开发安全、稳定、功效明确的中药化妆品，从整体上提高中药化妆品的水平，适应当今国际化妆品发展潮流，无论对继承和发扬中医药理论，还是对中药资源可持续利用，以及中药产业发展均具有重要意义。

三、含中药化妆品开发的思路与程序

（一）含中药化妆品开发的思路

含中药化妆品是具有我国浓郁民族特色的产品，如何整理和发扬祖国传统医学中有关美容的理论、技术与经验，如何适应现代科技发展以及当今人们对于化妆品的需求是中药化妆品开发必须要考虑的问题。

1. 符合社会需要　随着科技的进步、经济的发展及社会文明的发展，人们对自身的美容、营养保健等方面的要求越来越强烈，对化妆品的需求已不仅仅停留在洁肤、护肤、美化等基本作用方面，而是更加追求兼有养护、缓和调理人体功能，甚至兼有预防或辅助治疗某些皮肤疾病等功能。因此，在含中药化妆品研发之初就应该充分调研社会需求，确定中药化妆品的类别和功效作用，开发市场需求急迫、功效明确、剂型新颖、使用舒适的中药化妆品。

2. 利用现代技术　含中药化妆品研发中，应注重新技术、新方法如中药提取技术、纯化技术、制剂技术、中药分析技术的开发与应用，以及相关学科如生物化学、生物工程学、材料学、纳米技术、微电子等技术的应用，从而不断提高中药化妆品的生产水平和产品技术含量，制定规范的生产工艺和科学的质量标准，从而在技术革新中求发展、在质量上求发展、在功效上求发展，充分彰显中药化妆品特色，又不断追求产品创新。中药化妆品的创新体现在剂型创新、工艺创新、质量创新、用途创新等诸多方面。在新技术应用中，也应重视技术创新性与生产可行性的统一。应鼓励大型药企、日化企业与医药行业研究机构合并，以皮肤科学为研发基础，结合我国传统中医学与西方医学对人

体衰老机制的研究，把现代技术应用于我国传统医学，针对不同区域、环境、肤种、不同负重下皮肤差异性，为不同性质的皮肤问题研发专业的对应性的产品。

3. 符合法规要求　含中药化妆品的研究与开发应符合原卫生部等相关部门的各项规定，如原料药选择时不可选用原卫生部《化妆品卫生规范》（2007 年版）中列为禁用物质的中药原料；研制工艺与过程、质量标准、功效学与安全性等研究，均应符合化妆品研制开发的技术要求，确保产品顺利通过审评而早日投放市场。

（二）含中药化妆品开发的程序

含中药化妆品的开发程序与其他中药新产品开发类似，主要包括可行性分析、选题、设计方案、组织实施、申报与审批、生产与销售等。

1. 可行性分析

（1）**市场调研**　在开发新的中药化妆品之前，首先应进行深入的市场调查，了解目前中药化妆品以及化妆品市场的现状，包括市场容量、竞争状况、适用人群等，为选题奠定基础。一般选择市场需求度高、竞争产品少的类别进行开发。

（2）**文献调研**　通过文献调研，了解拟开发中药化妆品的技术成熟度、产品质量控制方法的可行性和先进性，还要进行专利等调研，为产品开发奠定基础。

（3）**效益分析**　在可行性分析中，应进行效益分析，包括研发成本、生产成本等，应确保企业的利益，才能使研发的中药化妆品成功上市销售，并有长期的市场寿命。

2. 选题　含中药化妆品的选题一般考虑两个方面的问题：①市场因素调研：应选择市场需求大、同类产品市场占有率高的，确定产品的功效性和产品类别。②技术因素分析：确定了产品功效和类别，在具体设计方面应考虑中医药理论指导，科学组方；应注重创新性，一方面防止低水平重复，另一方面要注意技术的先进性和可行性。而选题的方法与其他中药新产品开发类似，主要有以下几种途径。

（1）**从传统的中医医籍中选题**　历代中医医籍中记载了大量用于美容的中药及外用中药方剂，如《山海经》、《神农本草经》、《本草经集注》、《本草纲目》等中记载了大量具有美容作用的中药；《肘后方》、《妆台方》、《备急千金要方》、《太平圣惠方》、《圣济总录》、《御药院方》等中记载了大量美容方剂，有内服的延年驻颜方，也有外用的美肤美发方。应整理挖掘传统方药，结合市场需求，利用现代技术研制开发中药化妆品。

（2）**从临床实践中选题**　中医药临床实践中积累了大量中医药美容的临床经验方和民间用方，往往具有良好的功效性和安全性，应加强这些方药的物质基础、功效性和安全性研究，进而开发成理想的中药化妆品。

（3）**从科研成果中选题**　国内外有大量的科技工作者关注和从事于利用现代技术对具有美容作用的中药和方剂开展的效应物质基础及功效性、作用机制等的研究，如当归能抑制酪氨酸酶活性，故具有美白皮肤的作用等。应积极利用现代科学发展的成果，包括中药药效物质基础与作用机制、基于病因病机的生理病理学等研究成果，形成科研方或对传统方剂进行加减，基于大量基础性研究开发中药化妆品，有利于实现中药化妆品的现代化，走向国际市场。

3. 设计方案　根据含中药化妆品的功效性和类别，结合产品的审批要求，设计研究方案，包括组方及其合理性分析、制备工艺、质量标准、稳定性、功效性、安全性等研究。在设计的同时，充分调研，了解拟采用的理论、技术方法及其理论依据，拟解决的技术关键等，为顺利实施奠定基础。

4. 组织实施　按照设计方案开展实验研究与文献调研研究，在实验研究中注意随时做好原始记录、及时分析实验结果，确保研究结果真实、可信与可追溯；研究中应关注中药化妆品审批的有关要求。

5. 申报与审批　研究工作完成后，及时整理资料，提出申报要求，根据化妆品类别及相关规定申报和待审批，审批通过则获得批准文号。

6. 生产与销售　具备生产资质的企业取得中药化妆品生产文号，即可进行生产和上市销售。在生产中还应关注工艺的优化，产品上市后应观察产品的功效性、安全性和质量稳定性等。

四、含中药化妆品的管理

我国化妆品由政府监管，实行行政许可制。化妆品审批实行分类管理方式，国产普通化妆品实行省级食品药品监督管理局备案制；进口非特殊用途化妆品实行国家食品药品监督管理局备案制；国产特殊用途化妆品、进口特殊用途化妆品实行国家食品药品监督管理局审批制。其中，国产普通化妆品申报产品许可时，自由销售，上市后两个月内报省食品药品监督管理局备案，不组织技术审评。国产特殊用途化妆品由于其添加了某些特殊原料，使卫生安全风险比普通化妆品大，要求申请人提出申请，经省食品药品监督管理局生产能力审核后，报国家食品药品监督管理局，组织专家进行技术审评，符合要求者发给国产特殊用途化妆品生产许可批件。

我国实施化妆品卫生行政许可的工作依据是化妆品卫生法规，包括《化妆品卫生监督条例》（1989 年）、《化妆品卫生监督条例实施细则》（2005 年），以及一系列规范性文件，如《化妆品行政许可申报受理规定》（2009 年）、《健康相关产品审批工作程序》（2006 年）、《化妆品产品技术要求规范》（2010 年）、《化妆品卫生规范》（2007 年）、《化妆品生产企业卫生规范》（2007 年）、《化妆品技术审评要点》（2010 年）、《化妆品产品技术审评指南》（2010 年）、《化妆品命名规定》（2010 年）、《化妆品命名指南》（2010 年）等。在《化妆品卫生监督条例实施细则》（2005 年）、《化妆品行政许可申报受理规定》及《化妆品产品技术要求规范》中，对化妆品审批范围等进行了规定。

（一）非特殊用途化妆品实行备案制

化妆品企业生产普通化妆品应提供下列资料和样品，并于产品投放市场 2 个月以内，报省、自治区、直辖市卫生行政部门备案。

1. 产品名称、类别。

2. 产品成分、限用物质含量。

3. 产品卫生质量检验报告。

4. 产品样品（5 个小包装）。

5. 产品使用说明书（或其草案）、标签及包装（或其设计）、包装材料。

（二）特殊用途化妆品实行审批制

特殊用途化妆品是指有别于一般传统化妆品的，具有特殊化妆功能，适用于某些特殊人群的化妆品。也涉及化妆品新原料及首次进口的化妆品的审批，应根据类别按照此规定进行申报。

1. 审批范围

（1）化妆品新原料。

（2）国产特殊用途化妆品生产。

（3）化妆品首次进口等的审批工作。

2. 申报程序

（1）申请人提出化妆品行政许可申请，提交有关资料。

（2）省级食品药品监督管理局进行生产能力审核；国家认定的化妆品检验机构进行产品检验。

（3）国家食品药品监督管理局保健食品审评中心进行实质性审查后，化妆品卫生安全评审委员会进行技术审评。

（4）申报产品符合化妆品相关法律法规、标准规范的规定，且符合技术审评要求的，判定为"建议批准"。

（三）化妆品行政许可申报资料要求

申请国产特殊用途化妆品行政许可的，应提交产品名称命名依据、功效成分、使用依据、质量控制要求及产品中可能存在安全风险物质的有关安全性评估材料等资料。申请化妆品新原料行政许可的，应提交原料的来源、理化特性、化学结构、分子式、使用目的、使用限量、生产工艺、质量标准及毒理学安全性评价报告等资料。

1. 产品配方申报要求

（1）所有生产时加入的成分均需申报，包括随原料带入的防腐剂、稳定剂等添加剂。

（2）给出配方中全部组分的名称及百分含量，并按含量递减的顺序排列。

（3）配方中的成分应使用 INCI（化妆品组分国际命名）名称，不得使用商品名。

（4）配方中的着色剂应按化妆品卫生标准归的色素命名或提供 CI 号。

（5）配方中的成分应给出百分含量，不得仅给出含量范围。

（6）配方成分中来源于植物、动物、微生物、矿物等原料的，应给出其学名（拉丁文）。

（7）配方成分中含有动物脏器提取物的，应附原料的来源、制备工艺及原料生产国允许使用的证明。

（8）分装组配的产品（如染发、烫发类产品等）应将分装配方分别列出。

（9）配方中含有复配限用物质的，应申报各物质的比例。

2. 检验中特殊情况要求

（1）配方中紫外线吸收剂含量超过 0.5% 的非防晒产品，除需常规检测外，还应进行紫外线吸收剂量检测、光毒试验和变态反应试验。

（2）防晒产品宣传或标示 SPF 值的，应提供相应的检验方法和检验结果。

（3）配方成分中含有果酸的，应进行果酸含量检测。

（四）国家认定的化妆品检验机构

国家食品药品监督管理局于 2010 年 2 月 11 日发布施行《化妆品行政许可检验机构资格认定管理办法》，对承担化妆品行政许可检验，并出具化妆品行政许可检验报告的检验机构认定工作进行了具体规定。2011 年 2 月，SFDA 公布了 17 家单位为国家食品药品监督管理局化妆品行政许可检验机构。目前，承担《化妆品行政许可检验规范》规定的全部微生物、卫生化学和毒理学检验项目的单位有 11 家：中国疾控中心环境与健康相关产品安全所；北京、辽宁、上海、江苏、浙江、广东、四川省的疾病预防控制中心；北京市药品检验所、上海市食品药品检验所及广东省药品检验所。可承担《化妆品行政许可检验规范》规定的人体安全性检验项目和防晒效果人体试验项目的单位有 6 家：中国人民解放军空军总医院、上海市皮肤病医院、中山大学附属第三医院、四川大学华西医院和中国医科大学附属第一医院及中国医学科学院皮肤病医院。

（五）含中药化妆品的监督管理

我国化妆品管理包括上市前的许可管理和上市后的监督管理，从而确保上市化妆品的质量和安全。上市后的化妆品监督管理包括化妆品生产企业卫生监督、化妆品经营的卫生监督及化妆品产品质量卫生抽检等。国家政府部门非常重视化妆品行业的法规建设和标准化工作，并加快了法规和标准的制定速度，如《化妆品卫生监督条例》、《化妆品卫生监督条例实施细则》、《中华人民共和国工业产品生产许可证管理条例》及其《实施细则》、《化妆品产品生产许可证换（发）证实施细则》、《化妆品卫生规范》、《化妆品生产企业卫生规范》、《化妆品卫生行政许可检验规定》、《消费品使用说明化妆品通用标签》（GB5296.3）、《化妆品标识管理规定》和《化妆品广告管理办法》等，并修订了一系列化妆品标准，逐步形成化妆品标准化体系。这些法规和标准的制定及实施，规范了企业的生产经营行为，强化了依法监督管理，促进了行业自律，使行业管理步入法治轨道。

1. 化妆品生产企业的卫生监督　对化妆品生产企业的卫生监督实行卫生许可制度。化妆品生产企业必须申请获得"化妆品生产企业卫生许可证"，方可从事化妆品的生产。已获"化妆品生产企业卫生许可证"的企业增加生产新类别的化妆品，须报省、自治区、直辖市食品药品监督管理局备案。

根据《化妆品生产企业卫生规范》（2007 年），对化妆品生产企业的生产条件、生产过程、从业人员、生产产品等进行全面监督，从而确保化妆品的质量。目前，生产企业监督管理中存在生产企业随意改动生产布局、不重视生产过程控制、生产记录与检验记录不完整，甚至无证生产特殊用途化妆品或普通化妆品夸大宣传等问题，应加强以上方面的经常性卫生监督。

2. 化妆品经营企业的卫生监督 《化妆品卫生监督条例》中明确了化妆品经营单位和个人不得经营未取得"化妆品生产企业卫生许可证"的企业所生产的化妆品、无质量合格标记的化妆品、未取得批准文号的特殊用途化妆品、超过使用期限的化妆品等，并对化妆品的广告宣传等进行了具体规定。化妆品经营企业应遵照执行。对化妆品经营的卫生监督包括索证检查、抽样检查、产品标识检查等，确保化妆品合法经营，对违法经营者予以惩罚处理。目前，在化妆品经营流通环节往往容易出现美容院经销无证产品或自制产品，美容院或美发店经销的产品标识、标签不合格等现象。

3. 化妆品卫生质量检查 特殊用途化妆品投放市场前必须在国家认定的检验机构进行产品卫生安全性评价。根据《化妆品卫生规范》、《化妆品检验规定》及《健康相关产品抽检规定》对市场产品进行有针对性的产品质量抽检，动态监督化妆品质量。在卫生质量检查中，应重点关注违禁物质的加入及产品汞、氢醌类物质超标等现象。

第二节 含中药化妆品的研究与开发

中药化妆品历史悠久、品种繁多，中医特色鲜明，加之取材天然，符合现代大众对于绿色环保的追求，市场前景广阔。中药化妆品的配方和使用上鲜明地体现出中医理论体系的特征，如整体观、辨证论治、复方配伍等，故在配方、制剂、使用上都具有与化学化妆品不同的思路。好的化妆品应该具有4个特性，即安全性、稳定性、使用性及功能性。因此，选题上既要体现中医药特色，又要兼顾其安全性、稳定性和实用性。

化妆品是一类特殊的商品，受科技、人文以及地域环境等方面的影响。国外化妆品公司在向市场推广其产品之际，往往在表达产品功能效果的同时，也对消费者展示其科学技术的先进性、人文特征和品质理念等。现有的历史条件和市场情况下，真正意义上的中药化妆品，不仅仅是利用先进的科学技术，针对特定的功能需求采用传统中药，更重要的是运用中医的辩证思维方法，按照传统中医药理论进行创造性的组方，突出我国特有的传统中医药美容学中关于人体美的整体性、表里性和统一性。因此，对产品研发人员来说，采用何种思路与方法来整理及发掘传统中药化妆品使其古为今用是关键问题。产品研发人员不能机械地照搬照抄古人遗留下的药方，也不能简单地取用几味中草药加以提取后复配入化妆品中，而是在传统中医药美容理念及其在个人护理用品的发掘、继承和推广中有所创新。

含中药化妆品的开发研究是一项系统工程，它需要医学、药学、药化、药理、本草考证、制剂等多方面的专业技术人员共同协作攻关。在开发过程中，我们要深入研究皮肤衰老的机制，用现代医学的理论和方法研究含中药化妆品的作用机理，从给药途径创制一些新剂型，开发出一大批疗效可靠、安全、方便的新一代含中药化妆品，以适应现代人追求健康、美丽、长寿的目的。

一、含中药化妆品的研究

含中药化妆品的研究在我国有着悠久的历史，先贤们在长期的医疗实践中，不仅发现了数以千计的美容中药，而且给后人留下了许多行之有效的药物剂型，有不少美容制剂至今仍受到人们的欢迎，如粉剂、膏剂、面膜剂、洗浴剂等，这些传统制剂品种繁多、疗效肯定、内涵丰富、历史悠久、制备简便，应大力挖掘、整理和继承。近年来，随着制药技术的飞猛发展，一些国外的新方法、新技术陆续被吸收到传统中药剂型改革中来，由此而创制了一些新的剂型，有力地推动了整个含中药化妆品制剂的发展。

含中药化妆品的制剂研究是化妆品的重要内容之一。选择适宜的剂型，不仅可以合理利用药物成分的多效性，还能改善产品质量，提高稳定性，便于使用、携带，发挥更好的社会效益和经济效益。因此，我们认为，含中药化妆品的制剂研究必须广泛汲取现代医药科学技术，在遵循古方药效的基础上，大力开展剂型改革工作，应用现代新剂型、新辅料、新技术、新设备改进或完善传统剂型，创造新剂型，使用美容制剂在工艺、质量控制以及药效上有一个更大的飞跃，为人民的健康、美丽及长寿作出应有的贡献。

下面着重介绍含中药化妆品的开发研究程序和一些美容制剂。

（一）配方筛选

产品配方是化妆品的核心。正确的选方，不仅具有较高的学术水平和科学预见性，而且还能创造出巨大的社会效益和经济效益。产品的配方并非出自个人好恶而任意挑选，而是与筛选方法、配方自身价值、个人学术见识、科学实验依据等方面息息相关。

1. 调研 首先，我们先要了解当前国内外有关皮肤抗衰老机制和抗衰老方药作用机理的最新研究信息及进展，以便确立自己研究课题的主攻方向。其次，调查国内外市场上含中药化妆品的研制、开发、销售等情况，尽量避免低产品水平重复，以及厂家一哄而上的局面。再次，向医疗单位或美容机构和群众了解他们需要什么样的产品（包括产品剂型、用途、治疗目的等）。因为新产品开发的最终目的是为了满足消费者的不同需要，他们最有权对产品作出客观的评价。通过以上国内外研究动态、市场及市场调研，我们做到了"心中有数"，对自己所开发的品种有了一个清晰的思路。

2. 筛选 历代医家经过长期临床实践，总结出了数以万计的有效方剂，这些方剂为研制新产品创造了有利条件。从这些方剂中认真汲取其传统的组方和制剂经验，是继承和发扬中药化妆品制剂的重要途径。那么，怎样从浩如烟海的古籍中选择合适的方药进行新产品的研究呢？我们可以从以下几方面确立寻方的路线。

（1）从古代医籍中查找 古代各时期涉及含中药化妆品制剂内容的著作主要有东汉时期的《神农本草经》、晋代葛洪的《肘后备急方》、唐代孙思邈的《千金要方》、宋代的《太平圣惠方》、明代李时珍的《本草纲目》、张景岳的《景岳全书》、张时彻的《摄生众妙方》等。这些著作所载的古方可作为我们开发含中药化妆品制剂的主要来源。

（2）从历代名医医案医话中查找　医案医话是中医临床实践的原始记录和心得体会。其中不乏许多美容名方。如龚居中的《红炉点雪》、高濂的《遵生八笺》等。

（3）从中医皮肤病专著中寻找　皮肤病是影响颜面、皮肤、美容的主要因素。研制防治损害性皮肤病的新药是今后美容化妆品的发展趋势。主要皮肤病专著，如隋代巢元方的《诸病源候论》、宋代陈自明的《外科精要》、元代齐德元的《外科精义》、明代陈实功的《外科正宗》、清代祁坤的《外科大成》以及现代的《皮肤病学》、《中医皮肤病学》等。

（4）从国内外有关期刊上查找　期刊是医学文献的重要载体，有关中草药方剂的期刊，除中医中药、中西医结合杂志外，药学杂志以及西医杂志均有报道。在众多医药期刊上往往有方药的制剂工艺、药效学及临床应用等方面的最新报道，为我们进行处方设计与筛选提供借鉴。

（5）中草药美容古方的现代研发　古代妇女早就发现了取自天然的美容方法，她们用天然的花、叶、油脂呵护着肌肤和容颜。中医药诞生之后，宫廷、民间更是积累了大量的中草药美容验方，中医药古籍中也记载了除皱、抗衰、祛斑、增白的内服、外用组方，给现代人留下了珍贵的美容宝藏。两千多年前的《神农本草经》就对中草药美容护肤的作用有了明确的解释。据史料记载，隋代还出现了中药化妆品专著《妆台方》，收录的历代的美容配方多达千余种。可见，我国早在古代就已将中草药应用于化妆品中。

如今，许多化妆品企业利用现代科技将传统中草药成分融入现代化妆品产品中。很多化妆品企业通过从传统中药和古方中"寻宝"而获得了丰厚的收益。有一些企业在历史美容积淀的基础上，坚持古为今用、造福社会的原则，借鉴世界美容护肤潮流，对传统中草药美容古方进行了现代开发。如某品牌美白润肤面贴膜，组方就源自唐代名医王焘的《外台秘要》中治疗面部黄褐斑的方子，基本成分是茯苓、丹参、当归、益母草、人参。消费者按说明书要求敷用一段时间后皮肤变得光泽、洁白、细嫩。其他抗皱、补水、祛痘等系列面贴膜无不遵循了这一师古惠今的思路。

目前，我国、日本、韩国和欧美一些国家已研制生产的化妆品中含天然药物达几十种之多。如芦荟系列、沙棘系列、花粉系列、丝肽系列、人参系列、珍珠系列等。近年研究较多的还有以下植物类中药资源。

桑椹：具有抗老化、减少黑色素的作用。《本草纲目》中有记载："桑椹，久服不饥，安魂镇神，令人聪明，变白不老。"扼要的16个字就概括出了桑椹的5大功效。桑椹含有葡萄糖、果糖、鞣酸、胡萝卜素，维生素A、B$_1$、B$_2$、C等多种成分，在众多果类中，桑椹的抗氧化功效排名第一，是奇异果的3倍、葡萄的4倍。此外，由于桑椹蕴含丰富的类黄酮，所以，从它的根部提取精华成分，可以用来抑制酪胺酸酶的活性，从而大大减少黑色素的生成，起到美白肌肤的作用。

黄芩：具有与桑椹相同的美白原理。如植物焕白亮采面膜（Sisley）含有丰富的白桑椹精华、黄芩精华、柠檬精华帮助击退黑色素，提亮肤色。再辅以植物鲨烯、乳木果油、维生素 E 等加强保湿锁水。而其中的高岭土成分可以帮助清除分泌过量的油脂，改善肤色。亮妍美白精华液（Bobbi Brown）中含有黄芩、甘草和维生素 C 复合物，可起到淡化色斑、均匀肤色的作用。

櫻花：樱花具有减淡皱纹、镇静的作用。冬季樱花能作用于皱纹底部，激活衰退的成纤维细胞，从而安全、明显地减淡皱纹。同时，樱花还能通过调整体内内分泌紊乱来呵护肌肤，它含有丰富的维生素 A、B、E，是保持肌肤青春的主要养分。如抗皱活肤修颜精华液（Sisley）独家采用冬季樱花尊精华，能够促进成纤维细胞自然产生大量胶原蛋白，保护肌肤不受自由基的伤害，防止老化。

人参：提供密集养分，增加皮肤细胞活力，促进代谢与循环，延缓老化。

珍珠：多种营养成分滋润皮肤，改善肤色。

绿茶：高效抗氧化，其中某种特殊成分可以帮助缓解紫外线对皮肤造成的伤害。

当归：具有微弱扩张毛细血管的作用，加速血液循环，常用于美白、祛痘产品。

谷物：温和的天然保湿剂，并拥有软化肌肤、防止粗糙的作用。

木炭：吸附性强，多用于清洁类产品。

柠檬：有滋养与提亮肤色的功能。

青藤：紧实肌肤并起到镇静作用。

杏仁：抑制黄褐斑，使肌肤光滑细致。

3. 配方分析

（1）审核　即审核配方中每一味药的性味、归经、功能、主治、成分、药理、临床以及用法用量，并要对每味药的来源、产地、加工炮制方法、制剂等作全面系统的考察。如果方中各药用之得当、配伍合理，可以按原方加以研究。但是，原处方因立方年代久远，组方不尽严谨，或因病因病机有变化，或因方中某些药物使用不便（如毒剧药、历史淘汰品等）时，则应在保证或提高临床疗效的前提下，对原处方进行加减修订，组成新方（即所谓修方改型法）。

（2）验证　对于古方（或验方、秘方），临床拟定方或古方修改方（新方），有时我们很难确定它就是我们应该选择的最佳配方。此时，选择合理的药理学指标进行实验验证，或者制成一定剂型进行人体试用试验，十分必要。这样，我们不但可以验证古方或新方的确切美容效果，而且为下一步的剂型、提取、工艺、成分研究、药效实验、临床应用提供科学依据。

（二）剂型选择

剂型是化妆品的存在形式。优良的配方必须有相适应的剂型，才能使化妆品外观怡人、使用方便、作用稳定。化妆品的剂型包括液体类、乳液类、膏霜类、粉类、粉末成型类等。化妆品的剂型与基质及其原料的物理化学性质有密切关系。化妆品的剂型变化很快，往往同一功能或性质的产品，由于制备配方和生产工艺的变化、改变包装的要求以及使用方法的变化等原因而改变剂型。

（三）工艺研究

在确定剂型后，就要着手进行工艺设计与研究。制备工艺研究是化妆品制剂中的核心部分，工艺是否合理直接影响化妆品的安全性、稳定性及其功效。对此，我们应当给予高度重视。

常规工艺研究一般有以下几个步骤。

1. 资料调研　首先，我们要查阅《中国药典》、外国药典、部颁标准、地方标准以及《化妆品生产管理条例》、《化妆品行政许可受理审查要点》等审批、管理方面的文件，了解国家卫生行政管理部门对所研发产品的要求以及需要申报的资料项目。其次，从国外期刊上收集、调查同类或相近产品的配方、工艺及新设备研究资料的报道等。目前，国内很多杂志均设有制剂及工艺栏目，用来介绍各种制剂的工艺研究，可以借鉴。再次，可查阅制剂书籍，如《中药制剂学》、《中药制剂设计学》、《化妆品工艺学》等。上述文献资料的调研，可减少工艺设计的盲目性，使工艺研究少走弯路。

2. 工艺设计　制备工艺一般分为前处理和制剂成型两部分。前者通过粉碎、提取、分离、浓缩、干燥、灭菌等方法，将配方中的药材制成待添加的中药原料；后者是将待添加的中药原料和适当的辅料（如溶媒、增溶剂、助溶剂、基质、成膜材料等）混合并通过一定的工艺路线制备出成品，赋予特定的形态、大小、色泽、气味、作用和用量。为了能有效地保证产品质量，在工艺研究中，我们常常要列出控制其质量的技术条件，如时间、温度、压力、pH值、粉碎度等，以中药原料或成品中的某一指标成分的含量作为反映其内在质量的测定项目。通过对工艺的各种技术进行筛选对比，找出最佳的工艺技术条件。最佳工艺条件（因子）的研究涉及从工艺到处理及制剂成型的各个环节。

主要工艺参数确定后，一般可从以下3方面来选择考察指标：①有效成分的含量；②外观及稳定性；③卫生学指标。制定实用可行的工艺条件和灵敏性、特异性高的指标成分的测定方法，是确保化妆品质量的关键因素。

3. 制备工艺　化妆品的生产应根据拟开发的剂型及有效成分的性质，结合新技术、新方法，设计合理的制备工艺。包括原料及辅料的前处理、提取、精制、浓缩、干燥、成型、包装等步骤。对于每一个工艺步骤都要进行实验室小试、中试和大生产的放大试制，以明确生产设备和各项工艺参数，使其具有生产可行性。中药化妆品品种繁多、类型各异，其制作工艺常有较大差别。即使是同种类型，也会因中药成分性质的不同，在共性的基础上存在一定的区别。现介绍9类常见化妆品的常规工艺。

（1）乳膏类化妆品的制备工艺　乳膏包括乳霜和乳液，在化妆品中的应用最为广泛。膏霜是指在常温下为近固态或半固态的乳化制品，黏稠度较高。其中，膏是一种水包油（O/W）型乳化体；霜又称冷霜、香脂，是一种油包水（W/O）型乳化体。乳液又称奶液，是指在常温下为近液态的乳化制品，黏稠度较低，在重力下可倾倒。

乳膏类种类较多，因基质原料的不同，在具体制作上略有差异。一般乳膏的制作工艺如图8-1。

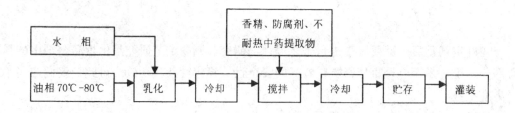

图8-1 乳膏制备工艺流程图

（2）液洗类化妆品的制备工艺　液洗类化妆品主要是指以表面活性剂为主剂配制而成的一类均匀水溶液，如沐浴用品（香波、浴液）、泡沫洗面奶、剃须膏等。液洗类化妆品的配制过程以混合为主，但各种类型的液洗类化妆品有其各不相同的特点，一般有两种配制方法：一是冷混法，二是热混法。

①冷混法：冷混法适用于不含蜡状固体或难溶物质的配方，其制备工艺如图8-2。

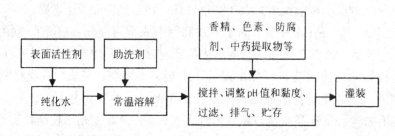

图8-2 液洗类化妆品冷混法制备工艺流程图

②热混法：当配方中含有蜡状固体或难溶物质时，如珠光或乳浊制品等，一般采用热混法。制备工艺如图8-3。

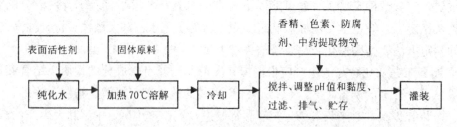

图8-3 液洗类化妆品热混法制备工艺流程图

（3）水剂类化妆品的制备工艺　水剂类化妆品主要是指以水、乙醇或水-乙醇溶液为溶剂的透明液体类产品，如香水类、化妆水类等，这类产品必须保持澄清透明、香气纯净无杂味，即使在5℃左右低温也不能产生浑浊和沉淀。

①香水类

香水类化妆品主要是指酒精液香水、花露水和古龙水，乳化香水和固体香水除外。酒精液香水的配制，最好在不锈钢设备内进行。酒精液香水的黏度很低，极易混合，因此，各种形式的搅拌桨都可采用。因酒精是易燃物质，所有装置都应采取防火防爆措施。其生产工艺流程如图 8 -4。

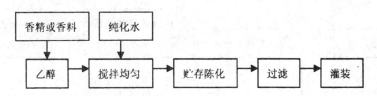

图 8 - 4 香水类化妆品制备工艺流程图

②化妆水类

化妆水也称为收缩水或爽肤养肤水，一般呈透明液状，主要包括柔软性化妆水、收敛性化妆水、洗净用化妆水、须后水、痱子水、精华素等。生产化妆水最好在不锈钢设备内进行。由于化妆水的黏度低，较易混合，因此，各种形式的搅拌桨均可采用。另外，某些种类的化妆水酒精含量较高，应采取防火防爆措施。化妆水的生产工艺流程如图 8 -5。

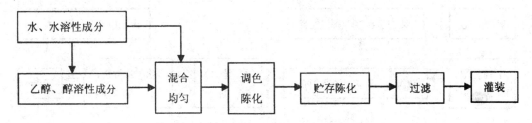

图 8 - 5 化妆水类化妆品制备工艺流程图

（4）面膜的制备工艺 面膜是用粉末制成泥浆状或透明流动状涂于面部皮肤的胶状物。按能否剥离分为剥离型和非剥离型面膜；按用途分为清洁面膜、营养面膜、治疗型面膜；按基质类型分为蜡基面膜、橡胶基面膜、乙烯基面膜、水溶性聚合物基面膜和土基面膜等。成膜剂是面膜的关键组成部分，常用的是一些高分子聚合物。制备成膜剂溶液时，要注意的是成膜剂溶解较费时间，必须让其充分地溶胀、溶解。含粉末和油分的面膜在制备时，添加成膜剂前需事先将粉末、水及保湿剂混合均匀，避免结团，最后才添加油分，再混合。面膜的制备工艺如图 8 -6。

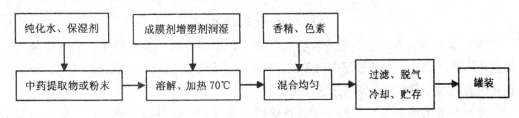

图 8 - 6 面膜的制备工艺流程图

（5）粉剂类化妆品的制备工艺 粉剂化妆品常用于面部美容及身体吸汗或防痱治痱，如胭脂粉、爽身粉、痱子粉等。配制粉剂化妆品的关键是将各组分混合均匀，要达到混合均匀的目的，通常要按等量递增法的原则进行混合，制备工艺如图 8 -7。

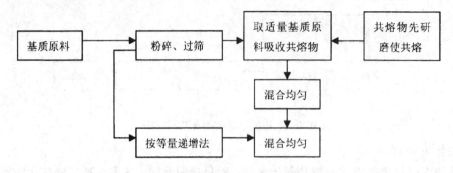

图 8 -7 粉剂类化妆品制备工艺流程图

（6）气雾剂类化妆品的制备工艺 气雾剂类化妆品是指将化妆品各种原料与适宜的抛射剂装在具有特制阀门系统的耐压密封容器中，使用时借助抛射剂的压力将内容物呈细雾状或其他形态喷出的化妆品，其制备工艺如图 8 -8。

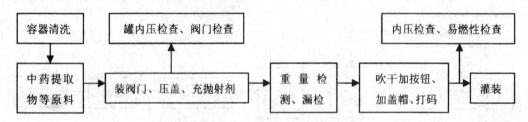

图 8 -8 气雾剂类化妆品制备工艺流程图

（7）香皂的制备工艺 是将油脂、碱等原料置于煮皂设备中，加热进行皂化反应，生成皂基，皂基干燥后添加中药提取物、香料等，经过搅拌、研磨等过程制得。香皂的制备工艺如图 8 -9。

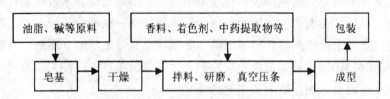

图 8 -9 香皂制备工艺流程图

（8）唇膏的制备工艺 是将着色剂分布于油中或全部的脂蜡基中，成为细腻均匀的混合体系。颜料在制备过程中出现在基质中的聚集结团现象，较难分布均匀，故需防止在研磨之前颜料沉淀，制备工艺如图 8 -10。

（9）牙膏的制备工艺 是一种将粉质摩擦剂分散于胶性凝胶中的混浮体，主要由膏基、容器（软管）和包装物组成，其制作过程分为制膏、制管和灌装 3 个工序，其中制膏是关键工序。牙膏的制备工艺包括间歇制膏和真空制膏；根据溶胶制法的不同，分为湿法溶胶制膏和干法溶胶制膏工艺。目前国内外普遍采用湿法溶胶制膏工艺，如图 8 -11。

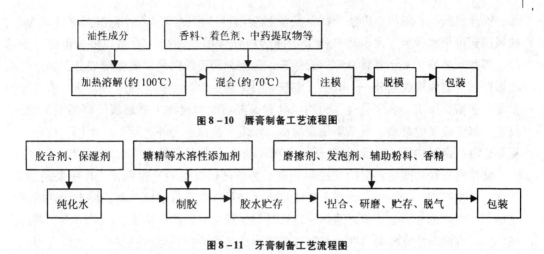

图 8 - 10 唇膏制备工艺流程图

图 8 - 11 牙膏制备工艺流程图

二、含中药化妆品的原料与产品质量控制

化妆品应该是安全的产品，在正常以及合理的、可预见的使用条件下，不能对人体健康产生危害。化妆品使用的原料必须符合原料的规定，化妆品产品必须使用安全，不能对施用部位产生明显刺激和损伤，且无感染性。

（一）含中药化妆品的原料

中药化妆品是由中药与各种原辅料经过合理调配加工而成的复配混合物。化妆品的安全、质量及特性，除与配制技术及生产设备等密切相关外，主要决定于构成化妆品的原料质量。在生产化妆品时所选用的原料必须符合《化妆品卫生规范》（2007 年）中所列要求，严格遵守不使用"化妆品组分中禁用物质"，对"化妆品组分中限用物质、限用防腐剂、限用防晒剂、限用着色剂、限用染发剂"的选用也必须符合限制要求，如适用及（或）使用范围、最大允许浓度等。

中药化妆品的原料种类繁多，性能各异。根据化妆品的原料性能和用途，可分为中药原料、基质原料和辅助原料 3 大类。中药原料是具有治疗、保健、营养作用的中药，如人参、丹参等。基质原料是组成中药化妆品主体的物质原料，在化妆品配方中占有较大比例，主要起成型、稀释、载体作用，如油脂类、蜡类等。辅助原料则是对化妆品的成形、稳定或赋予色、香以及其他特性起作用，这些物质在化妆品配方中用量不大，但却极其重要，如乳化剂、着色剂等。

化妆品原料是微生物的重要污染源。最易受污染的原料是天然动植物成分及其提取物，如胎盘提取液、蜂王浆，芦荟、甘草、人参提取液。较易受污染的原料：增稠剂、成膜剂、粉体、色素、离子交换水、表面活性剂等。不易受污染的原料：油脂、高级脂肪酸、醇、香料、酸、碱等。

1. 中药原料

（1）**按功能分类**

①保湿功能类：皮肤保湿要补益气血、生津补液；润泽肌肤、补益津液；祛除外

邪、润泽肌肤。补阴药令皮肤润泽，淡渗利湿药可持水保湿，芳香化湿药可载水保湿，祛风湿药可承水保湿。大多具有保湿功能的植物含植物油脂、磷脂、植物甾醇、氨基酸、多肽、多糖、多元醇黏液质。近年来，保湿剂研究动向是深层保湿成分，如比较重视多糖和生物膜构成成分——磷脂。皮肤和唇保湿主要为多糖、油脂、脂质，头发保湿主要为多糖、脂质、水解蛋白、油脂。具有保湿功能的植物主要是属于真菌类的银耳、灵芝，属于藻类的海藻，及瓜果蔬菜甜瓜、丝瓜、黄瓜。另外，芦荟、木槿、枸杞、绿豆等也具有保湿功能。在欧洲市场上，80%以上的化妆品都标明含有芦荟。

②增白皮肤功能类：围绕气血调补对于美白是很重要的，脸色无光泽主要是血虚、气虚，脾主肌肉、主运化，脾虚下焦能量不足。可选用具有祛瘀生新、促进代谢的活血化瘀药，内以理气活血、疏肝清热、宣肺补肾健脾，外以祛风活血、清热解毒、祛斑莹肌。凡具有抑制酪氨酸酶活性和抑制黑色素形成活性的植物化妆品就有可能具有增白作用。具有抑制酪氨酸酶活性的植物有当归、红花、桔梗、羌活、乌梅、苦瓜、葡萄等；抑制黑色素形成作用的植物有银杏、姜黄、苦瓜、芍药等。

③防治痤疮及皮肤炎症功能类：除面部常见的痤疮外，皮肤炎症大多是由于细菌感染和皮肤真菌引起的，有的由外伤并发感染或由于抓痒引起皮肤炎症，或由于真菌引起的头癣和头皮屑阻碍头发生长。中医认为，痤疮的发生多为饮食不节，过食辛辣及肥甘厚味，复感外邪，使毛囊闭塞，内热不得透达，致使血热蕴蒸于面部，或肺经蕴热，外感风邪，或脾胃湿热，内蕴上蒸于面部而形成。所以，治疗多以清肺热、祛风热、凉血活血之中药内服。具有防治痤疮功能的植物有丹参、大黄、白花蛇舌草、天门冬、黄柏等；抗菌消炎植物有红花、金银花、蒲公英、丁香、桃仁、冬瓜、黄芩等；抗真菌植物有小茴香、黄连、生姜、陈皮、大蒜、薄荷、肉桂、郁金、黄芩等。

④祛除皮肤皱纹功能类：中医认为，衰老和虚、瘀有关，因此，要补益气血。如用补气药补气以行血，用补血药使血荣于面，则容光焕发使气血调和等。抗皱、紧致肌肤的主要途径就是维持和保护皮肤基质的组成和结构。抑制 MPP 活性、维护弹性支撑系统，如肉桂、厚朴等；天然自由基清除剂，如马齿苋、青椒、豆角、马铃薯、香蕉、四季豆有较强效果，黄瓜、葡萄次之；含有抗氧化物质，如酸枣仁、当归、红参、生地等都能抑制脂类过氧化作用；具有清除活性氧作用的植物有丁香、老鹳草、大黄、甘草、山楂、大蒜等。

⑤育发乌发功能类：中医认为，造成脱发的最主要原因是肾虚肺损、毒素积累、微量元素缺乏，治疗多以养血安神、补肝养血、疏肝解郁、滋养肾阴、活血化瘀为主。在植物中，小檗科、毛茛科、睡莲科、樟科中含双苄异喹啉生物碱植物，实验证明有防止头发分叉和断发作用；何首乌和竹节人参显示最强的促毛发再生活性，具有较强的抑制皮脂活性的作用。近年用睾酮 $-5\alpha-$ 还原酶筛选抑制睾酮 $-5\alpha-$ 还原酶的植物，为寻找适合防脱发、生发的中药化妆品提供依据。如人参、甘草、芦荟、地黄、麦冬等均可作为防脱发、促进头发生长的滋养剂；猪苓、冬瓜子、车前子、女贞子、杏仁等可作为头发促进剂。

头发枯黄主要原因有甲状腺功能低下、高度营养不良、重度缺铁性贫血和大病初愈等，另外经常烫发、用碱水或洗衣粉洗发也会使头发受损发黄。如何首乌和五味子等，这类中药多为解表药，其次为清热药、补益药和活血药，还有一些是收涩药。前两类通过祛邪、补益和活血，以促进毛发的正常生长，并使发色由灰、黄、白转黑。收涩药多富含鞣质和有机酸，与美发方剂中的铁和铜等元素合用，主要起染发作用。

⑥防龋齿和牙周炎症类：常见的蛀牙和齿龈胀肿可以应用植物提取物具有预防作用的卫生用品，如牙膏、漱口液等。对于口腔病菌有抑制作用的植物有檫木、枫香、黄连、银杏叶、厚朴等；作为清洁剂的植物有肉桂、丁香、两面针等。

⑦瘦身健美类：如绞股蓝、银杏、茶叶、陈皮和大黄等，可加速局部脂肪代谢、自然燃烧、润肠轻泻以及促进脂肪排泄。

⑧赋香作用类：几乎所有的化妆品都具有令人愉快的香气，它是通过在化妆品中加入一定数量的香精而成的。香精由各种香料调配混合而成，由动植物提取的香料称天然香料，其香味自然、雅致清新、不易造成过敏。如肉桂叶油、丁香油、小茴香油和云木香油等，这类中药含有丰富的挥发油，具有特殊的香味，可用做化妆品的香精，而且许多中药挥发油对人体的神经系统也有一定的调节作用。芳香性中药用于化妆品还具有抗病毒、真菌，防腐，扩张血管，治皮肤瘙痒、皮炎、荨麻疹等病症的功效。

⑨防腐剂和抗氧化剂类：中药防腐抗氧剂相对化学合成防腐抗氧剂具有不易导致过敏的优势。常用的中草药原料有甘草、山楂、万寿菊、芍药、月季和蔷薇果，以及广泛存在于植物花果中的叶黄素、维生素 C 等。如黄芩、黄柏、白芍和薄荷等也具有显著的防腐和抗氧化作用，而且没有毒副作用。

⑩乳化剂和调色剂类：乳化剂，又称表面活性剂，在化妆品中的作用表现为去污、乳化、分散、湿润、发泡、稳泡、消泡、柔软、增溶、抗静电等特性。具乳化作用的中草药及其提取物多含皂苷、树胶、蛋白质、胆固醇、卵磷脂、明胶等，如知母、麦冬、甘草、皂荚、海藻、蜂蜡、杏仁油、大豆卵磷脂、阿拉伯树胶、桉叶油等。如姜黄和红花等，用于化妆品中安全、无毒副作用，是理想的色素原料。中药色素的另一优势是兼具营养和治疗等作用。

（2）按所含化学成分分类　中药化妆品中的生物活性成分是中药的精髓、化妆品的灵魂，其决定了中药化妆品的生理功能，这些生物活性成分由于其特有的化学结构，具有特定的生理活性，存在着一定的构效关系。

①植物香精：植物性香料是从具有芳香气味的植物中获得的香料，一般就是植物挥发油或称香精，可用于香水等化妆品中起香化作用，具有抑菌、消炎、驱虫等作用。出自植物的花，如蔷薇、玫瑰、茉莉、薰衣草等；植物的果实，如柠檬、橙、佛手、小茴香等；植物的叶如酸橙、薄荷、月桂等；植物的全草如香茅、百里香等。

②糖类：这是一类广泛分布的化合物，也称为碳水化合物，分为单糖、寡糖、多糖，用于化妆品的碳水化合物主要是多糖和寡糖，它们是优良的保湿和表面活性剂，同时还具有免疫和抗衰老作用。赤芝多糖 GLA、GLB、GLC 和黄芪多糖是一种免疫抑制剂；枸杞多糖有利于活性氧的清除、延缓衰老和抗疲劳；金针菇多糖具有良好的保湿效果。含有糖类的中药极为丰富，如山药、何首乌、地黄等。

③氨基酸、多肽、蛋白质、核酸：此类物质美容作用极为广泛，具有抗衰老、营养、修复、保湿、润肤、润发、增白、防敏、抑菌、祛斑、改善代谢等作用。含这类物质的中药有人参、当归、黄芪、茯苓、地黄、大枣、蒲公英、天冬等。

④黄酮类化合物：黄酮类化合物在化妆品中广泛应用。黄酮本身为天然黄色素，可用于化妆品调色，可作为抗菌消炎剂、抗氧化剂、抗衰老剂、吸收紫外线剂、亮肤剂，应用于化妆品中。芸香苷和槲皮素对皮肤有保护作用，具有防晒、清除超氧化物的作用；葛根素及其衍生物具有增白皮肤、保湿、防晒等多种功能。含黄酮类化合物的中药很多，如金银花、黄芩、桑叶、槐角、葛根等。

此外还有鞣质、醌类化合物、有机酸、酚酸类化合物、皂苷、甾醇类化合物、维生素、生物碱类、萜类、激素和酶类等。

2. 基质原料

（1）油脂性基质　油质性基质包括天然油质原料和合成油质原料两大类，主要指油脂、蜡类原料、烃类、脂肪酸、脂肪醇和酯类等，是化妆品的一类主要原料。油脂是油和脂的总称，油脂包括植物性油脂和动物性油脂。

①植物性油脂：植物性油脂是从植物中提取的，一般对皮肤无刺激性，不致敏，安全可靠，很早就广泛应用于美容化妆品中，它不仅对皮肤具有优良的亲和性和保湿性，而且因含有特定的成分还能产生特殊的功能。植物性油脂分3类：干性油、半干性油和不干性油。干性油，如亚麻仁油、葵花子油；半干性油，如棉子油、大豆油、芝麻油；不干性油，如橄榄油、椰子油、蓖麻油等。用于化妆品的油脂多为半干性油，干性油几乎不用于化妆品原料。常用的油脂为橄榄油、椰子油、蓖麻油、棉子油、大豆油、芝麻油、杏仁油、花生油、玉米油、米糠油、茶子油、沙棘油、鳄梨油、石栗子油、欧洲坚果油、胡桃油、可可油等。

②动物性油脂：动物性油脂用于化妆品的有水貂油、蛋黄油、羊毛脂油、卵磷脂等，动物性油脂一般包括高度不饱和脂肪酸和脂肪酸，他们和植物性油脂相比，其色泽、气味等较差，在具体使用时应注意防腐问题。水貂油具有较好的亲和性，用后滑爽而不腻，性能优异，故在化妆品中得到广泛应用，如营养霜、润肤霜、发油、防晒霜等。蛋黄油含油脂、磷脂、卵磷脂以及维生素 A、D、E 等，可做唇膏类化妆品的油脂原料。

③蜡类：是高碳脂肪酸和高碳脂肪醇构成的酯。这种酯在化妆品中起到稳定、调节黏稠度、减少油腻感等作用。主要应用于化妆品的蜡类有棕榈蜡、小烛树蜡、霍霍巴蜡、木蜡、羊毛酯、蜂蜡等。

④烃类：是指由来源于天然的矿物精加工而得到的一类碳水化合物。它们的沸点高，多在300℃以上，无动植物油脂的皂化价与酸价。按其性质和结构，可分为脂肪烃、脂环烃和芳香烃3大类。在化妆品中，主要用其溶剂作用，用来防止皮肤表面水分的蒸发，提高化妆品的保湿效果。通常用于化妆品的烃类有液状石蜡、固体石蜡、微晶石蜡、地蜡、凡士林等。

⑤合成油脂性基质：指由各种油脂或原料经过加工合成的改性的油脂和蜡，不仅组

成和原料油脂相似，保持其优点，而且在纯度、物理性状、化学稳定性、微生物稳定性以及对皮肤的刺激性和皮肤吸收性等方面都有明显的改善和提高，因此，已广泛用于各类化妆品中。常用的合成油脂原料有角鲨烷、羊毛脂衍生物、聚硅氧烷、脂肪酸、脂肪醇、脂肪酸酯等。

（2）粉末性基质　粉末性基质主要用于粉末状化妆品（如爽身粉、香粉、粉饼、唇膏、胭脂以及眼影等）中。在化妆品中主要起到遮盖、滑爽、附着、吸收、延展作用。常用在化妆品中的基质有无机粉末基质、有机粉末基质以及其他粉末基质。应用于化妆品中的粉末性基质细度需达 300 目以上，水分含量应在 2% 以下。由于粉末性基质一般都来自天然矿物，故应严格控制其所含有毒物质（汞、铅、砷）不得超过《化妆品卫生规范》中规定的限量。粉末性基质应符合以下要求：对皮肤无任何刺激性，pH值应加以控制，确保产品的 pH 值接近 7。

①无机粉末基质：化妆品中使用的无机粉末基质有滑石粉、高岭土、膨润土、碳酸钙、碳酸镁、钛白粉、锌白粉、硅藻土等。

②有机粉末基质：有机粉末基质有硬脂酸锌、硬脂酸镁、聚乙烯粉、纤维素微珠、聚苯乙烯粉等，主要用于爽身粉、香粉、粉饼、胭脂等各种粉类的化妆品中做吸附剂。

③其他粉末基质：主要有尿素甲醛泡沫、微结晶纤维素、混合细粉、丝粉以及表面处理细粉。

（3）水溶性基质　水溶性基质是液状、浆状、膏霜状化妆品配方中不可缺少的一类主要组成成分，这类化妆品包括香水、古龙水、花露水、护发素、洗发膏、睫毛膏、剃须膏、香波等，水溶性基质在这些化妆品中起到溶解作用，使得制品具有一定的性能和剂型。水溶性基质包括水、醇类、酮类、醚类、酯类、芳香族溶剂。在化妆品中，水是化妆品不可缺少的基质，通常使用的产品用水为经过处理的去离子水。乙醇是香水、古龙水、花露水的主要原料；异丙醇取代乙醇用于指甲油，正丁醇是指甲油的原料；丙酮、丁酮、醚类、酯类、芳香族溶剂用做指甲油、油脂、蜡的溶剂。

（4）胶质性基质　胶质性基质是水溶性的高分子化合物，它在水中能膨胀成胶体，应用于化妆品中会产生多种功能，可使固体粉末性基质黏和成型，作为胶合剂，对乳状液或悬状剂起到乳化作用，此外，还具有增稠或凝胶化作用。

化妆品中所用的水溶性的高分子化合物主要分为天然的和合成的两大类。天然的水溶性的高分子化合物有淀粉、植物树胶、动物明胶等。合成的水溶性的高分子化合物有聚乙烯醇、聚乙烯吡咯烷酮等，性质稳定、对皮肤的刺激性低、价格低廉，所以，取代了天然的水溶性的高分子化合物成为胶体性基质的主要来源。

3. 辅助原料

（1）表面活性剂　从化学结构看，表面活性剂一端为疏水基，另一端为亲水基。表面活性剂有 3 种特性：去污作用，生产清洁类化妆品利用该特性；乳化作用，生产膏霜类以及香波类化妆品用表面活性剂作为乳化剂；湿润渗透作用，如染发剂、烫发剂利用该特征以均匀接触毛发，面霜、唇膏利用该特征以便于涂展。目前已经广泛用于工农业生产，被化工界称为"工业味精"。

表面活性剂的种类很多，通常按其在水溶液中离解程度分为两类：非离子型表面活性剂和离子型表面活性剂。后者又分为3类：阴离子表面活性剂、阳离子表面活性剂和两性离子表面活性剂。在化妆品中，使用的乳化剂、泡沫剂、增稠剂、分散剂都多使用非离子型表面活性剂。

（2）保湿剂　具有保持、延缓或阻止水分挥发作用，尤其在低湿度下更能显出这种特性的化合物，称为保湿剂。它是化妆品中的一个重要原料，因为要保持皮肤的娇嫩、润滑与保持皮肤中的"水分"有重要的关系，而保湿剂一方面可延缓化妆制品中水分蒸发以防止制品出现干裂现象，另一方面还可以阻止皮肤在低湿度下因风吹而产生干燥、龟裂以达到柔软、光润皮肤的目的。故又可称为湿润剂或柔软剂。保湿剂在化妆品中有时还可起到抑菌和留香的效能，在化妆品中保湿剂的用量一般4%～8%，最好不要超过10%。常用的保湿剂有多元醇类、甘油、丙二醇、1,3-丁二醇、聚乙二醇、山梨醇、透明质酸等。

（3）赋香剂（香精香料）　赋香剂俗称香料或香精，日常生活中所使用的化妆品常具有一定的温馨、优雅的香气。香料是指具有挥发性的芳香物质，有天然香料和合成香料两类。而香精则是将多种天然香料或合成香料按适当比例调配而成的具有一定香型的调和香料。由于天然香料和合成香料的香气都比较单调，除个别品种外，大多数化妆品所使用的赋香剂是经过调香的香精，如牙膏所用的赋香剂是由10～30种香料调制而成的，香水使用的赋香剂是由100多种香料精心调制而成的。不同品种的化妆品所添加香精的量不同，如香水中香精的含量占5%～25%（质量百分数，下同），香波中香精的含量占0.2%～1%，而化妆水中香精的含量只占0.05%～0.5%。

（4）色素　色素是赋予化妆品以一定颜色的原料，也称为着色剂，在化妆品中添加各种色素的作用是使化妆品起到美化、修饰作用，或为了掩盖化妆品中某些有色组分的不悦色感，以增加化妆品产品的颜色美感。化妆品中使用的色素主要有颜料和染料两大类。颜料是指不溶于水或油中的粉末状着色物质（如氧化钛、氯化钙、云母钛等），而染料则是指能溶于水或油中，具有染色能力的有机物质（胭脂虫红、偶氮染料等）。在选用颜料时，要求与其他原料的相容性好、光稳定性好，且安全无毒。

（5）防腐剂　某些化妆品中大量水分和营养成分的存在，为各种微生物的生存与繁殖创造了良好的环境，这使得化妆品在生产、储存、运输、销售及使用过程中很容易被微生物所污染。化妆品一旦受到微生物的污染，将对人体健康构成严重的威胁。为了保护消费者的人身安全，必须在化妆品中加入对微生物具有杀灭、抑制或阻止生长作用的物质，即防腐剂。常用的防腐剂有苯甲酸与苯甲酸钠、尼泊金类、山梨酸等。

防腐剂是一类能杀死和抑制微生物生长的制剂，主要是化学合成物，尽管在产品中使用量很少（0.001%～1.0%），但仍是引起皮肤过敏等症状的诱导因素。因此，在选用防腐剂时，应严格遵守我国《化妆品卫生规范》所规定的化妆品组分中限用防腐剂最大允许浓度、使用范围和条件。在化妆品中使用的防腐剂，必须满足以下条件：①基本上无色、无嗅，不影响产品的外观。②无毒，在使用浓度下对皮肤无刺激性和过敏性。③与化妆品其他组分相容性好，储存和使用时稳定性好，不发生分解。④对多种微生物具有抗菌活性，且在极低含量下即具有很强的抑菌功能。⑤在较大的 pH 值范围内具有效用，且不影响产品的 pH 值。⑥易于获得、使用方便、经济合理。

（6）抗氧剂　抗氧剂是能够阻止或延缓氧化或自动氧化的物质。含油原料的化妆品中，存在大量的不饱和键，这些不饱和键很容易被氧化而导致产品变质，这种氧化变质称为酸败。为了避免酸败现象的发生，必须在化妆品中加入抗氧剂。在化妆品中使用的抗氧剂，必须与其他原料有良好的相容性，无毒、无味、高效。

抗氧剂的作用有两个方面：一是阻止易氧化的物质吸收氧；二是自身被氧化而相应延缓或阻止油的氧化。其用量一般在 0.02% ~ 0.1% 之间。常用的抗氧剂有丁基羟基茴香醚（BHA）、二丁基羟基甲苯（BHT）和没食子酸丙酯（PG）等。

（7）紫外线吸收剂　能吸收紫外线的物质称为紫外线吸收剂。长期处在阳光照射下的人体皮肤，很容易吸收阳光中的紫外线而导致皮肤变黑，甚至引起急性皮炎和灼伤。为了保护人体皮肤，人们除了用太阳伞、太阳帽遮挡烈日以外，还可以涂抹防晒的化妆品。防晒化妆品之所以能起防晒作用，主要是加入了紫外线吸收剂。

化妆品中使用的紫外线吸收剂除了能防止紫外线对皮肤的伤害外，还要求对皮肤无毒、无害，同其他化妆品原料的相容性好、挥发性低、稳定性强。在防晒化妆品中紫外吸收剂的使用量一般在 0.1% ~ 10% 之间，若加入量过多，有时会使皮肤发生过敏反应。紫外线吸收剂的使用量，大多是通过实际日晒试验得出的。

人们最早用植物油类作为紫外线吸收剂，目前，广泛应用于化妆品中的紫外线吸收剂有对氨基苯甲酸类、肉桂酸类、水杨酸类等。

（8）水溶性高分子　水溶性高分子是结构中具有羟基、羧基或氨基等亲水基的高分子化合物，在膏霜乳液、香波、发胶、护发水、香粉等化妆品中有着较为广泛的应用。水溶性高分子在化妆品中的作用主要有：①提高分散体系的稳定性，具有胶体保护作用。②提高乳液的触变性，具有增黏作用。③降低乳液的表面张力，具有乳化和分散作用。④提高成膜性和定型效果。⑤提高粉类原料的黏合性。⑥具有泡沫稳定作用。⑦具有保湿及营养保健功能。

4. 新原料毒理学试验　化妆品的新原料，一般需进行下列毒理学试验。

（1）急性经口和急性经皮毒性试验。

（2）皮肤和急性眼刺激性/腐蚀性试验。

（3）皮肤变态反应试验。

（4）皮肤光毒性和光敏感性试验（具有紫外线吸收特性的原料需做该项试验）。

（5）致突变试验（至少应包括一项基因突变试验和一项染色体畸变试验）。

（6）亚慢性经口和经皮毒性试验。

（7）致畸试验。

（8）慢性毒性/致癌性综合试验。

（9）毒物代谢及动力学试验。

根据原料的特性和用途，还可考虑其他必要的试验，如果该新原料与已用于化妆品的原料化学结构及特性相似，则可考虑减少某些试验。

（二）含中药化妆品的质量控制

好的化妆品具有 4 个特性，即"安全性、稳定性、使用性、功能性"。目前，我国对化妆品也主要是在这四方面有要求，制定了国家标准。国外自 20 世纪 80 年代才开始重视对化妆品功能性评价方法和标准进行研究，我国目前尚未重视这类研究，但有关部门已经开始在做这方面的工作。中药化妆品是中药和化妆品的结合，是地地道道的功能性或疗效性化妆品，对这类化妆品，国家要立法，以保障消费者的利益，企业要自律，以保证自己产品在市场的信誉度，无论从哪方面说，对中药化妆品功能性的科学评价都至关重要。此外，功能性化妆品中的有效成分是其体现功能的基础，所以对功能性化妆品的稳定性评价不能只限于一般的理化特性，应该对内在质量也就是有效成分的存在与否或含量也进行评价，这些都是保证中药化妆品质量必须做的工作。

化妆品要有完备的质量标准，不仅要对感官如形态、气味和理化，如净含量、水分、灰分、重金属及微生物指标进行明确的规定，还要根据产品的功效明确功效成分，制定含量限度，可应用紫外分光光度计、气相色谱（GC）和高效液相色谱（HPLC）定量测定功效成分的含量，从而保证产品的质量和较高的科技含量，保证产品的规范性和可控性。根据质量标准要对产品的感官、理化、功效成分、卫生学等指标进行全面检验，并进行稳定性考察，确保产品的稳定可控。

1. 化妆品感官及稳定性检测　好的化妆品应该使消费者能够长期安全地连续使用，并有好的感官质量。当消费者对产品的内在质量缺乏必要的检验手段和知识时，感官质量就显得非常重要，新颖、美观的包装和香气迷人的化妆品，消费者更乐于购买。外观好的化妆品，如果内在质量较差，消费者只能购买一次，而内在质量非常好的化妆品，虽然外观包装差些，但消费者仍然乐于长期使用。

（1）化妆品的感官评价

①护肤用品的感官评价：是通过对其使用性能的测定来评价的。膏霜、乳液类产品的性能评价主要有铺展性、渗透性、滋润性、油腻性、粘起感、直接使用性、后期使用性等。针对各种性能的评价，要得到比较合理客观的结果，需要选择不同年龄、不同地区、不同皮肤类型以及不同性别的多数人群进行测评，运用数理统计的方法分析评价结果。

②洁肤用品及洗发产品的性能评价：洁肤用品及洗发产品的性能评价主要有分散性、泡沫性、易冲洗程度、紧绷感、脱脂性等。

（2）化妆品的稳定性评价　产品的稳定性和货架寿命是产品的质量标志，它与制剂组方成分的理化性质、配伍禁忌、赋形剂与添加剂的应用、制剂工艺、包装与贮藏密切相关。含中药化妆品制剂的开发研究离不开制剂稳定性研究。化妆品制剂在制备及贮藏过程中，由于受到温度、湿度、水分、光线、微生物等因素的影响，容易发生变质，导致效果降低，甚至毒性增大，危及化妆品使用效果及安全性。为此，探讨影响制剂稳定性的因素，并采用相应的措施延缓或避免制剂的稳定性变化，确定使用有效期，是含中药化妆品制剂稳定性研究的基本任务，同时也是含中药化妆品制剂研究必不可少的一项重要内容。

化妆品稳定性的判断主要通过以下方式进行：①肉眼观察产品色泽、膏体连续的变化情况。②乳化粒子是否有泛粗现象，是否有分层。③通过显微镜观察体系乳化粒子的变化情况，以及是否有晶体析出。④测量不同温度、不同剪切速率下样品的黏度及流动性。⑤通过挑战性试验考察防腐剂的防腐性能。

2. 化妆品的安全性评价 化妆品作为人们日常生活的必需品，长期与人体接触，其安全性就显得尤为重要。我国《化妆品卫生规范》要求化妆品不得对使用部位产生明显的刺激和损伤，必须使用安全，且无感染性。对所用的防腐剂、着色剂、紫外线吸收剂等原料也有严格规定。中药化妆品的研究一定要与现代测试水平相结合，要高度重视产品的安全性试验。

欧、美、日等发达国家（地区）很早就对化妆品的原料提出专门的质量要求，并每年对原料安全性进行评估并提出新的要求。美国 CTFA 机构就不断评价、修改完善化妆品的原料，日本有化妆品原料规格，欧盟也不断对化妆品的禁用物质作出新的规定。

我国卫生部门对此也极为重视，原卫生部对化妆品企业发放卫生许可证，进行卫生监督管理，同时制定《化妆品卫生规范》。1989 年，国务院颁发了《化妆品卫生监督条例》。1999 年，首次实施《化妆品卫生规范》，2002 年修订。最近又修订了 2007 年版《化妆品卫生规范》，增加了 807 种禁用原料，对限用原料、防腐剂、紫外线吸收剂和着色剂进行了修订。2007 年 7 月 1 日，我国正式实施了新版的《化妆品卫生规范》（本规范规定了化妆品原料及其产品安全性评价的检测要求），它是在充分参考和借鉴了欧盟、美国、日本等国家（地区）化妆品安全性评价的最新进展，应用了我国化妆品安全性评价专家的研究成果。此次修订了化妆品禁限用物量名单。一是按照欧盟《化妆品卫生规程》，添加了 790 类禁用物量，现共有禁用物量 1286 类；二是将原卫生部 2005 年发布的《染发剂本料名单》纳入限用原料名单中；三是对防腐剂、防晒剂、着色剂、染发剂部分原料进行了调整，包括删除、增加和改变限用条件等。此次修订添加了几种新的禁、限用原料的检测方法，如部分抗生素的检测方法，4 种去屑剂的检测方法（水杨酸、酮康唑、氯咪巴、吡啶酮乙醇胺）等。增加了两种防晒化妆品 UVA 防晒效果评价方法，一种是人体法，一种是仪器法。另外，还增加了防晒产品防水功能的测定方法和标识要求。

2009 年 4 月，针对媒体对婴幼儿爽身粉中含有禁用物质石棉的报道，SFDA 发布了《关于加强爽身粉等化妆品卫生监督管理的紧急通知》，并提供了《粉状化妆品及其原料中石棉监测方法》（暂定）。2010 年 8 月，SFDA 颁布了《化妆品中可能存在的安全性风险物质评估指南》，对于风险评估的基本程序、资料要求及审评原则都作出了明确规定，同时，发布了《禁用组分米诺地尔的检测方法》（暂定）。2010 年 11 月，SFDA 发布了《二氧化钛等 7 种禁用物质或限用物质的检测方法》，同月发布了《化妆品禁用物质和限用物质检测方法验证技术规范》。这些都显示出国家对于化妆品安全性的高度关注。

化妆品先要进行必要的毒理学试验，且合格后再进行人体安全性试验。

（1）急性毒性试验　急性毒性，常被称为半致死量，记做 LD_{50}，是 SFDA 规定化妆品及化妆品组分的毒理指标之一，急性毒性试验（经口服或经皮肤渗透）一般可分为急性口服毒性试验和急性皮肤毒性试验。在选择试验项目时应根据实际情况确定，可按具体产品用途和类别增加或减少检验项目。

（2）皮肤刺激性试验　皮肤刺激是指皮肤接触试验物后产生的可逆性炎性症状，用以皮肤刺激性试验（急性贴皮试验）的每种试验物至少要有 4 只健康成年动物（家兔或豚鼠）。通常情况下，家兔和豚鼠对刺激物质较人体敏感，从动物实验结果外推到人体，可提供较重要的依据。

（3）眼刺激试验　是指眼表面接触试验物质后产生的可逆性炎性变化，即在停止置入受试物一段时间后，这种情况可以恢复原状。在化妆品中有许多都是在眼部周围使用，如眼影、眼线、洗发香波及染发剂等，它们很容易误入眼内，刺激眼部黏膜引起眼发红、流泪及其他伤害。受试动物为家兔，在许多情况下其他哺乳动物眼的反应较人体敏感，从动物实验结果外推到人体，可提供较有价值的依据。

（4）皮肤光毒性试验　是皮肤一次接触化学物质后，继而暴露于紫外线照射下所引发的一种皮肤毒性反应，或者全身应用化学物质后，暴露于紫外线照射下发生的类似反应。将一定量受试物涂抹在动物背部去毛的皮肤上，经一定时间间隔后暴露于 UVA 光线下，观察受试动物皮肤反应并确定该受试物有否光毒性。

（5）过敏性试验　是以诱发过敏为目的而进行的诱发性投药，以确认药物的诱发性效果和过敏性，实验动物多为豚鼠。

（6）致畸试验　致畸性指能在胚胎发育期引起胎鼠永久性结构和功能异常的化学物质特性。在胚胎发育的器官形成期给妊娠动物染毒，在胎鼠出生前将妊娠动物处死，取出胎鼠检查其骨骼和内脏畸形，检测妊娠动物接触化妆品原料后引起胎鼠畸形的可能性。

（7）人体激光斑贴试验　皮肤的光变态反应是指某些化学物质在光参与下产生的抗原体皮肤反应。不通过肌肤免疫机制，而由光能直接加强化学物质所致的原发皮肤反应则称为光毒反应。动物选用白色豚鼠和家兔。

3. 化妆品的微生物检测　随着人们生活水平的提高以及对健康和美的追求，化妆品日益普及，已成为生活必需品。安全性、实用性、功效性和稳定性是化妆品必须具备的条件，其中，微生物安全是化妆品卫生安全的一个重要组成部分。为了保障化妆品的微生物安全，我国从 1987 年开始，先后制定并颁布了《化妆品卫生标准》（GB7916 - 87）、《化妆品微生物标准检验方法》（GB7918.1 -7918.5 -87）、《化妆品生产企业卫生规范》（2001 年）、《化妆品卫生规范》（1999 年发布，2007 年修订）等相关标准和规范，对化妆品定出了菌落总数、粪大肠菌群、铜绿假单胞菌、金黄色葡萄球菌、真菌与酵母 5 项微生物指标和相应的检验方法。

微生物的预防和控制是一项系统工程，由于微生物无处不在，在化妆品的生产过程中，任何一个环节的疏忽，都有可能导致企业在其他方面的投资与努力白费。只有全面提高质量意识，从原料、设备、工艺、包装、环境、人员等各方面严格控制，同时做好各环节微生物的监测，才能充分保障化妆品的微生物安全。国家颁布实施《化妆品卫生标准》，使我国化妆品的微生物污染状况有了明显改善。

（1）化妆品中菌落总数的检测　化妆品中菌落总数是指化妆品检样经过处理，在一定条件下培养后（如培养基成分、培养温度、培养时间、pH值、需氧性质等），1g（1ml）检样中所含菌落的总数，所得结果只包含一群本方法规定条件下生长的嗜中温的需氧性菌落总数。测定菌落总数便于判明样品被细菌污染的程度，以及生产单位所用的原料、工具设备、工艺流程、操作者的卫生状况，是对化妆品进行卫生学评价的综合依据。化妆品中污染的细菌种类不同，每种细菌都有它一定的生理特性。培养时对营养要求、培养温度、培养时间、pH值、需氧性质等均有所不同。在实际工作中，不可能做到满足所有菌的要求。

（2）化妆品中粪大肠菌群的检测　粪大肠菌群细菌来源于人和温血动物的粪便，为总大肠菌群的一个亚种，是一群需氧及兼性厌氧革兰阴性无芽孢杆菌，44.5℃±0.5℃培养24～48小时能发酵乳糖产物并产气。检出粪大肠菌群表明该化妆品已被粪便污染，有可能存在其他肠道致病菌或寄生虫等病原体的危险。考虑到总大肠菌群中的细菌除生活在肠道中外，在自然环境（水与土壤）中亦经常存在。在粪大肠菌群这一组群细菌中大肠埃希菌（E.coli）数量最多，是较理想的指示菌，但欲正确鉴定此细菌，手续较繁琐，因此，在化妆品检验中将粪大肠菌群列为重要的卫生指标菌。

（3）化妆品中铜绿假单胞菌的检测　铜绿假单胞菌原称绿脓杆菌，属于假单胞菌属，为革兰阴性杆菌，氧化酶阳性，能产生绿脓菌素，此外，还能液化明胶，还原硝酸盐为亚硝酸盐，42℃±1℃条件下能生长。在自然界分布广泛，为土壤中存在的最常见的细菌之一。各种水、空气、正常人的皮肤、呼吸道和肠道等都有本菌存在。本菌存在的重要条件是潮湿的环境。含水分较多的原料、化妆品易受铜绿假单胞菌的污染。铜绿假单胞菌经常引起术后伤口感染，也可引起褥疮、脓肿、化脓性中耳炎等。本菌引起的感染病灶可导致血行散播，而发生菌血症和败血症。烧伤后感染了铜绿假单胞菌可造成死亡。目前，该菌已是医院感染和药品、化妆品及水等必须严加控制的病菌之一。我国《化妆品卫生标准》规定，在化妆品中不得检出铜绿假单胞菌。

（4）化妆品中金黄色葡萄球菌的检测　金黄色葡萄球菌为革兰阳性球菌，无芽孢、鞭毛，大多数无荚膜，能分解甘露醇，血浆凝固酶阳性，广泛分布于自然界、空气、土壤及水中，可在人体皮肤、鼻腔、咽喉等处生存，耐热性强，对于干燥和紫外光的抵抗力亦较大，是葡萄球菌中对人类致病力最强的一种，可通过多种途径侵入机体，导致各种疾病和引起皮肤或器官的多种化脓性感染（故它又名为化脓性葡萄球菌），严重时可导致败血症。国内外膏霜类化妆品中曾检出此种细菌，因此，在化妆品中检测葡萄球菌具有重要的卫生意义。我国《化妆品卫生标准》中规定，在化妆品中不得检出葡萄球菌。根据本菌特有的形态及培养物质性，应用 Baird parker 平板进行分离，该平板中的氯化锂可抑制革兰阴性细菌生长，丙酮酸钠可刺激金黄色葡萄球菌生长，以提高检出率，并利用分解甘露醇和血浆凝固酶等特征，以兹鉴别。

（5）化妆品中真菌和酵母菌的检测　是指化妆品检样在一定条件下培养后，1g或

1ml 化妆品所污染的活的真菌和酵母菌数量，借以判明化妆品被真菌和酵母菌污染程度及其一般卫生状况。根据真菌和酵母菌特有的形态和培养特性，在虎红培养基上，置 28℃ ±2℃ 下培养 72 小时，计算所生长的真菌和酵母菌数。

真菌是指真菌中不形成子实体的丝状菌类。真菌不是分类学上的名词，是一种俗称。真菌常寄生于粮食、食品、化妆品等物品上，使其发霉变质。真菌同人类的生产、生活有着密切的关系，它在食品、医药、农业等部门得到了广泛应用，但真菌对人类的危害愈来愈引起人们的重视。化妆品的基质所富有的营养成分及酸碱度、温度等都适宜真菌在化妆品中生长繁殖，化妆品的生产环境、生产设备、生产过程及产品都易受到真菌的污染，据对部分化妆品的质量卫生检查表明，真菌对化妆品的污染是相当严重的，真菌的污染所引起的化妆品霉变，是化妆品变质的一个主要原因。因此，在化妆品中真菌的检测是很重要的，目前，对于化妆品中真菌的检测，我国尚未制定统一标准。

酵母菌是一些单细胞真菌，并非系统演化分类的单元，可在缺氧环境中生存。酵母菌在自然界分布广泛，主要生长在偏酸性的潮湿的含糖环境中，而在酿酒中，它也十分重要。但某些酵母菌对人和植物有危害，如白假丝酵母可引起皮肤、黏膜、呼吸道、消化道等多种疾病。

4. 化妆品的重金属检测　化妆品中含有的违禁物威胁着人体的健康，而一些限用物质同样具有一定的毒性。例如，限用物质汞、铅等。在一些美白、祛斑广告中不乏看到一些"立即美白"、"祛斑无痕"的标语，这些化妆品中极有可能被加入了大量的汞、铅等危害物质。虽然铅和汞在短期内有很好的美白效果，特别是铅，它虽然有毒，但皮肤对它的吸收能力却很强，所以，很多美白产品对铅都有一定的依赖性。但是如果汞、铅等物质通过皮肤被人体吸收，使人体神经系统失调，对肾脏、造血系统、肝脏构成威胁，甚至可能造成不孕、不育的情况。对于孕妇，汞还会由母体进入胚胎，影响胚胎的发育。如果长期使用汞超标的化妆品，反而会导致面部色素沉淀，甚至损伤人体泌尿、内分泌、中枢神经等系统。

目前，化妆品中重金属含量是一项非常重要的指标，其中铅、汞等重金属是化妆品中超标中最常见的几种重金属。按照国家的规定，铅的含量是 ≤40mg/kg，汞含量 ≤1mg/kg。我国《化妆品卫生标准》对化妆品中的有害物质——汞、砷、铅、甲醇作了限量，并在《化妆品卫生化学标准检验方法：汞、砷、铅、甲醇》（GB7917.1~4-1987）指定了检验标准。标准规定，对于汞、砷、铅、甲醇的标准检验方法，可作为检验其他重金属时的参考。

（1）**砷的检测**　砷及其化合物被认为是致癌物质。长期使用含砷高的化妆品，可能造成皮肤色素异常。如出现斑点，头发变脆、断裂和脱落，严重者患皮肤癌。因此，我国《化妆品卫生标准》规定砷及其化合物为限用物质。砷及其化合物广泛存在于自然界中，化妆品原料和化妆品生产过程中，也容易被砷污染。因此，化妆品中砷的测定是必要的。我国《化妆品卫生标准》中规定其限量不大于 10mg/kg。测定化妆品中含砷量的方法有二乙氨基二硫代甲酸银比色法和砷斑法。

（2）**铅的检测**　一般化妆品，特别是美白的化妆品都含铅，因为铅盐跟皮肤可以生成一种白色的盐。铅及化合物均极毒，慢性铅中毒会引起贫血，能伤害人的肝、肾、骨骼，引起神经衰弱、便秘、食欲不振等，严重危害人体健康。FAO/WHO 将铅排在优先研究的有害金属的第三位。我国规定，铅及化合物为化妆品中禁用物质，在化妆品中的含量不得超过 40mg/kg（以铅计）。但乙酸铅作为染发剂除外，其在染发剂中的含量必须不大于 1.0%（质量分数，以铅计）。并在包装上注明含乙酸铅含量及注意事项。化妆品的卫生学标准检验方法中规定，化妆品中铅的检测方法有火焰原子吸收分光光度法、二硫腙萃取分光光度法。

（3）汞的检测　汞及汞化合物对人体的损害与进入体内的汞量有关。汞对人体的危害主要累及中枢神经系统、消化系统及肾脏，此外，对呼吸系统、皮肤、血液及眼睛也有一定的影响。FAO/WHO 将铅排在优先研究的有害金属的第四位。我国《化妆品卫生标准》中规定汞的限量为不得超过 1mg/kg，用于眼部化妆品的防腐剂硫柳汞除外。汞中毒的机理目前尚未完全清楚。目前已知的是，$Hg-S$ 反应是汞产生毒性的基础。金属汞进入人体后，很快被氧化成汞离子，汞离子可与体内酶或蛋白质中许多带负电的基团如巯基等结合，使细胞内许多代谢途径，如能量的生成、蛋白质和核酸的合成受到影响，从而影响了细胞的功能和生长。化妆品中汞的含量一般都很低，常用的检测方法为测汞仪法。

5. 化妆品的功效评价　目前，我国把化妆品划分为普通化妆品和特殊用途化妆品两类，管理方式各有不同，其中育发、染发、烫发、脱毛、美乳、健美、除臭、祛斑、防晒类为特殊用途化妆品，实施行政许可制，申报单位向 SFDA 提交申报资料且通过审评后，取得批准文号后方可生产、销售；非特殊用途化妆品则在各省（区、市）化妆品卫生监管部门做好备案即可。而在《化妆品卫生规范》中，详细规定了化妆品中禁用和限用物质；限用防腐剂、防晒剂和着色剂；规定了化妆品包装的基本要求；规定了最终产品必须使用安全，不得对使用部位产生明显刺激和损伤，且无感染性等众多内容。

但没有一项规定是针对化妆品的功效的。化妆品行业其实已存在若干标准：有针对重金属含量的，有针对原材料的，有针对膏、霜、粉、乳液这些基本形态做出规定的，有针对外包装的。但是，一瓶标注着"美白霜"的化妆品，是否真的能美白、美白功效如何？谁也不知道。消费者购买之后，即使觉得毫无效果，也没有办法。目前，唯一一个功效评价标准做得比较好的就是防晒类化妆品，这类产品有个通用的标准——SPF 值。所谓 SPF 值，即防晒系数，表明防晒用品所能发挥的防晒效能的高低。它是根据皮肤的最低红斑剂量来确定的，SPF 防晒系数的数值适用于每一个人。除此之外，其他化妆品的功效标准都是一片空白。而化妆品的功效其实并不难判定，比如保湿产品，可以采用电容法测定皮肤角质层水分含量；美白产品，可以检测使用前后皮肤的色度和黑色素值是否有变化；抗皱产品，可检测皮肤的纹理度是否变化；育发产品则更简单……关于化妆品相关的功效标准正在制定中，届时无论是厂家还是消费者，只要有硬件设备，都可以自己利用标准来对化妆品作出评价。

下面主要介绍不同功效化妆品的评价方法。

（1）防晒化妆品的功效评价 目前，防晒化妆品已占护肤类化妆品的30%以上，且防晒功能已向美容修饰类、发用类化妆品渗透。防晒化妆品的功效是防晒，防晒化妆品的防晒机理基于产品配方中所含的防晒功效成分，即防晒剂。由于UVC被大气臭氧层完全吸收，来自太阳辐射的紫外线只有UVB和UVA才能到达地球表面。因此，防晒化妆品的主要功效体现在对UVB和UVA的防护效果上。目前，在众多功效性化妆品中，防晒化妆品可以说是唯一具有国际性统一的功效评价体系，评价体系包含SPF值的人体测定方法、UVA防护指数（PFA）和免疫防护指数（IPF）测定。此外，还评价其防水和防汗功能。

①防晒化妆品SPF值人体测定法。SPF值是日光防护系数（sun protection factors）的缩写，它是防晒化妆品保护皮肤避免发生日晒红斑的一种性能指标。日晒红斑也称为紫外线红斑，主要是日光中UVB诱发的一种皮肤红斑反应，因此，防晒化妆品的SPF值也经常代表对UVB的防护效果指标。目前，人体法测定防晒品的SPF值是国际统一的技术模式。SPF值可如下表示：

$$SPF = \frac{使用防晒化妆品防护皮肤的MED}{未防护皮肤的MED}$$

SPF的人体测定方法：国际SPF试验方法是一种利用已知输出性能的氙灯日光模拟器所进行的实验室方法。为了测定SPF值，需在试验志愿者皮肤上用紫外线照射出一系列递增的迟发性皮肤点状红斑反应。试验部位限于后背腰部和肩线之间。随机选取Ⅰ、Ⅱ、Ⅲ型肤型及无光感性病史的受试者（10例以上，25例以内），近期内未使用影响光感性的药物。先测定每位受试者的MED，再用氙灯模拟日光，依据受试者的MED和产品估计的SPF，从低到高进行照射，测出涂防晒化妆品的MED，产品$SPF = SPF_i/20$。一般认为，将人作为被试验者，用人工光源进行测定的方法，测得的防晒化妆品的SPF值是最可靠的。但由于受试者的个体差异很大，所得结果和肤型、皮肤表面情况、出汗情况、汗液中尿苷酸含量等有关，因此，有相当多的变数影响。

防晒系数SPF值的高低从客观上反映了防晒产品紫外线防护能力的大小。所得产品的SPF值低于2时不得标注防晒效果；SPF值在2～30之间可在产品标签上标注SPF值；当所测产品的SPF值高于30，且减去标准差后仍大于30，最大只能标注SPF30$^+$；当所测产品的SPF值高于30，且减去标准差后小于或等于30，最大只能标注SPF30。

②防晒化妆品防水性能测定方法。从防晒化妆品发展的历史来看，防晒产品具备抗水抗汗功能是一项重要的属性。由于防晒化妆品，尤其是高SPF值产品，通常在夏季户外运动中使用，季节和使用环境的特点要求防晒产品具有抗水抗汗性能，即在汗水的浸洗下或游泳情况下仍能保持一定的防晒效果。为了达到这一目的，在研发产品配方时一般应尽可能减少亲水性乳化剂的使用，在不影响产品稳定性的基础上尽可能提高油脂的含量。此外，还可以使用一些特殊的抗水性高分子化合物，如PVP200、多聚硅酮等，以提高产品的抗水效果。对防晒化妆品终产品SPF值需进行抗水抗汗性能测定，目前，以得到公认的美国FDA发布的试验方法作为客观合理的标准方法。所用主要设备为一室内水池，具有水旋转功能，水质应新鲜，符合美国FDA40CFR部分规定的饮用水标

准，记录水温、室温以及相对湿度。

防晒品一般抗水性的测试　如产品宣称具有抗水性，则所标示的 SPF 值应当是该产品经过下列 40 分钟的抗水性试验后测定的 SPF 值。

- ·在皮肤受试部位涂抹防晒品，等待 15 分钟或按标签说明要求进行。
- ·受试者在水中中等量活动或水流以中等程度旋转 20 分钟。
- ·出水休息 20 分钟（勿用毛巾擦拭脸部）。
- ·入水再中等量活动 20 分钟。
- ·结束水中活动，等待皮肤干燥（勿用毛巾擦拭脸部）。
- ·按本规范规定的 SPF 测定方法进行紫外线照射和测定。

防晒品优越抗水性的测试　如产品 SPF 值宣称具有优越抗水性（very water resistant），则所标识的 SPF 值应当是该产品经过下列 80 分钟的抗水性试验后测定的 SPF 值。

- ·在皮肤受试部位涂抹防晒品，等待 15 分钟或按标签说明要求进行。
- ·受试者在水中中等量活动 20 分钟。
- ·出水休息 20 分钟（勿用毛巾擦拭脸部）。
- ·入水再中等量活动 20 分钟。
- ·出水休息 20 分钟（勿用毛巾擦拭脸部）。
- ·入水再中等量活动 20 分钟。

③防晒化妆品长波紫外线防护指数（PFA）测定方法。随着消费者对 UVA 的防护认识的提高，UVA 对人体皮肤的损伤是累积性的，因而，对 UVA 的防护功效评价也受到了重视，标识和宣传 UVA 防护效果或广谱防晒化妆品市场越来越普遍。关于防晒化妆品 UVA 的防护效果的评价问题，目前国际上尚未形成统一的标准方法，因此，防晒产品 UVA 防护效果的标识宣传也多种多样，如广谱防晒等级 0~4 级、UVA 防护星级评价系统等，其中，针对防晒化妆品标签上 PFA 值或 PA（＋）~（＋＋＋）表示法的人体试验较为常用，并得到国际上多数国家（包括中国）、化妆品企业以及消费者的认可。

评价产品对 UVA 防护功能是用 UVA 防护指数（protection factor of UVA，PFA）来表示。UVA 防护指数是指引起被防晒化妆品防护的皮肤产生黑化所需的 MPPD 与未被防护的皮肤产生黑化所需的 MPPD 之比，为该防晒化妆品的 PFA 值，可如下表示：

$$PFA = \frac{使用防晒化妆品防护皮肤的 MPPD}{未防护皮肤的 MPPD}$$

其中最小持续性黑化量（minimal persistent pigment darkening dose，MPPD），即辐射后 2~4 小时在整个照射部位皮肤上产生轻微黑化所需要的最小紫外线辐照剂量或最短辐照时间。观察 MPPD 应选择曝光后 2~4 小时之内一个固定的时间点进行，室内光线应充足，至少应有两名受过培训的观察者同时完成，其测定方法与 MED 相类似。UVA 防护产品的表示是根据所测 PFA 值的大小在产品标签上标示 UVA 防护等级 PA（protection of UVA）。PA 等级应和产品的 SPF 值一起标示。PFA 值只取整数部分，按上式换算成 PA 等级：所得样品的 PFA 值低于 2 时表示无 UVA 防护效果；PFA 值为 2~3 表示为

PA（+）；PFA 值为 4～7 表示为 PA（++）；PFA 值为 8 或 8 以上表示为 PA（+++）。

（2）保湿化妆品的功效评价　维持皮肤保湿性是皮肤护理类化妆品最基本的功能，而水、保湿剂、油分是赋予护肤产品保湿性能的主要成分。水直接使角质层柔软；保湿剂能够更有效地保留水分，防御和抑制干燥后的硬化；油分能延长水和保湿剂的保留和柔软效果。保湿护肤品主要通过保水和吸湿两大机理对皮肤起保湿作用：一方面，护肤品在皮肤表面形成一层封闭的润滑膜，阻止皮肤表面的水分向环境散失；另一方面，护肤膜中含有的保湿剂可以与水强力结合，使皮肤的角质层保持湿润。评价化妆品对皮肤的保湿效果，实际上是测试和评价化妆品对皮肤水分的保持作用。

如何来评价护肤产品的保湿性能？化妆品科学家和皮肤科医师通过长期的研究建立了许多皮肤保湿功能的评价方法，主要包括经典称量法和仪器测定法，仪器测定法主要通过测定皮肤角质层水分含量、测定水分经皮肤散失量、测试皮肤弹性及测试皮肤粗糙度等方法来评价产品的保湿性能。也有主观评判法，但需要评估者有相当的实践经验，重复性差，精确度也不高，故不被广泛采用。

①体外称量法。不同保湿剂对水分子的作用力不同，吸收水分和保持水分的能力也不同。作用力大的，对水分子结合力强，吸收和保持水分的量也较大。因此，保湿剂保湿性能的差异，在控制试验条件的前提下，可以用体外称量法来评价保湿剂的保湿效果。

A. 吸湿率测定：将干燥至恒重的样品称重，分别置于温度 20℃（或室温），湿度恒定（80%、44%、65%）的干燥器中，放置不同时间（如 4 小时、24 小时、48 小时）后称其质量。一般在相同条件下平行测量 3 次，取平均值，计算公式如下：

$$吸湿率（\%）=\frac{M_2-M_1}{M_1}\times100\%$$

式中，M_1 为放置前样品质量，M_2 为放置后样品质量。

B. 失水率测定：称取一定量含水分的样品，放置在干燥器中，在恒定温度、湿度下，定时称量样品的质量，计算出相应的失水率。相同条件下，平行 3 次试验，计算公式如下：

$$失水率（\%）=\frac{M_1-M_2}{M_1}\times100\%$$

式中，M_1 为放置前样品质量，M_2 为放置后样品质量。

C. 保湿率测定：称取一定量水分的样品，放置在干燥器中干燥，定时称量样品质量的减少，计算出样品的保湿率，通过对比分析，比较出不同样品保湿性的大小，计算公式如下：

$$保湿率（\%）=\frac{M_{t=n}}{M_{t=0}}\times100\%$$

式中，$M_{t=n}$ 为放置 n 小时后的样品质量，$M_{t=0}$ 为放置前的样品质量。

体外称量法测定保湿剂的吸湿性和保湿性，只是在同等条件下测定几个样品的对比指标，不能作为单独研究某一状态下的数值。只有准确对比掌握各种保湿剂在产品中的保湿性的数据，才能根据产品的档次有依据地选用保湿剂。

②皮肤角质层水分含量的测定。皮肤含水量主要反映皮肤角质层中的水分含量，通过测量皮肤含水量，可以反映化妆品的保湿效果。化妆品可保持住皮肤表面的水分，使皮肤表面湿润，同时也使皮肤表层的电导增加，因此，皮肤表层的电导率越高则表明皮肤角质层水分含量高。测定人体表面皮肤使用化妆品后的电导率，与未使用化妆品之前的电导率进行比较，即可测定化妆品的保湿效果，进行化妆品保湿性能的评价。

目前，多采用高频电导测定装置测定，原理是角质层中除含有水分外，还含有盐类、氨基酸等电解质。一般纯水不导电，但由于角质层内含有电解质，从而出现与水分流的电流。具体操作是将测定用电极置于皮肤表面，从另一电极流过高频，经角质层流入皮肤组织，再经角质层流回另一极，这个回路的总电导可换算成皮肤含水量。测定结果用湿度测量值（moisture measurement value，MMV）表示。理论上其范围从 0～150，皮肤水合程度表示方法为：极端干燥皮肤为 30～60；干燥皮肤为 60～70；正常的水合皮肤为 70～90；90 以上则表示为湿润的皮肤。用该方法来检测干燥鳞屑损伤性皮肤的水合度时，检测结果往往很低。

③水分经表皮失水率测定方法。除出汗外，水分还可以突破皮肤角质层的屏障功能而丢失，我们称之为水分经表皮失水率（transepidermal water loss，TEWL）。角质层以外的表皮组分在组织内充满水分，呈饱和状态，但其保持水分的能力较弱。而角质层起到屏障作用，将生物体与外界隔开，保持住水分不流失却又有通透作用。TEWL 不直接表示角质层含水量，但却是评价角质层屏障功能的重要指标。TEWL 通过评价角质层屏障功能预测护肤品通过保湿作用对表皮屏障功能的维护、修复和加强作用；也可以应用于不同皮肤状态下对皮肤屏障功能的评价。测定的基本原理是近表皮约 1cm 以内的水蒸气压呈梯度分布，用电容量传感器测定不同位点的水蒸气压，可以计算出经表皮蒸发的水量。TEWL 值高则表明经表皮散失的水分多，角质层屏障效果不好。使用化妆品后，TEWL 值应明显降低，差值越大，说明化妆品保湿效果越好，使用化妆品后使角质层的屏障作用明显增强。该方法可以进行不同化妆品保湿性能的比较，还可进行长时间皮肤水分散失情况的监测。

④皮肤粗糙度测定方法。人体表面皮肤的细腻程度、纹理的变化等外观状态和感官印象，可以直接反映出一个人皮肤的护理情况，间接说明皮肤水分保持状态。利用光学原理可直接或间接获取皮肤皱纹参数，目前最常用的方法是硅胶光学测定法。其原理是先用硅胶倒模法获取皮肤皱纹的模型，将获取的硅胶模型置于特制的仪器中，让一束平行光照射并穿过该膜片，膜片背后的 CCD 摄像镜头收集从膜片上穿过的光信号（有皱纹凸起的地方透光量就少，没有皱纹凹陷的地方透光量多），经过数字化仪进行处理后输入到计算机中，通过专用软件处理和分析得到靶部位皮肤皱纹的三维数据即皮肤粗糙度（Rt）、平均粗糙度（Rz）、最大粗糙度（Rm）、平滑深度（Rp）和算数平均粗糙度（Ra）5 个参数，并可重现三维立体图。皮肤皱纹的测量主要用于使用化妆品前后自身比较试验，也可用于抗衰老方面的测试研究。

⑤皮肤弹性测定方法。人体表面皮肤弹性的大小、拉伸量和回弹性等的好坏，可以直接反映出一个人肌体的活性、皮肤的健康状况，可以间接说明皮肤水分保持状态。通常采用光学和力学的原理，通过数学计算结果。皮肤弹性测试仪测试皮肤弹性的作用原理是基于吸力和拉伸原理，在被测试的皮肤表面产生一个 $2\sim50kPa$ 的负压，将皮肤吸进一个特定测试探头内，皮肤被吸进测试探头内的深度通过一个非接触式的光学测试系统测得。测试探头内包括发射器和接收器，光的比率（发射光和接收光之比）与被吸入皮肤的深度成正比，由此来确定皮肤的弹性性能。皮肤弹性的衡量指标有皮肤的最大拉伸量（U_f）、弹性部位拉伸量（Ue）及塑性部位拉伸量（Uv）。对于皮肤而言，越是年轻的、弹性好的皮肤，Ue 的数值就越高；而对于年老的、弹性差的皮肤，Ue 就比较低，而 Uv 值就比较高。

（3）祛斑美白化妆品的功效评价　肤色是皮肤生理上的表面状态、血流、水分、色素等各种各样的成分经过错综复杂的结合而产生的，在决定肤色的一系列因素中最主要的就是黑色素。不同种族的人群，色素沉积的程度不同，其差别主要是产生各种黑色素的量不同，而不是黑色素细胞存在的数目。人类皮肤及头发的颜色不是取决于黑色素细胞的数量，而是取决于黑色素小体的数量、大小、分布及黑色素化程度。黑色素为高分子生物色素，分为优黑素和褐黑素两种，优黑素与褐黑素转换机制主要与酪氨酸酶的活性有关，高水平的酪氨酸酶活性导致优黑素的产生，低水平的酪氨酸酶活性导致褐黑素生成。

祛斑美白化妆品的功效可以从安全性及有效性两个角度评估，评价的方法主要分为两大类：美白活性成分分析及美白效果评价。美白活性成分分析主要是通过高效液相色谱（HPLC）等方法对美白化妆品中的美白活性物质的种类与含量进行测定，以此推测其美白效果。下面主要介绍祛斑美白化妆品美白效果的评价方法，大致可分为间接法和直接法，间接法又可分为化学分析法和细胞学实验法。化学分析法是根据黑色素形成机理，通过测定细胞内酪氨酸酶的活性是否受到抑制而评价；细胞学实验法是通过体外细胞受美白剂作用，采用生化方法或高科技细胞图像分析，测定酪氨酸酶的活性和细胞内黑色素的含量。间接法为经典方法，亦是目前祛斑美白功效测定的主要方法。直接法可通过动物实验和人体试用试验后进行功效评价。如通过动物的斑贴实验、目测或照相观察测量实验区皮肤色素沉着的变化，说明受试样品的功效性。如果进行人体试验则必须在保证受试样品安全的前提下受试，亦通过对受试者的斑贴实验，在规定时限内观察被测皮肤色泽变化。

①细胞水平功效测定

酪氨酸酶活性测定　黑素细胞的黑色素合成机制是复杂的，人们对黑色素合成调控的认识经历了酪氨酸酶学说到多酶学说，目前，又发现酪氨酸酶呈多态性，至今没有定论。现评价美白化妆品的功效主要以检测使用美白化妆品有效成分后，是否抑制酪氨酸酶活性为主要手段。酪氨酸酶活性检测方法有放射性同位素法、免疫学法和生化酶学法，其中以生化酶学法较为简单成熟。酶的材料来源可以从蘑菇中得到酪氨酸酶，也可以从 B-16 黑素瘤细胞或动物批复中得到。在测定美白活性物质对酪氨酸酶活性的抑制作用时，常用半数抑制量 IC_{50} 或 ID_{50} 来表示其抑制效果。IC_{50} 或 ID_{50} 值越小，表明活性物质的抑制作用越大。

黑色素含量测定　美白活性物质功能评价的最重要检测指标，就是细胞中黑色素含量测定。无论美白活性物质是抑制酪氨酸酶活性，或者阻断信号传导途径，还是通过其他途径作用，其美白效果最终评判要以黑素细胞中黑色素含量是否降低为准则。目前，美白活性物质的功效评估较多采用生物化学（分光光度法）测定黑素细胞中黑色素含量。此方法经典稳定，但由于需要将被测细胞破碎，专门提取黑色素进行比色分析，从而导致操作步骤比较复杂、实验要求高，使其应用受到一定的限制。

用细胞实验法可避免动物实验中由于动物个体差别引起的实验误差，使实验重复性更好。但该方法对细胞数量、环境温度、测定时间等因素要求高，操作步骤比较复杂，如果样本量较多时，被测试细胞在等待过程中会出现死亡，如果死亡细胞数量过多，就会影响测试结果的准确性。

细胞图像分析技术是近年来发展起来的组织中物质定量检测手段，它根据特殊染色组织的像素点多少进行定量。在这个过程中，细胞经 10% 甲醛缓冲溶液固定，不存在细胞死亡问题，数据的采集和处理均由计算机完成，减少了误差，可以保证结果的正确性与可靠性。

除此之外，还可以通过 MTT 法测定吸光度值；通过光镜、电镜观察黑素细胞外部形态，研究黑素细胞形态及结构的影响；通过分子生物学方法对黑色素合成过程中相关酶的 mRNA、DNA 的表述水平及酪氨酸酶合成量进行测定，以评价美白活性物质对这些酶的影响。

②人体皮肤试验。人类的肤色有白色、黄色、黑色、棕色等不同种类。对于皮肤颜色变化的判定，最初采用目测法，但这种方法受观察者的光感差异、观测时的照明光源影响很大。随着科技及相关研究的进一步发展，人们采用照明的方法判定皮肤颜色的变化，这种方法是通过在相片上分析皮肤灰度值的变化来评价皮肤颜色的变化，但照相法受照明时光线及冲印条件的影响很大，而且反应的皮肤颜色变化单一。肤色的变化不能简单地以黑白概全，所以，以往肤色量化采用的灰度值不适用于肤色的判断。

近年来，国外普遍采用国际照明委员会（CIE）规定的色度系统（Lab 色度系统）测量皮肤颜色的变化。在 Lab 色度系统中，Lab 色度系统表明了颜色在色空间的位置，并加以量化，使颜色变化可以以数值的形式表达，通过全面、准确的量化，肉眼不能观察到的细微变化也可以反映出来。另外，Lab 色度系统反映的是皮肤颜色的色彩变化，它不仅能反映肤色的黑白变化，还能反映皮肤的变红、变黄等。因而，在以肤色变化为观察终点的人体肤色分类及防晒、美白化妆品功效评价中，Lab 色度系统得到了普遍应用。

通过人体皮肤试验评价美白化妆品的美白功效主要有两个方法：色素沉着的抑制效果试验及实际使用试验测定污斑改善效果。目前，建立的增白效果的测定方法是测定紫外线照射后二次黑化的预防和减弱。用图解析法测定污斑的改善效果的尝试，被各化妆品厂采用，而目前测定污斑明显改善效果的报告几乎没有，也难以达到标准化。

（4）**抗衰老化妆品的功效评价**　皮肤的纹理和皱纹是人体皮肤表面所能观察到的主要结构。皮肤纹理是人体表面微小的、呈多角形的皮丘皮沟，它使皮肤柔韧、富有弹性，并使皮脂腺、汗腺中的分泌物能沿其纹路扩展到整个皮肤表面。随着年龄的增加，在光老化的作用下，皮肤弹性、柔软性随即降低，皮肤衰老，其纹理的深度下降，各多角形之间融合，皱纹逐渐形成，并逐渐增多，加深。而从分子生物学角度看，皮肤衰老则表现为皮肤细胞增殖能力下降、表皮更新速度减慢、表皮重建能力减弱、真皮胶原合成减慢、皮肤色素分布不均等。对化妆品抗衰老性能的评价主要包括：水分经表皮散失率、活性成分抗氧化能力、皮肤黏弹性、皮肤皱纹的测定以及皮肤离体实验等。

三、含中药化妆品的申报与审批

化妆品的申报，主要涉及检测、受理、评审和行政审批 4 个部门机构，其职责和工作内容如下。

检测机构　接受企业的委托，负责对产品进行技术检验，并出具检验报告。

受理中心　负责对企业的申报材料进行初步审核，材料符合要求则受理并负责安排参加评审会，将评审意见通知企业，对于拟批准的产品上报 SFDA，发放证书等。具体为国家食品药品监督管理局受理中心。

审评委员会　负责对申报的产品进行技术评审，具体由中保办化妆品处负责。

行政许可司（即 SFDA 食品许可司）　对通过了评审委员会技术评审的产品进行进一步审核，如符合有关法规的规定，则予以上报或批准，经批准的产品发给化妆品批准文号。

1. 化妆品行政许可申报资料要求

（1）首次申请特殊用途化妆品行政许可的，提交原件 1 份、复印件 4 份，复印件应清晰并与原件一致。

（2）申请备案、延续、变更、补发批件的，提交原件 1 份。

（3）除检验报告、公证文书、官方证明文件及第三方证明文件外，申报资料原件应由申请人逐页加盖公章或骑缝章。

（4）使用 A4 规格纸张打印，使用明显区分标志，按规定顺序排列，并装订成册。

（5）使用中国法定计量单位。

（6）申报内容应完整、清楚，同一项目的填写应当一致。

（7）所有外文（境外地址、网址、注册商标、专利名称、SPF、PFA 或 PA、UVA、UVB 等必须使用外文的除外）均应译为规范的中文，并将译文附在相应的外文资料前。

（8）产品配方应提交文字版和电子版。

（9）文字版与电子版的填写内容应当一致。

2. 国产特殊用途化妆品行政许可申报资料要求

（1）国产特殊用途化妆品行政许可申请表。

（2）产品名称命名依据。

（3）产品质量安全控制要求。

（4）产品设计包装（含产品标签、产品说明书）。

（5）经国家食品药品监督管理局认定的许可检验机构出具的检验报告及相关资料。

（6）产品中可能存在安全性风险物质的有关安全性评估资料。

（7）省级食品药品监督管理部门出具的生产卫生条件审核意见。

（8）申请育发、健美、美乳类产品的，应提交功效成分及其使用依据的科学文献资料。

（9）可能有助于行政许可的其他资料。

另附省级食品药品监督管理部门封样并未启封的样品1件。

3. 化妆品新原料申报资料要求

（1）化妆品新原料卫生行政许可申请表。

（2）研制报告：①原料研发的背景、过程及相关的技术资料；②阐明原料的来源、理化特性、化学结构、分子式、分子量；③该原料在化妆品中的使用目的、依据、范围及使用限量。

（3）质量标准（包括检验方法、纯度、杂质含量）。

（4）生产工艺简述及简图。

（5）毒理学安全性评价资料。

（6）代理申报的，应提供委托代理证明。

（7）可能有助于评审的其他资料。

另附送审样品1件。

第九章　以中药资源为原料的
其他产品开发

第一节　中药饲料添加剂的开发

一、中药饲料添加剂概述

中药饲料添加剂是在我国传统中兽医理论和中药的药性理论指导下，在饲料中加入具有益气健脾、消食开胃、补气养血、滋阴生津、镇静安神等扶正祛邪、调节阴阳平衡等作用的中药原料，以动物饲养和饲料工业等现代化科学理论技术而制成纯天然的饲料添加剂。中药作饲料添加剂在我国有悠久的历史。从公元前 3 世纪《神农本草经》到后来的《淮南万毕术》、《齐民要术》、《农政全书》等都有关于中药作为饲料添加剂的记载。《神农本草经》记载："梓叶饲猪，肥大三倍，且易养。"《本草纲目》记载："谷精草，可喂马肥。"中药饲料添加剂具有食物同源的特点，其毒副作用小，不易在肉、蛋、奶等畜产品中产生有害残留，并以其纯天然性和独特的药理作用而日益受到人们的关注。

从现代药理学和营养学的理论分析，许多中药除含有诸如生物碱、多糖、苷类、挥发油、鞣质、有机酸等生物活性物质外，还含有一定量的氨基酸、矿物质、维生素等营养和免疫活性物质，因而，使用中药作为饲料添加剂兼有营养与防病治病双重作用。中药饲料添加剂的营养作用主要体现在增进动物食欲、促进动物生长发育、提高机体免疫力等方面。中药饲料添加剂防病治病作用主要体现为中药含有的有效成分能够抑制或杀灭细菌、真菌、病毒，驱除体内寄生虫，起到防病治病的作用，部分中药激素样作用可调节机体新陈代谢，减轻、防止或消除外源激素的毒副作用。

中药饲料添加剂能改善饲料适口性、增进食欲、促进消化吸收，其功能主要有以下几方面。

1. 提高饲料利用率，促进动物生长　中药含有动物生长发育所必需的多种营养物质，如蛋白质、氨基酸、维生素、微量元素等。党参茎叶、杜仲叶富含氨基酸，山楂含有大量的枸橼酸、苹果酸等有机酸及锰、铁、锌、铜等矿物质元素，甘草的地上部分粗蛋白含量为14.08%，与紫花苜蓿相近，粗脂肪含量比紫花苜蓿、红豆草和柠条锦鸡儿分别高3.45%、4.49%和3.55%。

在动物饲料中添加中药可增强动物消化吸收和合成代谢、提高饲料利用率、促进动物生长发育。陈皮、何首乌、松针粉等喂猪，能促进食欲、增加采食量；山楂、黄芪、党参、何首乌、当归等组成的复合添加剂加入猪饲料中，显著提高猪的平均日增重和饲料利用率。用党参、黄芪和甘草组成"复方黄芪散"促进家兔生长，提高生产性能。在蛋鸡日粮中添加"参芪胡子散"，可提高产蛋率6.21%～8.9%，饲料利用率提高10.63%。在鸡饲料中添加以黄芪、苦参、艾叶、建曲组成的"黄芪苦参散"，连续饲喂雏鸡28天，比饲喂全饲料雏鸡增重提高13.53%。

动物常因气候、环境骤变、饲养管理不当等原因，导致消化不良、积食胀气、胸腹胀痛、食欲下降。在饲料中辅以健脾胃、消积滞、燥湿祛寒、香辛诱食的中药，提高动物食欲，从而有效促进其生长发育。甜菜碱含有甜味和对鱼虾敏感的鲜味，对鱼类和甲壳类动物的嗅觉和味觉均有强烈的刺激作用，有很强的诱食效果，有机酸降低肠道内pH值提高胃蛋白酶活性，蛋白酶促进蛋白质分解，提高动物对蛋白质的消化能力。山楂含有大量的有机酸，对皱纹盘鲍具有明显诱食性，牛磺酸刺激鱼类摄食，也是虾蟹很好的促食剂，促食效果优于天冬酰胺、脯氨酸和甘氨酸。甘草酸具有甜味，可以改变饲料口味，增强牲畜的食欲；龙胆苦苷、龙胆碱、苦参碱等为苦味健胃药，可用于防治动物食欲不振、消化不良。陈皮、青皮、枳实、厚朴具有行气止痛、健脾益胃、消积止痢的作用，使胃液分泌增加而助消化，有利于粪便和气体排出。山楂、麦芽、鸡内金、神曲等芳香性中药以1%量添加仔兔日粮中，日增重、饲料报酬率及经济效益分别提高17.4%、13.9%和22.5%。此外，许多辛香类中药如肉桂、豆蔻、茴香、丁香、木香、干姜内服可促进胃肠蠕动，发挥其健胃助消化作用。

2. 改善产品品质　改善产品品质是指具有改进及提高动物产品（肉、蛋、乳）质量、品味和色泽的中药饲料添加剂。由侧柏子、何首乌、黄精等中药组成的添加剂提高鸡肉蛋白含量，改善脂肪酸组成。在肉鸡饲料中加3%的桑叶粉，鸡肉细嫩、香味更浓；饲料中添加肉豆蔻、胡椒、干辣椒、丁香和生姜饲喂肉鸡，鸡肉保鲜时间增长。用黄芪、当归、白术、陈皮、甘草、茯苓等10多味中药配伍组成复合添加剂饲蛋鸡，开发出富含锌、硒的保健鸡蛋；在蛋鸡饲料中添加2%～5%的海藻粉，提高鸡蛋中含碘量。

色泽是评价肉品质的一个重要指标，动物饲料中添加色素能够改善动物产品的色泽。我国允许使用的饲料着色剂是β-胡萝卜素、β-胡萝卜素-4，4'-二酮（斑蝥黄）、玉米黄素、辣椒红、叶黄素、万寿菊提取物（天然叶黄素）。松针粉、沙棘、姜黄、红花等中药含有胡萝卜素、叶黄素等天然色素，可以改善蛋黄、鸡皮的色泽。松针粉喂三黄鸡，增加三黄鸡皮与蛋黄颜色；红花、黄芪可加深鸡蛋黄的颜色。乌鸡的保健作用与其体内的黑色素有关，乌鸡皮、骨、肉中的黑色素含量越高，则滋补效果越好。川芎、赤芍、菟丝子、补骨脂、刺蒺藜可提高酪氨酸酶活性，增加黑色素含量，改善乌鸡的品质。在罗非鱼、鲤鱼、真绸、鲫鱼、鲤鱼、对虾等的养殖过程中添加适量的玉米黄素、类胡萝卜素均能改善鱼的体色和肉质,增加色素在鱼体的体表、皮肤、肌肉中的沉积量。

3. 提高动物抗病能力 畜禽疾病中有相当一部分是由病毒、细菌引起的,如口蹄疫、流感、痢疾等。中药抗病毒活性成分中的黄酮类、多糖及其衍生物、三萜类化合物及其衍生物(如甘草酸衍生物)、生物碱及苷类等,可阻止病毒颗粒对宿主细胞的吸附过程,从而发挥抗病毒作用。部分中药含有生物碱类、苷类、挥发油类、有机酸类、多糖类,对微生物有一定的灭活作用,特别是有机酸、挥发油类物质如丁香酸、桉精油、薄荷脑、连翘苷具有强烈的灭菌作用。许多中药含有生物碱,如黄连、黄柏中含有小檗碱,对痢疾杆菌、金黄色葡萄球菌均有明显的抑菌作用,淫羊藿抑制金黄色葡萄球菌、肺炎双球菌。黄芪多糖可直接阻断病毒的核酸合成以杀灭病毒,同时促进抗体的形成,杀灭病原体,具有内外双重抑杀入侵病毒的功效,适用于多种病毒感染的防治。

药理实验表明,许多中药不仅具有直接杀灭病原微生物的作用,还可以调动机体免疫功能达到抗菌、抗病毒的目的。滋补强壮类中药如黄芪、刺五加、何首乌等通过对动物机体的整体调节,达到阴阳平衡、提高抗病能力的效果。黄芪皂苷、人参皂苷可明显提高血液中免疫球蛋白含量,黄芪多糖、香菇多糖、当归多糖、党参多糖可提高机体免疫系统功能,增强免疫力。其他中药材如枸杞、党参、阿胶、鸡血藤可刺激血细胞生成;白芍可促进和诱导脾淋巴细胞的增殖;部分具有止泻止痢、止咳平喘、活血化瘀、清热解毒功能的中药,能提高机体非特异性免疫功能,增强抗病力,如五倍子、菊花、穿心莲、板蓝根、刺五加等。由干姜、苍术、黄柏、白头翁等组成复方中药制剂"泻利康"对沙门杆菌有明显的抑杀作用,鸡白痢预防有效率达96.7%。黄芪、苦参、艾叶、建曲组成的"黄芪苦参散"按1%添加饲喂幼鸡,血清球蛋白含量提高13%。以黄芩、栀子、白头翁、穿心莲等药物配制"鸡痢灵"按0.5%比例拌料,鸡的大肠杆菌病平均治愈率为81.8%。以黄连、黄芩、白头翁等做成的中药复合添加剂"仔猪止泄灵"、"仔猪健"能有效预防仔猪黄白痢,显著降低仔猪死亡率。

4. 促进生殖,增加乳汁分泌 部分中药具有补肾活血、滋阴壮阳功效,能够促进动物性腺发育、生殖机能的成熟和乳汁分泌,提高母畜繁殖机能和泌乳量。奶牛产奶量主要由乳腺的功能决定,许多激素参与乳腺的发育与泌乳,如催乳素、生长素、肾上腺皮质激素等,它们通过 cAMP、cGMP 调节乳腺细胞的代谢活动,促进乳成分的合成,加速乳汁分泌。有些中草药与激素的合成和分泌密切相关,黄芪有类肾上腺皮质激素样作用,作用于靶细胞的 β 受体,提高其 cAMP 水平;川芎的有效成分川芎嗪、党参提取液,都能抑制磷酸二酯酶(PDE)的活性,削弱 PDE 降解 cAMP 和 cGMP 的作用,间接提高 cAMP、cGMP 的水平。细辛、五味子、高良姜均具有肾上腺皮质激素样作用,促进组织的分泌。以黄芪、川芎、王不留行、通草、蒲公英为主的"催乳保健散"饲喂奶牛,奶牛日产奶量提高0.6kg,显著降低乳腺炎的检出率。大麦芽饲喂奶牛,促进母牛正常发情、受胎和泌乳,提高公牛性欲和精液品质。当归、黄芪、菟丝子、白术、山药、当归、熟地、淫羊藿、何首乌等补养药添加于猪饲料中能够促进猪性腺发育和生殖机能的成熟，提高母猪的繁殖力。香附、熟地可以提高雄性动物的繁殖性能，提高射精量，增强精子活力和提高精子存活率。益母草、补骨脂、贯众用于增强蛋鸡产蛋率。

二、中药饲料添加剂的分类

中药饲料添加剂依其功能可分为以下几类。

1. 健胃增肥类 该类添加剂主要是由消食导滞、理气健脾类中药组成，具有改善饲料适口性、促进消化机能、增强禽畜食欲和提高饲料利用率等功效。常用的药物有山楂、麦芽、神曲、鸡内金、陈皮、青皮、木香、香附、乌药、当归、白术、苍术等。动物的食欲是由食物刺激所引起的视觉、嗅觉、味觉和触觉的兴奋引起的，增进食欲是促进动物生长发育和增重的重要措施。这类中药有增香剂藿香、香薷、香附、香橼、丁香、花椒、茴香、肉豆蔻、草果等；增甜剂甘草、甜叶菊、罗汉果等；增酸剂山楂、乌梅、五味子、马齿苋、酸枣等。动物日增重量与动物的活动量密切相关，部分中药如柏子仁、合欢皮、石菖蒲、远志、酸枣仁等具有安神养心、镇静催眠作用，用做饲料添加剂使动物得到充分休息，减少活动消耗的营养物质，提高日增重量。

2. 免疫增强类 该类添加剂主要由补气类及补肾壮阳类中药组成，以提高和促进机体非特异性免疫功能为主，增强免疫力和抗病力。刺五加、党参、黄芪、何首乌、菟丝子、女贞子等能够提高动物机体组织和器官屏障防御功能，缓解由环境应激造成的免疫系统紊乱，增强免疫力和抗病力。

3. 改进产品质量类 具有改进及提高动物产品质量、品味和色泽的中药饲料添加剂。常用的中药有栀子、丹参、姜黄、红花、赤芍等。

4. 促生殖类 由滋阴壮阳、补气补血类中药组成，可刺激家禽生殖器官的活动，提高繁殖力，如淫羊藿、水牛角、石斛、蛇床子、菟丝子、巴戟天、肉苁蓉、锁阳等。

5. 增乳类 促进乳腺发育和乳汁合成及分泌，增加产奶量，如王不留行、鸦葱、红花、通草、四叶参、马鞭草、鸡血藤、蒲公英等。

6. 驱虫类 为具有增强机体抗寄生虫能力和驱除动物体内寄生虫的中药饲料添加剂。常用的中药有槟榔、川楝子、南瓜子、贯众、鹤虱、石榴皮、使君子、苦参、青蒿、百部、仙鹤草等。

三、中药饲料添加剂开发的思路与程序

理想的中药添加剂应具备不降低饲料的适口性，在饲料和消化道中具有良好的稳定性，长期使用或在使用期间不会对动物产生急性或慢性毒害作用，不影响畜产品的质量和人体健康，同时具有明显的经济和生产效果等特点。中药饲料添加剂的研究和选用要符合安全性、经济性和使用方便的原则，还要注意限用、禁用、用量、用法、配伍禁忌等规定。

1. 中药添加剂组方原则

市场需要：市场上急需，能替代或部分替代抗生素和化学药物，使食用动物产品更安全的中药饲料添加剂。

效果显著：发挥中药的整体多效性，研制具有促进产量、减少应激、增强免疫等功能的饲料添加剂。

优质廉价：考虑药物质量的同时，还要考虑动物产品价格决定的药物价格。

体现特色：不仅体现中国特色和中药特色，也要体现研究、开发和生产单位自身的特色。

配方精练：保证高效、安全。高效即发挥中药的综合作用，促进生长、减少应激、增强免疫等功能，安全即临床试验毒副作用小，对环境不造成污染。

添加量小：一般添加量以低于 0.5% 为宜，可对中药进行适当的浓缩或提取，尽量在配方中选用总提取物、有效部位等。

利于产品标准化、规范化、系列化。

2. 中药饲料添加剂配方设计的基本步骤 中药饲料添加剂的开发是一个庞大而复杂的系统工程，涉及许多学科，需要多方合作，组成研发和产业化群体，这是实现中药饲料添加剂发展的关键。这种有机结合应贯穿于中药饲料添加剂应用基础研究、中试开发和产业化 3 个发展阶段，其基本过程如图 9 -1 所示。

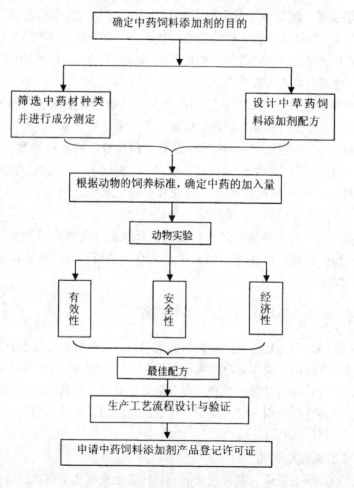

图 9 -1 中药饲料添加剂的开发过程

四、中药饲料添加剂开发应用实例

中药饲料添加剂开发和应用已有较多成功的案例，举例如下。

（一）桉叶饲料添加剂

1. 桉叶的营养价值　我国桉树有25种，测定不同种桉树叶的干物质、粗蛋白、粗纤维、粗脂肪、钙、磷、胡萝卜素、氨基酸，通过动物代谢评定有效能值，发现桉树叶除具备一般树叶含有的营养成分外，还含有丰富的微量元素和常量元素。特别是锰、锌含量还高于其他的树叶类，胡萝卜素含量高达220mg/kg。因此，桉树叶可以作为饲料添加剂。

2. 桉树叶的加工　桉树叶基本加工过程包括：①直接将原料转变为树叶粉；②提取桉树精油后将叶渣转变为叶粉；③用溶剂萃取树叶得到提取物。如图9-2所示。

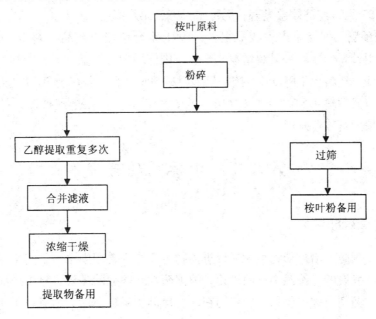

图9-2　桉树叶加工过程

3. 桉叶饲料添加剂的生物活性　桉叶生物活性试验包括桉叶及其浸提物抑菌作用试验、桉叶及其浸提物与抗生素抑菌作用比较试验、桉叶及其浸提物抗氧化性测定。

4. 桉叶饲料添加剂的安全性评价　用大白鼠进行急性毒性试验，检定结果：雄大白鼠 LD_{50} 为10800 mg/kg，雌大白鼠 LD_{50} 为7940mg/kg，根据原卫生部《食品安全性毒理学评价程序》可知，桉叶提取物无毒。

5. 产品应用效果

（1）桉叶粉的饲养效果　试验选用桉叶粉0.2%的量喂养肉猪，全生育期增重比对照组高6.8%；用桉叶粉0.3%的量添加到蛋鸡日粮中，观察80天，死亡淘汰率由对照组的6.95%下降至5.77%，饲料报酬率由2.42:1下降至2.28:1。

（2）桉叶提取物的饲养效果 饲料肉猪试验组 52 个，共 502 头，添加桉叶提取物 0.3% 的量到猪饲料中，可使猪增重提高 13%，饲料利用率提高 5% ~10%。蛋鸡应用试验 10 组，共 5402 只，产蛋率提高 2% ~3%，死亡淘汰率降低 1%。

（二）肉鸡中药添加剂禽乐康

根据中兽医学理论，结合现代科学研究，制定出"禽乐康"健脾补虚的配方原则。现代医学研究指出，健脾补虚具有提高机体免疫机能和增重保健作用。经过单方、复方筛选、药理实验，以蜂花粉、麦饭石、杨树类脂等作为"禽乐康"的主要组成成分。在 12380 只肉鸡上进行饲喂试验，证明禽乐康是优良的中药饲料添加剂。

1. 主要优点及技术指标 用量小，饲料中添加 0.3%；成活率高，在 12380 只肉用仔鸡上应用后，成活率较对照组提高 3.9%（$P < 0.001$）；增重明显，平均出栏体重提高 100 ~105g（$P < 0.01$）；节省饲料，肉用仔鸡耗料比下降 0.1；去除成本后，平均每只鸡增益 0.57 元，经济效益显著；无毒、无害、无残留。

2. 效益预测 据北京市畜牧局报告，1991 年全市完成商品肉鸡 2800 万只。按照 50% 推广应用计算，平均每只鸡增益 0.5 元，则应用后可增益 0.5 ×2800 万 ×50% =70 万元；肉用仔禽耗料比下降 0.1，按每只鸡用料 4kg 计算，若在全市 1400 万只肉鸡上推广使用，可节省饲料 $4 \times 0.1 \times 1.4 \times 10^7 = 5.6 \times 10^6 kg$，若在全国推广，可节省大量饲料，利于节粮型畜牧业发展。

第二节 中兽药的开发

一、中兽药概述

中药用于预防、治疗动物疾病或促进动物生长称为兽用中草药，它是伴随着动物驯化养殖出现、发展的。按照中兽医理论，根据药性和病症的需要，将中药加工成适合动物疾病防治的药剂，称中兽药。中兽药在动物保健和疾病防治方面有数千年的历史，自成独特的医疗体系，称为中兽医。

兽用中医药的起源与发展和畜牧业几乎是同步的。先民在驯化禽畜时，即开始寻找治病的技术，以确保禽畜的健康。兽医一词出于《周礼·天官》，医分疾医、疡医、食医、兽医。兽医之职是疗兽病。秦汉以后，畜牧事业更加发达，治疗禽畜疾病的专著如《马经》、《牛经》等兽医古籍相继问世，人畜通用的药物专书《神农本草经》、《肘后备急方》、《齐民要术》、《本草纲目》等均有治疗禽畜疾病的记载，如"牛扁杀牛虱小虫，又疗牛病"、"柳叶主马疥痂疮"、"梓叶敷猪疮"等。

2005 年版《中国兽药典》第二部收载中药制剂 195 个，在我国兽药市场上，兽医中药作为兽药产业的一个重要组成部分，具有很大的发展空间。近年来，中药在兽药开发应用方面发展迅速。对许多中药如鹿蹄草、鼠尾草、狼毒、博落回、老鹳草、黄芪等进行药理、药化等方面的研究，并取得可喜的进展。通过对中药三颗针的研究，发现其除具抗菌作用外，还有增强动物白细胞免疫机能和吞噬的作用。三颗针含有一种脂溶性生物碱——小檗胺，经碘甲烷化后制得的甲基碘化小檗胺具有明显的肌松作用。对治疗仔猪白痢有效的苦参进行生物碱的提取分离，制定质量标准，进行药理作用、疗效机制等方面的研究。从贯叶连翘中提取金丝桃素并探索出实验室化学合成的路线和方法，金丝桃素对自然感染禽流感和人工感染 H5N1 和 H9N1 亚型禽流感病毒具有较好的防治效果。在对中药药理、药化等研究的基础上，研制开发出纯中药的兽药如"焦虫净"、"禽健宝"等，用于动物疾病防治。

中药具有防治效果显著、毒副作用小、不易产生耐药性、在动物性食品中无残留或残留少的优点，尤其在某些疾病的辨证施治方面具有独到之处。中药在兽药中的作用如下。

1. 抗病毒　病毒是严重危害畜牧业安全的重要病原体，给养殖业带来巨大损失。中兽医防治病毒感染性疾病以清热解毒、扶正祛邪为治则。抗病毒中药可分为两大类，一是直接抑制或灭活病毒的中草药，常用的有大青叶、板蓝根、金银花、连翘、黄连、穿心莲、黄柏、虎杖、野菊花、青黛、防风、紫苏、蒲公英、鱼腥草等。"双黄连口服液"由金银花、黄芩、连翘组成，具有辛凉解表、清热解毒的功效，临床主要用于治疗犬、猫、鸡的感冒发热。利用"克瘟灵"治疗鸡新城疫治愈率达 92.4%。"白头翁汤"、"干姜干草汤"在治疗动物痢疾方面效果显著。二是通过诱导干扰素或提高机体免疫功能达到抗病毒的目的，常用的中药有人参、茯苓、党参、黄芪、山药等。人参对单纯性疱疹病毒复制具有明显的抑制作用，同时能提高动物机体的免疫功能，加速康复。

2. 抗菌消炎　动物机体发生感染性炎症时，微生物产生的内毒素引起多种病理和组织损伤。许多中草药有效成分直接作用于微生物的结构和代谢过程，抑制细菌、真菌的繁殖复制，或直接杀灭细菌、真菌。金银花能阻碍细菌细胞壁的合成，黄柏、甘草对细菌的 DNA、RNA 合成有强烈的抑制作用，小檗碱与 DNA 结合形成复合物，干扰 DNA 的复制。中药苍术、黄连、黄芩、大黄具有消除耐药 R 质粒作用，阻断和减少耐药菌株的传播和产生。金银花、白头翁、板蓝根、贯众具有广谱杀菌特性，对葡萄球菌、溶血性链球菌、痢疾杆菌、绿脓杆菌等革兰阳性和阴性菌都有抑制和杀灭作用，并能预防病毒、钩端螺旋体、致病性真菌和原虫感染。以干姜、苍术、黄柏、白头翁等组成的"泻痢康"对鸡因沙门杆菌引起的鸡白痢有明显的防治作用，预防保护率为 96.7%。用瓜蒌、酒当归、乳香、没药、甘草配制的"瓜蒌散"治疗牛乳腺炎，效果优于青、链霉素。

3. 增强机体免疫力　现代医学研究表明，动物长期进化过程中形成自我防御体系即免疫系统，具有抵抗感染的作用，动物对疾病的抵抗力主要取决于机体免疫力的高低。中兽医认为，"正气存内，邪不可干"。"正气"与免疫系统的作用相似，具有提高机体正气、驱除邪气的中药，尤其是补虚药和复方制剂都具有增强机体免疫力的功能。淫羊藿、青蒿、人参皂苷等诱生干扰素、白细胞介素等细胞因子，甘草、黄连、野菊花、当归加强白细胞和网状内皮系统的吞噬力。板蓝根多糖有利于小鼠淋巴细胞增殖，显著降低脂质过氧化水平。茶碱抑制磷酸二酯酶活性，从而抑制细胞内环腺苷的水解；

大蒜素提高血液中 α–萘酚醋酸酯酶阳性淋巴细胞的数量和转化率；红花黄色素增加腺苷酸储备，有利于能量代谢障碍的恢复。针对瘦弱体虚或久病初愈家畜的生理特点进行补虚扶正、调节阴阳，提高机体对疾病的免疫能力。

常用的中药有党参、当归、何首乌、刺五加、人参茎叶、西洋参茎叶。常见方剂有"补中益气汤"、"四君子汤"、"四物汤"、"六味地黄丸"等都对细胞免疫和抗体形成有促进作用。在进化过程中，动物体内微生物与动物机体形成了相互依赖、相互制约的微生态系统，维持机体内微生态平衡。正常条件下，动物体内微生物群对增强机体的免疫能力、抵抗疾病有重要作用。当微生态平衡被破坏，部分致病菌大量繁殖时，动物就会发病。中药复方制剂具有多种药理效应，能够有效地调节患病动物体内微生态失调，恢复正常状态。如黄连水煎剂增加小鼠肠道肠球菌、肠杆菌、乳杆菌、双歧杆菌等有益菌的数量，刺五加粉剂促进双歧杆菌、乳酸杆菌的繁殖，有利于维持动物机体微生态平衡。

4. 驱虫　常用的驱虫药有鹤虱、苦参、槟榔、百部、钩藤、常山、使君子、贯众、南瓜子、仙鹤草等。使君子驱蛔虫、绦虫；槟榔杀虫去积、消肿开胃，常用于防治动物蛔虫、绦虫、蛲虫。贯众、常山、苦参、柴胡也有一定的驱虫效果。鸡球虫病是一种严重危害养鸡业的原虫病，以钩藤、常山、苦参等组方的"净球散"抗球虫效果显著高于氯羟。此外，"钩藤复方散"、"白头翁苦参散"、"甘草汤"等中药复方制剂在治疗鸡球虫病感染方面效果显著。

二、中兽药的分类

中兽药依其功能分为以下几类。

1. 抗病原微生物类　能杀灭病原微生物，抑制其生长繁殖，提高机体抵抗力的中草药称抗病原微生物中草药，本类药物性味多苦寒，具有清热、解毒、祛风、除湿热等功效。常见的中药如黄连、黄柏、黄芩、金银花、忍冬藤、连翘、板蓝根、穿心莲、青蒿、鱼腥草、千里光、山豆根、野菊花、马齿苋、龙胆草、半边莲。目前，市场上广为销售的兽用抗病毒类纯中药制剂有"禽疫散"、"疫尔康"、"维迪康"等，其中，"维迪康"临床治疗犊牛病毒性腹泻治愈率达94%，猪传染性胃肠炎治愈率99%，犬细小病毒性腹泻治愈率90.01%，表明中药制剂在防治动物病毒感染性疾病方面具有独特的优势。

2. 清热解毒类　此类中药兽医临床应用最为广泛，特别是在集约化养殖中对畜禽传染病的防治具有独特的优势。该类药物除能抗感染外，还能增强动物的免疫功能。常用的中药主要有黄连、黄柏、黄芩、鱼腥草、大青叶、板蓝根、石韦、石蒜、半枝莲、山豆根、金银花、穿心莲、白头翁、败酱草、紫花地丁、蒲公英、白花蛇舌草等。

3. 免疫增强剂类　中药免疫增强剂是指，利用传统中药经过加工提取获得的具有增强机体免疫功能的提取物研制的现代中药制剂。补益类中药大多能提高机体的免疫功能，如党参、当归、黄芪、大枣、何首乌、白术、天冬、麦冬、鳖甲、龟板、枸杞子、山萸肉、五加皮、鸡血藤、补骨脂、肉桂、锁阳、杜仲、狗脊、肉苁蓉等。传统补益类方剂有"四君子汤"、"补中益气汤"、"香砂六君子汤"、"四物汤"、"生脉散"、"玉屏风散"等。目前，市场畅销的纯中药制剂"芪芍增免散"具有益气补血、扶正祛邪、滋阴助阳的作用，可促进动物免疫器官发育，提高机体免疫力。

4. 健胃类 部分中草药具有消食除积、健脾开胃的作用，如陈皮、厚朴、山楂、麦芽、神曲、茯苓、苍术等中药。"保和丸"、"香砂六君子汤"、"消食平胃散"等中成药均能提高动物消化功能，促进取食。

5. 抗寄生虫类 寄生虫病可发生于动物养殖过程的各个环节，不同品种、不同年龄、不同性别的动物均可感染寄生虫。以大黄、槟榔、苦楝皮、皂角为主药的复方药剂"万应散"，以鹤虱、使君子、槟榔等组成的"驱虫散"，直接作用于虫体来抑制和杀灭寄生虫，通过强烈的泻下攻积作用使虫体排出体外，达到清除寄生虫的目的。

三、中兽药开发的思路与程序

中兽药研制与开发是新中兽药从实验室发现或发明到上市应用的整个过程，是一项综合利用各种学科和高新技术的系统工程。

首先，寻找研发课题。近年来，动物养殖从小量散养逐渐转变为规模化集中养殖，养殖模式改变必然会引发兽药格局新变化：从动物个体给药改为群体给药，从治疗用药变为预防用药。在古方、验方中，有众多经历代医家反复筛选、留传下来的宝贵经验结晶，应大力继承。同时，要采用现代科学技术进行挖掘提高。

在具体研发过程中，包括以下程序和应充分注意的问题。

1. 中药原料药前处理 对原料进行真伪鉴定、检验、炮制与加工。

2. 兽用中药、天然药物提取纯化工艺研究 根据临床用药和制剂要求，用适宜的溶剂和方法提取有效成分、除去杂质，这是中兽药生产工艺科学性、合理性和可行性的基础和核心。以保证中兽药安全性和有效性为前提，考虑处方特点和药材性质、制剂类型与临床用药要求、大规模生产的可行性与生产成本以及环境保护的要求设计工艺路线。

3. 剂型研究 根据临床用药需求、处方组成，结合提取、纯化等工艺，达到高效、速效、长效和剂量小、毒性小、副作用小以及便于生产、运输、贮藏、方便的要求。

4. 兽用中药、天然药物中试研究 即在实验室完成系列工艺研究后，采用与生产基本相符的条件进行工艺放大研究的过程。中试研究是对实验室工艺合理性的验证与完善，是保证工艺达到生产稳定性、可操作性的必经环节，直接关系到药品的安全、有效和质量可控。

5. 兽用中药、天然药物稳定性试验 考察药物在温度、湿度、光线、微生物影响下随时间变化的规律，为生产、包装、贮存、运输条件以及最终药品有效期的确定提供科学依据。稳定性试验包括加速试验和长期实验。

6. 兽用中药、天然药物质量标准分析方法验证 为证明所采用的方法是否适合于相应检测的要求。中药、天然药物在建立质量标准、处方工艺等变更或改变原分析方法时，均需对分析方法进行验证。

7. 申请批准文号产品进入市场 在完成上述研究后，申请批准文号，为产品进入市场做好准备。

四、中兽药开发应用实例

中兽药的开发应用已有较多成功的案例，举例介绍如下。

（一）敌球灵

敌球灵是一种新型抗球虫病药物，主要由槟榔、仙鹤草等组成的纯中药制剂。主要用于鸡球虫病的防治，同时对鸡白痢、大肠杆菌、伤寒杆菌、黄曲真菌病、法氏囊炎等也有显著的预防作用，并能促进鸡（尤其是肉仔鸡）的生长，具有明显的增重作用，可用于不同品种和不同日龄（10~63 日龄）的蛋、肉型鸡单一或混合型（柔嫩、堆型、巨型等）球虫病的防治。

1. 主要技术指标 "敌球灵"通过小鼠、雏鸡进行药理、毒理学实验研究，生化指标（血清总蛋白、葡萄糖、尿素氮、谷丙转氨酶）和血象正常，肝、肾组织学和超微结构无异常变化，无毒副作用。该制剂经多批抗人工感染 Etenella 球虫试验检测，抗球虫指数（AIC）为 172.5。

2. 主要特点 与国内同类抗球虫化学合成药物、抗生素类药物相比有以下特点：①不易产生抗药性；②由复方中多种有效成分通过多途径防治鸡球虫病，对继发感染性疾病有很好的预防作用；③无残留。现场中试表明，预防效果 100%，治愈率 93%~98%，与同期"克球粉"药物组对比，提高增重 15.95%，降低发病率 30%~50%，减少死亡率 4.2%~37.5%，对球虫病爆发鸡群添加 3 日即可控制传播，使死亡率明显下降。

（二）注射用双黄连

1. 药物组成 金银花、黄芩、连翘。利用大孔吸附树脂法提取精制黄芩、金银花、连翘药材中的有效成分黄芩苷、连翘苷、绿原酸，经喷雾干燥呈最终灭菌注射用粉针剂，配制成注射液。

2. 双黄连制剂药理学研究

（1）**体外抗菌作用** 双黄连粉剂对甲型链球菌、乙型链球菌、金黄色葡萄球菌、大肠杆菌、绿脓杆菌和肺炎双球菌均有较强的抑制作用；对甲型链球菌、金黄色葡萄球菌、大肠杆菌、绿脓杆菌和肺炎双球菌有不同程度的杀菌作用。

（2）**抗病毒作用** 通过组织病理学检查法，观察双黄连粉针剂对感染动物的保护作用，结果发现双黄连粉针剂具有明显抗流感病毒、呼吸道合胞病毒、腺病毒Ⅲ、单纯疱疹病毒Ⅰ及Ⅱ型等作用，对脊髓灰质炎病毒Ⅲ型、埃克病毒 6 型、麻疹病毒、水泡性口炎病毒有一定的抑制作用，并能显著抑制肺炎、心肌炎、胰腺炎的发生，疗效与清开灵相似，初步认定双黄连粉针剂是一个较广谱的抗病毒针剂，抗病毒作用是多途径的。

（3）**解热镇痛作用** 小鼠尾静脉注射双黄连粉针剂，发现其对小鼠醋酸腹膜炎有强大的抗炎作用，能明显抑制小鼠血管通透性，药效与氢化可的松琥珀酸钠注射剂相似。

（4）免疫调节作用　双黄连粉针可促进溶血素的形成，对小鼠免疫功能有增强作用，但对小鼠的免疫器官重量无明显影响；对 ConA 诱导的 T 细胞的增殖反应有增强作用，而对 LPS 诱导的 B 细胞的增殖反应无影响

3. 双黄连制剂毒理学研究　研究注射用双黄连的免疫毒性，采用豚鼠全身主动过敏反应实验观察注射用双黄连过敏原性，并用大鼠、小鼠、豚鼠等同种、异种动物间的被动皮肤过敏反应实验，比较绿原酸和注射用双黄连过敏原性。结果显示，注射用双黄连致敏性高于绿原酸，因此，推测注射用双黄连作为一个复方引起不良反应的可能性大于绿原酸。

4. 双黄连制剂在兽医临床上的应用　双黄连注射液可用于治疗犬急性呼吸道感染，治愈率可达 85%～95%。

第三节　植物源农药的开发

一、植物源农药概述

植物源农药（botanical pesticides）是利用植物类中药资源开发的农药。即指直接利用植物的活性物质或植物的某些活性部位而制成具有杀虫、杀菌及抗病毒的农药。含中药农药的发展具有悠久的历史，我国古代早就用菊科艾属的艾蒿茎叶熏蚊蝇，一直流传至今。公元 6 世纪，我国就有藜芦作为杀虫剂的记载，《周礼·秋官》记述"嘉草攻之"、"莽草熏之"、"焚牡菊，以灰洒之"等防治害虫的方法。我国植物资源极其丰富，3 万余种高等植物中已知的约有千余种植物具有杀虫活性。用于植物源农药的植物资源有楝科、卫矛科、杜鹃花科、瑞香科、柏科等。其中，楝科植物中印楝、川楝和苦楝，卫矛科植物的雷公藤和苦皮藤，瑞香科植物中的唐古特瑞香和瑞香狼毒，柏科植物中的砂地柏，杜鹃花科植物中的黄杜鹃（又名闹羊花）是该科中主要的杀虫植物。除了上述种类外，植物源农药的植物资源还有豆科中的苦参、补骨脂、鸡血藤、鱼藤、毒扁豆，菊科中的苍耳、苍术、除虫菊、艾蒿、牛蒡子，防己科中的木防己，茄科的烟草、辣椒、番茄、曼陀罗，大戟科中的泽漆、蓖麻、大戟，毛茛科中的白头翁、毛茛、草乌，天南星科中的半夏、独角莲、菖蒲、天南星等。

植物源农药的作用方式是多种多样的，触杀和胃毒作用是植物次生代谢物质对害虫主要的作用方式，它破坏害虫肠壁细胞膜及细胞器膜，阻断神经传导而导致害虫麻痹、昏迷、死亡；含中药农药的活性物质对昆虫中枢神经系统的神经细胞产生作用，能干扰昆虫中枢神经系统的"信息编码"，从而影响其取食行为。拒食作用是植物活性物质抑制昆虫味觉感受器而阻止其摄食；引诱或驱避作用是植物活性物质对特定昆虫具有的引诱或驱避作用；许多植物源杀虫物质均可抑制害虫生长发育；植物源农药对多种植物病原菌有杀菌或抗（抑）菌作用，抑制某些病菌孢子的发芽和生长，阻止病菌侵入植株。

二、植物源农药的分类

按作用对象不同，植物源农药可分为植物源杀虫剂、杀菌剂和抗病毒剂等，其中，以杀虫剂的研究最为广泛。

（一）植物源杀虫剂

植物源杀虫剂是一类利用含有杀虫活性的植物提取其有效成分或有效部位而制成的杀虫剂，是植物源农药中最重要的一类。植物源杀虫剂对害虫的作用方式主要表现在以下几个方面：忌避、拒食、胃毒、触杀、麻醉作用。如除虫菊素（pyrethrins）、鱼藤酮（rotenone）、烟碱（nicotine）等；包括由植物天然有效成分衍生合成的农药，除虫菊酯类（pyrethroids）和氨基甲酸酯类（carbamates）两大类杀虫剂，以胃毒和拒食作用为主。印楝素（azadirachtin）和柠檬苦素（limonin）都是高效拒食剂；玉米螟幼虫注射印楝素后不能化蛹而成为"永久性"幼虫。某些香精油如丁香油可引诱东方果蝇和日本丽金龟，香茅油可驱避蚊虫。鱼藤酮和鱼藤根丙酮提取物对菜青虫有很强的抑制蜕皮变态作用。β-细辛脑（β-asarone）能阻止雌虫卵巢发育；喜树碱（camptothecin）是目前发现的最有效的一种植物性昆虫不育剂，能引起昆虫不育，如马尾松毛虫雄蛾与喜树碱药接触10秒钟后与正常雌蛾交配，可以引起绝育作用。芝麻油中含有的芝麻素（sesamin）和由此衍生合成的胡椒基丁醚（piperonyl butoxide）对杀虫剂有增效作用。此外，有些植物源杀虫剂表现出引诱、生长调节及生长抑制的作用。其中，α-蒎烯、樟脑、L-薄荷脑、烷基胺类、异硫氰酸类物质具有较强的忌避活性，而糖苷类、醌类、酸类、萜烯类、香豆素类、木聚糖类、生物碱类、聚乙炔类和甾族类化合物具有拒食和引诱作用。

（二）植物源杀菌剂

植物源杀菌剂是指利用植物含有的某些抗菌物质或诱导产生的植物防卫素杀死或有效抑制某些病原菌生长发育的一类杀菌剂。许多植物的提取物能抑制某些病菌孢子的萌发或阻止病菌的侵入。龙葵提取物对苹果炭疽病菌菌丝的生长抑制率可达71.6%，对该病菌孢子萌发的抑制率可达60.5%；蒲公英提取物对番茄灰霉病菌菌丝生长和孢子萌发的抑制率分别达到76.9%和77.4%；莴苣、苍耳、苦参、苦豆子等8种植物对苹果炭疽病菌孢子萌发抑制效果可达80%以上；苦豆子植物的地上部分提取物对杉类炭疽病菌有较强的抑制活性。从茵陈蒿中分离得到的茵陈素（capillin）对多种植物病原菌有杀菌作用；从一种刺桐中提取的紫檀素（pterocarpin）是一种具有杀菌活性的物质；另外，烟草、鱼藤、雷公藤等植物的提取物能抑制某些病菌孢子的发芽和生长，或阻止病菌侵入植株。

（三）植物源抗病毒剂

农作物病毒病是较难防除的一种病害，而常规的化学药剂抗病毒效果不理想且不符合环保的要求。植物源农药的研究开发，为防治农作物病毒病开辟了一条新途径。如小藜和玉簪两种植物的提取液对番茄花叶病毒有一定的治疗作用；连翘、大黄和板蓝根对黄瓜花叶病毒引起的辣椒花叶病有较稳定的防效；大黄提取液原液对离体番茄花叶病毒的钝化效果达81.8%。商陆、甘草、连翘等的提取物配制成的复方制剂，对烟草花叶病毒和黄瓜花叶病毒的体外钝化效果分别可达86%与98%，田间试验的防效可分别达到88.4%与86.5%。同时，植物源抗病毒剂对作物多有诱导抗性作用。

三、植物源农药的活性成分

植物源农药的主要活性成分按其化学结构的不同主要分为生物碱类、萜烯类、黄酮类、挥发油类等。我国已登记注册了多种植物源农药，包括烟碱、苦参碱、鱼藤酮、苦皮藤素、川楝素、印楝素等。

（一）生物碱类

生物碱类（alkaloids）是植物有效杀虫成分中最多的一类，在植物体内通常与有机酸结合成盐。生物碱对昆虫的作用方式是多种多样的，诸如毒杀、忌避、拒食、抑制生长发育等。具有这些功能的生物碱较多，主要有烟碱、百部碱、苦参碱等。如烟碱对山楂叶螨和麦长腿红蜘蛛毒杀力较强、药效较长；苦参中含苦参碱和金雀花碱，可以防治果菜害虫、棉红蜘蛛和茶树螨类；苦豆子中含苦豆子碱，可以杀灭蚜虫和红蜘蛛。常见生物碱类植物源农药见表9-1。

苦参碱　　　　　　　　　　　对叶百部碱

表9-1 生物碱类植物源农药

名称	来源	作用方式	应用
烟碱	茄科烟草属植物烟草的叶和茎	触杀作用、胃毒作用、熏蒸作用	防治粮食、油料、蔬菜、水果、牧草等农作物害虫
百部碱	百部科植物百部的干燥块根	触杀作用、胃毒作用	防治蚁幼、臭虫、虱和农作物害虫等
莨菪烷碱	茄科植物曼陀罗	触杀作用、胃毒作用、拒食作用	防治蚜虫、玉米螟、黏虫、稻螟、红蜘蛛、棉蚜等
苦参碱	豆科中草药植物苦参的根、茎、叶和果实	触杀作用、胃毒作用、抑制真菌作用	防治蔬菜、果树、茶叶、小麦、水稻等作物的害虫
藜芦碱	百合科的多年生草本植物藜芦	抑菌作用、触杀作用、胃毒作用	防治蔬菜上的蚜虫和菜青虫等

（二）萜烯类

萜烯类（tepenes）化合物是植物源农药中含量较多、研究比较广泛的一类化合物。主要有苦皮藤素（苦皮藤素Ⅳ、苦皮藤素Ⅴ）、闹羊花素、印楝素、羟基马桑毒素等，萜烯类植物源农药见表9-2。

苦皮藤素Ⅳ   苦皮藤素Ⅴ

表9-2 萜烯类植物源农药

名　称	来　源	作用方式	应　用
苦皮藤素	卫矛科南蛇藤属的多年生藤本灌木苦皮藤	拒食作用、毒杀作用、杀卵作用	防治蔬菜上的菜青虫和水稻稻苞虫、黏虫等
印楝素	楝属植物印楝的种子、叶、树皮和树根	拒食作用、抑制生长、杀菌作用	防治舞毒蛾、日本金龟甲、烟蚜夜蛾、潜叶蝇、玉米螟等
闹羊花素	杜鹃花科植物黄杜鹃的花及嫩叶	触杀作用、胃毒作用、熏蒸作用	防治稻苞虫、稻螟虫、卷叶虫、叶蝉等

（三）黄酮类

黄酮类（flavonoids）化合物多以苷或苷元、双糖苷或三糖苷状态存在。具有防治害虫作用的主要有鱼藤酮、毛鱼藤酮等。黄酮类植物源农药活性成分见表9-3。

鱼藤酮

表9-3 黄酮类植物源农药

名　称	来　源	作用方式	应　用
鱼藤酮	豆科藤本植物鱼藤的根部	拒食作用，干扰害虫生长发育	防治各种蚜虫、螨、瓜蝇、甘蓝夜蛾等
毛鱼藤酮	鱼藤属植物毛鱼藤	拒食作用，忌避产卵作用	防治各种蚜虫、螨、瓜蝇、甘蓝夜蛾等

（四）挥发油类

植物挥发油（essential oil）也称为植物精油，是指植物体内分子量较小，可随水蒸气蒸出，具有一定挥发性的油状液体物质。一些植物挥发油具有良好的驱虫、杀虫效果，对昆虫有一定的引诱、驱避、抑制生长发育等作用。如菌蒿精油对小菜粉蝶幼虫有拒食作用，其有效成分主要为丁香酚；黄花蒿精油对米象、玉米象、绿豆象和蚕豆象等4种重要仓库害虫有很强的熏杀活性。植物精油除对害虫有较高的活性外，还具有对人畜无毒、不污染环境、害虫不易产生抗药性等优点，因此，是一种有广阔应用前景的植物源杀虫剂。

（五）其他类

除以上各种活性成分外，还有羟酸酯类，如除虫菊酯（pyethrins）；甾体类，如牛膝甾酮（lnokosterone）；糖苷类，如番茄苷（tomatine）；木脂素类，如瑞香狼毒提取物、乙醚酰透骨草素等。

四、植物源农药开发的思路与程序

植物源农药因具有不污染环境、无有毒有害物质残留等优点而受到人们关注。该类产品的研发在某种程度上关系到食品安全和人类健康。其研发思路应在充分注意上述问题的前提下，遵循科学研究和现代化生产的规律，按照一定的法定程序进行。

（一）开发途径

植物源农药的研究，主要包括直接和间接开发利用两方面。

1. 直接开发利用　即从植物中寻找具有控制有害生物生长的活性成分直接用于加工成农药。可按以下4个步骤进行研究。

（1）可行性研究　即对植物资源及其中所含的对有害生物具有杀灭或控制作用的活性成分进行调查研究，评判其是否有直接开发利用价值。

（2）有效成分化学研究　主要包括活性成分的提取、结构鉴定、有效成分在植物体的分布及其含量、光热稳定性等。

（3）标准化和质量控制　植物源农药所含的活性成分往往比较多，而对每种成分进行研究十分困难，因此，人们在实践中引入了"主成分"概念，如除虫菊素制剂中标明的主成分为除虫菊素 I 和 II 。

（4）毒理学研究　包括有效成分的作用方式和作用机理及环境毒理方面的研究。

2. 间接开发利用　植物源农药的间接开发利用主要从以下两个方面着手：第一，进行有效成分的结构改造，即对已知的具有显著生物活性的天然化合物进行同系物的合成、筛选。第二，发现先导化合物，即从天然存在的化学品中获得具有农药生物活性的先导化合物。先导化合物，是指通过生物测定，从众多候选化合物中发现和选定的具有某种农药活性的新化合物。先导化合物一般具有新颖的化学结构，并有衍生和改变结构的潜力，可以用做起始研究模型，经过结构优化，开发出受专利保护的新农药品种。

目前，国内的研究主要为直接利用，间接利用的研究尚处于起步阶段，而国外的研究主要集中在间接利用上。

（二）开发程序

植物源农药的开发程序见图 9 -3。

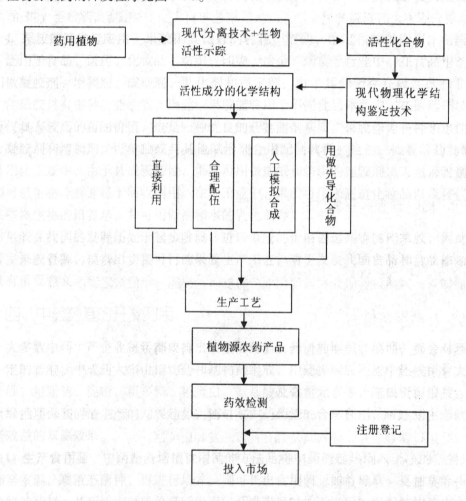

图 9 -3 植物源农药研究与开发程序

五、植物源农药开发应用实例

（一）植物源杀虫剂苦皮藤素

苦皮藤 *Celastrus angulatus* Max 为卫矛科 Celastraceae 南蛇藤属 *Celastrus* 多年生藤本植物，广泛分布于我国黄河、长江流域的丘陵和山区。产区农民很早就知其可以防治某些蔬菜害虫，故又称苦皮藤为 "菜虫药"。苦皮藤的根皮和茎皮均含有多种强力杀虫成分，是我国较有开发潜力的杀虫植物之一。

20 世纪 80 年代，我国学者对苦皮藤进行了多学科的系统研究，并取得了许多新的进展。在基础研究方面，现已从中分离鉴定出了多个二氢沉香呋喃类杀虫化合物，其中，以毒杀成分苦皮藤素 V 和麻醉成分苦皮藤素 IV 为代表。作用机理研究表明，苦皮藤素 V 主要作用于昆虫的消化系统，与中肠细胞质膜上的特异型受体相结合，从而破坏了膜的结构，造成肠穿孔，致使昆虫大量失水而死亡。苦皮藤素 IV 麻醉作用机理为抑制神经－肌肉兴奋性接点，阻断神经－肌肉的兴奋性传导，造成昆虫麻痹。以这些研究为基础，成功开发了 0.2% 苦皮藤素乳油，并于 2000 年正式投产。

0.2% 苦皮藤素乳油的生产工艺：将植物材料干燥粉碎，用有机溶剂提取其活性成分，提取物经适宜浓缩，检测其中有效成分苦皮藤素 V 的含量，合格的产品按照确定的配方进行制剂加工。

苦皮藤素的作用方式以胃毒为主，田间施药的关键是要喷洒均匀，从试验的情况来看，它对大龄幼虫具有很好的防效。田间防治菜青虫时，将制剂稀释 1000 倍喷雾，防效可达到 100%。0.2% 苦皮藤素乳油大鼠急性经口 LD_{50} 为 681mg/kg，急性经皮 $LD_{50} > 2000mg/kg$，根据农药登记毒理试验方法（GB15670－1995）的急性毒性分级标准，其毒性均属低毒。药效试验表明，0.2% 苦皮藤素乳油稀释 1000 倍后防治抗性小菜蛾，防效可稳定在 90% 以上。作为一种植物源农药，苦皮藤素具有对哺乳动物低毒、拮抗害虫抗药性的特点。

（二）烟碱类植物源农药的开发

烟碱（nicotine）又名尼古丁，是烟草生物碱的主要成分，于 1928 年首次被分离出来。日本学者早期研究烟碱类化合物的构效关系时已得出结论：活性化合物均具备 3－氨甲基吡啶结构的药效团结构。在此结构上进行修饰，结合药效实验，能开发出多种新型植物源农药。

20 世纪 80 年代，某国外制药公司以烟碱分子结构为模板进行分子设计，研制出超高效、低毒的杀虫剂吡虫啉（imidacloprid）。吡虫啉是第一个成功开发的烟碱类杀虫剂，由于该类杀虫剂具有独特的作用机制，与常规杀虫剂没有交互抗性，其不仅具有高效、广谱及良好的根部内吸性、触杀和胃毒作用，而且对哺乳动物毒性低，对环境安全。可有效防治同翅目、鞘翅目、双翅目和鳞翅目等害虫，对用传统杀虫剂防治产生抗药性的害虫也有良好的活性。既可用于茎叶处理，也可用于土壤、种子处理。因此，引起了人们的广泛关注。自 1985 年首次发表了吡虫啉作为杀虫剂的专利以后，国内外许多农药公司相继进入了烟碱类似物研究领域，参与了此类化合物的合成研究，通过半合成、全合成与结构修饰的方法制备了大量烟碱衍生物类似物，从而使其成为杀虫剂研究开发的一大热点。这些杀虫剂由于高效、用量低并具有良好的内吸传导作用，从而在生产上得到迅速推广。

随着公众环保意识的增强和对"绿色食品"、"无公害食品"要求的提高，市场对植物源农药的需求量也逐年增加，大力发展植物源农药是社会、市场、公众的需要。从

烟碱

吡虫啉

农药科学的发展来看，在农药的研制、使用上"回归自然"及农药的"无公害化"，也是社会和自然科学发展的必然趋势。

第四节 含中药其他产品的开发

一、天然香精香料的开发

天然香料（natural perfume）是从芳香植物的含香器官或泌香动物的腺体分泌物中经加工处理后得到的含有发香成分的物质，它们多为成分复杂的混合物。将一种或数种天然香料经一定的配比和加入顺序调和成具有某种香味及特定用途所得到的混合物称为天然香精（natural essence）。从天然植物中提取的天然香料以其绿色、安全、环保的特点越来越受到重视，它们不仅毒害性小，将其加到产品中还能发挥中药的特殊功效，对人体起到滋养和调整的作用。例如，从樟科植物肉桂中得到的肉桂油是一种常用的天然香料，具有浓郁的桂油特殊气味和烧焦芳香味，其主要成分反式肉桂醛（cinnamic alde-hyde）具有活血化瘀的作用，将其作为香料添加到按摩液及美容产品中后，不仅可以促进血液循环，使身体舒畅，还对皮肤的疤痕、纤维瘤的软化与清除有较好效果。

目前，我国已发现有开发利用价值的香料植物种类有 60 多科 400 多种，其中，绝大部分为中药资源，如唇形科植物中的薄荷、藿香、香薷、荆芥、紫苏、罗勒等，芸香科植物中的芸香、降香、花椒、橙、橘、枳、柠檬、佛手等，菊科植物中的菊、蒿、艾、苍术、白术、泽兰、佩兰、木香等，伞形科植物中的小茴香、芫荽、川芎、白芷、前胡、防风、柴胡、当归等，姜科植物中的郁金、姜黄、山奈、高良姜、砂仁、豆蔻等，樟科植物中的肉桂、阴香、樟等，木兰科植物中的五味子、八角茴香、厚朴等。此外，在胡椒科、杜鹃花科、三白草科、松科、柏科、木樨科、瑞香科、檀香科、藜科、天南星科、莎草科、毛茛科、败酱科、马鞭草科等的某些植物中分布也较广。有些是树木分泌的树脂所含的香味，如松脂、枫香脂、樟油脂；某些动物的消化系统结石，如牛黄、马宝、狗宝入药煎熬也具有清凉淳厚的香味；还有些动物，如灵猫、麝，为了招引异性交配，其腺体往往也能散发出扑鼻的异香。

（一）天然香精香料的分类

天然香精在日用、食品及化学工业上是重要的原料，按照它在生产中的用途分为日用香精、食品香精、烟用香精及饲料香精等，用于化妆品、洗涤用品、食品、卷烟及动物饲料等产品中，起增香调味的作用。

天然香料有两种存在形式，一是直接以天然植物的芳香部位为原料，经过简单加工制成的原态香材，如香木块、香木片等。另外一种是利用物理或化学方法从天然植物中分离出来的芳香物质，多为挥发油类，亦称为精油（essential oil），如丁香油、苍术油等。在天然香料工业领域，还有芳香"浸膏"、"净油"、"香膏"、"头香"等制品，芳香"浸膏"是以香花为原料，经浸提、浓缩而成；"净油"是将浸膏再经乙醇处理，回收乙醇而成的浓缩物，净油有完全溶于乙醇的含义；有些芳香植物原料，以乙醇提取、浓缩的产品称为香膏；鲜花的浸提一般不直接用乙醇为溶剂，如桂花、茉莉花等浸膏多采用石油醚、苯冷浸制备；如用脂肪吸收法制备则称"香脂"；头香是用冷冻法或多孔聚合树脂吸附法所得到的鲜花芳香成分。

按来源的不同，天然香料可分为植物香料和动物香料两大类。

1. 植物香料 是指从芳香植物的组织、器官或分泌物中提取出来的天然香料。植物的根、茎、枝干、皮、叶、花、果实或树脂等皆可成香。例如，茉莉、薰衣草油取自植物的花；豆蔻、小茴香油取自果实部；甘松、木香取自根部；檀香、降真香取自木材；龙脑、乳香取自树脂。由于多数植物香料的主要成分都是具有挥发性和芳香气味的油状物，因此，也把植物香料称为精油。植物香料在天然香料中所占比重很大，通常所说的天然香料均为精油类物质。精油存在于各种植物不同部位的情况见表 9-4。

表 9-4 精油存在植物的部位

部 位	代表性植物
花	玫瑰、茉莉、水仙、合欢、紫罗兰、桂花、橙花、香石竹
叶	马鞭草、桉叶、冬青、岩蔷薇、香茅、香紫苏、风信子
枝干	玫瑰木、檀香木、柏木、香樟木
树皮	桂皮、肉桂
树脂	安息香树脂、秘鲁香脂、吐鲁香脂
果皮	柠檬、柑橘、香柠檬、白柠檬
种子	茴香、肉豆蔻、丁香、桃仁、苦杏仁、杜松、黑香豆
根茎	生姜、白菖蒲、鸢尾
草	薄荷、留兰香、百里香、龙蒿、薰衣草、迷迭香

比较常见的精油品种有茴香油、肉桂油、山苍子油、松节油、姜油、玫瑰油、茉莉油、薰衣草油、苦杏仁油等。无论用何种方法提取的精油，都是由多种芳香成分构成的混合物，例如，保加利亚玫瑰油中已检出 275 种化合物。这些芳香成分从结构上主要分为 4 类：萜类化合物，芳香族、脂肪族化合物及少量含氮、硫化合物。一些常见精油中主要含香成分的结构分类见表 9-5。

表9-5 植物香料的来源及分类

化学结构类别	精油名称	精油主要成分	含量（%）	来源
萜类化合物	甜橙油	柠檬烯	>90	芸香科柑橘属植物甜橙的果皮
	香茅油	香茅醛	35～40	唇形科香薷属植物香茅的全草
	薰衣草油	乙酸芳樟酯	35～60	唇形科植物薰衣草的花序
芳香族化合物	山苍子油	柠檬醛	60～80	樟科木姜子属植物山苍子的果实
	苦杏仁油	苯甲醛	85～95	蔷薇科植物山杏的干燥种子
	百里香油	百里香酚	40～60	唇形科植物百里香的地上部分
脂肪族化合物	茴香油	茴香脑	>85	伞形科植物大茴香、小茴香的果实
	芸香油	甲基壬基甲酮	70	禾本科植物芸香草的全草
	茉莉油	乙酸卞酯	20	木樨科素馨属植物茉莉的花
含氮、硫化合物	姜油	二甲基硫醚	少量	姜科植物姜的根茎

2. 动物香料　是指从动物的某些生理器官或分泌物中提取出来的香料，主要有麝香、灵猫香、海狸香、龙涎香4种。

（1）麝香（musk）　从鹿科林栖兽类动物雄麝的生殖腺分泌物中得到的一种动物香料，为我国所特有。一般用乙醇浸取制成酊剂使用，是配制高级香水香精的定香剂。麝香的主要香成分是麝香酮（muscone），其结构式为：

$$H_3C-\overset{\overset{H}{|}}{C}-CH_2$$
$$(CH_2)_{12}-C=O$$

麝香酮

（2）灵猫香（civer）　从灵猫科动物雌雄灵猫的囊状分泌腺的分泌物中得到的香料，灵猫香香气比麝香更为优雅，一般制成乙醇酊剂使用。灵猫香的主要香成分是灵猫酮（civetone），其结构式为：

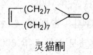

灵猫酮

（3）海狸香（castoreum）　从海狸鼠科动物海狸鼠下腹部分泌囊中的分泌物中分得的动物香料，其香气比较浓烈而持久，可制成乙醇酊剂。海狸香成分比较复杂，其主要香成分包括海狸胺（castoramine）、异喹啉酮、三甲基吡嗪及四甲基吡嗪等，结构式见下。

（4）龙涎香（ambergris）　是在抹香鲸胃肠内形成的结石病态产物，其留香性和持久性很强，一般制成乙醇酊剂使用。龙涎香的最主要成分是龙涎香醇（ambrein），它

海狸胺

异喹啉酮

三甲基吡嗪

四甲基吡嗪

本身并没有香气，经放置自然氧化分解后得到的产物龙涎香醚（ambrox）和 γ-紫罗兰酮（γ-ionone）为主要的香气物质，结构式见下。

龙涎香醇

龙涎香醚

γ-紫罗兰酮

（二）天然香料的提取方法

动物香料来源于动物腺体的分泌物，刮取、干燥后经过简单处理即可应用，因此，天然香料的提取，主要是指从芳香植物中提取精油，常用的方法有蒸馏法、压榨法、浸提法和吸收法 4 种。

1. 蒸馏法 是植物香料最常用的一种提取方法。含于树皮、树干或茎叶的香料和受热不变味的花香，皆可用此法提取，但水溶性香料则不宜采用此法。如玫瑰油的提取：将鲜玫瑰花置于蒸馏器中，加适量水，加热沸腾后花中包含芳香成分的精油就会扩散到水蒸气中，形成油与水的共沸物，其后，将共沸物冷却，由于油不溶于水，油与水分离后就形成了我们所需要的玫瑰精油。应该注意的是，有些芳香油在100℃时不易随水蒸气带出，可把蒸馏器内的水用饱和食盐水代替，以提高沸腾温度，使其带出芳香油。

2. 压榨法 即以强大压力压榨药材的皮或果实使油流出的方法。该法适用于含油丰富及热不稳定的香原料。例如，柑橘、柠檬等植物在水蒸气的高温中会变味，使其原有芳香性消失，不宜使用水蒸气蒸馏制取精油，采用压榨法较好。

3. 浸提法 将乙醇、石油醚等液态有机溶剂与植物原料充分混合后，原料中的芳香成分以及植物蜡、色素等就会溶解释放到溶剂之中；然后，再把溶剂从液态混合物中分离出来，就得到了包含芳香成分、植物蜡、色素等的浸膏；最后，对浸膏进行纯化处理，就得到了精油。这种方法常用来提炼肉桂、鼠尾草、安息香等植物的精油。

4. 吸收法 将花类药材放在脂肪（精制牛油或猪油）中，多次更换新鲜花瓣使其中的芳香油被脂肪吸收直至饱和，再把脂肪分离出去，就得到了精油。如果将油脂置于常温下进行吸收，称为冷吸法；如果加热使油脂温度在 $60℃ \sim 70℃$ 时再吸收，则称为热吸法，具体情况视芳香成分不被破坏的温度而定。这种方法常用来提取茉莉、橙花等精油。

（三）天然香精香料开发的思路与程序

由于各种天然香料中所含的芳香成分不一，所产生的作用也不尽相同，另外，各香料之间调和性、扩散力和稳定性等因素不容忽视，因此，要开发利用天然香精香料应着重解决两个方面的问题：一是从中药材中筛选、提取理想的天然香料化合物；二是通过合理的调香过程得到具有应用价值的天然香精，并通过试验考察其在应用过程中的安全性、稳定性、持久性，同时结合生产实际考虑其经济性。

1. 天然香料化合物的筛选 我国动植物资源丰富，从具有异香的植物及某些动物的腺体分泌物中均有可能提取出天然香料。一般认为，天然香料需具备以下几个条件。

（1）必须具有挥发性。

（2）必须在水中、类脂类等物质中具有一定的溶解度。

（3）分子中具有某些发香原子或者发香基团，如 C、N、P、O、S、羟基、羰基、醛基、羧基、氨基等。

（4）必须符合一定的安全卫生标准：①本身应对人体（包括皮肤、毛发及吸收后对体内器官）是安全的，或在一定限度的使用量（接触量）下是安全的；②不应含有对人体有害的杂质或污染物。

（5）必须要有较好的适应性与稳定性，即在加香产品或基质中能稳定存在。

2. 天然香精的调配 筛选出理想的天然香料化合物后，就要根据化合物的理化性质将含香成分提取出来，然后进行调香。调香是指设计天然香精配方的具体过程。调香之前，先要了解各种香料的挥发性，根据挥发度不同将香料分为 3 类，见表 9-6。

表 9-6 不同香料的挥发性

香料类型	挥发性及留香时间	香料实例
头香	挥发快，在评香纸上的留香时间在 2 小时之内	苦杏仁油、肉豆蔻油
体香	中等挥发性，在评香纸上的留香时间为 2~6 小时	丁香油、香叶油
基香	挥发慢，在评香纸上的留香时间为 6 小时以上	灵猫香净油、广藿香油

在了解香料的挥发性之后，还要了解各种香料之间的调和与不调和的区别，当相互调和的香料混合时，可以产生感觉美好的香气；不调和的香料混合时，会产生令人不

快、难闻的臭味。完成一种天然香精的调配及其在产品中的应用过程，一般要经过拟方、调配、闻香修改、加入介质产品中观察、再修改，反复多次实践，才能确定最后配方及步骤。具体操作如下：

（1）明确所配香精在生产中的用途及香型档次。

（2）考虑香精组成，即选用哪些类型的香料。

（3）根据香料的挥发度，确定香精组成的比例。一般来说，头香香料占 20% ~ 30%，体香香料占 35% ~ 45%，基香香料占 25% ~ 35%。

（4）调香从基香部分开始，再加入组成体香的香料，最后加入头香部分，使香气轻快、新鲜、香感活泼，隐蔽基香和体香的不佳气味，取得良好的香气平衡。

（5）调整，以得到和谐、持久和稳定的香气。

（6）经过反复试配和香气品质评价，加入加香产品中做应用考察并考察经济效益。这是工艺生产中最为关键的一个环节。

（四）天然香精香料开发应用实例

野菊花为菊科植物野菊 *Chrysanthemum indicum* L. 的干燥头状花序。性凉，味苦、辛，归肺、肝二经，具有清热解毒、疏风平肝之功效。现代研究表明，野菊花是中草药中的"广谱抗生素"，具有清热、抗炎、抗病毒、抗氧化等多种药理作用。从野菊花中提取的净油有强烈的野菊花香气，是一种常用的天然香料，其主要成分有内酯类、萜类化合物、黄酮及其苷类等，如野菊花内酯（handelin chrysanthelide）、樟脑（camphor）、木樨草素（luteolin）、蒙花苷（linarin）等。

野菊花内酯　樟脑

木犀草素　蒙花苷

野菊花净油以其浓郁的香气和特殊的抗炎、抗氧化功效，在药品、日用品及卷烟产品中均有使用，下面是它在某牙膏产品中应用的一个实例。

1. 野菊花净油的制取　野菊花净油的制取流程如图 9 -4。

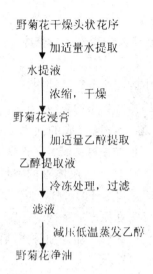

图9-4 野菊花净油的制取工艺流程

野菊花净油的外观为绿色带黄的澄清液体，性微寒，味苦、辛，具浓郁野菊花香气。

2. 野菊花净油在某牙膏产品中的应用 某牙膏产品所用香精的主体为野菊花净油，此香精带有淡雅天然植物野菊花的香气，香气清新自然，体现了花香的湿润。配以野菊花净油的清热、抗炎、杀菌活性，对牙齿还能起到护理、保健的功效。

将不同含量的野菊花净油加入牙膏香精配方中做成牙膏后，挑选不同人群进行试用，结果显示，野菊花牙膏在香精香气、新鲜感、透发性、口感爆发力、圆润度和清凉度持久性等方面评价最高。该款香精已在牙膏产品的生产中应用并得到了消费者的良好反映，获得了较好的社会及经济效益。

随着人类物质文化生活水平的不断提高，对天然香精香料的需求也将不断增长。我国动植物资源丰富，可应用的芳香中药材很多，为发展天然香精香料提供了得天独厚的条件，因此，开发利用天然香精香料具有广阔的前景。

二、天然色素的开发

色素也称着色剂或色料，即可以用来改变其他物质或制品颜色的物质的总称。天然色素是以自然界存在的物质为原料，通过各种方法提取分离制成的色素。天然色素在我国有悠久的应用历史，我国古代的《食经》和《齐民要术》等书中，就有关于利用天然植物色素给酒和食品着色的记载。天然色素作为常用添加剂，广泛应用于食品、药品及日用化工行业，不仅具有安全性高、色泽自然鲜艳的特点，而且，其中的某些特有的活性成分，对人体的多种疾病具有预防、治疗的作用。

（一）天然色素的分类

天然色素按原料来源不同可分为植物色素、动物色素、微生物色素和矿物色素。我国在天然色素的研究应用方面最多的是植物色素。植物色素按其结构主要分为类胡萝卜素类、黄酮类及花色苷类、醌类、生物碱类、叶绿素类等。

1. 类胡萝卜素类 类胡萝卜素是广泛存在于植物中的一种生物活性物质，是植物和微生物合成的天然色素，是光合作用的光吸收剂和光过敏作用的保护剂。类胡萝卜素在自然界中大约有 600 多种，主要包括 β-胡萝卜素、α-胡萝卜素、γ-胡萝卜素、叶黄素、番茄红素、辣椒红素等。

（1）β-胡萝卜素 也称 β-叶红素，是橘黄色脂溶性化合物，其本身的颜色因浓度的差异可涵盖由红色至黄色的所有色系。因其分子结构中含有多个碳碳双键，易被氧化而褪色，也易受金属离子的影响，故需要与抗氧剂和螯合剂一起使用。β-胡萝卜素具有抗氧化、抗癌、保护视力、保护心血管的作用及增强免疫力的功能，非常适合油性产品的开发，如人造奶油、胶囊、鱼浆炼制品、素食产品、速食面的调色等。

β-胡萝卜素

（2）叶黄素 又名植物黄体素，主要存在于玉米、辣椒、柑橘和枸杞等植物中。叶黄素为棱格状黄色晶体，不溶于水，易溶于油脂和脂肪性溶剂，有金属光泽，对光和氢不稳定，需贮存于阴凉干燥处，避光密封。我国于 2007 年批准可将叶黄素用于饮料、冷冻饮品和焙烤食品等产品中。叶黄素色泽鲜艳，具有抗氧化功能，有助于延缓眼睛的衰老、退化和病变，降低眼疾发生率，还可以保护视网膜免受光线的损伤；此外，叶黄素能够预防心脏疾病，维持免疫系统健康。

叶黄素

（3）番茄红素 属于异戊二烯类化合物，是类胡萝卜素的一种，也是一种天然红色素。由于最早从番茄中分离制得，故称番茄红素。不溶于水，难溶于甲醇、乙醇等，可溶于脂肪烃、芳香烃和卤代烃等有机溶剂。番茄红素对酸不稳定，对碱则比较稳定，故番茄红素作为色素使用时并不适合用于酸性物质。研究发现，番茄红素具有多种生理活性，它不仅具有抗癌抑癌的功效，而且对于预防心血管疾病、动脉硬化等各种成人病，增强人体免疫力以及延缓衰老等都具有重要意义，是一种很有发展前景的新型功能性天然色素。

番茄红素

2. 黄酮及花色苷类 黄酮类及花色苷类是广泛分布于中药植物中的色素，具有清除氧自由基及抑制脂质过氧化的能力，因为具有抗氧化、低毒的特点，所以成为食品、医疗、日化中常用的天然色素。以下介绍几种常用的黄酮及花色苷类天然色素。

（1）**高粱红色素** 是以黑紫色或红棕色高粱种子的外果皮为原料，利用现代的生物技术提取而成的天然红色着色剂。高粱红色素略有特殊气味，溶于水和乙醇，不溶于油脂，其主要成分为芹菜素（apigenin）和槲皮素（quercetin）。该产品广泛应用于熟肉制品、果冻、饼干、膨化食品、冰棍等的着色，也可作为糖衣药片和医用空胶囊以及化妆品的着色剂。

芹菜素　　　　　　　　　槲皮素

（2）**菊花黄色素** 从大金鸡菊花序中提制出的一种天然菊花黄色素，为棕褐色黏稠液体，有菊花清香气味，可溶于水和乙醇，耐光性和耐热性均较好。该色素在 pH <7 时呈黄色，色泽较稳定。它的主要成分为大金鸡查尔酮苷（lanceolin）、大金鸡菊查尔酮（lanceoletin）、大金鸡菊噢苷（leplosin）、大金鸡菊噢异（leptosidin）等黄酮类色素。可用于饮料、冷饮、果味水、果味粉、果子露、汽水、糖果、糕点、罐头等食品的着色。

大金鸡菊查尔酮　R=H　　　　　　　大金鸡菊噢异　R'=H
大金鸡菊查尔酮苷　R=Glu　　　　　　大金鸡菊噢苷　R'=Glu

（3）**玫瑰茄色素** 由锦葵科木槿属一年生草本植物玫瑰茄的花萼经提取精制而得到的一种花色苷类天然色素，酸性时为红色，中性时为紫色，碱性时为蓝色。主要成分有飞燕草素 −3 −接骨木二糖苷、矢车菊素 −3 −接骨木二糖苷和少量的飞燕草素 −3 −葡糖苷、矢车菊素 −3 −葡糖苷，适用于 pH 值在 4 以下、不需高温加热的食品着色，如糖浆、冷点、冰糕、果冻等，用量在 0.1% ~0.5% 之间。

飞燕草素 −3 −接骨木二糖　　　　　　矢车菊素 −3 −接骨木二糖

3. 醌类 醌类也是广泛存在于自然界中的一类天然色素。以紫草素（shikonin）为例，它来源于紫草科植物紫草 *Arnebia guttata* Bunge 的根，又名紫草醌、紫草宁、紫根素，不溶于水，溶于乙醇、有机溶剂和植物油，易溶于碱水，遇酸又沉淀析出。紫草素具有显著的抗炎、抗肿瘤、抑菌、抗病毒、保肝和免疫调节等作用，作为天然色素已广泛应用于医药、化妆品和印染工业中。

紫草素

4. 其他类 还包括一些生物碱类化合物、叶绿素及其他植物来源色素，如茄子色素、仙人掌色素等。

（二）天然色素的提取方法

天然色素的提取主要有下列方法：溶剂提取法、超临界流体萃取法、超声波提取法、酶法、压榨法、粉碎法、组织细胞培养法及微生物发酵法等。下面仅介绍几种常用的提取方法。

1. 溶剂提取法 溶剂提取法是目前从动植物中提取色素的一种最常用方法。溶剂提取法包括浸渍法、渗漉法、煎煮法和回流提取法 4 种。以水为溶剂提取天然色素可用浸渍法和煎煮法，适用于能溶于水，对湿、热稳定且不易挥发的色素成分的提取。用有机溶剂提取则可用回流提取法，但对热不稳定的成分不宜用此法。溶剂提取法成本低，设备简单，操作步骤简便易行，提取率较高，但用该方法提取的某些色素的质量较差，纯度较低，有异味或溶剂残留，影响产品的应用范围。

2. 超临界流体萃取法 超临界流体萃取（SFE）法是利用介于气体和液体之间的流体进行萃取。在超临界状态下，将超临界流体与待分离的物质接触，通过控制不同的温度、压力及不同种类和含量的夹带剂，使超临界流体有选择性地把极性大小、沸点高低及分子量大小不同的成分依次萃取出来。目前，在超临界流体萃取技术中使用最普遍的溶剂是 CO_2，它是一种无毒、不易燃烧及具有化学惰性的物质，价格便宜、纯度高、对环境无污染。

3. 超声波提取法 超声波提取法是采用超声波辅助提取溶剂进行提取的方法。超声波是一种弹性波，它能产生并传递强大的能量，大能量的超声波作用于液体后，在振动处于稀疏状态时，声波在植物组织细胞里比电磁波穿透更深，停留时间也更长，使液体被击成很多的小空穴后，发生瞬间闭合，产生高达 3000MPa 的瞬间压力，即产生空化作用，导致植物细胞破裂。此外，超声波还具有机械振动、乳化扩散、击碎等多级效应，可使植物中有效成分转移、扩散及提取。因此，用超声波提取色素，操作简便、快速，无需加热，提取效率高，且结构不易被破坏。有人运用超声波技术从板栗壳中提取棕色素，并与常规方法进行了比较，结果显示，超声波提取省时、节能、提取率高。

4. 酶法 在植物色素提取过程中，色素往往被包裹在细胞壁内，而大部分植物的细胞壁由纤维素构成。用纤维素酶可以破坏 β－D－葡萄糖苷键，使植物细胞壁破坏，有利于成分提取。根据此原理，在提取植物成分前先用纤维素酶酶解，使植物细胞壁破坏后再进行提取，可提高活性成分的提取率。

5. 其他方法　现代已有很多其他方法应用于植物色素的提取，如微波提取法、空气爆破法、冻结－融解法、植物细胞培养法等。

（三）天然色素开发的思路与程序

天然色素使用时，不仅起到增色添彩的作用，而且其中的某些活性成分对人体的疾病还具有治疗、预防的药理作用，因此，开发天然色素产品具有广阔的市场前景和极高的经济价值。

1. 寻找理想的天然色素　作为理想的天然色素必须满足以下要求。

（1）安全性高　在允许使用范围及限制条件下无毒、无刺激性、无过敏性等。

（2）着色自然鲜艳　作为色素必须有较强的着色能力，分散度和遮盖性均良好。

（3）气味良好　天然色素不可有异味或其他刺激性气味。

（4）稳定性良好　理想的天然色素必须耐热、耐盐、耐酸、耐金属、耐微生物等，在各种环境下不变质、不褪色。

（5）具有明显的经济和生产效益　理想的天然色素必须有充足的原料来源，且含量较高，提取方便。

2. 天然色素的添加　色素的添加往往受到多种因素的限制，因此，添加过程中必须考虑如下因素。

（1）色素中的成分对人体无毒性、无刺激性、无过敏性等副作用。

（2）色素中的各种成分与产品具有良好的配伍性，对产品的质量和效果无不良影响。

（3）天然色素的添加量必须在我国规定的最大用量之内，不可超过；同一色泽的着色剂混合使用时，其用量不得超过单一着色剂的允许量。固体饮料和高果糖浆及果味饮料着色剂加入量按该产品稀释倍数加入。

（4）天然色素直接使用色素粉末时不易在产品中分布均匀，可能形成色斑，宜先制备成溶液后使用。

（四）天然色素开发应用实例

辣椒红色素（capsanthin），又名椒红素、辣椒红，是由茄科红辣椒 *capsicum annuum* L. 果皮中得到的一种橙黄至橙红色的天然红色素，属于叶黄素类共轭多烯烃含氧衍生物，其主要成分为辣椒红素（capsanthin）和辣椒玉红素（capsorubin），占总量的 50% ~60%，具有辣椒香气味，溶于大多数非挥发性油，部分溶于乙醇、丙酮、正己烷等有机溶剂，不溶于水和甘油。对可见光稳定，在紫外线下易褪色，Fe^{3+}、Cu^{2+} 可促其褪色，遇 Pb^{3+} 可形成沉淀。

1. 辣椒红色素的提取　目前，国内外生产辣椒红色素的方法主要有溶剂提取法、油溶法和超临界 CO_2 流体萃取法 3 种。油溶法中，油和色素分离困难，难以得到较纯的

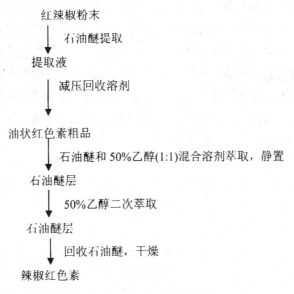

辣椒红素

辣椒玉红素

色素；超临界萃取法设备技术要求较高，提取成本较高，不易推广，因此，国内外生产辣椒红色素大多采用溶剂提取法。此法又可分为浸渍法、渗漉法、回流提取法及索氏提取法4类。下面以索氏提取法为例介绍辣椒红色素的提取。

称取粉末状红辣椒若干，以石油醚为提取剂，用索氏提取器提取辣椒红色素至辣椒粉末呈白色为止，回收提取液，并对其减压浓缩得油状辣椒红色素粗品，再用石油醚和50%乙醇（1∶1）混合溶剂对油状辣椒红色素粗品进行液液萃取，静置24小时后放出乙醇液层，再加入50%乙醇进行二次萃取，静置24小时后放出乙醇液层，石油醚层进行减压浓缩并干燥，得辣椒红色素粉末。工艺流程如图9-5。

```
红辣椒粉末
   │ 石油醚提取
   ↓
提取液
   │ 减压回收溶剂
   ↓
油状红色素粗品
   │ 石油醚和50%乙醇(1:1)混合溶剂萃取，静置
   ↓
石油醚层
   │ 50%乙醇二次萃取
   ↓
石油醚层
   │ 回收石油醚，干燥
   ↓
辣椒红色素
```

图9-5 辣椒红色素的提取工艺流程

2. 辣椒红色素的应用 从辣椒中提取的辣椒红色素，其安全性已得到世界公认。联合国粮农组织（FAO）和世界卫生组织（WHO）将辣椒红色素列为A类色素，在使用中不加以限量。我国食品安全法规定，辣椒红色素可用于油性食品、调味汁、蔬菜制品、果冻、冰淇淋、奶油、人造奶油、干酪、色拉、调味酱、米制品、烘烤食品等产品

生产中。除此之外，辣椒红色素还可广泛应用于动物饲料、化妆品和制药工业中。

随着医学的发展和人们健康意识的加强，目前，国内外对食品用品安全问题日益重视。大多数合成色素被报道具有毒性、致泻性和致癌性，因此，合成色素逐渐被天然色素替代已成为一种趋势，研究和开发天然色素对人们身体健康和中药资源的充分利用都有着重要意义。

三、中药胶黏剂的开发

胶黏剂又称为胶合剂、黏合剂等，它们大多数是胶质类物质，以中药材为原料制得的胶黏剂即为中药胶黏剂。中药胶黏剂应用较多的有黄蓍树胶、果胶、木瓜子胶、海藻酸钠和鹿角菜胶等。

（一）中药胶黏剂的分类

1. 黄蓍树胶　黄蓍树胶又称为黄蓍树皮粉、白胶粉、龙胶，为豆科植物黄蓍胶树的干枝被割伤后渗出的树胶经干燥而得的胶性物质。其结构与阿拉伯胶相似，水解后得到 L－阿拉伯糖、D－木糖和 L－岩藻糖等。黄蓍胶呈白色、黄白色粉末或半透明薄片，不溶于乙醇，吸水性强，在水中膨胀成凝胶。可用做成型剂、悬浮剂、增稠剂、乳化剂及胶体保护剂等，应用于牙膏、发胶等。

2. 果胶　果胶是从植物中提取的一种天然多糖类高分子化合物，广泛存在于植物组织中。主要成分是 D－半乳糖醛酸的缩聚物，其相对分子质量因原料和制取的方法不同而有较大差异。通常为白色至淡黄色粉末，略有酸味，不溶于乙醇、丙酮等，溶于甘油，在水中呈凝胶状黏稠液体。在食品上可用做胶凝剂、增稠剂、稳定剂、悬浮剂、乳化剂、增香增效剂等。此外，果胶无毒，对皮肤无刺激性和过敏性，可应用于牙膏、微酸性乳液化妆品中，用做胶体保护剂和乳化剂等，对保护皮肤、防止紫外线辐射、美容养颜都具有一定的作用。

3. 木瓜子胶　木瓜子胶是从蔷薇科植物榅桲中提取而制得的天然水溶性高分子化合物。用热水从其种子提取的黏液物质，比其他天然或合成的水溶性高聚物有着更为优异的感觉性能，即涂抹在皮肤上可有爽快而润滑的感觉。可应用于食品和化妆品工业，用做增稠剂、乳化剂和润滑剂等。

4. 海藻酸钠　海藻酸钠又称褐藻酸钠、海带胶、褐藻胶、藻酸盐，是由海带、褐带菜等褐藻类经稀碱溶液提取，再经过滤除去纤维素等，并经漂白后精制得到的一种天然多糖碳水化合物。为白色或淡黄色粉末，无臭、无味，不溶于有机溶剂，易溶于水成黏稠状胶体溶液。广泛应用于食品、医药、纺织、印染、日用化工等产业，主要用做胶体保护剂、黏合剂、增稠剂、乳化剂、稳定剂、上浆剂等。

5. 鹿角菜胶　鹿角菜胶又称卡拉胶、角叉菜胶、爱尔兰苔菜胶，是由角叉菜属、麒麟菜属、杉藻属、沙菜属等红海藻以热水提取，经过滤、浓缩，然后以乙醇沉淀而制得的一种亲水性天然多糖植物胶。为白色或淡黄褐色粉末，无臭、无味，水溶性较好，在 70℃ 开始溶解，80℃ 则完全溶解，降至室温时则呈透明黏稠液或凝胶状，热稳定性好。其化学结构是由半乳糖及脱水半乳糖所组成的多糖类硫酸酯的钙、钾、钠、铵盐。由于其硫酸酯结合形态的不同，可分为 3 种类型：L 型（lambda）、K 型（kappa）和 L 型（lota）。其中 L 型不能形成凝胶，另两种可形成凝胶，尤其以钾离子的凝胶作用最强，K 型的凝胶能被机械作用破坏，而 L 型凝胶不被破坏，凝胶在 80℃左右时也不熔化，受温度影响较小。常与甘油、丙二醇、山梨醇等合用，用做增稠剂、悬浮剂和胶凝剂等，广泛应用于食品工业、化学工业及生化、医学研究等领域中。上述几种中药胶黏剂的来源及应用概况见表 9 -7。

表 9 - 7 中药胶黏剂的来源及应用

中药胶黏剂种类	来 源	应 用
黄蓍树胶	豆科植物黄蓍属各种灌木	日用化工产品及昆虫标本的黏结剂等
果胶	柑橘、柠檬、柚子等果皮，檀皮、桑皮、麻等植物皮部	食品工业、医药行业、纺织工业、电子工业
木瓜子胶	蔷薇科植物榅桲	食品工业和化妆品产品
海藻酸钠	褐藻类	食品、医药、纺织、印染、日用化工等产业
鹿角菜胶	红海藻类	食品、化学工业及生化、医学领域

（二）中药胶黏剂开发应用实例

果胶被广泛应用于食品、化妆品、医药等工业领域，在柑橘皮中果胶含量约占 20% ~30%。因为果胶来源丰富且应用广泛，所以从柑橘皮中提取果胶具有广阔前景。

1. 果胶的化学结构 果胶是由 D - 半乳糖醛酸残基经 α - 1,4 键相连接聚合而成的大分子多糖，分子量在 5 ~30 万之间，其中，半乳糖醛酸的羧基可能不同程度地甲酯化以及部分或全部成盐。

2. 果胶的性质

（1）溶解性 纯品果胶为白色或淡黄色粉末，略有特异气味。在 20 倍量的水中几乎完全溶解，形成一种带负电荷的黏性胶体溶液，但不溶于乙醚、丙酮等有机溶剂。

（2）酸碱性 在不加任何试剂的条件下，果胶水溶液呈酸性，主要是由果胶酸和半乳糖醛酸所致。因此，在适度的酸性条件下果胶稳定。但在强酸强碱条件下，果胶分子会降解。

（3）凝胶性 凝胶化作用是果胶最重要的性质，果胶最主要的用途就是做酸性条件下的胶凝剂。由于高甲氧基果胶和低甲氧基果胶在结构上的差异，致使二者的凝胶条件完全不同。高甲氧基果胶溶液在 pH 值为 2.0 ~3.8，且体系中含有 55% 以上的可溶性固体物（多为蔗糖）时，经冷却后可形成非可逆性凝胶。低甲氧基果胶在形成凝胶时受钙离子浓度影响较大，而受糖及酸含量影响较小，故其凝胶条件 pH 值为 2.6 ~6.8，范围较宽，而且对可溶性物质的量要求也不大，一般范围在 10% ~80% 之间，所形成的凝胶较软，有弹性且有热可逆性。

3. 果胶的提取方法 提取果胶有很多种方法，如离子交换树脂法、酸法、微生物法、酶解法、微波提取法、化学铁盐法等。以柑橘皮为例，酸法提取乙醇沉淀能最有效地提取其中的果胶。其步骤为：取用去离子水漂洗干净的干柑橘皮，加水，90℃保持10分钟。过滤，取出柑橘皮，用50℃～60℃热水漂洗至无色、无异味。加0.3% HCl溶液至浸没果皮，pH值控制在2.0～2.5，90℃提胶50分钟，趁热过滤。若果皮还有较深颜色，可用1.5%～2%的活性炭脱色。滤液冷却，加冷稀氨水调pH值为3.0～4.0，不断搅拌下加入95%乙醇，使混合液中乙醇的浓度达到50%～60%，静置，过滤，于105℃下烘干至粉状，即得。

4. 果胶的开发与应用　果胶因其良好的乳化、增稠、稳定和胶凝作用，在国内外已广泛用于食品、医药、化妆品、纺织、印染、冶金、烟草等行业中。在食品中，果胶可用做凝胶剂、增稠剂、成型剂、乳化剂和稳定剂，由于其分子存在极性区和非极性区，使果胶具有多种功能性质，因此，果胶能够用于不同食品体系中。在医药领域，果胶不仅具有较高的药用价值，也是一种优良的药物制剂基质。果胶作为一种亲水性乳化剂、凝胶剂和增稠剂，可单独或与其他赋形剂合用配制软膏、栓剂、微囊等药物制剂。在日用化工业中，由于其成膜特性，果胶可用做造纸和纺织的施胶剂，天然果胶制成的薄膜可被生物降解并易于回收利用。在轻工业中，果胶可用来制造化妆品以及替代琼脂做某些微生物的培养基，并可用做油和水的乳化剂等。

果胶在我国的发展还处于起步阶段，进口果胶的价格远远高于国产果胶，因此，大力开发果胶资源，摸索出切实可行的果胶生产工艺，对于发展我国食品和食品添加剂工业具有重要意义。

四、中药药渣的开发利用

大多数中药生产企业每年都要排出大量的药渣，药渣的堆积、填埋，都会对环境造成一定的影响。中成药大多由植物药和动物药组成，中药提取后药渣中还残留有大量的粗纤维、粗脂肪、淀粉、粗多糖、粗蛋白、氨基酸及微量元素等，造成资源浪费。为了符合绿色环保和清洁生产的发展趋势，通过对中药药渣的合理利用，可达到生态效益和经济效益的双赢效果。

1. 生产食用菌　中药药渣培植食用菌的方法是将中药药渣趁热倒入干净的塑料袋中，冷却至室温，喷液态菌种，再进行培养，则可长出食用菌。如益母草、夏枯草等一些草本植物的药材，其药渣主要成分是纤维素，纤维素经过加工以后，组织结构疏松，能够给食用菌中的酶分解利用，完全可以替代食用菌栽培过程中棉子壳等一些物料进行食用菌的栽培。这样不仅可以解决传统的棉子壳栽培料逐渐缺乏的情况，而且其中的营养价值对于食用菌营养价值的提升也有好处。目前，利用中药药渣已成功培植的食用菌种类较多，如灵芝、金针菇、猴头菇、平菇、草菇、凤尾菇和红平菇等。

2. 生产有机肥料　将药渣用微生物处理或与家禽粪便混合处理，采用发酵技术制得的有机肥料是很好的农业用绿肥，把它用于农业生产或中药材生产，可实现药渣良好的生态循环消化。

3. 加工成动物饲料　茯苓、大枣、麦冬、桑椹等被提取后的药渣中含有蛋白质、糖类和淀粉。把这些药渣粉添加到饲料里喂鸡、鸭、猪等畜禽，能有效防治各种疾病。不仅可以减少或不使用抗生素等化学药品，避免食用者二次摄入抗生素等化学药品，还有利于提高畜禽及鱼类的肉质和营养。另外，在中药药材中有一类治疗消化系统疾病的药材，如黄连、木香、吴茱萸以及保肺滋肾的良药五味子等，它们被提取后的残渣还留存疗效，能够预防和治疗鱼类的肠胃病、烂鳃病等病症。

随着科学技术的飞速发展，含中药的新型产品不断涌现，中药资源的应用范围也越来越广泛，并将逐步渗透到人类生活、生产的各个领域，为人类社会的发展作出贡献。

附录1 药品相关法律法规及中药、天然药物研究技术指导原则目录

［1］中华人民共和国药品管理法 2001年12月1日起施行

［2］中华人民共和国药品管理法实施条例 2002年9月15日起施行

［3］药品注册管理办法 局令第28号 2007年10月1日施行

［4］关于印发中药注册管理补充规定的通知 国食药监注［2008］3号

［5］中药、天然药物治疗冠心病心绞痛临床研究技术指导原则 2011年12月8日颁布

［6］中药、天然药物治疗女性更年期综合征临床研究技术指导原则 2011年12月8日颁布

［7］已上市中药变更研究技术指导原则（一） 2011年12月8日颁布

［8］关于印发中药注射剂安全性再评价生产工艺评价等7个技术指导原则的通知 国食药监办［2010］395号

　①中药注射剂安全性再评价生产工艺评价技术原则（试行）

　②中药注射剂安全性再评价质量控制评价技术原则（试行）

　③中药注射剂安全性再评价非临床研究评价技术原则（试行）

　④中药注射剂安全性再评价临床研究评价技术原则（试行）

　⑤企业对中药注射剂风险控制能力评价技术原则（试行）

　⑥中药注射剂安全性再评价风险效益评价技术原则（试行）

　⑦中药注射剂风险管理计划指导原则（试行）

［9］中药工艺相关问题的处理原则 国食药监注［2008］287号

［10］含毒性药材及其他安全性问题中药品种的处理原则 国食药监注［2008］287号

［11］中药改剂型品种剂型选择合理性的技术要求 国食药监注［2008］287号

［12］中药外用制剂相关问题的处理原则 国食药监注［2008］287号

［13］中药质量控制研究相关问题的处理原则 国食药监注［2008］287号

［14］中药质量标准不明确的判定标准和处理原则 国食药监注［2008］271号

［15］含濒危药材中药品种的处理原则 国食药监注［2008］271号

［16］中药、天然药物稳定性研究技术指导原则 2008年8月20日颁布

［17］中药、天然药物长期毒性研究技术指导原则 2007年8月13日颁布

［18］申请已有国家标准中药、天然药物质量控制研究的指导原则 2007年8月13日起草

［19］中药、天然药物急性毒性研究技术指导原则 2007年8月23日颁布

［20］中药、天然药物申请临床研究的医学理论及文献资料撰写原则 2007年8月23日颁布

[21] 中药、天然药物局部刺激性和溶血性研究技术指导原则 2007 年 8 月 23 日颁布

[22] 中药、天然药物临床试验报告的撰写原则 2007 年 8 月 23 日颁布

[23] 中药、天然药物提取纯化研究技术指导原则 2007 年 8 月 23 日颁布

[24] 中药、天然药物一般药理学研究技术指导原则 2007 年 8 月 23 日颁布

[25] 中药、天然药物制剂研究技术指导原则 2007 年 8 月 23 日颁布

[26] 中药、天然药物原料的前处理技术指导原则 2007 年 8 月 23 日颁布

[27] 中药、天然药物免疫毒性（过敏性、光变态反应）研究技术指导原则 2007 年 8 月 23 日颁布

[28] 中药、天然药物中试研究技术指导原则 2007 年 8 月 23 日颁布

[29] 中药、天然药物药品说明书撰写原则 2007 年 8 月 23 日颁布

[30] 中药、天然药物注射剂基本技术要求 国食药监注〔2007〕743 号

[31] 关于印发中药天然药物综述资料撰写格式和内容技术指导原则的通知 国食药监注〔2007〕213 号

[32] 关于印发《中药注射剂指纹图谱研究的技术要求（暂行）》的通知 国药管注〔2000〕348 号

附录2 保健食品相关法律法规目录

①营养素补充剂申报与审评规定（试行）

②真菌类保健食品补充剂申报与审评规定（试行）

③益生菌类保健食品申报与审评规定（试行）

④核酸类保健食品申报与审评规定（试行）

⑤野生动植物类保健食品申报与审评规定（试行）

⑥氨基酸螯合物等保健食品申报与审评规定（试行）

⑦应用大孔吸附树脂分离纯化工艺生产的保健食品申报与审评规定（试行）

⑧保健食品申报与审评补充规定（试行）

[29]　卫生部关于印发保健食品良好生产规范审查方法与评价准则的通知　卫法监发〔2003〕77 号

[30]　卫生部关于印发《保健食品检验与评价技术规范》（2003 年版）的通知　卫法监发〔2003〕42 号

[31]　保健食品功能对比　2003 年与 2000 年

[32]　卫生部关于进一步规范保健食品原料管理的通知　卫法监发〔2002〕51 号

[33]　保健食品通用卫生要求　卫法监发〔1996〕38 号

[34]　保健食品标识规定　卫生监发〔1996〕38 号

[35]　保健食品管理办法　卫生部令第 46 号　1996 年 3 月 15 日发布

附录3　化妆品相关法律法规目录

[1] 关于实施《化妆品命名规定》有关事宜的通知　国食药监保化［2011］489 号

[2] 关于印发国家食品药品监督管理局国产特殊用途化妆品行政许可批件等式样的通知　国食药监许 ［2011］134 号

[3] 关于化妆品行政许可批件（备案凭证）补发申请有关问题的通知　食药监办许［2011］58 号

[4] 关于进一步简化有关进口非特殊用途化妆品申报资料要求的通知　国食药监许［2010］447 号

[5] 关于印发化妆品审评专家管理办法的通知　国食药监许［2010］301 号

[6] 关于化妆品配方中香精原料申报有关问题的通知　国食药监许［2010］258 号

[7] 关于印发化妆品行政许可检验机构资格认定管理办法的通知　国食药监许［2010］83 号

[8] 关于印发化妆品行政许可检验管理办法的通知　国食药监许［2010］82 号

[9] 关于印发化妆品命名规定和命名指南的通知　国食药监许［2010］72 号

[10] 关于对化妆品行政许可抽样有关要求的通知　食药监办许［2010］31 号

[11] 关于印发化妆品行政许可申报受理规定的通知　国食药监许［2009］856 号

[12] 关于实施化妆品卫生许可批件（备案凭证）纠错办理程序的通知　食药监许函［2009］287 号

[13] 关于加强以滑石粉为原料的化妆品卫生许可和备案管理工作的紧急通知　食药监办许［2009］ 36 号

[14] 卫生部关于印发《国际化妆品原料标准中文名称目录》的通知　卫监督发［2007］264 号

[15] 化妆品卫生规范　卫生部 2007 年 1 月

[16] 卫生部关于印发《化妆品生产企业卫生规范（2007 年版）》的通知　卫监督发［2007］177 号

[17] 卫生部关于实施《化妆品卫生规范（2007 年版）》有关问题的通知　卫监督发［2007］63 号

[18] 卫生部监督局关于解释化妆品禁用物质概念的复函　2007 年 2 月 2 日发布

[19] 卫生部关于实施《健康相关产品卫生行政许可程序》有关问题的通知　卫监督发［2006］190 号

[20] 卫生部关于加强染发剂原料监督管理有关问题的通知　卫监督发［2006］45 号

[21] 卫生部关于健康相关产品卫生许可批件到期后产品监督管理有关问题　2005 年 3 月 16 日发布

[22] 卫生部关于多色号系列化妆品有关问题的通知　卫法监发［2003］231 号

[23] 卫生部关于申请变更防晒化妆品 SPF 值标识有关问题的通知　卫法监发［2003］78 号

[24] 卫生部关于防晒化妆品 SPF 值测定和标识有关问题的通知　卫法监发［2003］43 号

[25] 化妆品卫生监督条例实施细则　1991 年 3 月 27 日起施行

[26] 化妆品卫生监督条例　1990 年 1 月 1 日起施行

[27] 化妆品卫生标准　1987 年 10 月 1 日起施行